全国医药类高职高专规划教材

供临床医学、药学、检验、影像、口腔、康复、预防等专业用

医用物理学

主　编　侯玉林　楼渝英

副主编　朱天荣　胡贵祥

编　委（以姓氏笔画为序）

乔庆军　南阳医学高等专科学校

朱天荣　平凉医学高等专科学校

吴文竹　重庆医药高等专科学校

陈夏玲　张掖医学高等专科学校

侯正田　商丘医学高等专科学校

侯玉林　南阳医学高等专科学校

胡贵祥　首都医科大学燕京医学院

楼渝英　重庆医药高等专科学校

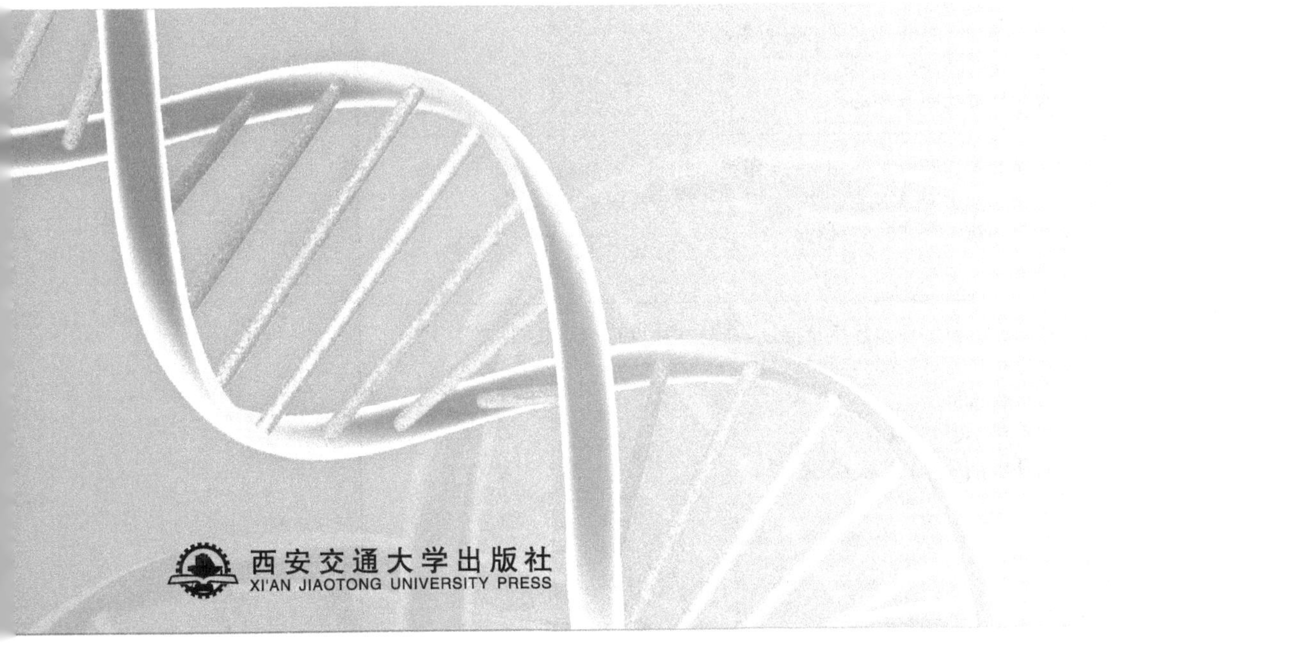

西安交通大学出版社
XI'AN JIAOTONG UNIVERSITY PRESS

内容简介

本书根据目前的教育现状，在总结多年教学改革经验的基础上，本着思想性、科学性、先进性、启发性和适用性以及“必需”、“够用”的原则，结合高等医学专科学校医用物理学课程的教学实际情况与需要精心编写而成。全书分生物力学基础、血液的流动、分子动理论、液体的表面现象、声波、超声波、生物电场与磁场、直流电、波动光学、几何光学、激光、X射线和原子核与放射性，共13章理论教学内容，以及7个相关的实验教学内容。本书适合三年制高等医药专科学校的临床医学、药学、检验、预防医学、口腔、影像、信息管理等专业使用。

图书在版编目(CIP)数据

医用物理学/侯玉林，楼渝英主编. —西安：西安交通大学出版社，2012.8(2022.2重印)

ISBN 978-7-5605-4396-3

Ⅰ.①医… Ⅱ.①侯… ②楼… Ⅲ.①医用物理学 Ⅳ.①R312

中国版本图书馆CIP数据核字(2012)第120191号

书　　名 医用物理学
主　　编 侯玉林　楼渝英
责任编辑 王华丽

出版发行 西安交通大学出版社
(西安市兴庆南路1号　邮政编码 710048)
网　　址 http://www.xjtupress.com
电　　话 (029)82668357　82667874(发行中心)
(029)82668315　82669096(总编办)
传　　真 (029)82668280
印　　刷 西安日报社印务中心

开　　本 787mm×1092mm　1/16　**印张** 19.5　**字数** 468千字
版次印次 2012年8月第1版　2022年2月第5次印刷
书　　号 ISBN 978-7-5605-4396-3
定　　价 39.80元

读者购书、书店添货，如发现印装质量问题，请与本社发行中心联系、调换。
订购热线：(029)82665248　(029)82665249
投稿热线：(029)82668803
读者信箱：xjtumpress@163.com

前　言

医用物理学是现代物理学理论、方法和技术与医学相结合所形成的交叉学科，是物理学的重要分支学科，是高等医药院校一门重要的必修课程。

本教材针对高职高专教育的特点，遵循卫生部教材办公室提出的“以专业目标为导向，以职业技能培养为根本”的原则，根据现代医学对物理学的基本需求，以“必需”、“够用”为度，力求充分体现医药卫生教育特色。在编写上，按照培养目标的特点，强化物理学的基本理论、基本知识和基本技能，突出物理学理论、方法和技术在生命科学及临床实践中的应用；注重理论与实践的结合，力求实现教材的思想性、先进性、科学性、启发性、实用性的统一；考虑学生的理论基础、认知水平和心理特点，教材简化了物理学理论、定律的推导论证过程，减少了演示性、验证性的实验，适度增加医用物理学的最新成果和发展趋势，以期激发学生的学习兴趣，提高学习效率。

全书共安排13章理论学习内容和7个实验内容，适用于高职高专医药类学校三年学制专业学生使用。不同专业可结合本专业的具体特点及教学计划选取相关章节，也可供其他医药学院校师生参考使用。

本书由多位老师共同参与编写，具体编写工作如下：绪论、第二章、第十一章、第十三章，侯玉林；第一章、第四章，侯正田；第三章、实验四，胡贵祥；第五章、第六章、实验六，陈夏玲；第七章、第十章、实验一，乔庆军；第八章、实验二、实验三，吴文竹；第九章、实验绪论、实验五，楼渝英；第十二章，朱天荣。

本书的编写得到了南阳医学高等专科学校、重庆医药高等专科学校、平凉医学高等专科学校、首都医科大学燕京医学院、商丘医学高等专科学校、张掖医学高等专科学校以及西安交通大学出版社王华丽编辑的大力支持，在此表示衷心的谢意！

由于编者水平有限，不当之处在所难免，恳请使用本书的广大师生不吝赐教指正。

侯玉林　楼渝英

2012年3月

目　录

上篇　理论知识

下篇 实验指导

附录

上　篇

理论知识

绪 论

一、物理学的研究对象

自然界是由多种形态、多种运动着的物质构成的，运动是物质存在的唯一形式。按照辩证唯物主义的观点，运动包含了自然界中发生的一切变化和过程，从简单的机械运动到复杂的物理、化学变化过程，从生物体的生长、代谢到人体大脑的思维活动，等等。可见，物质的运动形式是多种多样的，运动过程是千变万化的。物质的各种运动形式之间，既各具特色，相互区别，又密切联系，相互依存；既遵循一定的普遍的客观规律，又具有各自独特的运动特征和发展变化规律。物理学就是研究物质的最基本形态、内部结构及其运动的最普遍性质和基本规律的一门基础科学，它包括力学、声学、电磁学、热学、光学、原子和原子核物理学等多个分支学科。物理学研究的目的在于认识物质运动的客观规律及其原因。

物理学研究的领域非常广泛，就空间尺度上说，从小到10^{-16} m的基本粒子到哈勃半径10^{26} m；就时间尺度上说，从基本粒子的寿命10^{-25} s到宇宙的寿命10^{18} s；就质量尺度上说，从电子的质量10^{-31} kg到宇宙的质量10^{53} kg……可以说，物理学研究的运动、现象和过程具有极大的普遍性、客观性和实用性，从而使其必然的成为其他自然科学不可缺少的理论基础。

物理学作为一门基础自然科学，是公认的“带头”学科，其基本理论、方法和技术对其他自然科学乃至人文科学的发展起着十分重要的作用。纵观人类数千年的文明发展过程，物理学任意一项新理论的发现、发展、建立，任意一种新技术的发明、推广、应用，无不对人类社会的进步和科学技术的发展产生巨大的推动作用。17、18世纪，牛顿力学的建立与蒸汽机的发明应用，引发了第一次工业技术革命；19世纪，随着电磁学理论的建立，人们成功地研制出电机、电器和电讯设备，促使工业电气化，实现了第二次工业技术革命。被称为科学技术三大支柱的材料科学、能量科学和信息科学，被誉为自然科学三大前沿的基本粒子、天体演化和生命起源，无不都是建立在物理学的基本理论、方法和技术之上。与物理学的发展过程相对应的是，物理学在与其他自然科学相互影响、相互渗透的过程中，形成了许多与物理学直接相关的交叉学科，如物理学与化学的结合，形成了物理化学、仪器分析、量子化学和生物物理化学等交叉学科；又如物理学与生物医学的结合，形成了生物物理学、医学物理学、生物医学工程等交叉学科。需要指出的是，在物理学研究中所形成的物质观、自然观、时空观、宇宙观也对人类的思想文化产生了极其深刻的影响，它使人类思想的基本概念结构发生了明显的改变，而物理学研究所形成的方法，对于提高人的观察能力、思维能力、表达能力、理论联系实际能力和创新能力等素质，也是十分有效的重要方法。因此，可以说，物理学既是一门科学，也是一种文化。可以预见，随着物理学新理论、新技术的不断发展和应用，必将促进人类文明取得更大的进步。

二、物理学与医学的关系

物理学和医学是人类科学知识宝库中的两个重要分支学科。医学是以人体生命活动为研究对象的生命科学，生命现象属于一种高级的、复杂的运动形态，但这种运动形态是以物理学所研究的运动形态为基础的。四百多年前，伽利略开创了将物理学应用于医学的先河，此后，随着现代物理学的迅速发展，不断促使医学产生巨大的发展和进步。例如，显微镜的发明和应用，使医学由解剖水平进入细胞水平；电子显微镜的出现，使医学发展到亚细胞水平；而X射线衍射技术、波谱技术、电泳、色谱等又使医学达到分子生物学水平。再如，在机械论统治物理学时代，医学界把人体看做一台类似于钟表的机器；在能量守恒定律被发现之后，医学界的代谢观也发生了根本性的改变；进入20世纪40年代，由于“控制论”、“信息论”和“系统论”的兴起，使得医学也从控制、信息和整体系统的角度来阐明生命活动的规律；当“耗散结构论”、“协同论”和“突变论”出现之后，更多的医学工作者采用了新的物理学理论来解释生命活动的现象。事实上，随着物理学理论和技术的发展，越来越多的物理学家“转行”从事了医学方面的研究工作，许多人还因此获得了医学或生理学诺贝尔奖。这从一个侧面说明了物理学与医学的密切联系。

医用物理学是将物理学的理论、方法和技术应用于医学而形成的一门交叉学科。它的出现大大提高了现代医学的教育水平，促进了包括医学的基础研究、临床医学的诊断、治疗、预防和康复等技术和方法的改进和更新。医用物理学涉及的范围非常广泛，包括用物理学的概念和理论解释人体器官、系统的功能，正常及异常的生理过程，物理因子（如环境温度、湿度、噪声、电磁辐射等）对人体及各种人体材料所产生的效应和机制，物理学的方法和技术应用于医学的基础研究和医学实践等。物理学与医学结合，一方面将具有定量特点的物理学理论、方法、手段应用于医学研究和医学实践，促进了医学的发展进步；另一方面通过对医学问题的研究，不断地为物理学提出新的研究课题，也推动了物理学理论体系的完善、发展和创新。

概括地说，物理学与医学的关系，主要体现在以下几个方面。

首先，物理学知识是深入了解生命现象，探讨人体生理、病理的过程、性质和特点必不可少的基础。例如，人的神经活动包含一系列的电学过程，血液的流动涉及流体力学知识，视觉的形成及对异常视觉的矫正要用到光学知识，体温的调节、机体对能量的吸收利用离不开热学知识，等等。可以说，没有物理学这一基础理论，不具备一定的物理学知识，就难以认识、洞察生命现象的本质，医学本身也难以步入更高的层次。

其次，物理学的理论、方法和技术，不断为基础医学的研究提供现代化的实验手段，为临床医学的诊断、治疗提供先进的器械设备，为医学的发展不断开辟新的途径。例如，由于光学理论、光学材料和光学技术的发展，产生了光学显微技术、光导纤维内镜技术；由于激光理论的发展和各种激光器的发明，形成了激光医学这一分支学科；由于原子核物理学理论和技术的发展，推动核医学也取得了长足的进步。X射线透视、照相技术，心电、脑电、肌电的描记技术，超声诊断技术以及X射线断层扫描技术（X-CT）、红外光摄影技术、射流技术、核磁共振成像技术、正电子发射断层成像技术（PET）等近代物理学的新方法、新技术先后在医学领域的推广应用，促使生命科学以前所未有的速度迅猛发展。事实证明，物理学每一次新的理论的发展和技术的创新，都会对医学研究和医学实践提供更先进、更精密的仪器设备，推动医学发展到一个更高层次。

此外，物理学原理、方法和技术也推动了临床治疗手段和方法的进步。传统的物理疗法包括光疗、磁疗、电疗、热疗等，近年来有更多的物理技术和设备应用于临床治疗中，如体外激波碎石、血液透析、激光刀、超声刀、X-刀、γ-刀等。随着计算机硬件和软件技术的快速发展，特别是多叶光栅及其计算机控制系统的建立和发展，使调强适形放射治疗成为现实，并已投入临床使用。再如，纳米技术的进步将在医学领域产生不可预测的影响，有可能使分子水平上的手术成为现实。因此，可以说，没有物理学的支持，就没有医学的今天。

作为当代的医学生，未来的医学工作者，不具备一定的物理学基本知识就无法深入了解医学所研究的生命现象及规律。只有掌握物理学的基本原理，懂得相应的物理技术，才能在未来的医务工作中正确地运用技术和方法解决工作中的实际医学问题，才能正确使用高、精、尖的医疗设备，从而为社会提供高质量、高效率的医疗服务。

第一章　生物力学基础

用力学的观点、方法和理论来研究生物体的力学性质及其运动规律的科学，称为生物力学。从宏观上讲，人体生物力学是以力学的观点研究人体的脏器、肌肉、骨骼、关节等部位的结构和功能；从微观上讲，人体生物力学是研究生物大分子、生物聚合物、细胞、组织等的力学性质。有关人体生物力学的研究不仅推动了解剖学、组织学和生理学的发展，使人们对生命现象的认识得到逐渐深化，而且还澄清了一些疾病的病理机制，并为这些疾病的治疗提供了理论上的指导。本章首先介绍刚体的转动规律和应力、应变等概念，在此基础上，再讨论骨骼和肌肉的力学性质以及作用于人体骨骼上的力的平衡问题。

第一节　刚体的定轴转动

在力的作用下人体要做各种不同运动，为了使问题简单化，我们可以把做运动的人体看做刚体。在任何情况下大小和形状都不发生变化的物体称为刚体。刚体最基本的运动是平动和转动。在运动过程中，如果刚体上任意两点运行的轨迹在各个时刻都能保持相互平行，则这种运动称为刚体的平动（图 1－1）；如果刚体上所有质点都绕同一直线做圆周运动，则这种运动称为刚体的转动，而该直线称为刚体的转轴。如果刚体转动过程中其转轴固定不动，则这种转动称为刚体的定轴转动（图 1－2）。刚体的一般运动虽然比较复杂，但可以看成是平动和转动两个基本运动的叠加，例如车轮的滚动，可以看成是绕轴的转动加上随轴一起的平动。

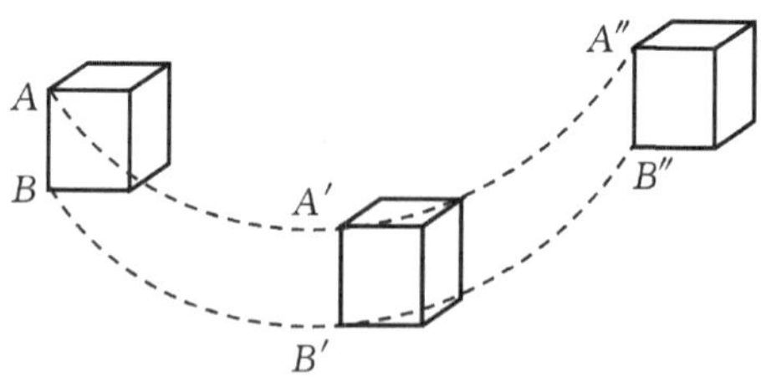

图 1－1　刚体的平动

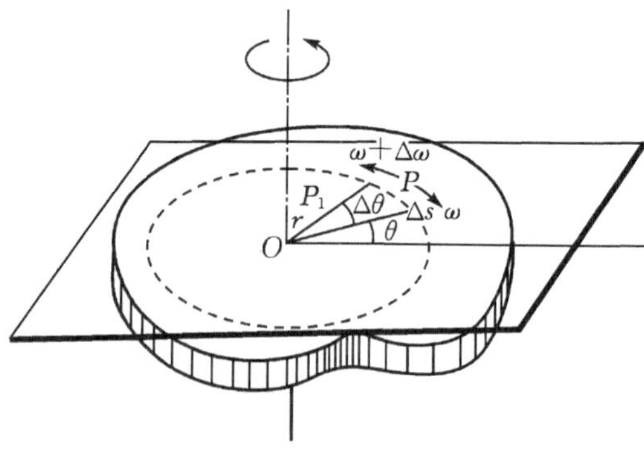

图 1－2　刚体的定轴转动

一、描述刚体转动的物理量

刚体做定轴转动时，物体上任一质点都在垂直于转轴的平面内做圆周运动，这一平面称为转动平面。当然，不同质点的转动平面可能是不同的。描述这些质点的运动可以用位移、速度、加速度等线量，也可以用角位移、角速度和角加速度等角量。对于定轴转动的刚体来说，由于各质点到转轴的距离不尽相同，各质点的线量就可能不同，而各质点到转轴的半径线在同一时间内转过的角度都是相同的，即刚体上各质点做圆周运动的角量完全相同，因此用角量来描述定轴转动刚体的运动状态尤为方便。

(一)刚体转动的角量描述

在图 1-2 中，在转动平面内，以 O 为圆心，并以平面内某点 P 到点 O 的距离 r 为半径，半径线 OP 在 Δt 时间内转过的角度 $\Delta\theta$，称为刚体在 Δt 时间内的角位移，单位是弧度，符号为 rad。一般规定，刚体沿逆时针转动时，角位移取正值；沿顺时针转动时，角位移取负值。

角位移 $\Delta\theta$ 与对应时间 Δt 的比值，称为 Δt 时间内的平均角速度，即

$$\bar{\omega} = \frac{\Delta\theta}{\Delta t}$$

当 Δt 趋于零时，平均角速度的极限值称为 t 时刻的瞬时角速度，简称角速度，即

$$\omega = \lim_{\Delta t \to 0}\frac{\Delta\theta}{\Delta t} = \frac{\mathrm{d}\theta}{\mathrm{d}t} \tag{1-1}$$

角速度是描述刚体转动快慢的物理量，单位是 $\mathrm{rad \cdot s^{-1}}$。角速度的方向由右手螺旋法则确定。

刚体做变速转动时，角速度要发生变化。角速度在 Δt 时间内的增量 $\Delta\omega$ 与对应时间 Δt 的比值，称为刚体在 Δt 时间内的平均角加速度，即

$$\bar{\beta} = \frac{\Delta\omega}{\Delta t}$$

当 Δt 趋于零时，平均角加速度的极限值称为刚体在 t 时刻的瞬时角加速度，简称角加速度，即

$$\beta = \lim_{\Delta t \to 0}\frac{\Delta\omega}{\Delta t} = \frac{\mathrm{d}\omega}{\mathrm{d}t} \tag{1-2}$$

角加速度是描述角速度变化快慢的物理量，单位是 $\mathrm{rad \cdot s^{-2}}$。

(二)匀变速转动的基本公式

当刚体做匀变速转动时，角加速度是一恒量，其运动方程与匀变速直线的运动方程相似，其角位移、角速度、角加速度之间有下列关系

$$\left.\begin{aligned} \omega &= \omega_0 + \beta t \\ \theta &= \omega_0 t + \frac{1}{2}\beta t^2 \\ \omega^2 &= \omega_0^2 + 2\beta\theta \end{aligned}\right\} \tag{1-3}$$

式中，ω_0 是 $t = 0$ 时刻的角速度。

(三)角量与线量的关系

设刚体上的某点 P 做圆周运动的半径为 r，在 Δt 时间内的角位移为 $\Delta\theta$，相应的位移为 Δs。由于时间 Δt 极短，Δs 与 $\Delta\theta$ 对应的弧长近似相等，如图 1-2 所示，即

$$\Delta s = r\Delta\theta$$

上式两端除以 Δt，并取 Δt 趋于零的极限值，则得线速度与角速度之间的大小关系

$$v = r\omega \tag{1-4}$$

当它们都用矢量表示时，则

$$\boldsymbol{v} = \boldsymbol{\omega} \times \boldsymbol{r} \tag{1-5}$$

式(1-5)可以同时反映线速度 $\boldsymbol{v}$ 与角速度 $\boldsymbol{\omega}$ 之间数值和方向上的关系，如图 1-3 所示。数值上，由于 $\boldsymbol{\omega}$ 与 $\boldsymbol{r}$ 相互垂直，$v = r\omega$；方向上，反映了角速度 $\boldsymbol{\omega}$ 与线速度 $\boldsymbol{v}$ 的方向间遵守右手螺旋法则。

设质点 P 在 Δt 时间内速率的增量为 Δv，角速度的增量为 $\Delta\omega$，则由式(1-4)可得

$$\Delta v = r\Delta\omega$$

将上式两端除以 Δt，并取 Δt 趋于零的极限，则

$$\frac{\mathrm{d}v}{\mathrm{d}t} = r\frac{\mathrm{d}\omega}{\mathrm{d}t}$$

式中，$\frac{\mathrm{d}v}{\mathrm{d}t}$反映了线速度的大小对时间的变化关系，称为切向加速度，用 a_t 表示，则

$$a_t = r\beta \tag{1-6}$$

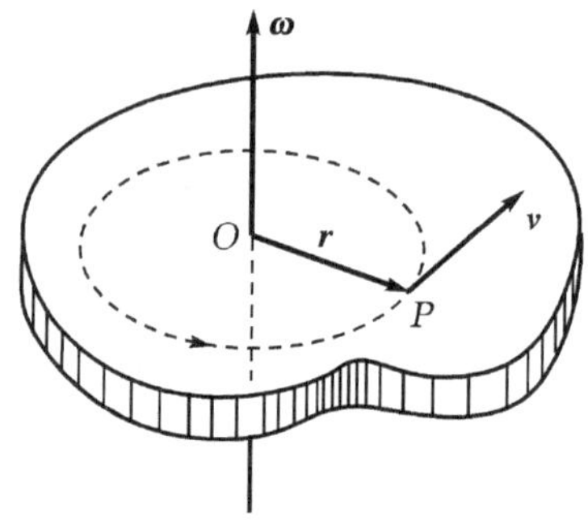

图 1-3 角速度与线速度的关系

能够反映速度方向随时间变化的加速度称为法向加速度，用 a_n 表示。对于做圆周运动的质点来说，a_n 即为向心加速度，所以

$$a_n = \frac{v^2}{r} = r\omega^2 \tag{1-7}$$

质点的总加速度应为切向加速度与法向加速度的矢量和，其大小为

$$a = \sqrt{a_t^2 + a_n^2}$$

【例 1-1】 一飞轮做匀变速转动，在 5 s 内转速由 2800 r/min(转/分)均匀地减小到 1000 r/min。求飞轮的角加速度和 5 s 内的总转数以及飞轮停止转动需要的时间。

解： 由式(1-3)，可得飞轮的角加速度

$$\beta = \frac{\omega-\omega_0}{t} = \frac{2\pi(n-n_0)}{t}$$

$$= \frac{2\pi\times(1000-2800)}{5\times 60} = -37.68 \text{ rad}\cdot\text{s}^{-2}$$

设 5 s 内总转数为 N，则角位移 $\theta = 2\pi N$。故

$$N = \frac{\theta}{2\pi} = \frac{1}{2\pi}(\omega_0 t + \frac{1}{2}\beta t^2) = \frac{2800\times 5}{60} - \frac{37.68\times 5^2}{2\times 2\pi} = 158.3 \text{ r}$$

再设还需要 t_1 时间飞轮停止转动，即 $\omega_1 = 0$，则

$$\omega_1 = \omega_0 + \beta(t+t_1) = 0$$

$$t_1 = -\frac{\omega_0}{\beta} - t = -\frac{2\pi\times 2800}{60\times(-37.68)} - 5 = 2.78 \text{ s}$$

二、转动动能和转动惯量

任何一个刚体都可以看成是由许多质点组成的，设各质点的质量分别为 Δm_1、Δm_2、…、Δm_i，各质点到转轴的距离分别为 r_1、r_2、…、r_i。当刚体定轴转动时，各质点的角速度虽然相同，但线速度却各不相同，因而各质点的动能也各不相同。设刚体的角速度为 ω，则刚体上任

意一个质点的线速度 $v_i=r_i\omega$，相应的动能

$$\frac{1}{2}\Delta m_i v_i^2=\frac{1}{2}\Delta m_i r_i^2\omega^2$$

整个刚体的动能应是所有各质点的动能之和，即

$$\begin{aligned}E_k&=\frac{1}{2}\Delta m_1 v_1^2+\frac{1}{2}\Delta m_2 v_2^2+\cdots+\frac{1}{2}\Delta m_n v_n^2\\&=\frac{1}{2}\Delta m_1 r_1^2\omega^2+\frac{1}{2}\Delta m_2 r_2^2\omega^2+\cdots+\frac{1}{2}\Delta m_n r_n^2\omega^2\\&=\frac{1}{2}(\sum\Delta m_i r_i^2)\omega^2\end{aligned}$$

式中，括号内的项常用 I 表示，称为刚体对给定转轴的转动惯量，因此上式又可写为

$$E_k=\frac{1}{2}I\omega^2 \tag{1-8}$$

将式(1-8)与质点的动能公式 $E_k=\frac{1}{2}mv^2$ 比较，I 的作用与质量 m 相当。所以，转动惯量是衡量刚体转动惯性的量，它决定于刚体的质量、形状、质量的分布和对转轴的位置，而与刚体的转动情况无关。

转动惯量的定义为

$$I=r_1^2\Delta m_1+r_2^2\Delta m_2+\cdots+r_n^2\Delta m_n=\sum r_i^2\Delta m_i \tag{1-9}$$

式(1-9)表明，刚体的转动惯量等于刚体中每个质点的质量与这一质点到转轴的距离平方的乘积的总和。如果刚体的质量是连续分布的，则式(1-9)可改写为积分的形式，即

$$I=\int r^2\mathrm{d}m=\int r^2\rho\mathrm{d}V \tag{1-10}$$

式中，$\mathrm{d}V$ 表示相应于 $\mathrm{d}m$ 的体积元，ρ 表示体积元处的质量密度，r 表示体积元到转轴的距离。

在国际单位制中，转动惯量的单位是 $\mathrm{kg\cdot m^2}$（千克·米^2）。

【例 1-2】 求质量为 m、长为 l 的均匀细棒，对通过棒上离中心为 h 的一点并与棒垂直的转轴的转动惯量。

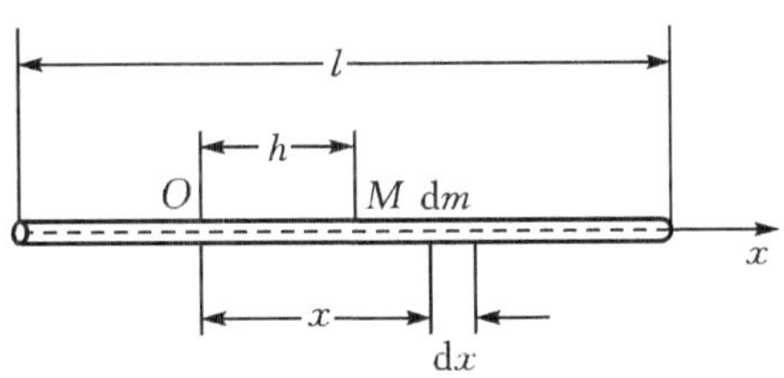

图 1-4　例 1-2 图

解：如图 1-4 所示，沿细棒取坐标轴 Ox，使原点位于转轴处。在细棒上距离原点为 x 处任取一长为 $\mathrm{d}x$ 的质元，质量为 $\mathrm{d}m=\lambda\mathrm{d}x$，其中 $\lambda=m/l$ 为细棒的质量线密度。根据定义，细棒对 O 处垂直转轴的转动惯量为

$$\begin{aligned}I&=\int_{-\frac{l}{2}+h}^{\frac{l}{2}+h}x^2\lambda\mathrm{d}x=\frac{1}{3}\lambda(\frac{l}{2}+h)^3-\frac{1}{3}\lambda(-\frac{l}{2}+h)^3\\&=\frac{\lambda l^3}{12}+\lambda lh^2=\frac{ml^2}{12}+mh^2\end{aligned}$$

讨论：(1)如果转轴通过细棒的中心且与棒垂直，则由于 $h=0$，$I=ml^2/12$。

(2)如果转轴通过细棒的一端且与棒垂直，则由于 $h=l/2$，$I=ml^2/3$。

可见，同一细棒，如果转轴位置不同，转动惯量也是不相同的。

三、力矩和转动定律

(一)力矩

在外力的作用下,人体和由人体带动的物体的运动状态要发生变化,其变化的程度不但与外力大小有关,而且还与这些外力的力矩有关。如用外力推门时,如果外力的作用线通过转轴,就不能把门推开;外力的作用线距离转轴越远,就越容易把门推开。可见,力的作用效果,不仅与作用在刚体上的力的大小和方向有关,而且还与作用在刚体上的位置有关。力的作用位置不同,引起的转动效果也不同。为此,我们引入力矩这个物理量来描述力对刚体转动的作用。

如图 1-5 所示,设力 $\boldsymbol{F}$ 作用在刚体内的一点 P 上,其作用线位于刚体的转动平面内,从转轴与转动平面的交点 O 到力 $\boldsymbol{F}$ 作用线的垂直距离 d,称为力对转轴的力臂;则力的大小与力臂的乘积,称为力 $\boldsymbol{F}$ 对转轴的力矩,用 M 表示,即

$$M = Fd \tag{1-11}$$

由于 $d = r\sin\varphi$,故上式可写为

$$M = Fr\sin\varphi \tag{1-12}$$

式中,φ 为力 $\boldsymbol{F}$ 和径矢 $\boldsymbol{r}$ 之间的夹角。

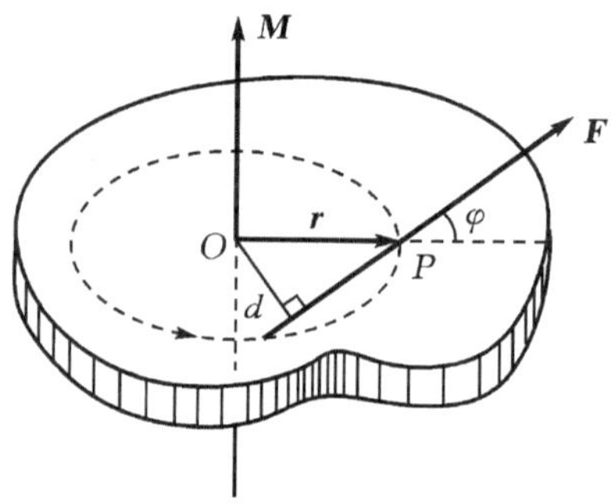

图 1-5 转动平面内的力的力矩

力矩是一个矢量,可用径矢 $\boldsymbol{r}$ 和力 $\boldsymbol{F}$ 的矢积来表示,即

$$\boldsymbol{M} = \boldsymbol{r} \times \boldsymbol{F} \tag{1-13}$$

刚体做定轴转动时,力矩沿转轴,方向按右手螺旋法则确定,即当右手四指由径矢 $\boldsymbol{r}$ 的方向经过小于180°的角度转到力 $\boldsymbol{F}$ 的方向时,拇指所指的方向就是力矩 $\boldsymbol{M}$ 的方向。

力矩的单位为 N·m。

(二)转动定律

下面我们从功和能的角度,来分析刚体转动的基本规律。

如图 1-6 所示,刚体在力 $\boldsymbol{F}$ 的作用下绕垂直于纸面的 O 轴转动,当转过一小角度 $\mathrm{d}\theta$ 时,力所做的功 $\mathrm{d}A$ 应等于力的作用点的位移 $r\mathrm{d}\theta$ 乘以力在位移方向上的分量 $F\cos\varphi$,即

$$\mathrm{d}A = F\cos\varphi \cdot r\mathrm{d}\theta = Fr\cos\varphi\mathrm{d}\theta = Fl\mathrm{d}\theta$$

式中,l 为力 $\boldsymbol{F}$ 的作用线到转轴 O 距离。显然,Fl 就是力 $\boldsymbol{F}$ 对刚体作用的力矩 M,故上式可写为

$$\mathrm{d}A = M\mathrm{d}\theta$$

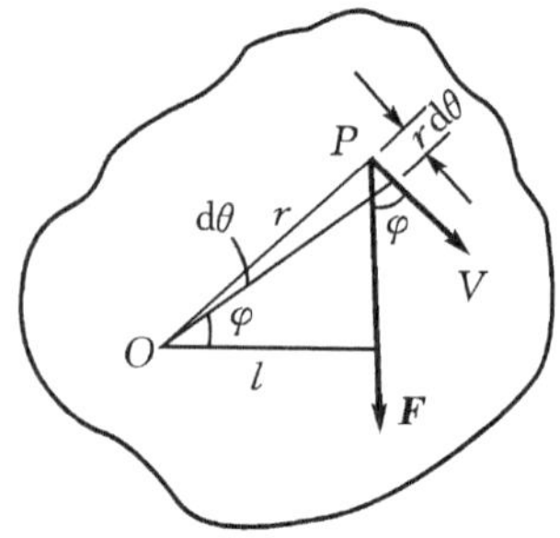

图 1-6 转动定律的推导

根据功能关系知,做功将引起刚体动能的增加,则

$$M\mathrm{d}\theta = \mathrm{d}\left(\frac{1}{2}I\omega^2\right)$$

而 $\omega = \frac{\mathrm{d}\theta}{\mathrm{d}t}$，所以

$$M = I\frac{\mathrm{d}\omega}{\mathrm{d}t} = I\beta \tag{1-14}$$

由于力矩和角加速度都是矢量，上式可写成矢量式

$$\boldsymbol{M} = I\boldsymbol{\beta} \tag{1-15}$$

式(1－14)和式(1－15)表明，刚体在外力矩作用下，获得的角加速度的大小与合外力矩的大小成正比，与刚体对给定转轴的转动惯量成反比，角加速度的方向与合外力矩的方向相同。这一结论，称为刚体的转动定律。将式(1－15)与牛顿第二定律 $\boldsymbol{F} = m\boldsymbol{a}$ 相比较，可见 $\boldsymbol{M}$ 与 $\boldsymbol{F}$ 相当，I 与 m 相当，$\boldsymbol{\beta}$ 与 $\boldsymbol{a}$ 相当，所以转动定律在转动中的地位与牛顿第二定律在平动中的地位也是相当的。

四、刚体的角动量

(一)角动量

在研究刚体的转动问题时，也可以用角动量来描述转动的规律。如图 1－7 所示，设质点绕 O 运动，某时刻动量为 $\boldsymbol{p}$，径矢为 $\boldsymbol{r}$，$\boldsymbol{p}$ 和 O 间的距离为 d，则该时刻质点对 O 的角动量为

$$L = pd = pr\sin\varphi$$

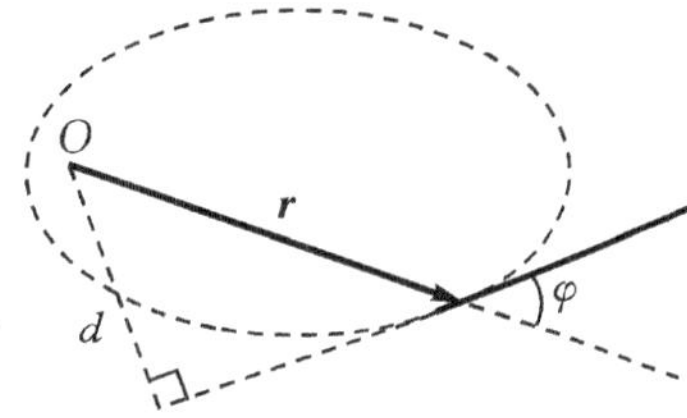

图 1－7　质点的角动量

式中，φ 是径矢 $\boldsymbol{r}$ 与动量 $\boldsymbol{p}$ 间的夹角。角动量也是一个矢量，其方向由右手螺旋法则确定，即右手四指从 $\boldsymbol{r}$ 方向沿小于180°的方向旋转到 $\boldsymbol{p}$ 方向时，与之垂直的大拇指所指的方向就是角动量 $\boldsymbol{L}$ 的方向。显然，$\boldsymbol{L}$ 垂直于 $\boldsymbol{r}$ 和 $\boldsymbol{p}$ 所决定的平面，其单位是 $\mathrm{kg \cdot m^2 \cdot s^{-1}}$。若用矢量形式表示，则

$$\boldsymbol{L} = \boldsymbol{r} \times \boldsymbol{p} \tag{1-16}$$

对于做定轴转动的刚体来说，由于刚体上各质点都以相同的角速度转动，各质点的角动量方向相同，都沿转轴并垂直于相应的转动平面，如图 1－8 所示。因此，刚体的角动量应是各质点角动量的总和，方向沿转轴，即

$$L = \lim_{\Delta m_i \to 0}\sum r_i(\Delta m_i v_i) = \int_m rv\,\mathrm{d}m = \omega\int_m r^2\,\mathrm{d}m = I\omega$$

它的矢量式为

$$\boldsymbol{L} = I\boldsymbol{\omega} \tag{1-17}$$

与牛顿第二定律可用动量表述类似，转动定律也可以用角动量表述。由式(1－15)可得

$$\boldsymbol{M} = I\boldsymbol{\beta} = I\frac{\mathrm{d}\boldsymbol{\omega}}{\mathrm{d}t} = \frac{\mathrm{d}\boldsymbol{L}}{\mathrm{d}t} \tag{1-18}$$

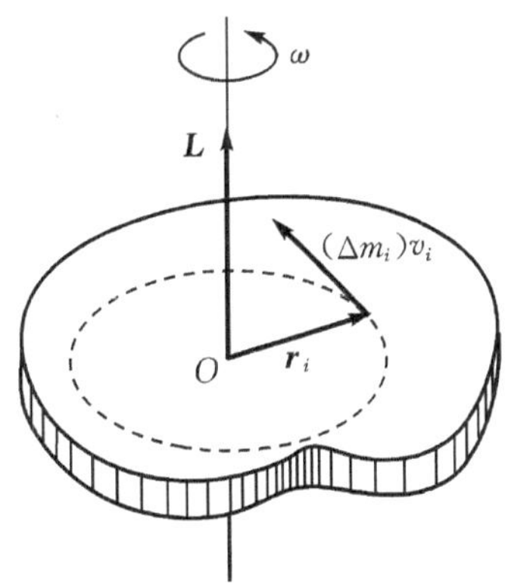

图 1－8　刚体的角动量

该式表明，绕某一定轴转动的刚体所受的合外力矩等于刚体对该轴的角动量随时间的变化率。这是转动定律的另一表达式，但它有更广的适用范围。

(二)角动量定理

由式(1-18)可得

$$\boldsymbol{M}\mathrm{d}t = \mathrm{d}(I\boldsymbol{\omega}) = \mathrm{d}\boldsymbol{L}$$

将上式积分,有

$$\int_{t_1}^{t_2}\boldsymbol{M}\mathrm{d}t = \int_{L_1}^{L_2}\mathrm{d}\boldsymbol{L} = \boldsymbol{L}_2 - \boldsymbol{L}_1 \tag{1-19}$$

式中,$\int_{t_1}^{t_2}\boldsymbol{M}\mathrm{d}t$ 称为合外力矩在$(t_2 - t_1)$这段时间内的冲量矩。冲量矩是一个反映力矩的时间积累效应的物理量。式(1-19)表明,转动物体所受合外力矩的冲量矩,等于这段时间内转动物体角动量的增量。这一结论,称为角动量定理。

(三)角动量守恒定律

由式(1-19)可知,如果$\boldsymbol{M}=0$,则

$$\boldsymbol{L} = I\boldsymbol{\omega} = \text{恒矢量} \tag{1-20}$$

即转动物体所受合外力矩为零时,物体的角动量保持不变,这就是角动量守恒定律。

由于角动量是物体转动惯量和角速度的乘积,因此物体所受合外力矩为零时,角动量守恒有两种情况。一是转动惯量和角速度都不变,如惯性飞轮在所受摩擦力矩可以忽略时保持匀速转动;另一种是转动惯量和角速度都在改变,但二者的乘积保持不变,如舞蹈演员、滑冰运动员在旋转时,往往先将两臂伸开旋转,然后收回手臂靠拢身体,以减小转动惯量并加快旋转的速度。

【例1-3】 一质量为m、长为$2l$的均匀细棒,可以在竖直平面内绕通过中心O的水平轴转动(图1-9)。当细棒在水平位置静止时,一个质量为m'的小球以速度u竖直落到棒的端点,与棒作弹性碰撞。求碰撞后小球的回跳速度v及棒的转动角速度ω。

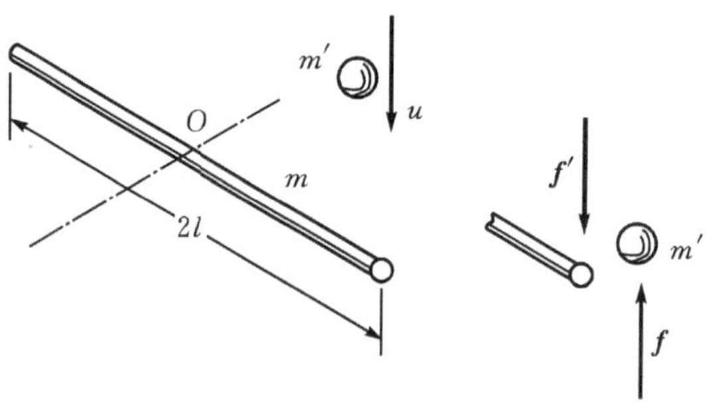

图1-9 例1-3图

解: 将小球和细棒看做一个系统,小球和细棒碰撞时它们之间的作用力为内力,小球作用在棒上的重力矩由于作用时间极短可以忽略,所以碰撞过程中系统的角动量可视为守恒,因而有

$$m'ul = m'vl + I\omega \tag{1}$$

又小球与棒作完全弹性碰撞,系统的机械能守恒,故有

$$\frac{1}{2}m'u^2=\frac{1}{2}m'v^2+\frac{1}{2}I\omega^2 \tag{2}$$

解(1)、(2)两式，得

$$\omega=\frac{6m'u}{(m+3m')l}$$

$$v=\frac{(m-3m')u}{m+3m'}$$

由此可以看出：

当 $m>3m'$ 时，$v>0$，表明碰撞后小球仍沿原方向运动，并没有回跳；

当 $m<3m'$ 时，$v<0$，表明碰撞后小球与原运动方向相反，发生回跳；

当 $m=3m'$ 时，$v=0$，表明碰撞后小球速度为零。

五、刚体的进动

我们以玩具陀螺为例来分析刚体的进动规律。

玩具陀螺是一种可绕其对称轴旋转的刚体，旋转时其轴的下端支于地上；陀螺不旋转时，由于受重力矩的作用，它将绕支点 O 倾倒下来。但当陀螺急速旋转时，尽管仍受重力矩作用却不倒下，此时陀螺在绕自身对称轴 OO' 转动的同时，其对称轴还绕竖直轴线 Oz 转动，如图 1－10 所示。这种现象称为进动。

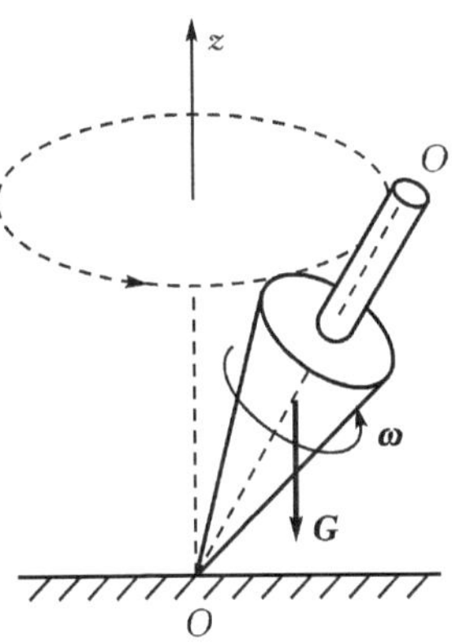

图 1－10　陀螺的进动

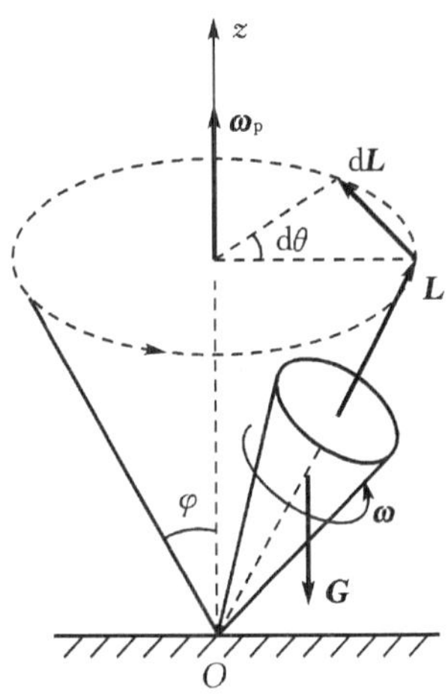

图 1－11　陀螺的进动原理

下面，我们根据角动量定理分析进动产生的原因。如图 1－11 所示，设陀螺绕其对称轴转动的角速度为 ω，转动惯量为 I，$\boldsymbol{r}$ 为过其质心的径矢，则其角动量 $\boldsymbol{L}=I\boldsymbol{\omega}$，方向与 $\boldsymbol{r}$ 方向一致。重力 $\boldsymbol{G}=mg$ 对 O 点的力矩 $\boldsymbol{M}=\boldsymbol{r}\times\boldsymbol{G}$，大小为 $M=mgr\sin\varphi$，方向垂直于纸面向里。根据角动量定理 $\boldsymbol{M}\mathrm{d}t=\mathrm{d}\boldsymbol{L}$ 知，该力矩在极短时间 $\mathrm{d}t$ 内，在垂直于角动量 $\boldsymbol{L}$ 的方向产生一个角动量的增量 $\mathrm{d}\boldsymbol{L}$，其方向与重力矩 $\boldsymbol{M}$ 的方向一致。因此，增量 $\mathrm{d}\boldsymbol{L}$ 不改变 $\boldsymbol{L}$ 的大小，只改变 $\boldsymbol{L}$ 的方向。所以在这个过程中，陀螺的角速度大小不变，但其转轴 OO' 将绕竖直轴 Oz 转过 $\mathrm{d}\theta$ 的角度。此后，$\boldsymbol{M}$ 持续作用，则陀螺的对称轴就会绕竖直轴进动，进动的角速度 ω_p 的方向竖直向上。由图 1－11可以看出，进动角速度 ω_p 的大小为

$$\omega_p = \frac{d\theta}{dt}$$

而

$$d\theta = \frac{dL}{L\sin\varphi} = \frac{Mdt}{L\sin\varphi}d\theta = \frac{dL}{L\sin\varphi} = \frac{Mdt}{L\sin\varphi}$$

所以

$$\omega_p = \frac{M}{L\sin\varphi} = \frac{mgr}{L} = \frac{mgr}{I\omega} \tag{1-21}$$

式(1-21)说明,进动角速度的大小与外力矩 M 成正比,与角动量 L 成反比。因此,在陀螺的自转角速度很大时,进动角速度就比较小。也就是说,角动量越大的陀螺,它的转动轴的方向就越不易改变。

在力学中,把绕对称轴快速旋转的刚体称为回转仪,陀螺是一种最简单的回转仪。以上对陀螺进动的分析,也适用于各类回转仪。回转仪在外力矩作用下所产生的进动,常称为回转效应。

回转仪在工程技术上有很广泛的应用,如飞机、飞船等飞行器的导航部件,航海、航空中的回转罗盘等,都是基于回转效应制成的。

在微观世界中,电子、原子核和其他微观粒子都具有角动量和磁矩,在外磁场的磁力矩作用下,将以外磁场方向为轴线产生进动。对微观粒子进动的研究,已经发展成顺磁共振及核磁共振技术,它们在探索物质的微观结构方面有重要应用。此外,核磁共振技术在医药学领域里的应用也日趋广泛。

第二节　应力、应变与弹性模量

物体受到外力作用后,外力将向物体内部传递,引起物体内部相邻点之间的相对运动,进而导致其体积或形状的改变,即产生了形变。同时,由于物体的形变,其内部各部分之间的相互作用力也发生改变。这种由于外力作用而引起的物体内部各部分之间的相互作用力的改变量,称为附加内力,简称内力。内力引起的形变主要有四种基本形式:伸长或缩短形变、剪切形变、扭转形变和弯曲形变。内力的大小随外力的改变而变化,它的大小及其在物体内部的分布方式与物体的强度、刚度和稳定性有密切的关系。为此,需要引入应力、应变及弹性模量等概念。

一、应力

作用于物体内单位面积上的内力,称为应力。如图1-12所示,在物体内某一截面上的 O 点附近取微小面积 ΔS,其上作用的内力为 $\Delta \boldsymbol{F}$,则此面积上作用的平均应力为 $\Delta \boldsymbol{F}/\Delta S$。一般来说截面上的内力并不均匀分布,因此平均应力随所取 ΔS 的不同而变化。当 ΔS 趋向于零,即得

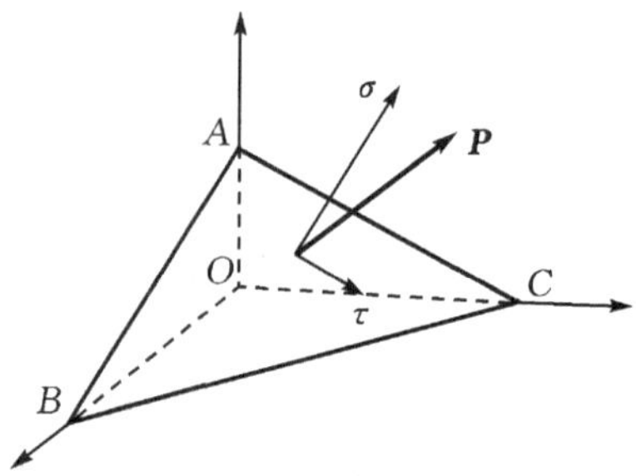

图1-12　物体上的应力

$$\boldsymbol{P} = \lim_{\Delta S \to 0}\frac{\Delta \boldsymbol{F}}{\Delta S} = \frac{d\boldsymbol{F}}{dS} \tag{1-22}$$

$\boldsymbol{P}$ 即称为 O 点的应力，它反映了内力在相应位置的强弱程度。

应力 $\boldsymbol{P}$ 是一个矢量，一般来说，它既不与截面垂直，也不与截面相切。通常将其分解为垂直于截面的应力分量 σ 和相切于截面的应力分量 τ，如图 1-12 所示。我们把与截面垂直的应力 σ 称为正应力，把与截面相切的应力 τ 称为切应力。不同物体都存在正应力或切应力的阈值，一旦应力超过其阈值，物体的结构就可能被破坏。在国际单位制中，应力的单位是$\mathrm{N\cdot m^{-2}}$。

二、应变

物体内部任一小单元在应力作用下可发生形变，其变形的程度用应变表示。物体的形变有多种形式，如长度的变化、形状或体积的变化等，应变按照这些变化量的不同，分为线应变、切应变及体应变等。

(一)线应变

如图 1-13(a)所示，对一细长物体施加拉力(压力)$\boldsymbol{F}$ 使之拉伸(压缩)。设物体初始长度为 L_0，形变后的长度为 $L_0+\Delta L$，则定义单位长度的伸长率为

$$\varepsilon=\frac{(L_0+\Delta L)-L_0}{L_0}=\frac{\Delta L}{L_0} \tag{1-23}$$

ε 即称为物体沿拉力方向的线应变。若物体是被压缩，则 $\Delta L<0$，此时有 $\varepsilon<0$。

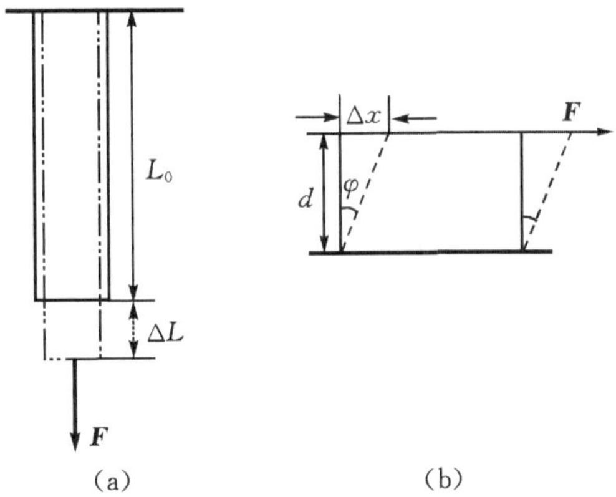

图 1-13　线应变与切应变

(二)切应变

在图 1-13(b)中，长方体的下底面固定，在其上底面平行地加一作用力 $\boldsymbol{F}$，使之变形。设两底面相对偏移的距离为 Δx，垂直距离为 d，倾斜角为 φ，则定义

$$\gamma=\frac{\Delta x}{d}=\tan\varphi \tag{1-24}$$

γ 即称为物体的切应变。

(三)体应变

物体在各个方向上的均匀应力 P 作用下，体积要变小。设其初始体积为 V_0，受压后体积变为$(V_0-\Delta V)$，则定义物体单位体积上的变化率为

$$\theta = \frac{V_0 - (V_0 - \Delta V)}{V_0} = \frac{\Delta V}{V_0} \tag{1-25}$$

θ 即称为物体的体应变。应变是无量纲的量。

当物体被纵向拉伸时,将会产生横向的收缩。实验表明,横向的相对收缩与纵向的相对伸长是成正比的。设物体横截面为矩形,其边长分别为 a_0、b_0,拉伸后变为 a、b,线应变为 ε。如果材料性质与受力方向无关(这类材料称为各向同性材料),则

$$\mu = \frac{(a_0 - a)/a_0}{\varepsilon} = \frac{(b_0 - b)/b_0}{\varepsilon} \tag{1-26}$$

μ 称为泊松比。对于不可压缩材料 $\mu = 1/2$,其他材料 $\mu < 1/2$。

三、弹性模量

外力作用于物体引起物体的形变,作用的外力与物体的形变之间存在着一定的关系,这种关系通常用应力与应变之间的函数来表示。即应力与应变之间的函数关系,事实上也反映了外力与物体的形变之间的函数关系。

如图 1-14 是对某种均匀杆状材料进行拉伸实验时得到的应力与应变之间的函数关系曲线。可以看出,在拉伸的开始阶段(图中的 Oa 段),应力与应变成正比,为线性关系,在此阶段的任一点除去外力,材料都能循着原来的拉伸路径恢复至原来的长度,a 点称为正比例极限。从 a 点之后,拉伸曲线开始弯曲,应力与应变间的这种正比例关系被破坏。在拉伸曲线的 ab 段,虽然应力、应变不再成正比,但在这一阶段的任一点卸掉外力,材料仍可循原来的拉伸路径恢复至原状;而在 b 点之后的任一点去除外力,材料只能沿与 Oa 平行的方向(图中的 cc')恢复,并不能够再恢复至原来的长度(图中的 Oc' 段)。

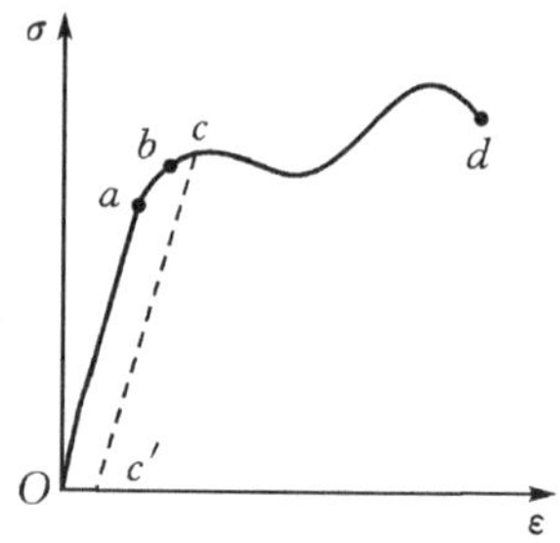

图 1-14 某种均匀杆状材料拉伸时的应力-应变曲线

上述现象表明,作用在物体上的外力与物体的形变之间的关系是复杂的。当外力不超过一定范围时,物体在去除外力后能够完全恢复原有形状,这种物体称为完全弹性体,图中的 Ob 段即属于完全弹性体,b 点称为物体的弹性极限。物体能够恢复变形的特性则称为弹性。若外力过大,超出物体的弹性极限,外力除去后,有一部分变形不能完全恢复,这种物体称为塑性体。外力除去后变形不能恢复的特性称为塑性。

在正比例极限内,应力与应变成正比,这就是胡克定律。不同材料其比例系数不同,我们把材料应力与应变的比值称为该材料的弹性模量,单位是 $N \cdot m^{-2}$。

物体单纯受张应力或压应力作用时,其应力与应变的比值称为杨氏模量,用 E 表示,即

$$E = \frac{\sigma}{\varepsilon} \tag{1-27}$$

σ 为物体在竖直方向的张应力。

物体受切应力引起切应形变时,切应力与切应形变的比值称为切变模量,一般用 G 表示,即

$$G = \frac{\tau}{\gamma} \tag{1-28}$$

τ 表示作用在物体单位面积上的切应力，大小为 $\tau=F/S$。

大多数材料切变模量的数值是杨氏模量的 1/2 到 1/3。

弹性模量表示物体变形的难易程度。弹性模量越大，物体越不容易变形。大多数材料切变模量的数值是杨氏模量的 1/2 到 1/3，说明物体受切向力作用更易变形。如钢的杨氏模量为 $20\times10^{10}\ \mathrm{N\cdot m^{-2}}$、切变模量为 $8\times10^{10}\ \mathrm{N\cdot m^{-2}}$，人体骨骼的杨氏模量为 $15\times10^{9}\ \mathrm{N\cdot m^{-2}}$、切变模量为 $3.2\times10^{9}\ \mathrm{N\cdot m^{-2}}$。

当物体所受作用力较大时，应力与应变表现为非线性关系，其弹性模量与形变有关，不再为常数。一般把弹性模量与物体形变有关的物体称为非线性弹性体。大多数的生物材料都是非线性弹性体。

除杨氏模量、切变模量外，我们还常使用体变模量来描述物体的体变特性。体变模量定义为压强 P 与体应变 θ 的负比值，用 K 表示，即

$$K=\frac{-P}{\theta}=\frac{-P}{\Delta V/V_0} \tag{1-29}$$

式中，V_0 为物体变形前的体积，ΔV 为物体受压强作用后体积的减少量。

第三节　骨骼与肌肉的力学性质

骨骼与肌肉是人体的主要承载系统和做功单元，它们的力学性能对其功能的完成至关重要。骨骼与肌肉的力学性质是目前生物力学研究的主要内容。

一、骨骼的力学性质

人体的骨骼系统是人体的支架，从力学的观点看，它主要起着对抗重力、维持体形、完成运动和保护内脏等重要作用。骨组织是一种特殊的结缔组织，它既有一定的结构及力学特性，又有很强的修复功能及力学适应性。人体的骨骼是多样的、形状差别很大，在人体组织解剖学上，常根据形态的不同把骨骼分为长骨、短骨、扁骨和不规则骨四种。

(一)长骨的力学性质

实验表明，骨骼是典型的非线性弹性体，图 1－15 是三种人体湿润密质骨拉伸实验时的应力-应变关系曲线。可以看出，当应变 $\varepsilon<0.5\%$ 时，应力和应变之间是一种线性关系，即符合胡克定律，属于弹性体；当应变 $\varepsilon>0.5\%$ 时，直线逐渐变成曲线，说明当应力增大时应变将增大得更快；随着应力继续增大，当应变 $\varepsilon=1.5\%$ 左右时，曲线会突然停止，这相应于骨的断裂。骨断裂时的应力称为极限抗张强度。另外，与一般的金属材料不同，骨骼在不同方向载荷的作用下会表现出不同的力学性能(这类材料称为各向异性材料)。图 1－16 所示是人股骨标准试样在不同方向拉伸时的应力-应变关系曲线示意图，可以看出，在纵轴方向上加载时试样的刚度和强度最大，而在横轴方向最小。同样的应力作用于不同年龄人的骨骼上引起的应变程度也是不同的。随着年龄的增大，极限抗张强度的值有所下降，70 岁以上比 20～30 岁的人其值可下降 25%左右，使骨变硬，这是老年人易发生骨折的原因之一。

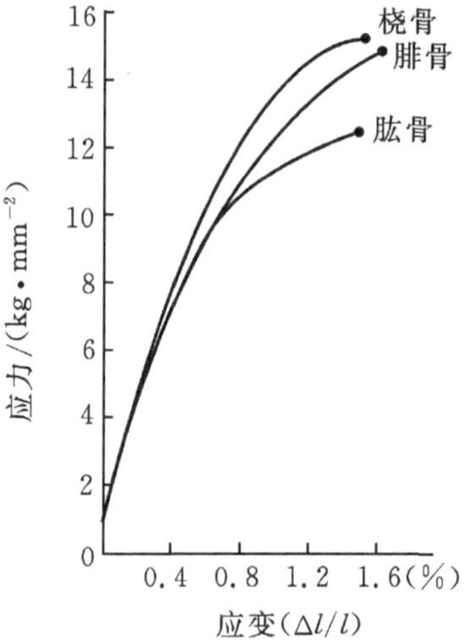

图 1-15 成人湿润密质骨拉伸时的应力-应变曲线

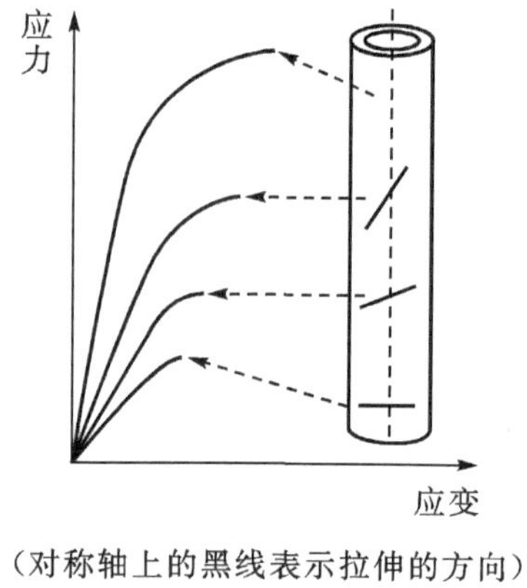

图 1-16 股骨标准试样不同方向拉伸时的应力-应变曲线

(二)骨骼的受力方式

人体的骨骼受不同方式的力或力矩作用时会有不同的力学反映,骨骼的变形、破坏与其受力方式有关。人体骨骼的受力形式多种多样,可根据外力和外力矩的方向,分为拉伸、压缩、弯曲、剪切、扭转及复合载荷六种。

1. 拉伸

拉伸载荷是指自骨的表面向外施加的载荷,如人体进行悬垂动作时骨受到的载荷。骨骼在较大载荷作用下可伸长并变细,载荷增加到一定程度时可发生骨断裂。临床上拉伸所致骨断裂多见于松质骨,骨断裂的机制主要是骨单位间结合线的分离和骨单位的脱离。

2. 压缩

压缩载荷是指加于骨表面大小相等、方向相反的载荷。骨骼经常承受的是压缩载荷,压缩载荷能刺激骨的增长,促进骨折的愈合,较大的压缩载荷可使骨缩短并变粗。骨组织在压缩载荷作用下破坏的表现主要是骨组织的斜行劈裂。

3. 弯曲

弯曲是指骨骼受到使其轴线发生弯曲的载荷作用。受到弯曲作用的骨,在其中性对称轴的凹侧受压缩载荷作用,凸侧受拉伸载荷的作用。骨骼上承受的应力大小与到中性对称轴的距离成正比,离轴越远,应力越大。对于成人骨,骨破裂始于拉伸侧,因为成人骨骼的抗拉能力弱于抗压能力;未成年人骨则首先自压缩侧开始。

4. 剪切

剪切是指载荷施加方向与骨骼横截面平行。人骨骼所能承受的剪切载荷远低于拉伸和压缩载荷。

5. 扭转

扭转是指载荷(扭转力矩作用)加于骨骼并使其沿轴线产生扭曲时的扭转状态。常见于人体或局部肢体作旋转时,骨骼所承受的绕纵轴的两个反向力矩作用,如掷铁饼最后阶段腿部所承受的载荷。扭转载荷使骨骼横截面上每一点均承受切应力作用，切应力的大小与该点到中性轴的距离成正比。骨骼的抗扭转能力最小，因而，过大的扭转载荷很容易造成扭转性骨折。

6. **复合载荷**

实际上骨骼很少只受到一种载荷的作用，作用在骨骼上的载荷，往往是前述的两种或两种以上载荷的同时作用，即复合载荷的作用。

骨骼经常处于反复的受力过程中，当这种反复作用的力超过人的某一生理限度时，就可能造成骨组织损伤，这种循环载荷下的骨损伤称为疲劳损伤。实验表明，疲劳损伤可引起骨骼的多种力学参数改变，如使骨骼的强度、刚度下降等。疲劳骨折常常发生于持续而激烈的体力活动期间，这种活动易造成肌肉疲劳，肌肉疲劳时收缩能力减弱，以致难于对抗加于骨骼上的应力，结果改变了骨骼上的应力分布，致使骨骼受到异常的高载荷而导致骨折。

二、肌肉的力学性质

肌肉是运动系统的动力部分，在神经系统的支配下，肌肉收缩或伸长，牵引骨骼而产生运动。

肌纤维是肌肉的主要成分。肌纤维的直径为 10～60 μm，它由直径为 1 μm 左右的许多肌原纤维组成，肌原纤维又由直径为 0.01 μm 左右的肌凝蛋白组成的粗肌丝和直径为 0.004 μm 左右的肌纤维蛋白组成的细肌丝构成。粗肌丝和细肌丝之间的相对滑行使肌肉发生伸长或收缩。肌原纤维发生伸缩的基本单元为肌节，肌节的长度由于受外力的作用而是会发生变化的，充分缩短时长约 1.5 μm，放松时约为 2.0～2.5 μm。实验证明，肌肉的活动部分是肌凝蛋白和肌纤维蛋白，主要能源是 ATP(三磷酸腺苷)。当肌凝蛋白和肌纤维蛋白同时在 ATP 溶液中存在时，可发生收缩作用，而使其发生松弛作用的则是 M－B 因子。肌肉的功能是将化学能转化为机械能。

人体的肌肉分为骨骼肌、平滑肌和心肌三种，它们的组织要素相同，收缩的生物化学机制也大致相同，但结构、功能及力学特性却有差异。骨骼肌可随意收缩，心肌和平滑肌的收缩则受制于机体的自主控制，研究时影响其因素较多，难度较大。所以，目前关于肌肉力学性质的研究大多针对骨骼肌，而很少涉及心肌和平滑肌。

肌肉收缩时产生的张力变化主要依赖于肌节内部结构的变化，其肌节长度-张力曲线如图 1－17 所示。由图 1－17 可以看出，当肌节处于放松时长度 2.0 μm 左右，张力最大；当肌节长度达到 3.6 μm 以上，主动张力变为零。

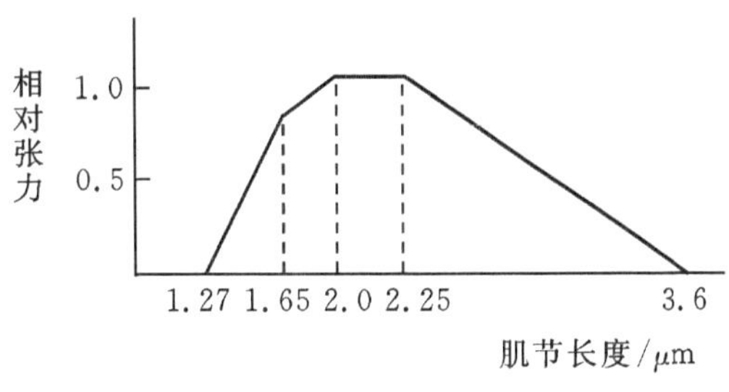

图 1－17　肌肉长度-主动张力曲线

肌纤维具有主动收缩性，肌纤维及其周围的结缔组织还可以被动承载，因此整块肌肉收缩时总张力应为主动张力与被动张力之和，如图 1－18 所示。图中曲线 C 表示肌纤维收缩时长度变化-主动张力变化的关系；曲线 A 表示肌纤维被动承载时的长度变化-被动张力的变化关系；曲线 B 是曲线 C 与曲线 A 的合成曲线，表示肌纤维收缩长度与总张力的变化关系。从图中可见，就肌原纤维来说，其长度为 $1.7L_0$(L_0 为肌肉原长)时，主动张力为零，此

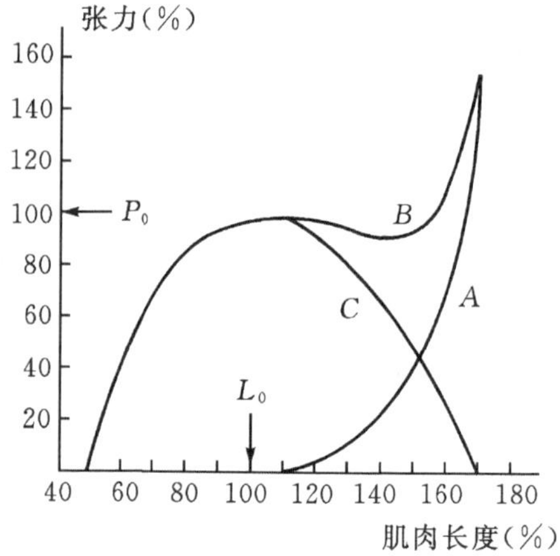

图 1-18　肌肉长度-张力关系曲线

时粗肌丝与细肌丝间完全无结合，主动张力最小，被动张力最大；随肌肉长度的缩短，粗肌丝与细肌丝间的结合增多，主动张力逐渐变大，被动张力逐渐变小；至粗肌丝与细肌丝完全结合时，主动张力达到最大值 P_0（曲线 C 的顶点），而被动张力则减小到零；此后，肌肉在缩短时，由于粗肌丝与细肌丝叠合后粗肌丝皱褶，张力逐渐减小，当长度等于 $0.5L_0$ 时，张力为零。

肌肉的收缩速度与收缩力之间存在一定的关系，对此，希尔进行了大量的实验研究。希尔以青蛙的缝匠肌为试样，两端夹紧，保持长度 L_0 不变，以足够高频率和高电压的交流电加以刺激，使之挛缩产生张力 P_0。然后将其一端放松，使其张力下降为 P，在张力下降过程中测量张力 P 和收缩速度 v，并同时测定肌肉收缩时产生的热量与维持挛缩状态需要的热量。考虑到肌肉收缩时所消耗的能量 E 用于两部分，一部分是对外做机械功 A，另一部分是产生收缩热量 Q，因此可定量对此问题进行研究。

肌肉收缩时对外所做的机械功 A，等于负荷 P 与收缩距离 x 的乘积，即

$$A = Px \tag{1-30}$$

另外，从实验发现，肌肉收缩时产生的收缩热量 Q 与肌肉收缩的距离成正比，即

$$Q = \alpha x \tag{1-31}$$

式中，比例系数 α 表示肌肉收缩单位长度所产生的收缩热，具有力的量纲。对于不同的肌肉，α 的值都相同，它与负荷的大小无关，但和肌肉的横截面积成正比，且与温度相关。根据能量守恒定律，肌肉收缩时对外释放的能量应为

$$E = A + Q = (P + \alpha)x \tag{1-32}$$

将式(1-32)对时间求导数，并考虑到距离的导数等于速度，即$\frac{\mathrm{d}x}{\mathrm{d}t}=v$ 为收缩速度，则有

$$\frac{\mathrm{d}E}{\mathrm{d}t} = (P + \alpha)v \tag{1-33}$$

实验还证明，肌肉收缩时对外释放能量 E 的时间变化率随负荷减小而增大，且与肌肉能提起的最大负荷 P_0 和实际负荷 P 之差成正比，设其比例系数为 b（b 具有速度的量纲），则

$$\frac{\mathrm{d}E}{\mathrm{d}t} = b(P_0 - P) \tag{1-34}$$

由式(1-33)和式(1-34),得

$$(P+\alpha)v=b(P_0-P) \tag{1-35}$$

整理,将上式改写为

$$(P+\alpha)\cdot(v+b)=(P_0+\alpha)\cdot b \tag{1-36}$$

式(1-36)就是希尔最早提出的关于肌肉收缩的基本方程,称为希尔方程式。由此可知,肌肉的收缩速度 v 随负荷 P 的增大而呈双曲线型下降。

第四节　作用于骨骼上的力

人们在进行各种活动时,人体总是要在某一瞬时或某一段时间内,采取一定的姿势和动作,使之处于平衡状态,如身体的站立,四肢的屈伸,运动员在吊环上的十字支撑等。在临床医学上,也经常会涉及人体的平衡问题,如骨折的牵引、肌群麻痹或痉挛的外科矫正和治疗等。本节首先研究物体平衡时的力学条件。

一、人体平衡的力学条件

如果有几个力,$\boldsymbol{F}_1$、$\boldsymbol{F}_2$、…、$\boldsymbol{F}_n$ 共同作用于同一个质量为 m 的物体上,则当物体平衡时,由牛顿第二定律知,这些力的合力应等于零。即作用在处于平衡状态的物体上的所有外力的矢量和为零。这一结论我们称为物体平衡的第一个条件,可表述为

$$\boldsymbol{F}=\boldsymbol{F}_1+\boldsymbol{F}_2+\cdots+\boldsymbol{F}_n=0 \tag{1-37}$$

将上式写为分量形式,则

$$\begin{cases}F_x=F_{1x}+F_{2x}+\cdots+F_{nx}=0\\F_y=F_{1y}+F_{2y}+\cdots+F_{ny}=0\end{cases} \tag{1-38}$$

另外,若要物体处于静力平衡条件时也不会转动,还应满足下述条件。如图1-19所示,作用于物体上的两个力 $\boldsymbol{F}_1$ 和 $\boldsymbol{F}_2$,$\boldsymbol{F}_1$ 能够使物体绕 O 轴逆时针转动,$\boldsymbol{F}_2$ 能够使物体绕 O 轴顺时针转动。设力对物体产生的力矩,沿逆时针方向为正,顺时针方向为负,则

$$M_1=F_1L_1,\ M_2=F_2L_2$$

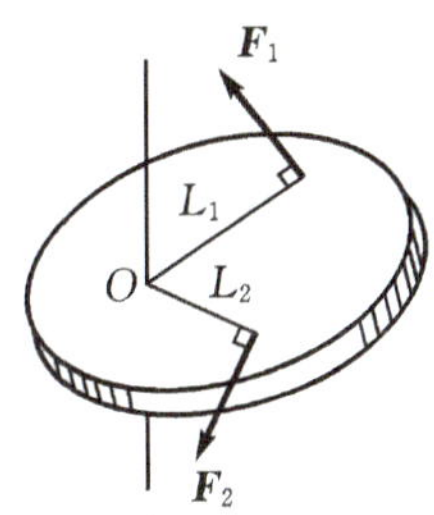

图1-19　物体绕固定轴转动时的力矩

处于平衡状态时

$$M=M_1+M_2=F_1L_1+F_2L_2=0 \tag{1-39}$$

即处于平衡状态物体上的外力矩的代数和为零。这是物体平衡的第二个条件。当物体在多个力的作用下平衡时,各力绕同一转轴的力矩的代数和亦为零,即

$$M_1+M_2+\cdots+M_n=0$$

或

$$F_1L_1+F_2L_2+\cdots+F_nL_n=0 \tag{1-40}$$

式(1-39)和式(1-40)是物体平衡时作用于物体上的外力所必须满足的充分必要条件,亦称为静力学基本方程。利用它可以解决许多力学问题,包括人体的平衡问题。

二、人体中的杠杆作用

人体由 206 块骨头组成，借骨关节相连形成一个骨架。肌肉两端附着于骨关节两端骨上，一端为起点，另一端为终点。肌肉收缩时，在肌张力作用下能够使骨绕其关节转动并克服阻力做功。因此，人体中的骨具有类似于杠杆的作用，称为骨杠杆。骨杠杆的支点大多位于关节，也有其他位置。根据支点、张力(动力)作用点和阻力作用点的相对位置，骨杠杆可分为平衡杠杆、省力杠杆和速度杠杆三种。

(一)平衡杠杆

平衡杠杆支点在张力(动力)作用点和阻力作用点之间，如图 1-20(a)所示。其特点是，依支点位置的不同，可用较小的张力(动力)克服较大的阻力或以较小的距离移动较大的距离。这类杠杆是省力或费力不确定的杠杆，当动力臂大于阻力臂时是省力杠杆，反之是费力杠杆。这类杠杆的张力(动力)作用点和阻力作用点的移动方向相反，即张力(动力)向下移动时，阻力便向上移动。

在人体中，头部杠杆即属于平衡杠杆，如图 1-20(b)所示。当头部在寰枕关节处做屈伸运动时，支点即是第一颈椎，位于寰枕关节的中心。支点前后各有一肌群，其作用力 F_1 和 F_2 的作用点分别位于寰枕关节的后方和前方，头部重力 W 与 F_2 在同一侧。F_1 的作用使头向后仰，F_2 和 W 的作用使头向前俯。支点后肌群收缩时，F_1 增大使头后仰，此时支点前肌群被拉长，F_2 亦随之增大；反之，支点前肌群收缩时，F_2 增大使头前倾，此时支点后肌群被拉长，F_1 亦随之增大。当 F_1 产生的后仰力矩与 F_2 和 W 产生的前倾力矩相等时，则头颅处于某一平衡位置。

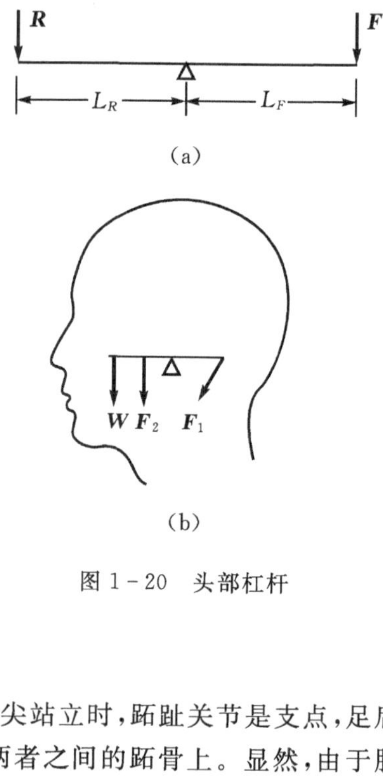

图 1-20 头部杠杆

(二)省力杠杆

省力杠杆阻力作用点位于支点和张力(动力)作用点之间，如图 1-21(a)所示。其特点是张力(动力)移动的距离大于阻力移动的距离，且张力(动力)作用点的移动方向与阻力移动的方向相同。由于这类杠杆的阻力臂总是小于动力臂，所以是省力的。

人体足部杠杆即属于此类，如图 1-21(b)所示。当用足尖站立时，跖趾关节是支点，足后跟肌群收缩产生张力 F 为动力，人体重力 W 为阻力且落在两者之间的跖骨上。显然，由于肌张力(动力)的力臂较大，所以用较小的力就能支持体重。人用不太大的力很容易立地跳起就是这个原因。

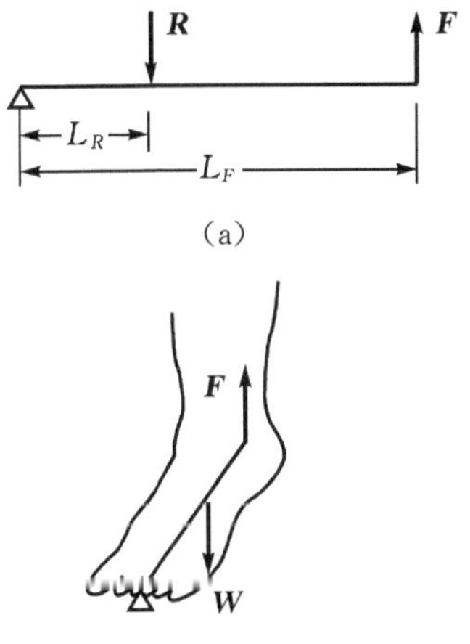

图 1－21　足部杠杆

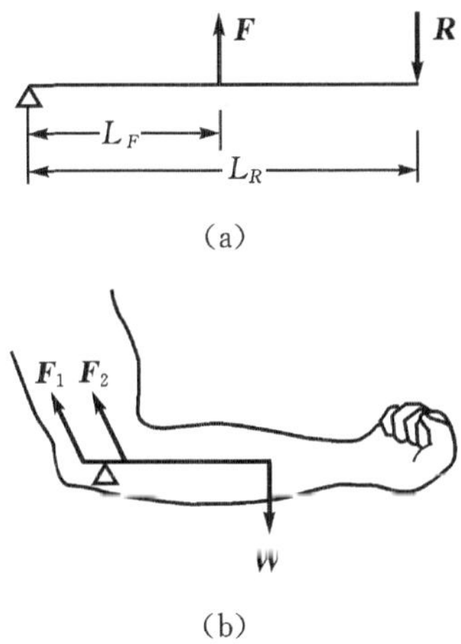

图 1－22　臂部杠杆

(三)速度杠杆

速度杠杆张力(动力)的作用点在支点和阻力作用点之间，如图 1－22(a)所示。其特点是为了支持阻力，张力(动力)总是比阻力的量值大许多，但由于这类杠杆的阻力臂总是大于动力臂，所以是费力的，但移动距离却很小。如图 1－22(b)所示是人体的臂部杠杆，肘关节是支点，支点前后的二头肌、三头肌收缩产生张力 F_2 和 F_1，在不考虑负重的情况下，臂的重力 W 即为阻力，作用点约位于臂的中部。F_1 和 W 的作用使手臂伸直，F_2 的作用使手臂向上弯曲。当两者作用的力矩相等时，手臂处于平衡。显然，在仅考虑 F_2 和 W 的作用时，手臂属于速度杠杆。由于阻力臂远较张力(动力)臂大，所以要克服较小的阻力，肌群就需要产生较大的张力(动力)。这类杠杆虽然不省力，但却赢得了速度和运动的范围。

下面再讨论两个实例。

【例 1－4】　图 1－23(a)所示是手托重物处于平衡状态时的情形。设物重为 R，前臂重为 W，前臂长为 L，前臂重心到肘关节的距离为 L_2，肱二头肌收缩力的作用点到肘关节的距离为 L_1，前臂与竖直方向间的夹角为 α，试求肌肉所施加的力 F 以及肘关节所承受的力 N。

解：根据题中条件，画出手臂的受力示意图，如图 1－23(b)所示。由图可看出，诸力以肘关节为支点构成杠杆系统。设 N_x、N_y 为肘关节所承受力 N 的两个分量，取肘关节为转轴，应用平衡条件列出如下方程组

$$N_y + F - W - R = 0$$
$$N_x = 0$$
$$FL_1\sin\alpha - WL_2\sin\alpha - RL\sin\alpha = 0$$

解此方程组，可得

$$N = N_y = W + R - F$$
$$F = \frac{WL_2 + RL}{L_1}$$

假设 $R=W/5$，$L_1=L/10$，$L_2=2L/5$，可得 $F=6W$，$N=-4.8W$。负号表示 N 的方向向

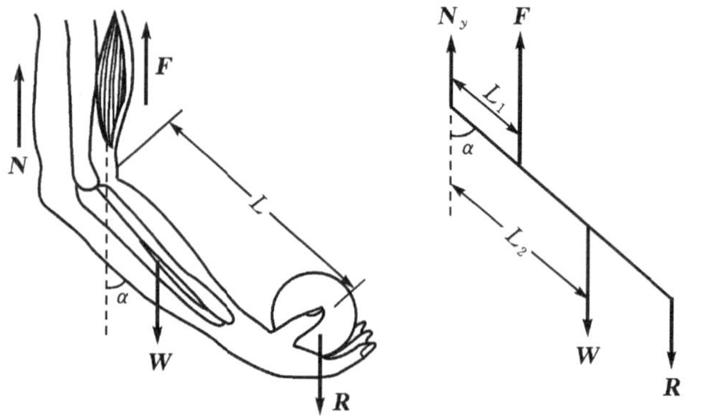

(a) (b)

图 1-23 例 1-4 图

下，与图示方向相反。这一结果表明，要托起重量为前臂五分之一的重物，需要肌肉收缩的力约是该重物重量的 30 倍，而且与前臂在竖直方向的倾角无关。

【例 1-5】 脊髓灰质炎后遗症引起的腹部肌群麻痹，致使关节前弓挛缩、屈曲畸形，患者不能负重，走路前跪。这主要是股骨前后肌群，特别是股四头肌麻痹，造成伸膝功能受损甚至丧失所致。根据图 1-24 所示，试用力学平衡原理分析走路前跪的原因及矫正方法。

解： 人体站立时，重心位于骨盆部。身体重力线由脊柱、腰骶、髋关节，经股骨干、膝关节及胫骨落在足弓顶点。在正常情况下，这条重力线可向前移动 4 cm 左右而身体不会倾倒。但在膝前弓弯缩畸形时，就会产生向前的分力 P_1 而容易跪倒，此时重力分布如图 1-24 所示。图中 L_1、L_2 分别表示股骨和胫骨的长度，L 为重心至支点的距离，$\boldsymbol{W}$ 为体重。根据三角函数关系，有

$$\frac{L_1}{\sin\beta}=\frac{L}{\sin\gamma}$$

所以

$$P=\frac{W\sin\beta}{\sin\gamma}$$

同理

$$P_2=\frac{W\sin\alpha}{\sin\gamma}$$

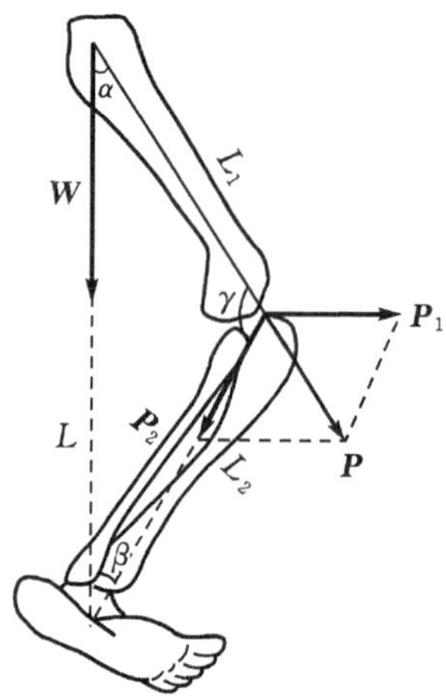

图 1-24 例 1-5 图

根据力的矢量分析可知，$\boldsymbol{P}$ 产生一向前的分力 $\boldsymbol{P}_1$。利用余弦定理，得

$$P_1=\sqrt{P_2^2+P^2-2P_2P\cos(\alpha+\beta)}$$

这个分力随膝前弓畸形的严重程度而增大，角$(\alpha+\beta)$越大，P_1 也越大。股四头肌的肌力在 4 级以上时足以对抗分力 P_1 而保持负重的稳定性；但当股四头肌发生麻痹时，患者必须用力将膝关节向后推压以对抗这一分力。如果没有这种向后的推压作用，患者在走路时就会向前跪倒。

临床上的矫正办法是采用后倾角截骨术，即在股骨踝上 4～6 cm 处行环形截骨，人为地造

成一个向后的倾角，以矫正畸形，恢复重力线稳定膝关节。图1－25是后倾角截骨术后下肢负重的力线分布，根据力学分析，用正弦定理可证明，在后倾角有一斜下方的分力 F，其大小为

$$F=\frac{W\sin\alpha}{\sin\gamma}$$

它即起到稳定膝关节不向前跪倒的作用。

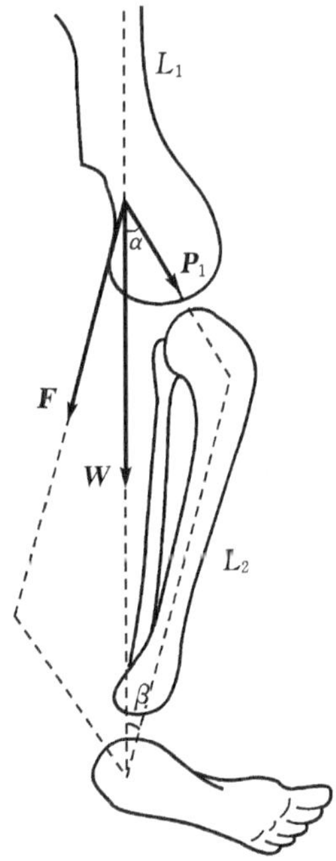

图1－25　股骨后倾角截骨术后下肢负重的力线分布示意图

三、作用在髋关节上的力

股骨是人体中最粗大的长骨，它从髋延伸到膝，上端有球形的股骨头，并与髋骨的髋臼构成髋关节。股骨头的下方是狭长的股骨颈，为骨折的易发部位。颈与体之间在其外上方有一个较大的隆起，称为大转子。股骨的表面有许多隆起，是肌肉的附着处，其中最重要的隆起是大转子，有五块肌肉的腱连接到此牵引骨端上。和腿的外展有关的两块重要的肌肉是臀大肌和臀中肌。下面我们应用物体的平衡条件来分析作用在髋外展肌上的力和髋臼施加于股骨头上的力。

图1－26(a)所示是股骨和髋骨的解剖学示意图，为方便分析和计算，我们把原图简化为图1－26(b)所示的股骨受力图。其中，$\boldsymbol{F}_1$ 是臀部各外展肌加于大转子的力，它与水平方向大约成70°角；$\boldsymbol{R}$ 是髋臼作用于股骨头的反作用力，力的作用线几乎通过股骨头的中心，它沿水平方向和竖直方向的分力用 R_x 和 R_y 表示；N 是地面对人体的支持力，

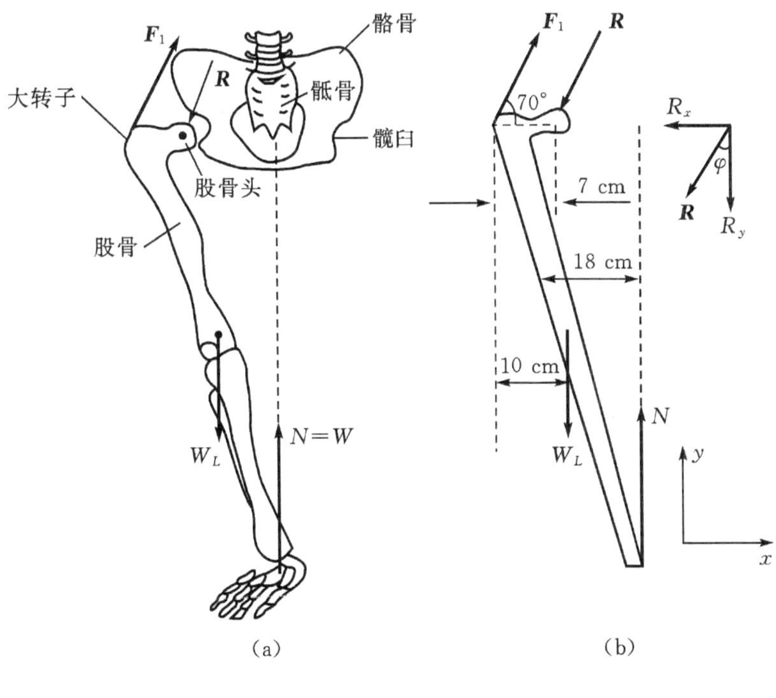

图1－26　股骨和髋关节的基本结构及股骨受力图

大小等于人体的重量 W；W_L 是腿的重量，约为人体重量的七分之一，即 $W_L=\frac{1}{7}W$，作用于腿的重心(在稍高于膝的地方)。

以股骨头中心为旋转轴，对于支撑腿应用平衡条件，有

$$F_1\sin 70^\circ-R_y-\frac{1}{7}W+W=0 \tag{1}$$

$$F_2\cos 70^\circ-R_x=0 \tag{2}$$

$$F_1\sin 70^\circ\times 7.0+\frac{1}{7}W\times 3.0-W\times 11.0=0 \tag{3}$$

解此方程组，得

$$F_1=1.6W$$

$$R_x=0.55W,R_y=2.36W$$

于是，反作用力的方向

$$\tan\varphi=\frac{R_y}{R_x}=0.233$$

$$\varphi\approx 13^\circ$$

即作用于股骨头上的力约向左偏离竖直方向 13°，而其大小则为

$$R=\sqrt{R_x^2+R_y^2}=2.5W$$

计算可知，当人单足站立时，髋外展肌的肌力大小是体重的 1.6 倍，股骨头所承受的力约为体重的 2.5 倍，与竖直方向呈13°角。

四、作用在脊柱上的力

当人们弯腰或从地上提起重物时，用以把背部拉起的主要肌肉是骶棘肌。这些肌肉的下端附着于髂骨和骶骨的下部，其上端则附着于所有腰椎和四个胸椎的棘突上，如图 1-27 所示。根据英曼(V. T. Inman)的 X 射线测定，弯腰时就骶棘肌的总力学效应来说，可以把它简化为一条绳索，它作用于脊柱(可视为刚体)上，作用点在骶骨与头、手臂的重心之间，离骶骨的距离为 $2L/3$ (L 可视为脊柱的长度)，等效绳索与脊柱轴线间的夹角大约为 12°，此时作用在脊柱上的力可简化为如图 1-28 所示。其中，W_1 是躯干的重量，重心位于躯干的中部，由解剖学测量得知，躯干的重量 W_1 约为人体重 W 的 40%，即 $W_1=0.4W$；W_2 是头和手臂的重量，重心位于颈部，$W_2=0.2W$；F 为骶棘肌所施加的作用力；R 为骶骨顶部对腰骶椎间盘基底部的反作用力，其沿水平和竖直方向的分力用 R_x 和 R_y 表示，R 与水平线间的夹角为 φ。设背部的轴线与水平线的夹角为 $\theta=30^\circ$，取腰骶椎间盘作为支点，应用力学平衡条件，可列出如下方程组

$$F\sin 12^\circ\times\frac{2}{3}L-0.4W\cos 30^\circ\times\frac{1}{2}L-0.2W\cos 30^\circ\times L=0$$

$$R_x-F\cos 18^\circ=0$$

$$R_y-F\sin 18^\circ-0.4W-0.2W=0$$

解上述方程组，得

$$F=2.5W$$

$$R_x=2.38W,R_y=1.37W$$

据此，可得

$$R=\sqrt{R_x^2+R_y^2}=2.74W$$

$$\tan\varphi=\frac{R_y}{R_x}=0.576,\ \varphi=29.9°$$

可见，在腰骶椎间盘处的力 R 的方向与脊柱轴线成 0.1°角(30°～29.9°)，大致可认为沿脊柱轴线；该力的大小是体重的 2.74 倍，若体重为 50 kg，则 R=1323 N。

在图 1-28 中，若手提重物为 $0.2W$，则 $W_2=0.4W$，由力学平衡条件可求得，$R=4.07W$，$\varphi=28.8°$。这说明，在负重 $0.2W$ 的情况下，腰骶椎间盘处的力增加了 $1.33W$，对于体重 50 kg 的人来说，R=1994 N。这一巨大的压力造成的解剖学后果是明显的，即椎间盘被压缩。如果年老或损伤使椎间盘变得脆弱，它就容易脱出并压迫神经，导致疼痛或肌肉痉挛，这就是椎间盘突出症。

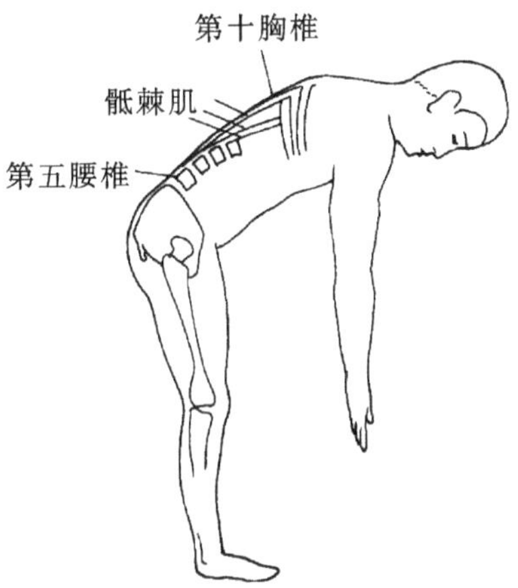

图 1-27　骶棘肌作用示意图

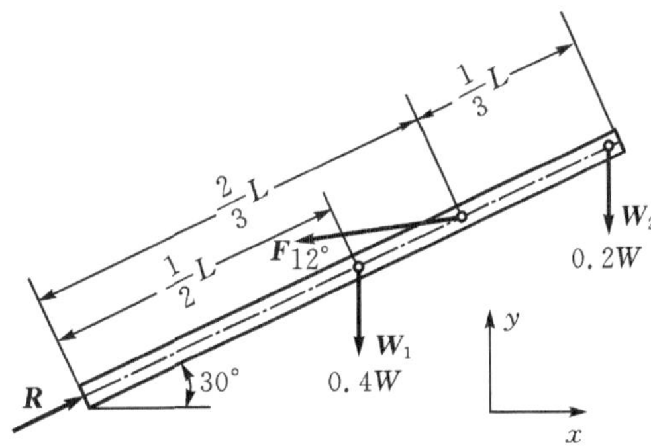

图 1-28　脊柱受力示意图

目标检测

1. 为什么要建立刚体模型？刚体模型的特征是什么？与实际固体有何不同？

2. 一个物体的转动惯量是否具有确定值？怎样计算物体的转动惯量？在什么条件下，实际固体可以看成刚体？

3. 求质量为 m、半径为 R 的细圆环和薄圆盘绕通过中心并与圆面垂直的转轴的转动惯量。

4. 质量为 m、长为 l 的均匀细棒 AB，可绕一水平光滑轴在竖直平面内转动，轴 O 离 A 端 $l/3$，如图 1-29 所示。今使棒由静止开始从水平位置绕 O 轴转动，求启动时的角加速度 β_0 及转到竖直位置时点 A 的速度和加速度。

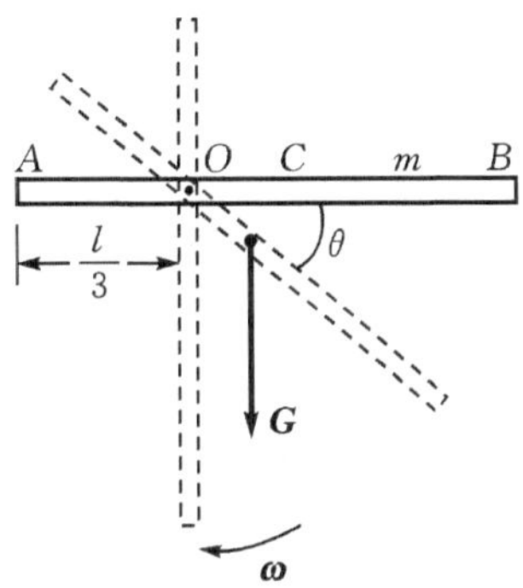

图 1-29　题 4 图

5. 如图 1-30 所示，用细线绕在半径为 R、质量为 m_1 的圆盘上，线的一端挂有质量为 m_2 的物体。如果圆盘可绕过盘心的垂直轴在竖直平面内转动，摩擦力矩不计，求物体下落的加速度、圆盘转动的角加速度及线中的张力。

6. 在光滑的水平面上有一木杆，其质量 $m_1=1.0$ kg，长 $l=40$ cm，可绕通过其中点并与之垂直的轴转动。一质量为 $m_2=10$ g 的子弹，以速度 $v=200$ m/s 的速度射入杆端，其方向与杆及轴正交。若子弹陷入杆中，试求所得到的加速度。

7. 求长为 L、横截面积为 A、线密度为 ρ 的弹性细圆棒在自身重力作用下，与圆棒轴线呈 θ 角的截面上的正应力及切应力。

8. 比较骨骼、刚体、钢材、肌肉的杨氏模量的大小。

9. 借助于三角肌的作用，人能把手臂伸出去，如图 1-31(a)所示，其受力状况如图 1-31(b)所示。已知 $\alpha=16°$，臂的重力 $W_1=68$ N，手内物体重力 $W_2=45$ N，求三角肌的等效张力 T 及肩胛骨作用于肱骨的水平分力 R_x 和竖直分力 R_y。

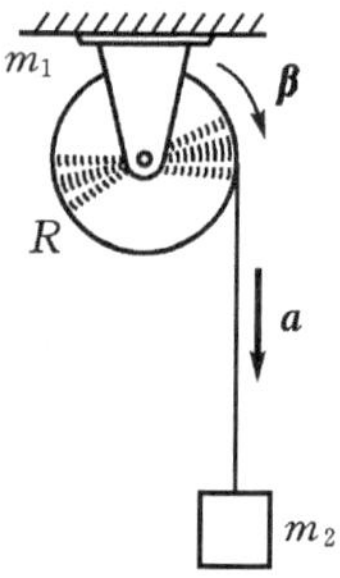

图 1-30　题 5 图

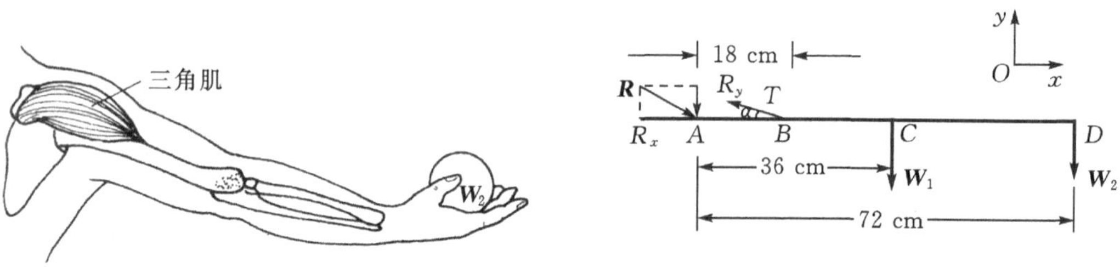

(a)　(b)

图 1-31　题 9 图

10. 当人下蹲时，其脚跟的几何形状如图 1-32 所示。试求 T、F 和 θ。

11. 假设患者的上臂和前臂成 90°角，前臂向下压以反抗吊索的力，如图 1-33 所示。设作用在腕关节，向上的拉力 $P=1000$ N，此力距肘关节中心(支点)$L=25$ cm；前臂与手重 $Q=20$ N，其重心距支点 $L_1=15$ cm；肱三头肌与尺骨成 90°，其作用力 F 距支点 $L_2=2.5$ cm。求肱三头肌收缩力 F 和肱骨末端关节的反作用力 R 大小。

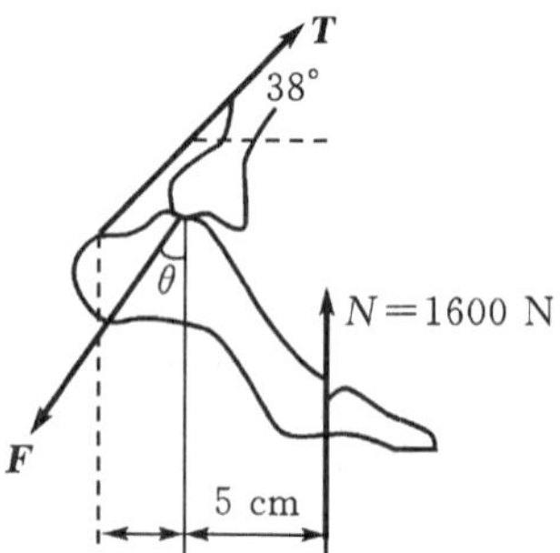

图 1-32　题 10 图

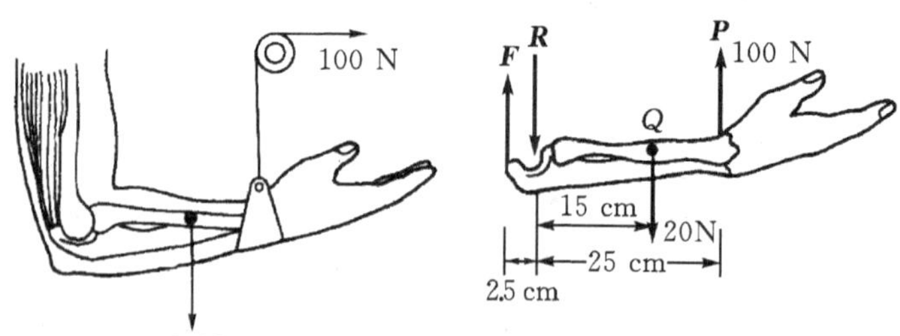

图 1-33　题 11 图

第二章　血液的流动

气体和液体统称为流体，流体的主要特征是具有流动性。血液在人体内的循环流动是生命活动的必要条件。作为一种特殊的液体，血液既具有流体的共性，即没有固定的形状且极具流动性，又有自身的一些特性，即血液是一种由多种血细胞组成的大分子悬浮液，血细胞的形状变化、聚集、摩擦及心脏对血液的作用等因素都会对血液的流动产生影响。本章从介绍理想流体的流动规律出发，重点介绍血液的流动规律，并探讨在医学中的某些应用。

第一节　理想流体的稳定流动

一、理想流体的定常流动

（一）理想流体

实际流体的运动是很复杂的。如任何实际流体都具有可压缩性，在压力作用下，流体的体积会减小，从而导致其密度的变化。但在通常的情况下，液体的可压缩性很小，例如常温下的水，每增加 1 个大气压，体积仅减少约两万分之一，因此，在一般情况下，液体的压缩性可忽略不计。气体的可压缩性很大，但它的流动性强，只要其两端有很小的压强差，就会迅速流动起来，不致引起气体密度的显著变化。所以，在研究流动的气体时，只要压强差不大，气体的压缩性也可以忽略。另外，实际流体都具有黏性，即当流体各层之间发生相对流动时，流体中各部分之间存在内摩擦力的特性。水和酒精等液体的黏性很小，气体的黏性更小。因此，在很多实际问题中，可压缩性和黏性只是影响流体运动的次要因素，而流动性才是决定流体运动的主要因素。

为了突出流体的流动性和使问题简化，我们采用理想流体模型来代替实际流体进行分析。理想流体就是指绝对不可压缩，完全没有黏性的流体。

（二）稳定流动

流体可看做是由许多流体粒子所组成。流体流动时，任一时刻，流经空间各点的流体粒子都有一定的流速。为了形象地描述流体的运动情况，可以在流体流动的空间画出一系列假想的曲线，在任一瞬间，曲线上每一点的切线方向都与液体流经该点的速度方向一致，这些曲线称为流线，如图 2－1 所示。

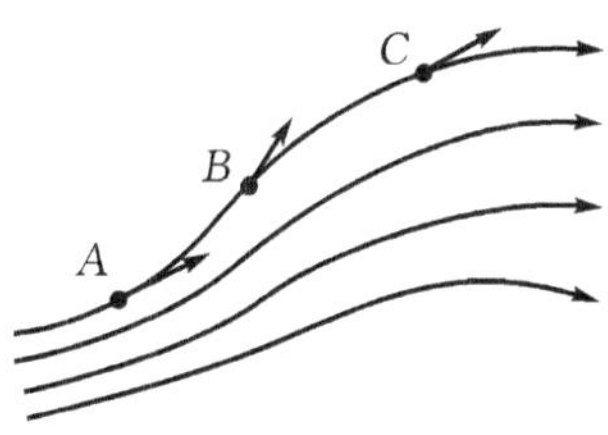

图 2－1　流线

流体流经空间各点的流速一般情况下是随时间变化的，所以流线的形状也随时间而变。这种流动称为非稳定流动。如果同一时刻流体各处的流速可能不同，但流体粒子流经空间任一给定点的速度不随时间变化，这种流动称为稳定流动。在图 2－1中，虽然液体流经 A、B、C 三点的速度不同，但任何时刻流体流经 A 点的速度总是 v_A，流

经 B 点的速度总是 v_B，流经 C 点的速度总是 v_C。

流体稳定流动时，流线的分布和流线形状均不随时间而变，流线就是液体粒子运动的轨迹。通常，水在管道或水渠中的缓慢流动，可近似认为是稳定流动。从大蓄水池中流出来的水流，输液时吊瓶和输液管中药液的流动等也可视为稳定流动。

每一时刻空间一点上只能有一个速度，故流线不能相交。由许多流线围成的管状空间称为流管，如图 2-2 所示。因为，流线不能相交，所以，流管内的流体不会流出管外，流管外的流体也不会流入管内。整个流动的流体可视为由许多流管组成，只要掌握每一流管中流体的运动规律，就可以了解整个流体的运动情况。

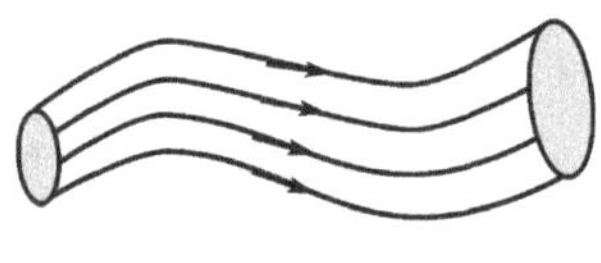

图 2-2 流管

在许多实际问题中，当液体在固体管道中做稳定流动时，往往把整个管道作为一个流管来研究，有时为了方便还可以忽略流速在横截面积上的变化，而用截面上的平均流速来描述管内液体的流动情况。

二、连续性方程

单位时间通过流管内任一截面积的流体的体积，称为该截面的体积流量，简称流量，用 Q 表示，单位为 $m^3 \cdot s^{-1}$。设管子某处截面积为 S，流体的平均流速为 v，则流过截面 S 的流量为

$$Q = Sv$$

如图 2-3 所示，在稳定流动的流体中，任取一段截面积很小的细流管 AB，由于流管很细，故流管任一截面上各点的物理量可认为是均匀的。设 A、B 两截面处流体流速分别为 v_1 和 v_2，流管截面积分别为 S_1 和 S_2，经过一短时间 Δt，流过截面 A 和 B 的流体的体积分别为

$$V_1 = S_1 v \Delta t \qquad V_2 = S_2 v_2 \Delta t$$

对于不可压缩且做稳定流动的流体，在相同时间内，流过同一流管任一截面的流体的体积相等，即

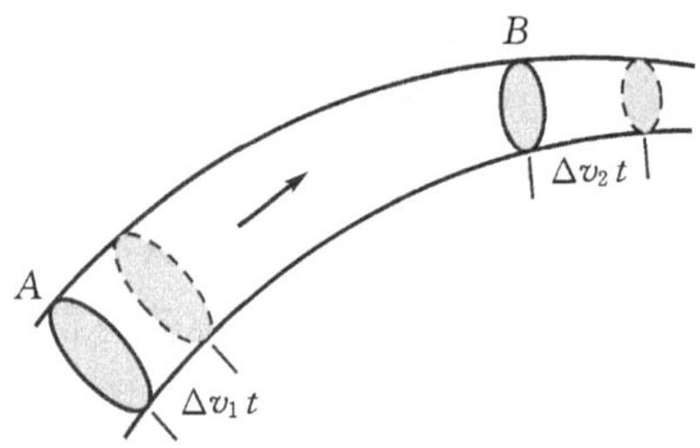

图 2-3 连续性方程的推导图

$$S_1 v_1 \Delta t = S_2 v_2 \Delta t$$

$$S_1 v_1 = S_2 v_2 \tag{2-1}$$

由于这一关系对同一流管中任意与流管垂直的截面 S 都成立，故有

$$Q = Sv = \text{恒量} \tag{2-2}$$

式(2-1)、(2-2)即为流体的连续性方程。它表明当不可压缩流体在流管中做稳定流动时，单位时间内通过垂直于流管的任一截面的流体的体积都相等。因此，流速与截面积成反比，截面积大处流速小，截面积小处流速大。如在一条河流中，河面宽的地方水流得慢，河面窄的地方水流得快。连续性方程反映了流量、流速和截面积三者之间的关系。

【例 2-1】 如图 2-4 所示，水在不均匀的水平管道中稳定流动，已知管道粗处截面积为细处截面积的 2 倍，粗处的水流速度为 $2\ m \cdot s^{-1}$，问细处的流速是多少。

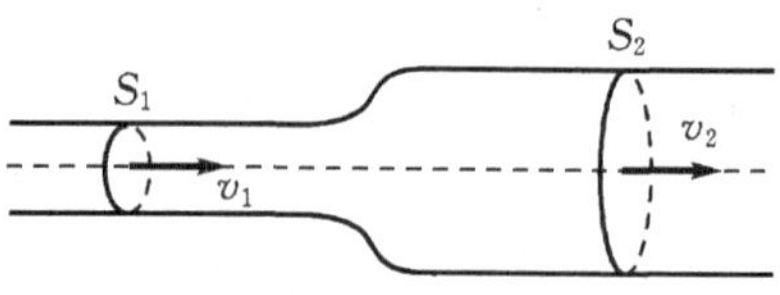

图 2-4 例 2-1 图

解：水可视为不可压缩的液体。由连续性方程

$$S_1 v_1 = S_2 v_2$$

得
$$v_1 = \frac{S_2 v_2}{S_1} = 2v_2 = 4\ \text{m} \cdot \text{s}^{-1}$$

三、伯努利方程

1738 年，瑞士物理学家、数学家伯努利首先导出了反映理想流体做稳定流动时的能量关系式，称之为伯努利方程，它是流体力学的基本方程。下面我们用功能原理来导出这一方程。

设理想流体在重力场中做稳定流动，在流体内部任取一段流管 AB 为研究对象，如图 2－5 所示。经过很短的时间 Δt 后，此段液体的位置由 AB 流动到 $A'B'$。因流管很细，且时间 Δt 很短，可以认为流体段 AA' 和 BB' 内各物理量是均匀的。设它们的压强、流速、高度、截面积分别为 P_1、v_1、h_1、S_1 和 P_2、v_2、h_2、S_2。那么，在此过程中，外力对流管中的液体所做的功为

$$W = W_1 + W_2 = P_1 S_1 v_1 \Delta t - P_2 S_2 v_2 \Delta t$$

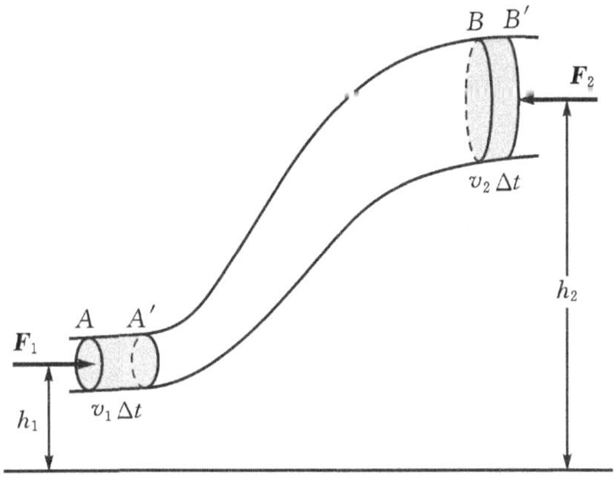

图 2－5　伯努利方程的推导

式中 $S_1 v_1 \Delta t$ 和 $S_2 v_2 \Delta t$ 分别为 AA' 段和 BB' 段流体的体积，根据连续性方程

$$S_1 v_1 \Delta t = S_2 v_2 \Delta t = V$$

外力所做的功可表示为

$$W = P_1 V - P_2 V$$

而在这一过程中机械能的增量为

$$\Delta E = E_2 - E_1 = \frac{1}{2} m v_2^2 + mgh_2 - \frac{1}{2} m v_1^2 - mgh_1$$

根据功能原理，合外力对系统所做的功等于系统机械能的增量，即 $\Delta E = W$，所以

$$\frac{1}{2} m v_2^2 + mgh_2 - \frac{1}{2} m v_1^2 - mgh_1 = P_1 V - P_2 V \tag{2-3}$$

于是，得

$$P_1 + \frac{1}{2}\rho v_1^2 + \rho g h_1 = P_2 + \frac{1}{2}\rho v_2^2 + \rho g h_2 \tag{2-4}$$

式(2－4)中，$\rho = m/V$ 是流体的密度。由于 A、B 是在流管中任意选取的两个截面，所以上式对流管中的任一截面都成立，即

$$P + \frac{1}{2}\rho v^2 + \rho g h = \text{恒量} \tag{2-5}$$

式(2－4)和式(2－5)称为理想流体稳定流动的伯努利方程，简称伯努利方程。它表明理想流体做稳定流动时，同一流管的任意截面处，单位体积中的动能、重力势能与该处压强之和为恒量。

可以证明式中的压强 P、动能 $\frac{1}{2}\rho v^2$、势能 $\rho g h$ 具有相同的量纲。其中 $\frac{1}{2}\rho v^2$ 项与流速有

关,称为动压强;而$(P+\rho gh)$与流速无关,称为静压强。若从能量的角度分析,可将p称为压强能。由此我们又可将伯努利方程表述为:理想流体做稳定流动时,同一流管的任意截面处,单位体积中的压强能、动能、势能之和保持不变,具有能量守恒的性质。

严格地说,伯努利方程只适用于理想流体做稳定流动的情况。对于黏性较小的水、酒精等液体或流动中密度变化很小的气体,当它们做稳定流动时,伯努利方程仍近似成立。

【例 2-2】 已知供水管道的直径为2.0×10^{-2} m,管内水流速度为$4.0\ \text{m}\cdot\text{s}^{-1}$,在$4.0\times10^{5}$ Pa的压强作用下将水引入5 m高的二楼浴室内,已知浴室内水管的直径为1.0×10^{-2} m,则浴室内水的压强有多大?

解: 设供水管道截面积为S_1,流速为v_1,浴室小水管截面积为S_2,流速为v_2,将管道中的水近似视为理想流体稳定流动,由连续性方程得

$$v_2=\frac{S_1v_1}{S_2}=\frac{d_1^2v_1}{d_2^2}=\frac{(2.0\times10^{-2})^2\times4.0}{(1.0\times10^{-2})^2}=16\ \text{m}\cdot\text{s}^{-1}$$

根据伯努利方程

$$P_1+\frac{1}{2}\rho v_1^2+\rho gh_1=P_2+\frac{1}{2}\rho v_2^2+\rho gh_2$$

得浴室内水的压强

$$P_2=P_1+\frac{1}{2}\rho(v_1^2-v_2^2)+\rho g(h_1-h_2)=2.3\times10^{5}\ \text{Pa}$$

四、伯努利方程的应用

(一)流速与压强的关系

在粗细不同的管道中流动的液体,各处的流速不同,那么各处的压强又怎样呢?取一粗细不均匀的水平管,在粗细不同处分别接一上端开口的竖直细管,如图 2-6 所示。当有理想液体稳定流过时,可见两细管中液体上升的高度不同,这一现象可用伯努利方程加以解释。

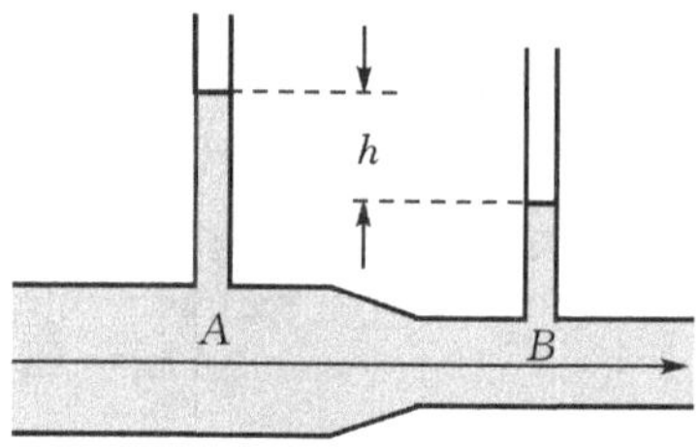

图 2-6 流速与压强的关系

当流体在不均匀水平管道中$(h_1=h_2)$流动时,伯努利方程可简化为

$$P+\frac{1}{2}\rho v^2=\text{恒量} \tag{2-6}$$

式(2-6)表明理想液体在不均匀水平管道中做稳定流动时,截面积大处流速小、压强大;截面积小处流速大、压强小。图 2-6 所示水平管道上若没有接竖直小管,液体的压强由管壁承担。当在管壁接上竖直小管时,如果液体的压强大于大气压强,则除去大气压强以外,还须有一部分液体沿小管上升以替代原来管壁承担的压强。管道截面积越大,流速越小,压强越大,液柱越高,因此粗管处液体上升的高度大于细管处。这一原理在航空、航海、水利、医学等方面都有广泛的应用。

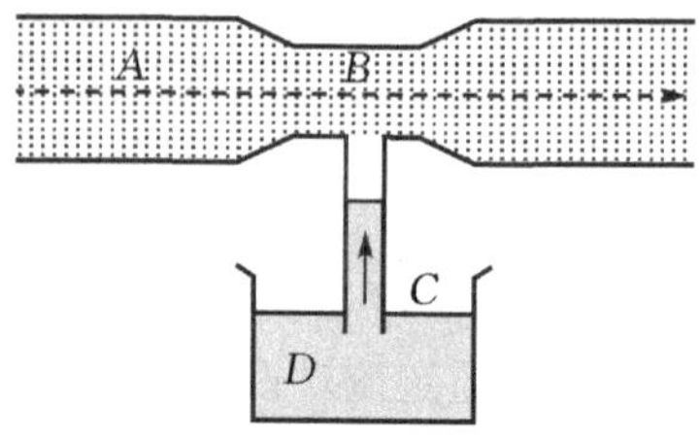

图 2-7 空吸作用

图 2-7 表示一粗细不均匀的水平管,管中有气体做稳

定流动，在细处竖直接一细管 C，与盛有液体的容器 D 相连，由式(2－6)可知，B 处流速大，压强小。若 B 处流速足够大，则此处压强会很小，当 P_B 小于大气压强 P_0 时，容器 D 中的液体将沿 C 管上升而被水平管中的气体带走，这种作用称为空吸作用。常用的喷雾器、临床上用的雾化吸入器等都是利用空吸作用原理设计的。

喷雾器之所以能把药液或水喷成雾状，是因为当用力向水平管推气时，气流在狭窄处流速高，压强小。当狭窄处压强小于大气压强时，药液沿细管上升，并在出口处被气流吹成雾状，如图 2－8 所示。

雾化吸入器原理如图 2－9 所示。水平管道中高速流动的氧气自管口 1 喷出。由于流速大，管口附近压强突然减低，药液通过管 2 被吸出。当药液通过管口 2 时，来自管口 1 的急速氧气流将药液吹成雾状，经过管口 5 而进入患者的支气管及肺部。

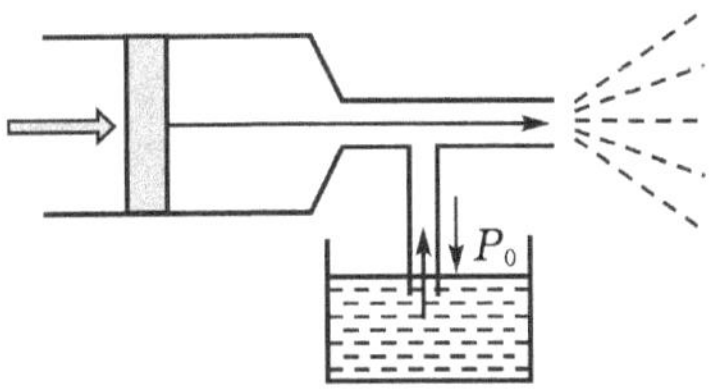

图 2－8　喷雾器

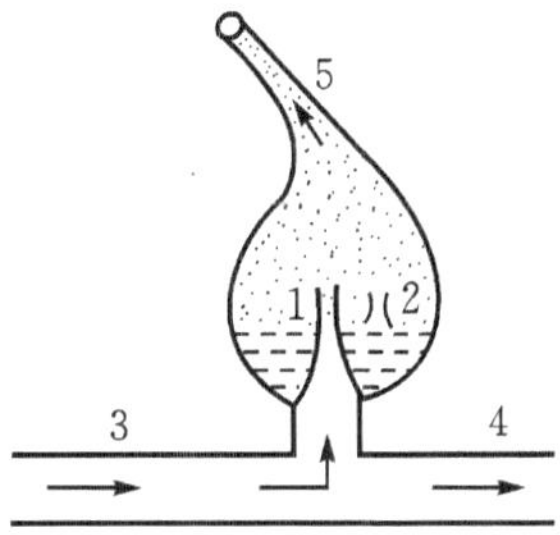

图 2－9　雾化吸入器

(二)压强与高度的关系

在均匀管中流动的液体，其流速不变($v_1 = v_2$)，由伯努利方程可得压强与高度的关系

$$P + \rho g h = 恒量 \tag{2-7}$$

上式表明，在均匀管道中流动的液体，当流速不变时，高处压强小，低处压强大。

利用上式可解释体位变化对血压的影响。如图 2－10 所示，人体取平卧位时，头部动脉压为 12.67 kPa，静脉压为 0.67 kPa；当人体处于直立状态时，头部动脉压变为 6.80 kPa，静脉压变为－5.20 kPa。可见，由于体位不同，高度发生了变化，使头部的动脉血压和静脉血压均减

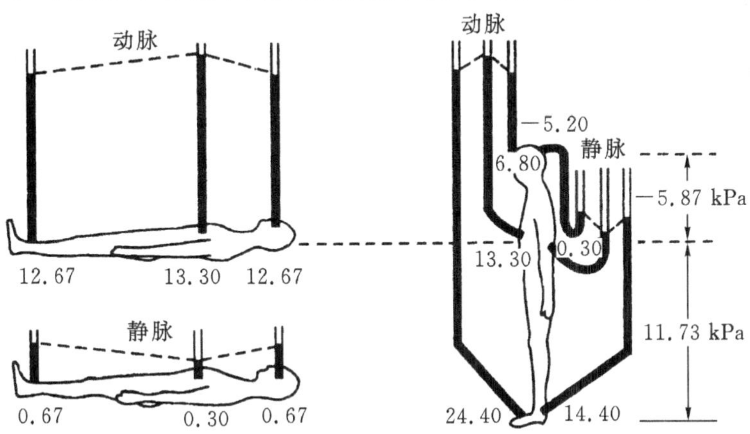

图 2－10　体位对血压的影响

少了 5.87 kPa。同理，对于足部而言，由平卧位变为直立位时，动脉压由 12.67 kPa 变为 24.40 kPa；静脉压由 0.67 kPa 变为 14.40 kPa。增加的 11.73 kPa，也是由于高度变化所致。因此，测量血压时一定要注意体位。值得注意的是，心脏的血压不随高度的变化而改变。测量血压时，通常选择与心脏同高的上臂处作为测量部位。

(三)流速和高度的关系

当流管两端压强相同($P_1=P_2$)时，伯努利方程可简化为

$$\frac{1}{2}\rho v^2+\rho gh=\text{恒量} \tag{2-8}$$

上式表明，当理想流体在两端压强相同的流管中流动时，高处流速慢，低处流速快。

虹吸管是从不能倾斜的容器中连续排除液体的装置，如图 2-11所示。将取液管内充满液体，一端置于容器中，若液管另一端 C 的位置低于容器液面，则液体将从管内流出，这一现象称为虹吸现象。

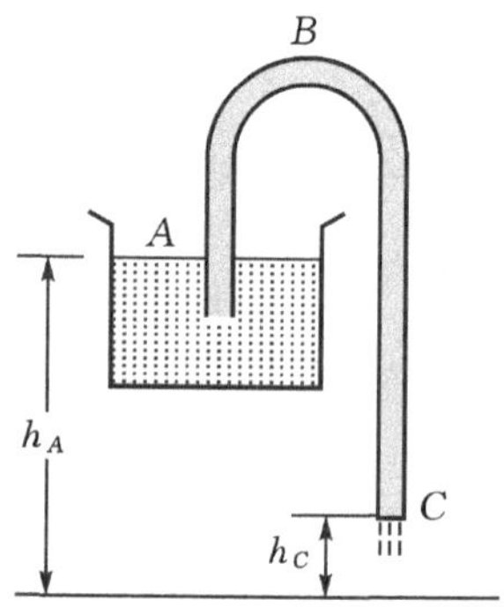

图 2-11 虹吸现象

设液体为理想流体，取粗细均匀的液管，其截面积须远远小于容器截面积。对液面处 A 点和管口处 C 点而言，有 $P_A=P_C=P_0$，由式(2-8)可得

$$\frac{1}{2}\rho v_A^2+\rho gh_A=\frac{1}{2}\rho v_C^2+\rho gh_C$$

因为 $S_A\gg S_C$，所以 $v_A\ll v_C$，可认为 $v_A\approx 0$，由上式可得 C 处流速为

$$v_C=\sqrt{2g(h_A-h_C)}$$

可见，要产生虹吸现象，取液管的出口 C 必须低于容器的液面高度。C 点位置越低，出口流速越大。

医学中常用的洗胃器就是利用虹吸现象设计的。将带漏斗的橡皮软管引入胃部，当漏斗的位置高于胃部时，水流入胃部；若漏斗低于胃部，由于虹吸作用，水将从胃部流出。如此反复进行，即可达到洗胃的作用。

【例 2-3】 如图 2-12 所示一装满水的大容器，侧面有一半径为 r 的小孔，位于容器水面下 h 处，求水从小孔流出时的流速与流量。

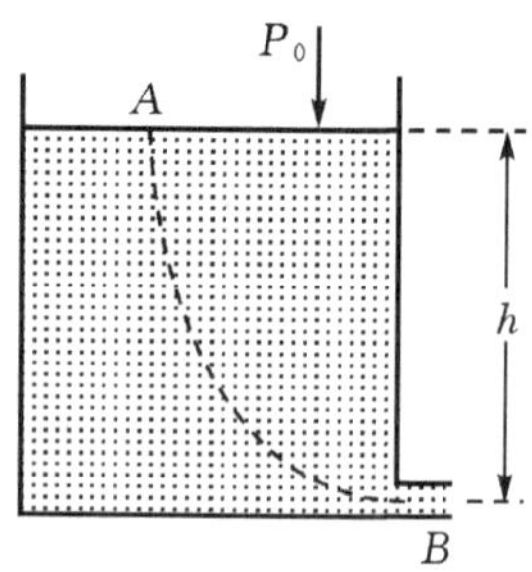

图 2-12 例 2-3 图

解：选取液面上点 A 和出口处点 B 为两参考点，两处压强 $P_A=P_B=P_0$，由伯努利方程有

$$P_A+\frac{1}{2}\rho v_A^2+\rho gh=P_B+\frac{1}{2}\rho v_B^2$$

由题意知 $S_A\gg S_B$，所以 $v_A\ll v_B$，取 $v_A\approx 0$，则上式整理后得

$$v_B=\sqrt{2gh}$$

上式称为托里拆利公式，它表明液体在距液面为 h 处的小孔中流出的速度等于它从同一高度自由下落的速度。

第二节 黏性液体的流动

绝对的理想流体在自然界是不存在的。实际流体在流动时总有内摩擦力存在，表现出黏滞性，简称黏性。所以，在研究实际问题，尤其是研究液体流动时，流体的黏性往往不能忽略，由黏性所引起的能量损耗必须考虑。下面我们讨论黏性流体及其流动规律。

一、层流和湍流

实际流体的流动形态主要有层流和湍流两种。

如图 2-13 所示，在一支垂直的滴定管中，先注入无色甘油，再注入一些着色甘油，打开下端的活塞让甘油流出，观察上部着色甘油的形状变化，可见由原来的矩形逐渐变为弹头形，表明管内甘油的流速并不相同，由管轴到管壁流速逐渐减小。管轴处速度最大，与管壁接触的液层附着在管壁上，速度为零，流体做分层流动。实际流体在流速不太大时所表现的分层流动，称为层流。流体在做层流时，相邻流层因流速不同而发生相对运动，两流层之间产生切向的相互作用力，称内摩擦力或黏滞力。流体内部存在黏性力的性质，称为黏滞性。图 2-14 表示流体在圆形管道中做层流时，流层呈同轴圆筒状。

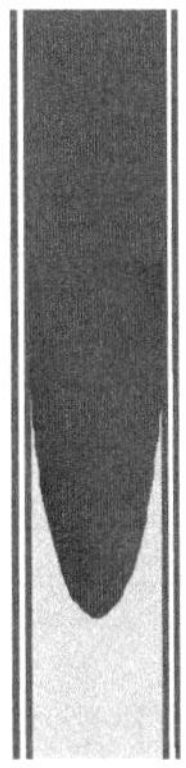

图 2-13 黏性液体的流动

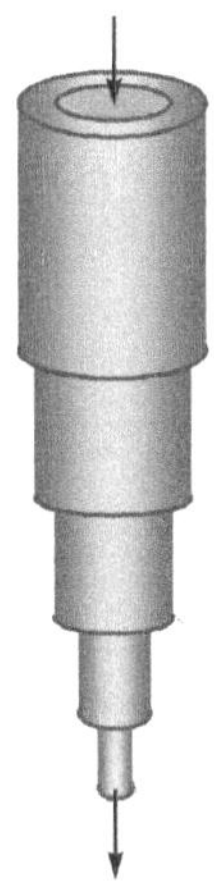

图 2-14 层流示意图

流体做分层流动时，流层间相对滑动而没有流层间的横向混杂。当流体的流速超过一定数值时，层流状态将被破坏，各流层发生混淆，流体做紊乱而不稳定的流动，甚至可能出现涡流，这种流动称为湍流。流体做湍流时能量损耗和阻力都将急剧增加。湍流区别于层流的显著特点之一是能发出声音，这在医学上具有实用价值。例如，临床上常根据听诊器听到的湍流声来辨别血流和呼吸是否正常，测量血压时在听诊器中听到的声音，也是血液通过被压扁的血管时产生湍流所发生的。

二、牛顿黏滞定律

图 2-15 表示黏性流体在均匀圆管中做分层稳定流动的速度分布情况。设在 x 方向选取相距 Δx 的两流层，两流层的速度分别为 v 和 $v+\Delta v$，其速度差为 Δv，则

$$\lim_{\Delta x \to 0}\frac{\Delta v}{\Delta x}=\frac{dv}{dx}$$

表示沿 x 方向的速度变化率，称为速度梯度，其物理意义是沿垂直于流速方向上各流层速度变化的快慢程度，单位为 s^{-1}。显然，在空间不同流层处速度梯度大小不同。

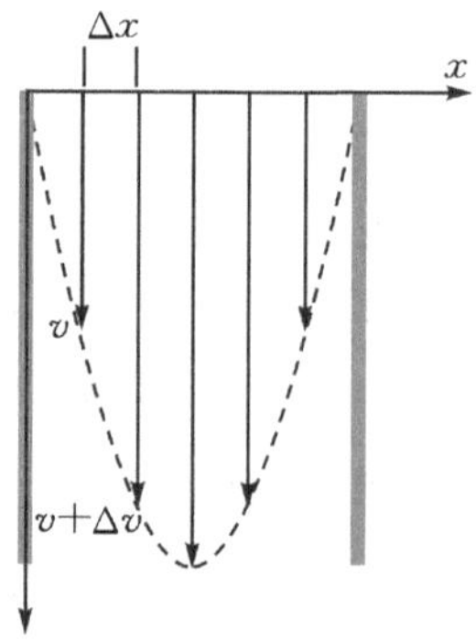

图 2-15 速度梯度

实验表明，做层流的流体，两相邻流层间黏性力 $\boldsymbol{F}$ 的大小与两流层的接触面积 S 以及该处的速度梯度 $\frac{dv}{dx}$ 成正比，即

$$F = \eta S\,\frac{dv}{dx} \tag{2-9}$$

上式称为牛顿黏滞定律。式中比例系数 η 称为流体的黏滞系数，简称黏度，表示流体的黏性大小，其单位为 Pa·s（帕·秒）。η 的大小取决于流体的性质，并和温度有关。通常液体的黏度随温度的升高而减小，气体的黏度随温度的升高而增加。表 2-1 给出了几种常见流体的黏度值。

表 2-1 几种常见液体的黏度值

液体	温度/℃	η/(Pa·s)	液体	温度/℃	η/(Pa·s)
水	0	1.792×10^{-3}	酒精	0	1.77×10^{-3}
	20	1.005×10^{-3}		20	1.19×10^{-3}
	37	0.69×10^{-3}	蓖麻油	17.5	1225×10^{-3}
	100	0.284×10^{-3}		50	122.7×10^{-3}
空气	0	1.709×10^{-5}	甘油	20	830×10^{-3}
	20	1.808×10^{-5}		26.5	494×10^{-3}
	100	2.175×10^{-5}	血液	37	$(2.0\sim4.0)\times10^{-3}$
水银	0	1.68×10^{-3}	血浆	37	$(1.0\sim1.4)\times10^{-3}$
	20	1.55×10^{-3}	血清	37	$(0.9\sim1.2)\times10^{-3}$

在研究血液的流动和变形时，牛顿黏滞定律常可表示为如下形式

$$\tau = \eta\dot{\gamma} \tag{2-10}$$

式中，$\tau = F/S$，称为切应力，表示相邻液层间单位面积上的切向力；$\dot{\gamma}$ 称为切变率，单位为 s^{-1}。可以证明，在稳定流动的流体中，任一点处的切变率与该处的速度梯度相等，即

$$\dot{\gamma}=\frac{dv}{dx}$$

我们把遵循牛顿黏滞定律的流体，称为牛顿流体，其黏度在一定温度下为一常量，流层之间的切应力与切变率成正比，如水、酒精、血浆、血清等均质流体都是牛顿流体。不遵循牛顿黏滞定律的流体称为非牛顿流体，其黏度在一定温度下不是常量，随切应力而变化。含有悬浮物或弥散物的液体多为非牛顿流体，如血液等。

三、雷诺数

实际流体的流动状态究竟是层流还是湍流，不仅与速度 v 有关外，还与流体的黏度 η、密

度 ρ 和管道的半径 r 有关。雷诺通过大量实验，综合考虑了以上各种因素后，提出了一个无量纲的纯数作为圆形管道中流体从层流转变为湍流的判据，即

$$Re = \frac{\rho v r}{\eta} \tag{2-11}$$

Re 称为雷诺数。实验表明，$Re<1000$ 时，液体做层流；$Re>1500$ 时，液体做湍流；$1000<Re<1500$ 时，流动不稳定，液体可做层流也可做湍流。式(2-11)表明，流体的密度越高、黏度越小、流速越大，越容易出现湍流；管道的半径越小，越不容易出现湍流。另外，管壁的光滑程度、管道的形状、入口处的情况等因素对这一判据的临界值也会有一定的影响。

从血液流动的各类血管的管径和流速来看，其雷诺数的值均已低到不能产生湍流的程度。但是，由于血管有很多分支、急转弯的地方，在这些部位，瞬时湍流时有发生。在心脏、主动脉及支气管中的某些部位都已观察到湍流。

【例 2-4】 一条半径为 3.0×10^{-3} m 的小动脉被一硬斑部分阻塞造成局部狭窄，此狭窄段的有效半径为 2.0×10^{-3} m，血流平均速度为 $5.0\times10^{-3}\ \mathrm{m\cdot s^{-1}}$，血液黏度为 3.0×10^{-3} Pa·s，密度为 $1.05\times10^{3}\ \mathrm{kg\cdot m^{-3}}$。求未变窄处血流平均速度并判断狭窄处是否会发生湍流。

解： 根据连续性方程 $\pi r_1^2 v_1=\pi r_2^2 v_2$，未变窄处血流平均速度

$$v_1=\frac{r_2^2}{r_1^2}v_2=\frac{(2.0\times10^{-3})^2}{(3.0\times10^{-3})^2}\times5.0\times10^{-3}=2.2\times10^{-3}\ \mathrm{m\cdot s^{-1}}$$

由式(2-10)得

$$Re=\frac{\rho v r}{\eta}=\frac{1.05\times10^{3}\times5.0\times10^{-3}\times2.0\times10^{-3}}{3.0\times10^{-3}}=3.50$$

可见，血管变狭窄后血流速度明显增加，但此处不会发生湍流。

第三节　黏性流体的运动规律

一、实际液体的伯努利方程

伯努利方程是在忽略了流体的可压缩性和黏滞性的情况下推导出的，因而只适用于理想流体。对于实际流体，虽然它的可压缩性可以忽略，但流动时的内摩擦力存在，必引致机械能损耗。因此，在对实际流体的流动规律进行讨论时，须对伯努利方程进行修正。

设实际流体在图 2-5 所示流管中做稳定流动，若单位体积流体由截面 A 运动到截面 B 的过程中克服内摩擦力所做的功为 ΔW，则对 A、B 两处有

$$P_1+\frac{1}{2}\rho v_1^2+\rho g h_1 = P_2+\frac{1}{2}\rho v_2^2+\rho g h_2+\Delta W \tag{2-12}$$

上式即为不可压缩的黏性流体做稳定流动时的伯努利方程。

利用图 2-16 的实验装置，可以观察黏性液体在均匀水平圆管中的流动情况。在粗细均匀的水平管道上，等距离安装竖直细管作为压强计，管中流体上升的高度可表示各处的压强。若装置中为理想液体，各处压强相等，则各竖直细管内液柱上升的高度应相同。当用实际液体做实验时，可见各竖直细管中液柱高度逐渐降低，说明沿流动方向各处压强依次减小。这是由于流体流动时克服内摩擦力而导致流体单位体积内的能量逐渐降低的结果。

如果黏性液体在粗细均匀的水平管道中稳定流动，此时 $h_1=h_2$，$v_1=v_2$，由式(2-12)可得

$$P_1-P_2=\Delta W \qquad (2-13)$$

可见，在粗细均匀的水平管道两端，只有存在一定的压强差，才能克服摩擦力，使黏性液体在管中做等速稳定流动。

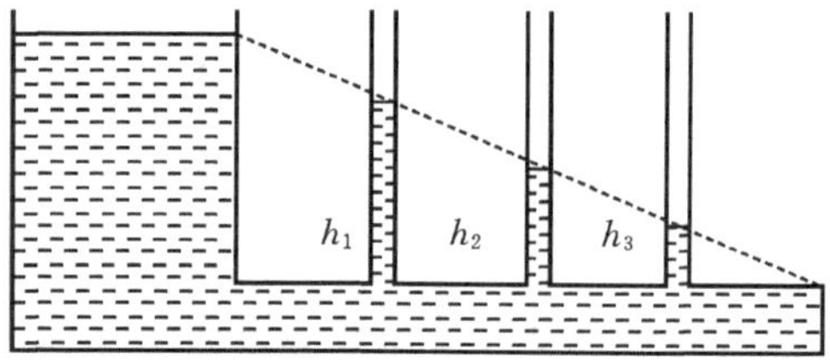

图 2-16　实际液体的流动

二、泊肃叶定律与外周阻力

不可压缩的牛顿流体在均匀的水平圆管中做稳定流动时，若平均流速不大，流体做分层流动，流层为同轴圆筒状薄层。实验表明，流体在水平圆管中做层流时，其流量 Q 与管道两端的压强差 ΔP、管道半径 r、长度 L 及流体的黏度 η 有以下关系

$$Q=\frac{\pi r^4\Delta P}{8\eta L} \qquad (2-14)$$

上式即为著名的泊肃叶定律，由法国医生泊肃叶于 1840—1841 年首先在实验的基础上得出。式(2-14)表明，流体通过水平管的流量与流体的黏度和管道的长度成反比，与管道两端的压强差及管道半径的四次方成正比。显然，在影响流量的诸因素中，管径的影响最大。在血液循环中，血管的收缩与舒张，管壁厚度的微小变化，都会对血流量产生显著影响，因此，医学上常通过扩张血管来改善患者的血液循环状态，提高血流灌注量和降低血压。

在式(2-14)中，令 $R=\frac{8\eta L}{\pi r^4}$，则泊肃叶定律可简化为

$$Q=\frac{\Delta P}{R} \qquad (2-15)$$

上式与欧姆定律形式相似，式中 R 对流体流动起阻碍作用，称为流阻，在体循环系统中，常称之为外周阻力。当流管的长度、半径及液体的黏度一定时，R 为一定值。式(2-15)表明，黏性流体在水平均匀细管中稳定流动时，流量 Q 与管两端的压强差 ΔP 成正比，与流阻 R 成反比。生理学中，常用上式分析心血管系统的血流量、血压、外周阻力三者间的关系。如失血过多或心力衰竭的患者，因血流量减少，将导致血压下降。由于血液黏度的大小直接影响血液循环中流阻的大小，势必影响组织的血流灌注量，因此，血液黏度具有重要的生理和病理意义，临床上把血液黏度作为重要的血液流变学指标。

如果液体顺序通过 n 个串联的管道，其总流阻等于各管流阻之和，即

$$R=R_1+R_2+\cdots+R_n \qquad (2-16)$$

如果液体通过 n 个并联的管道，其总流阻的倒数等于各管流阻倒数之和，即

$$\frac{1}{R}=\frac{1}{R_1}+\frac{1}{R_2}+\cdots+\frac{1}{R_n} \qquad (2-17)$$

显然，这些关系与电阻的串并联情形非常相似。值得注意的是，流阻和电阻一样，并非阻力，仅是影响流量的一个因素。

若管道为非水平均匀圆管，管道两端的高度差为 Δh，可以证明，当液体做层流时其流量为

$$Q=\frac{\pi r^4}{8\eta L}(\Delta P+\rho g\Delta h) \qquad (2-18)$$

如果 ΔP 为零或可以忽略不计，则有

$$Q = \frac{\pi r^4}{8\eta L}\rho g \Delta h \tag{2-19}$$

此即毛细管黏度计测量液体黏度的理论依据。

【例 2-5】 成年人主动脉的半径 1.3×10^{-3} m，已知血流量为 1.0×10^{-4} $m^3\cdot s^{-1}$，血液黏度为 3.0×10^{-3} Pa·s，则在 0.2 m 距离内的流阻和血压降是多少？

解： 由流阻定义式，该段血管的流阻

$$R=\frac{8\eta L}{\pi r^4}=\frac{8\times3.0\times10^{-3}\times0.2}{3.14\times(1.3\times10^{-3})^4}=5.97\times10^4\ \text{Pa}\cdot\text{s}\cdot\text{m}^{-3}$$

由泊肃叶公式，可得

$$\Delta P=RQ=5.97\times10^4\times1.0\times10^{-4}=5.97\ \text{Pa}$$

可见，在主动脉中，血压的下降是微不足道的。

三、斯托克斯定律与血沉

当物体在黏性流体中运动时，由于物体表面附着一层黏性流体，它与周围流层间存在黏性力，因而物体在运动中会受到这种黏性阻力的作用。如果物体是球形的，且流体对于球体做层流，则球体受到的黏性阻力的大小为

$$f = 6\pi\eta v r \tag{2-20}$$

式中，r 是球体半径，v 是球体相对于流体的速度，η 是流体的黏度。式(2-20)即称为斯托克斯定律。

设在黏性流体中有一半径为 r 的小球，由于受重力作用而下沉，则小球受到的合外力大小为

$$F=\frac{4}{3}\pi r^3\rho g-\frac{4}{3}\pi r^3\sigma g-6\pi\eta v r$$

其中，ρ 和 σ 分别为球体和流体的密度。若在此合外力作用下小球加速下沉，则随着速度的增加，阻力会越来越大，最终当 $F=0$ 时，小球将匀速下沉，此时有

$$\frac{4}{3}\pi r^3(\rho-\sigma)g=6\pi\eta v r$$

所以

$$v = \frac{2}{9\eta}r^2(\rho-\sigma)g \tag{2-21}$$

该速度 v 称为收尾速度或沉降速度。式(2-21)表明，小球(或空气中的尘粒、黏性液体中的细胞、大分子、胶粒等)在黏性流体中下沉时，沉降速度跟颗粒大小、密度差以及重力加速度 g 成正比，跟流体的黏度成反比。对于颗粒很小的微粒，可用高速离心机来增加有效 g 值，以加快其沉降速度。生物化学中用到的沉降系数，即是沉降速度与离心机向心加速度之比。

式(2-21)也常用来测定液体的黏度。

在血液中，红细胞的密度比血浆的密度稍大一些，因此将抗凝血静置时，在重力的作用下红细胞会沉淀下来，这种现象称为红细胞沉降。血沉管中的抗凝血，因红细胞下沉而形成上下两层，上层为血浆柱，下层为红细胞悬浮液柱。两层之间有一分界面，这个分界面经过 1 h 下沉的高度称为血沉率，简称血沉，用 ESR 表示，它实际上是红细胞沉降的平均速度，单位是

$mm \cdot h^{-1}$。

需要指出，由于血沉不仅取决于红细胞和血浆的密度、血浆的黏度、红细胞的大小，而且还与红细胞的形状、变形、聚集状态等因素有关，因此式(2－21)不能直接应用于红细胞的沉降，需要结合血液的具体情况加以修正。

第四节　血液在循环系统中的流动

前面关于理想流体流动的基本规律和液体的黏滞性对流动的影响的知识，是我们研究血液循环的基本规律的基础，但在利用物理原理说明血液的流动时，必须考虑机体心血管系统的复杂性。比如血液是黏性液体，但它又有别于一般的均匀黏性液体。例如血液里悬浮着比分子大得多的各种血细胞，是非牛顿流体；血管的管壁是有弹性的，管径的大小和弹性除受血流量的影响之外，还受神经系统的支配；等等。这一节我们将用流体动力学的一些基本规律定性讨论循环系统中的血液流动特点以及血压的测量等问题。

一、循环系统的物理模型

为讨论方便，我们将心血管系统简化为如图 2－17 所示的物理模型。血液循环系统可看做是一个由心脏和血管组成的且充满了血液的闭合系统，其中心脏是推动血液流动的动力器官，血管是血液流动的通道。心脏分为左心房、右心房、左心室、右心室四大部分，心房与静脉相连，心室与动脉相连，在心房与心室及心室与动脉之间都有只允许血液单向通过的瓣膜，心室与心室、心房与心房之间则完全不相通。整个血液循环系统由肺循环和体循环两部分组成。心脏收缩时，血液从左心室射出，经主动脉、动脉、小动脉，到毛细血管，与组织进行 CO_2 和 O_2 以及各种物质交换后，经小静脉、静脉、腔静脉回流到右心房的过程称为体循环；同时，血液从右心室射出后，进入肺动脉，经肺毛细血管、肺静脉流回到左心房的过程称为肺循环。从物理学的角度看，心脏好像两个单向唧筒，一个提供体循环的动力，一个提供肺循环的动力。两个循环系统在心房和心室之间串联起来，形成一个闭合回路，血液就在这一闭合回路中做周而复始的循环运动。

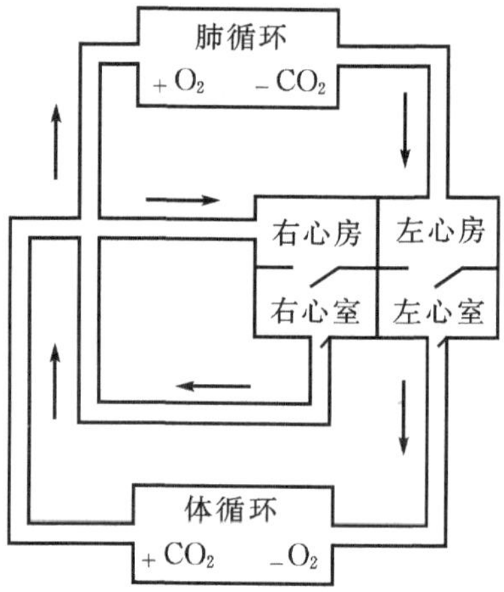

图 2－17　人体血液循环示意图

二、血流速度分布

血液虽然由心室断续搏出，但由于主动脉管壁具有弹性、血液流动具有惯性以及外周阻力的作用，血液在血管中的流动基本上是连续的，单位时间内流回心脏的血量等于从心脏射出的血量，因此循环过程中血液的流速可用连续性方程来解释。人体主动脉的横截面积一般为 $3\sim5\ cm^2$，从主动脉到小动脉再到毛细血管，各段血管的管径尽管越来越小，但由于血管的数量很多，故总截面积迅速增大。如毛细血管的直径仅为 8×10^{-4} cm，其总截面积却可达 $900\ cm^2$。由毛细血管到小静脉再到腔静脉，各段血管的总截面积又逐渐减小，到腔静脉仅约

18 cm^2。根据连续性原理，截面积大处流速小，截面积小处流速大。因此，在循环系统中，主动脉管段的流速最大，其平均血流可达 30 $cm \cdot s^{-1}$；从主动脉到毛细血管流速逐渐减小，毛细血管段流速最小，仅为 0.1 $cm \cdot s^{-1}$；从毛细血管到腔静脉流速逐渐增加，在腔静脉管段，其血流速度大约为 10 $cm \cdot s^{-1}$。各段血管内血液的平均流速与血管总截面积的关系如图 2－18 所示。

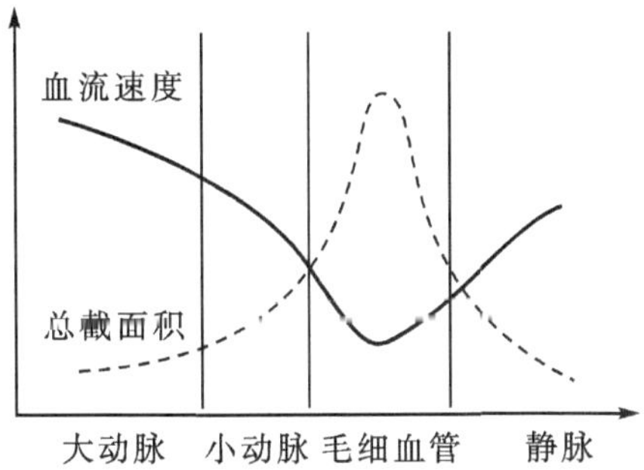

图 2－18 血流速度和血管总截面积的关系

三、循环系统中的血压分布

血压是指血管内的血液对血管壁的侧压强，即血液作用在血管壁单位面积上的压力，是反映血流动力学状态的最主要的指标之一。血压的高低与血液的流量、流阻及血管的柔软度有关，即与心输出量、外周阻力及血管的顺应性有关。

由于主动脉中的血容量随着心脏的收缩和舒张周期性的变化，所以动脉中的血压也是周期性的变化的，如图 2－19 所示。当心脏收缩向主动脉射血时，主动脉中的血量增加，血压上升，其最高值称为收缩压；当心脏舒张时主动脉弹性回缩，将血液送入下游血管，血压随之下降，其最低值称为舒张压。收缩压与舒张压之差，称为脉压。在一个心动周期中，动脉血压的平均值 $\bar{P}$ 称为平均动脉压。

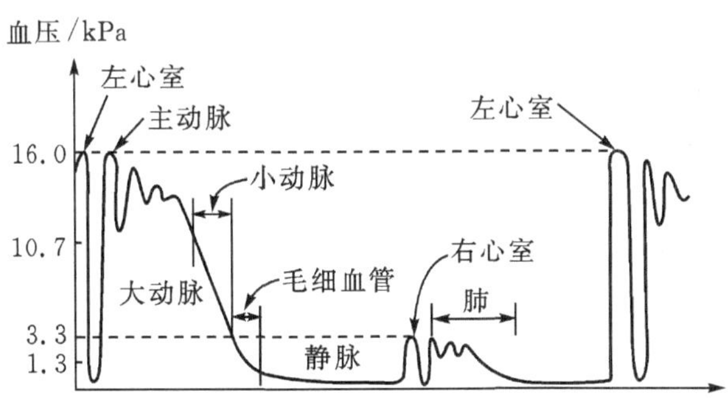

图 2－19 循环系统的血压变化曲线

由于血液是黏性液体，有内摩擦力做功消耗机械能，所以从主动脉到腔静脉血压是逐渐下降的。由图 2－19 可看出，在小动脉和微血管段，血压下降的最多，说明该管段的流阻最大，其原因是这段血管的数目多，摩擦面积较大，流速又不算太小，摩擦力做功损耗能量较多，因而血压下降幅度较大。

四、血压的测量

影响人体血压的因素很多，诸如心率、外周阻力、每搏输出量、循环血量以及动脉血管壁的弹性等。通过机体的正常调节，可使血压维持在相对稳定状态。若血压过高，则心室射血必然要对抗较大的血管阻力，使心脏负荷增大，心脏易于疲劳；若血压过低，则心室射出的血流量不能满足组织的正常代谢需要。通过测量心脏的不同房室和外围血管系统的血压值，有助于医生判断心血管系统的整体功能。血压的测量，在临床诊断、手术、患者的监护过程及在生理研究中，都有极其重要的作用。

（一）血压测量方法

临床上血压测量技术分为直接测量和间接测量两种。

直接测量方法是通过一个充满液体的导管将血管压力耦合到体外的传感元件进行测量。另一类是不需要液体耦合，而是将传感器放在导管的顶端，然后放到血管系统中进行测量，即血管内传感器。这种方法的优点是测量值准确，并能提供血压波形的连续读数和记录，但它必须刺破血管，然后把导管放入血管或心脏内，须在 X 光监视下进行，一般限于危重患者或开胸手术患者，所以是一种创伤性的测量方法。

间接测量方法是利用脉管内压力与血液阻断、开通时刻所出现的血流变化间的关系，从体表测出相应的压力值。即检测脉管内血液阻断、开通时刻闭塞性袖袋远侧的脉搏波变化情况，在体外采用各种转换方法及信号处理技术测量血压的方法，简称无创测压法。优点为测量简便；缺点为精度较低，只限于对动脉血压的测量，一般只能测量收缩压和舒张压，不能记录血压连续波形。

目前，临床上测量血压多使用间接测量法。

（二）血压测量原理

血液在血管内的流动通常是没有声音的，但当血液通过狭窄的管道形成涡流时，则可发出声音，测量人体血压的血压计就是根据这个原理设计的。如图 2-20所示，常用的水银血压计主要由开管水银压强计、袖袋、充气球三部分组成。整个血压计实际上是一个两端开口，内装水银的压强计。测量血压时，将袖袋缠绕在患者上臂肱动脉处，并与心脏保持同一高度。将听诊器放于肱动脉处体表。用充气球向袖袋充气，随着袖袋中压强增加，水银柱逐渐上升，当袖袋中压强大于动脉血压时，袖袋通过肌肉组织将血管压闭，血流被阻断。然后通过泄气阀缓慢放气，使袖袋中的压强缓慢下降，水银柱高度随之下降。当血流冲开压闭的血管而流动时，血管壁将振动发声，因而可以利用听诊器听到一系列规律的声音，即所谓的柯氏声。当袖袋中的压强等于动脉最高压时，血液刚好能冲过被压闭的血管，从听诊器开始听到声音，此时水银柱高度反映的压强值即为动脉收缩压。继续缓慢放气，在袖袋中的压强仍高于舒张压时，血流随血压的周期性变化而

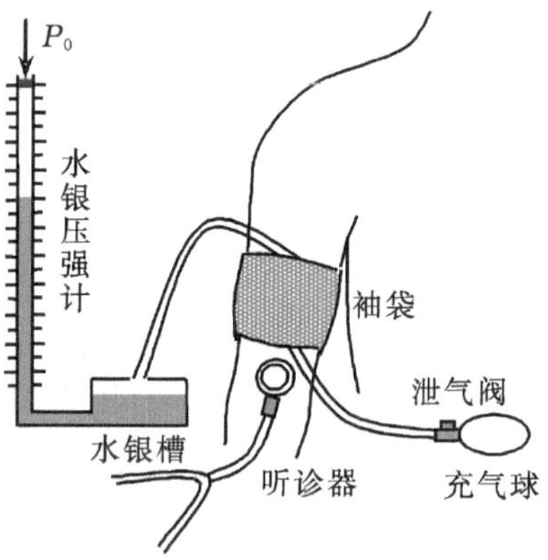

图 2-20　水银血压计

断续地通过被压闭的血管，从听诊器可听到清晰的搏动声；当气袋中的压强等于动脉最低压时，血液恢复连续流动，从听诊器听到的搏动声突然降低或消失，此时所对应的水银柱高度即为舒张压。测量血压时各项指标的对应关系见表 2-2。

表 2-2 测量血压时各项指标的关系

袖袋状态	袖袋内压强(P)	柯氏声	血液流动状态	计示压强
充气到最大	$P>P_{收缩}$	无声	阻断	
放气 a	$P=P_{收缩}>P_{舒张}$	第一声	断续流动	$P_{收缩}$
放气 b	$P=P_{舒张}$	最后一声强音	连续流动	$P_{舒张}$

值得注意，水银血压计不是直接测量动脉血压，而是测量与动脉血压平衡的气袋中的压强，测量值是血液的绝对压强与大气压强之差，称为计示压强。

(三)血压计的种类

测量血压的仪器称为血压计。比较完整的血压测量仪器的发展已经有一百多年的历史，随着近代科学的不断发展，近年来又出现了许多新颖的血压测量仪器。按照测量方法的不同，血压计可分为直接式(示波法)和间接式(听诊法)两种。

常用的血压计有水银血压计、压力血压计和电子血压计三种。电子血压计按测量部位划分，可分为手腕式与手臂式；如按测量方式来划分，可分为全自动式与半自动式。各类常用血压计的原理及测量方式见表 2-3。

表 2-3 常用血压计种类

类别	子类	原理及测量方式
水银血压计		①利用水银压力汞柱原理 ②需配合听诊器使用
压力血压计		需配合听诊器使用
	手动上臂式	①运用电容式传感器检测血压 ②手动加压，到达值由操作者根据患者的大致最高压决定，一般情况下加压高于估计上压值 30 mmHg
电子血压计	自动上臂式	①采用高质量空气加压泵，按动开始键机器自动加压 ②加压更快
	自动+打印上臂式	可连接打印机，打印测量数值
	手腕式	①自动式加压 ②手腕式测量
	手指式	①自动式加压 ②手指式测量

1. 水银血压计

水银血压计测量的准确性和稳定性较高。但由于使用时需要配合听诊器来监听声音测量血压，所以对使用者的技术要求较高。如果技术不到位、操作不当，很容易使测得的血压产生误差。目前主要由医院使用。

2. **电子血压计**

电子血压计外观轻巧，携带方便，操作简便，显示清晰，心率、血压测量一次完成。一般不需要太多的保养，比较适合一般家庭。若能正确使用，电子血压计应该与传统的水银血压计一样准确，但电子血压计受条件影响较大，像周围噪声、袖带移动及摩擦等因素，都会影响测量结果，使所测得血压与实际血压产生误差，因此，必须校准，同时应规范操作，免除干扰。

3. **压力血压计**

压力血压计又称无液测压计，形如钟表，是用表头的机械动作来表示血压读数，其余部分与水银血压计相同。压力血压计具有携带方便，操作简单等优点，但是测量的准确度不如水银血压计，一般需要6个月与水银血压计校准一次，且维修也较困难，刻度数字较小。压力血压计不适宜听力视力不好的老人使用。

近年根据国际法制计量组织提出的国际建议《血压计修订草案规定》，血压计刻度改毫米汞柱(mmHg)为千帕(kPa)。1 kPa=7.5 mmHg。目前血压表上一般有两种刻度，应用时应注意。

目标检测

1. 什么样的流体称为理想流体？在实际生活中哪些流体可以近似看成理想流体？

2. 理想流体做稳定流动时，流线的形状会不会随时间改变？为什么？

3. “穿堂风”可以改善室内空气质量，维护人体健康。试分析为什么“穿堂风”的流速比较大？

4. 如图2-21所示，当向两张平行放置的纸的中间吹气时，两张纸将相互靠拢；河面上平行前进的两只船靠的较近时极易相碰，试解释之。若用笔管向桌子上两个间距很小的乒乓球之间吹气，判断一下会出现什么现象？

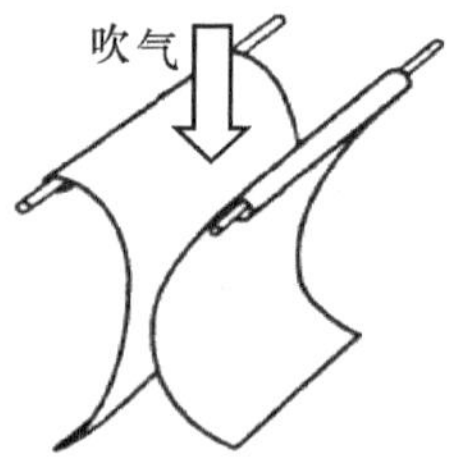

图2-21 题4图

5. 根据泊肃叶方程，你认为在临床上医生可以采用哪些方法来改善缺血性患者的血液循环状态？

6. 在给患者进行血压测量时，应该注意哪些问题？

7. 皮下注射时，若针头内径减少一半，为保持注射流量相同，手指的推力要增大到原来的几倍？

8. 水在不均匀的水平管道中稳定流动，出口处截面积为管道最细处截面积的3倍，流出的速度为2 $m \cdot s^{-1}$，求管道最细处的压强。若在最细处开一小孔，水会不会由小孔流出？为什么？

9. 已知37℃时血液的黏度为3.45×10^{-3} Pa·s，密度为1.05×10^{3} $kg \cdot m^{-3}$。若血液以0.72 $m \cdot s^{-1}$的平均流速流经主动脉时产生湍流，设此时的雷诺数为1000，试计算该处动脉的横截面积。

10. 已知狗的一根大动脉半径为4×10^{-3} m，长为0.1 m，若该段血管的血压降落为2.07 Pa，血液黏度为2.084×10^{-3} Pa·s，问血流量Q等于多少？

第三章　分子动理论

宏观物体是由大量分子构成的。分子之间彼此相隔一段距离，且都永不停息地在无规则运动着。大量分子的这种无规则运动称为热运动。研究热运动规律的理论有统计物理学和热力学两种。统计物理学从物质微观结构出发，依据每个微观粒子所遵循的力学规律，运用统计的方法来确定整个系统的状态。描述微观粒子状态的物理量称为微观量，如粒子的大小、质量、速度、能量等。热力学则依据从观察实验中总结的热力学规律，从整体上对系统状态进行描述。热力学通常选择一些可以在实验室中测量的、表征大量分子集体特征的物理量来表示系统状态，例如温度、体积、压强、热容等，这些参量称为宏观量。这两个理论是相辅相成的。热力学所研究的物质宏观特性，经过统计物理学的分析，可以了解其本质；统计物理学的理论，经热力学的研究可以得到验证。本章讨论的分子动理论研究稀薄气体运动规律，是统计物理学的一个分支。

第一节　物质的微观结构

人类很早就注意到，宏观物体常见有三态：固态、液态和气态。物体从固态→液态→气态的物态转变，是温度升高、分子运动加剧、相互间联系减弱的结果。当分子只能围绕各自的平衡位置做微小振动时，表现为固态；当分子的运动加剧，以至没有固定的平衡位置，但尚不至于相互离散时，表现为有流动性的液态；当分子的运动相当剧烈，以至于相互离散、不能维持彼此之间一定的距离时，便表现为气态。气体容易被压缩，水和酒精混合后体积小于原有体积之和等现象表明，分子之间存在间隙。

分子能够结合凝聚成固态和液态，说明分子之间有引力作用。分子间引力作用实质是由于分子的偶极性引起的静电力作用。但是固体和液体即使在巨大的压力作用下，其体积的改变也十分微小，这又说明分子之间存在强大的斥力。根据实验和近代理论分析，物体分子间作用力 F 与分子中心间距离 r 的关系可用下式表示

$$F=\frac{C_1}{r^p}-\frac{C_2}{r^q} \tag{3-1}$$

式中，C_1、C_2、p、q 都是正数，且 $p>q$，它们的数值由实验确定。式(3-1)中第一项是正值，表示斥力；第二项是负值，表示引力。由于 p、q 数值都比较大，所以分子间作用力随着分子间距的增加而急剧减小，是短程力。短程力作用距离很短，当分子间距大于 10^{-8} m时，分子间作用力实际上可以完全忽略，对应的是气体分子间相互作用情况。因此气体分子表现出更为自由的性质。另外由于 $p>q$，所以斥力作用距离比引力小。分子间作用力 F 与分子中心间的距离 r 的关系如图 3-1(a)所示。当 $r=r_0$时，斥力与引力恰好平衡，$F=0$，这个位置称为平衡位置。r 的数量级约为 $10^{-10}\sim10^{-8}$ m，r_0的数量级约为 10^{-10} m。当 $r<r_0$时，$F-r$ 曲线很陡，相当于分子紧挨在一起，彼此间的斥力很大。当 $r>r_0$时，分子间表现为引力作用。随着分子间距离

增大，引力渐趋近于零。通常气体分子间的距离相当大，分子间的引力极其微小，可以忽略不计。

分子间存在相互作用，把一对分子拉开或靠拢时，就必须由外力做功。外力所做的功则转变成分子之间的势能。分子间的势能 E_p 与分子间距离 r 的关系曲线如图 3 - 1(b)所示。当 $r=r_0$ 时势能最低，分子处于稳定状态。这一位置正好是图 3 - 1(a)中 $F=0$ 处。当分子的位置偏离了 r_0 时，势能增加，分子处于不稳定状态，这时分子就有回到平衡位置的趋势。

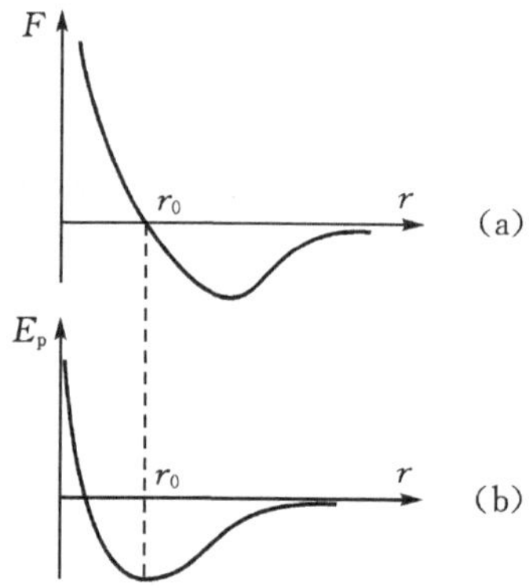

图 3 - 1　分子间作用力与分子间作用势能图
(a)分子间作用力 F 与分子间距 r 的关系；
(b)分子间作用势能 E_p 与分子间距 r 的关系

综上所述，宏观物体是由大量的分子组成；分子之间存在间隙；分子总是不停地做无规则运动；分子之间有相互作用力。这些就是物质微观结构的基本概念。分子间的相互作用使这些微观粒子聚集在一起，并趋于在空间有序排列，但分子热运动却是破坏有序排列的。正是这两种对立的作用同时存在，才造成了现实中千姿百态的大千世界。

第二节　理想气体的分子动理论

一、理想气体的物态方程

宏观系统可以存在两种状态：平衡态和非平衡态。在一个密闭容器中存有一定质量的气体，开始时，气体在各处的压强、密度等物理量大小不同，而且随时间变化，这样的状态称为非平衡态(nonequilibrium state)。在没有外界影响下，经过一段时间，气体在容器内的整个空间会达到均匀分布，使各处压强、密度等数值相同，而且长时间内系统的宏观性质不随着时间再发生变化。这种在不受外界影响下，一个系统的宏观性质不随时间变化的状态称为平衡态(equilibrium state)。

系统的平衡态可以用一些表示系统特性的物理量来描述，这些量称为态参量。对于一定量的气体，可以用体积 V、压强 P 和温度 T 三个态参量来描述它的状态。

实验表明，在平衡态下，气体的三个参量满足一定的关系，这个关系称为气体的物态方程。为了研究气体运动的内在规律，我们引入理想气体概念，即严格遵循

$$PV=\frac{M}{\mu}RT \tag{3-2}$$

这个关系式的气体称为理想气体。这个关系式称为理想气体物态方程。式中 $R=8.341$ J/(mol·K)是摩尔气体常量，μ 是摩尔质量，M 是容器中气体质量。在理想气体内部，分子的体积以及分子之间的作用力完全忽略不计。

在标准状态下，由式(3 - 2)，可计算出 1 mol 任意一种理想气体体积都是相同的，约为22.4 L。

理想气体实际上是不存在的，它只是真实气体的近似。实验表明，在通常的压强和温度下，各种真实气体都近似遵守理想气体物态方程。

二、理想气体的微观模型

在标准状态下，气体分子间的平均距离大约是其自身大小的 10 倍，因此可以把气体看做是分子间有很大距离的分子集合。为了研究气体的运动规律，根据分子实际情况，我们提出理想气体的微观模型假设：

(1)气体分子本身的大小与分子之间平均距离比较起来，可以忽略不计，因此分子可以近似看做质点，并遵从牛顿力学规律；

(2)分子间的相互作用力是短程力，除了气体分子相互碰撞和气体分子与容器壁碰撞的瞬间之外，气体分子之间以及气体分子与容器壁之间的作用力可以忽略不计；

(3)气体分子之间的碰撞和气体分子与容器壁的碰撞都是完全弹性的；

(4)同种气体分子的大小和质量完全相同；

(5)在容器内的分子运动是完全紊乱的，即分子按位置分布是平均的，分子速度按方向的分布是平均的；

(6)气体分子在容器内的动能比它在重力场中的势能大得多，所以分子所受的重力可以忽略不计。

以上六个假设中，后面三个是平衡态下分子运动的统计性假设，只适用于大量分子的集体运动。

大量实验表明，虽然个别分子的运动是无规则的，但就大量分子的集体表现而言，却存在一定的统计规律，所以我们可以用统计的方法求出大量分子的一些微观量的统计平均值，便可以解释实验中观察到物体的宏观性质，如气体的温度、压强等。通常认为，所有热学变量都能以分子性质的某种平均值来表示。在分子动理论研究中，我们将采用统计平均的方法，分析宏观量与微观量之间的关系，解释并揭示气体宏观现象和宏观规律的微观本质。

三、理想气体的压强公式

容器内的理想气体分子做无规则运动时，除相互之间不断发生碰撞外，还不断地与容器壁碰撞。对任一个分子来说，它每一次碰撞在容器壁什么位置，给容器壁多大的冲量，都是完全偶然的，碰撞也是断续的。但是，由于分子数量众多，每一时刻都有大量分子与容器壁碰撞，所以宏观上就表现出给容器壁一个恒定而持续的压强。根据理想气体微观模型，气体分子可以视作一个个弹性质点，服从经典的力学规律。下面用统计的方法，对大量分子的微观量求统计平均值，在数值上建立压强与分子运动之间的联系。

图 3 - 2 是一个边长为 L 的正方体容器(一个顶点位于直角坐标系的原点)，内有 N(N 很大)个质量为 m 的同种分子，忽略重力作用，且不受其他外力的作用，系统处于热平衡状态。各个分子速率不等，分别为 v_1、v_2、v_3、…、v_N。先考虑第 1 个分子碰撞时对垂直于 x 轴的容器壁 A_1 和 A_2 面的作用。这个分子的速度在 x、y、z 轴上的分量分别是 v_{1x}、v_{1y}、v_{1z}，当它与 A_1 面发生弹性碰撞时，它的 x 轴分速度 v_{1x} 改变为 $-v_{1x}$，而与 A_2 面碰撞时，再由 $-v_{1x}$ 改变为 v_{1x}。在 y 和 z 轴的分速度 v_{1y} 和 v_{1z} 则不受影响。每当这个分子与 A_1 面碰撞一次，其动量的改变量为 $-2mv_x$，方向垂直于 A_1 面。根据动量定理，分子动量的改变量等于 A_1 面给分子的冲量。根

据牛顿第三定律，分子反作用给 A_1 面的冲量是 $2mv_x$。该分子与 A_1 面连续两次碰撞之间，在 x 方向上经过的距离是 $2L$，需要时间为$\frac{2L}{v_{1x}}$。单位时间内该分子与 A_1 面碰撞的次数为$\frac{v_{1x}}{2L}$。单位时间内该分子施加于 A_1 面的总冲量为

$$2mv_{1x}\cdot\frac{v_{1x}}{2L}=\frac{mv_{1x}^2}{L}$$

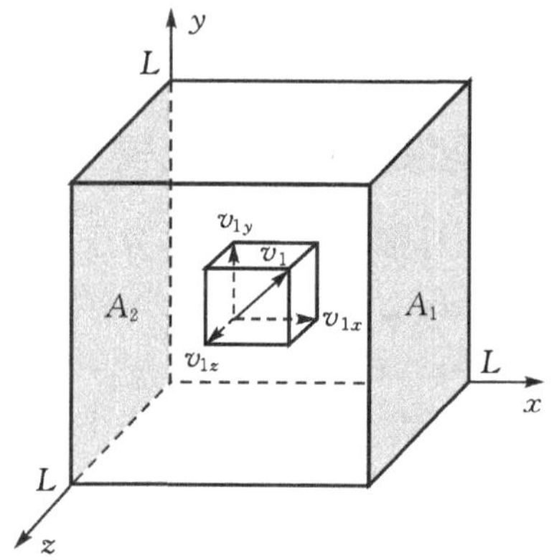

图 3-2　气体的压强

单位时间内 N 个分子施加于 A_1 面的总冲量，也就是施加于 A_1 面的冲力为

$$F=\frac{m}{L}(v_{1x}^2+v_{2x}^2+v_{3x}^2+\cdots+v_{Nx}^2)$$

故 N 个分子施加于 A_1 面的压强为

$$P=\frac{F}{L^2}=\frac{m}{L^3}(v_{1x}^2+v_{2x}^2+v_{3x}^2+\cdots+v_{Nx}^2)$$

又由于单位体积分子数(也称为分子数密度)$n=\frac{N}{L^3}$，则上式又可写成

$$p=mn\left(\frac{v_{1x}^2+v_{2x}^2+v_{3x}^2+\cdots+v_{Nx}^2}{N}\right)$$

式中，括号内是容器中所有分子在 x 轴方向速度分量平方的平均值，用$\overline{v_x^2}$表示。

对于任意一个分子来说，$v^2=v_x^2+v_y^2+v_z^2$。在平衡态下气体的性质与方向无关，所有三个速度分量平方的平均值彼此相等，即$\overline{v_x^2}=\overline{v_y^2}=\overline{v_z^2}=\frac{1}{3}\overline{v^2}$，所以压强公式可以写成

$$P=mn\cdot\frac{1}{3}\overline{v^2}=\frac{2}{3}n\cdot\left(\frac{1}{2}m\overline{v^2}\right)=\frac{2}{3}n\bar{\varepsilon}\tag{3-3}$$

式中，$\bar{\varepsilon}=\frac{1}{2}m\overline{v^2}$表示气体分子的平均平动动能。式(3-3)称为理想气体的压强公式。该式表明，气体的压强与单位体积内的分子数 n、分子的平均平动动能 $\bar{\varepsilon}$ 成正比，n 和 $\bar{\varepsilon}$ 越大，压强也越大。它把宏观压强与微观分子的平均平动动能 $\bar{\varepsilon}$ 联系起来，说明气体宏观量是大量分子在足够长时间内对足够大的面积碰撞所产生的平均效果，是一个统计平均值。离开了“大量分子”和“统计平均”，压强就失去了意义。压强 P 可以由实验测定，而 $\bar{\varepsilon}$ 不能直接测定。尽管理想气体压强公式不能直接验证，但是从这个公式出发能够满意地解释或推证许多实验定律。

四、理想气体的能量公式

从理想气体压强公式可得 $\bar{\varepsilon}=\frac{1}{2}m\overline{v^2}=\frac{3}{2}\frac{P}{n}$，及理想气体物态方程 $PV=\frac{M}{\mu}RT$，可得

$$\bar{\varepsilon}=\frac{1}{2}m\overline{v^2}=\frac{3}{2}\cdot\frac{1}{n}\cdot\frac{M}{\mu}\cdot\frac{RT}{V}$$

因为 $n=\frac{N}{V}$，则 $nV=N$，又由于$\frac{M}{\mu}=\frac{N}{N_A}$，$N_A=6.02\times10^{23}\ \text{mol}^{-1}$是阿伏伽德罗常数，代入上式，可得分子平均平动动能为

$$\bar{\varepsilon}=\frac{1}{2}m\overline{v^2}=\frac{3}{2}\cdot\frac{RT}{N_A}=\frac{3}{2}kT\tag{3-4}$$

式中，$k=\frac{R}{N_A}$称为玻耳兹曼常量，$k=1.38\times10^{-23}\ \mathrm{J\cdot k^{-1}}$。式(3－4)称为理想气体能量公式。该式表明，理想气体分子的平均平动动能只与热力学温度成正比，而与气体的性质无关，即相同温度下各种理想气体分子平均平动动能都相等。公式揭示了宏观量温度 T 与微观量分子平动动能的统计平均值 $\bar{\varepsilon}$ 之间的联系。温度是大量分子热运动的集体表现，是一个统计平均值，对于单个分子或少数分子，温度是没有意义的。

将理想气体能量公式(3－4)代入压强公式(3－3)，可得

$$P=\frac{2}{3}n\cdot\frac{3}{2}kT=nkT \tag{3-5}$$

上式表明，在相同温度和压强下，相同体积的各种理想气体分子数相同。式(3－5)称为阿伏伽德罗定律。

我们前面讨论了气体分子平动动能，但这不是气体分子的全部能量。实际上，对于单原子分子以外的结构比较复杂的分子，除了有平动动能，还有转动动能等其他形式的能量。为了确定分子各种形式的运动能量的统计规律，我们引入自由度的概念。完整描述一个力学系统运动所需要独立参量的数目称为这个系统的自由度。单原子分子可视为质点，它在空间位置可用 3 个独立的坐标 x、y、z 来确定，故只有 3 个平动自由度。多原子分子，若忽略分子内原子之间的振动，可视作刚性分子。刚性双原子分子可视作一个线段，两个原子在线段两端。描述线段质心需要 3 个独立坐标，另外还需要 2 个坐标来确定线段的方位。所以刚性双原子分子有 3 个平动自由度，2 个转动自由度，共有 5 个自由度。刚性三原子或三原子以上的气体分子，需要 3 个平动自由度和 3 个转动自由度，共有 6 个自由度。

因为在平衡态时，$\overline{v_x^2}=\overline{v_y^2}=\overline{v_z^2}=\frac{1}{3}\overline{v^2}$，代入式(3－4)可得每一个平动自由度的平均平动动能为

$$\frac{1}{2}m\overline{v_x^2}=\frac{1}{2}m\overline{v_y^2}=\frac{1}{2}m\overline{v_z^2}=\frac{1}{6}m\overline{v^2}=\frac{1}{2}kT \tag{3-6}$$

可见分子在每一个自由度上的平均平动动能都是$\frac{1}{2}kT$。

这一结论虽然是针对分子平动而言，但在平衡态下，由于分子无规则热运动的结果，使得任何一种可能的运动都不会比另一种可能的运动更占据优势，机会是完全均等的。因此，平均来说，不论气体分子的何种运动，相应在每一种可能的自由度的平均动能都应该相等，这一结论称为能量均分定理。如果气体分子有 i 个自由度，则分子的平均总动能为

$$\bar{\varepsilon}=\frac{i}{2}kT \tag{3-7}$$

1 mol 这种理想气体总动能为

$$E_{\mathrm{mol}}=N_A\cdot\bar{\varepsilon}=N_A\cdot\frac{i}{2}kT=\frac{i}{2}RT \tag{3-8}$$

例如氧气分子是双原子分子，有 5 个自由度，分子平均总动能为 $\bar{\varepsilon}=\frac{5}{2}kT$，1 mol 氧气分子总动能为 $E_{\mathrm{mol}}=\frac{5}{2}RT$。

五、混合气体的分压强

包含多种组元的气体叫混合气体。设有几种彼此不发生化学作用的气体混合在同一个容器中，它们的温度相同，它们的分子数密度分别为 $n_1, n_2, n_3, \cdots$，总分子数密度为 $n=n_1+n_2+n_3+\cdots$，因为各种气体温度相同，由阿伏伽德罗定律可得

$$P = nkT = (n_1+n_2+n_3+\cdots)kT = n_1kT+n_2kT+n_3kT+\cdots \tag{3-9}$$

式中，n_1kT 是第一种组元气体单独存在容器时的压强，称为第一种气体的分压强，$P_1=n_1kT$。同理，$P_2=n_2kT$ 表示第二种气体的分压强，$P_3=n_3kT$ 表示第三种气体的分压强，等等。则式(3-9)可写成

$$P = P_1+P_2+P_3+\cdots \tag{3-10}$$

这就是道尔顿分压定律。它说明，混合气体的总压强等于各组元气体单独存在容器时的分压强之和。

大气是一种混合气体，它主要由 N_2、O_2、水蒸气、CO_2 等气体组成。大气的压强等于各组元气体分压强之和

$$P_{大气} = P_{N_2}+P_{O_2}+P_{H_2O}+P_{CO_2}+\cdots$$

表 3-1 是海平面空气和肺泡内空气的各种气体的分压。由于呼吸道的调节，肺泡内气体湿度比较大，水蒸气分压增大。N_2 不参与呼吸作用，其分压下降是因为肺泡内水蒸气增加、O_2 和 CO_2 体积变化，进而使气体总体积改变后的结果。

表 3-1　海平面空气、肺泡气中各种气体的分压　　单位：kPa

	P_{O_2}	P_{CO_2}	P_{N_2}	P_{H_2O}	合计
空气	21.2	0.04	79.6	0.5	101.3
肺泡气	13.9	5.3	75.8	6.3	101.3

【例 3-1】 一容器内，压强为 1.33 Pa，温度为 300 K，问：在 1 m^3 中有多少气体分子？这些分子总的平动动能是多少？

解：根据阿伏伽德罗定律 $P=nkT$，分子数密度为

$$n=\frac{P}{kT}=\frac{1.33}{1.38\times10^{-23}\times300}=3.21\times10^{20}\ \mathrm{m^{-3}}$$

即容器内气体每立方米中有 3.21×10^{20} 个分子。

因为分子的平均平动动能 $\bar{\varepsilon}=\frac{1}{2}mv^2=\frac{3}{2}kT$，所以单位体积气体分子的总平动动能为

$$E=\bar{\varepsilon}\cdot n=\frac{3}{2}kT\times n=\frac{3}{2}kT\times\frac{P}{kT}=\frac{3}{2}P$$

代入 $P=1.33$ Pa，则

$$E=\frac{3}{2}\times1.33=2\ \mathrm{J\cdot m^{-3}}$$

第三节　热平衡的统计分布

处于热平衡的气体，由于分子的相互碰撞，每个分子的运动速度大小和方向都是偶然的，

但从宏观、整体角度看，由大量分子组成的气体都具有一定的压强和温度。这表明这些大量偶然事件存在一定的分布规律。这种微观上完全随机，而宏观上具有一定规律的现象，称为统计规律。

一、麦克斯韦速率分布定律

设容器中的理想气体处于平衡态，分子数为 N，热力学温度为 T，分子质量为 m。速率在 $v\sim v+\mathrm{d}v$ 的气体分子数为 $\mathrm{d}N$，$\mathrm{d}N$ 占总分子数的百分比$\frac{\mathrm{d}N}{N}$服从麦克斯韦速率分布定律，即

$$\frac{\mathrm{d}N}{N}=4\pi\left(\frac{m}{2\pi kT}\right)^{3/2}\cdot \mathrm{e}^{-\frac{mv^2}{2kT}}\cdot v^2\mathrm{d}v \tag{3-11}$$

则

$$f(v)=\frac{\mathrm{d}N}{N\mathrm{d}v}=4\pi\left(\frac{m}{2\pi kT}\right)^{3/2}\cdot \mathrm{e}^{-\frac{mv^2}{2kT}}\cdot v^2 \tag{3-12}$$

表示在 v 附近单位速率间隔内的分子数占总分子数的百分比，是速率 v 的函数，称为速率分布函数。速率分布函数 $f(v)$ 的含义是：从气体中任意取一个分子，该分子的速率在 v 附近的单位速率间隔内的可能性(概率)是 $f(v)$。

以速率 v 为横轴，速率分布函数 $f(v)$为纵轴，画出 $f(v)$与 v 的关系曲线，称为麦克斯韦速率分布曲线。图 3-3 是根据式(3-12)计算出来的 O_2和 H_2气体在不同温度时的速率分布曲线。图中阴影部分的面积就表示 O_2在 1000 K 的平衡态时，在速率间隔 $v\sim v+\mathrm{d}v$ 内的分子数占总分子数的百分比。

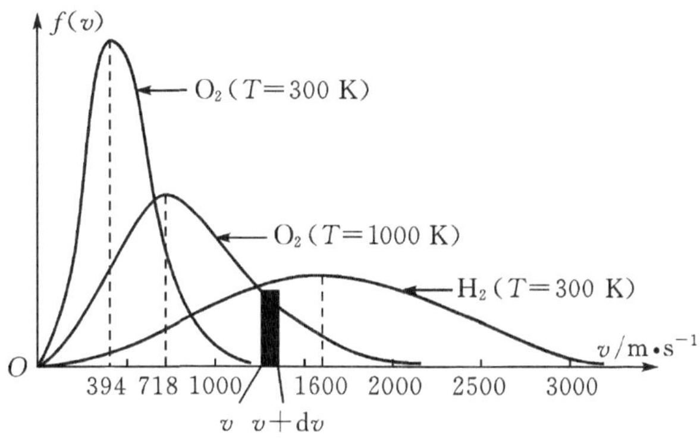

图 3-3　麦克斯韦速率分布曲线

麦克斯韦速率分布曲线可形象地描绘出分子按速率的分布规律：

(1)每条曲线都是从原点出发，随速率增大而上升，经过一个最高点然后下降，逐渐趋于零。这表明气体分子速率可取大于零的一切可能有限值。我们称曲线最高点的速率为最概然速率，用 v_p 表示，其物理意义是：如果把整个速率范围分成许多等间隔的区间，分布在 v_p 所在区间的分子数占总分子数的百分比最大，或分子速率分布在 v_p 所在区间的概率最高。据此，可求出 v_p。令

$$\left.\frac{\mathrm{d}f(v)}{\mathrm{d}v}\right|_{v=v_\mathrm{p}}=0$$

对式(3-12)进行求导并取极值，得最概然速率为

$$v_\mathrm{p}=\sqrt{\frac{2kT}{m}}=\sqrt{\frac{2RT}{\mu}}\approx 1.41\sqrt{\frac{RT}{\mu}} \tag{3-13}$$

(2)根据速率分布函数 $f(v)$的定义，可以得到分子速率分布在速率间隔 $v_1\sim v_2$ 内的分子数占总分子数的百分比为

$$\frac{\Delta N}{N}=\int_{v_1}^{v_2} f(v)\mathrm{d}v$$

表 3-2 是 0℃时氧气分子速率分布情况。该表显示此时分布在速率区间(300～400) $\mathrm{m \cdot s^{-1}}$ 和(400～500) $\mathrm{m \cdot s^{-1}}$ 内的氧气分子数量比较多。

表 3-2 在 0℃时氧气分子速率分布情况

速率区间/($\mathrm{m \cdot s^{-1}}$)	分子数的百分率($\Delta N/N$)
100 以下	1.4%
100～200	8.1%
200～300	16.5%
300～400	21.4%
400～500	20.6%
500～600	15.1%
600～700	9.2%
700～800	4.8%
800～900	2.0%
900 以上	0.9%

(3)因为所有 N 个分子的速率必然从 0 到∞之间，将上式按速率从 0 到∞进行积分，得到所有速率间隔的分子数占总分子数的百分比，这显然等于 1，即

$$\int_0^{\infty} f(v)\mathrm{d}v=1 \tag{3-14}$$

这是分布函数 $f(v)$ 必须满足的条件，称为归一化条件。

(4)当温度升高时，v_p 的值增大，$f(v_p)$ 减小，整个气体中速率快的分子数增加，速率慢的分子数减少。这就是通常说的温度越高，分子热运动越剧烈的真正含义。

(5)v_p 随分子质量增加而减小。

气体分子速率的统计平均值除了最概然速率外，还有平均速率和方均根速率。

平均速率 $\bar{v}$ 为

$$\bar{v}=\frac{N_1 v_1+N_2 v_2+\cdots+N_i v_i+\cdots}{N}=\frac{\int v\mathrm{d}N}{N}=\frac{\int_0^{\infty} v f(v)\mathrm{d}v}{N}$$

根据速率分布函数 $f(v)$，可以求得

$$\bar{v}=\sqrt{\frac{8kT}{\pi m}}=\sqrt{\frac{8RT}{\pi\mu}}\approx 1.60\sqrt{\frac{RT}{\mu}} \tag{3-15}$$

方均根速率 v_{rms} 或者 $\sqrt{\overline{v^2}}$，是指分子速率平方平均值的平方根。首先求得分子速率平方的平均值

$$\overline{v^2}=\frac{v_1^2\Delta N_1+v_2^2\Delta N_2+\cdots+v_N^2\Delta N_i+\cdots}{N}=\frac{\int v^2\mathrm{d}N}{N}=\int_0^{\infty} v^2 f(v)\mathrm{d}v=\frac{3kT}{m}$$

则

$$v_{rms}=\sqrt{\overline{v^2}}=\sqrt{\frac{3kT}{m}}=\sqrt{\frac{3RT}{\mu}}\approx 1.73\sqrt{\frac{RT}{\mu}} \tag{3-16}$$

以上三种速率中，方均根速率最大，平均速率次之，最概然速率最小，它们的大小关系不因温度及气体种类而变化，见图 3-4。三种统计平均速率都反映大量分子做热运动的统计规律，它们都与温度$\sqrt{T}$成正比，与分子质量 m(或摩尔质量 μ)成反比。在室温下，三种速率数量级一般为几百米每秒。

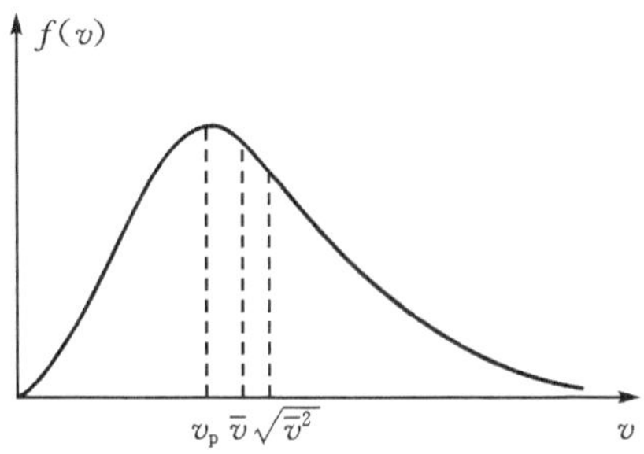

图 3-4　三种统计速率分布

三种速率运用于不同问题的研究中，例如：v_{rms}用来计算分子的平均平动动能，$\bar{v}$ 用来讨论分子的碰撞次数，v_p在讨论速率分组时常被使用。

【例 3-2】 计算氧气分子和氢气分子在 0 ℃时的方均根速率。

解：已知氧气和氢气的摩尔质量 $\mu_{O_2}=32.0\times10^{-3}$ kg·mol^{-1}，$\mu_{H_2}=2.0\times10^{-3}$ kg·mol^{-1}，$T=273$ K，代入式(3-16)可分别计算出氧气和氢气的方均根速率为

$$v_{rms,O_2}=\sqrt{\frac{3RT}{\mu_{O_2}}}=\sqrt{\frac{3\times8.31\times273}{32.0\times10^{-3}}}=461\ \text{m}\cdot\text{s}^{-1}$$

$$v_{rms,H_2}=\sqrt{\frac{3RT}{\mu_{H_2}}}=\sqrt{\frac{3\times8.31\times273}{2.0\times10^{-3}}}=1845\ \text{m/s}^{-1}$$

计算表明，在 0 ℃ 时，氢气和氧气分子的方均根速率比同温度下空气中声音传播速度(331 m·s^{-1})还要大。应该注意，不论对哪一种气体来说，并不是全部分子都是以它的方均根速率在运动。实际上，气体分子以各自不同的速率在运动，有的比方均根速率大，有的比它小，而方均根速率不过是速率的一种统计平均值而已。对平均速率和最概然速率也应作同样的理解。

二、气体分子的碰撞

尽管分子很小，但分子间作用力使得分子靠近时存在很大的斥力。可以想象分子不能无限靠近，碰撞时分子等效于一个直径为 d 的小球。常温下，虽然气体分子运动速率达到几百米每秒的高速度，但是单位体积内分子数非常巨大，一个分子从一处移向另一处过程中将不断与其他分子碰撞，结果只能沿一条非常曲折的路径前进，如图 3-5 所示。气体的扩散、热传导等过程的快慢都取决于分子之间碰撞的频繁程度。

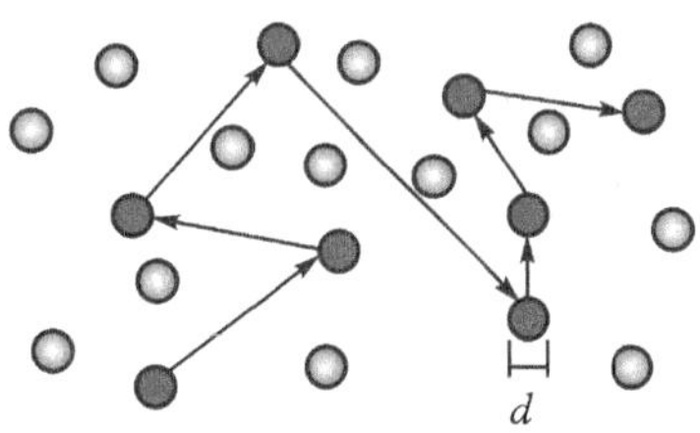

图 3-5　分子的碰撞

每个分子在任意两次碰撞之间所经过的自由路程的长短及所需时间的多少具有偶然性，但是在平衡态下，这些路程的平均值以及每个分子单位时间内与其他分子碰撞的平均次数都是一定的。前者称为分子的平均自由程，以 $\bar{\lambda}$ 表示，后者称为平均碰撞频率，以 $\bar{Z}$ 表示，则

$$\bar{Z}=\frac{\bar{v}}{\bar{\lambda}} \tag{3-17}$$

平均自由程和平均碰撞频率的大小反映了分子之间碰撞的频繁程度。

理论分析表明，分子平均自由程 $\bar{\lambda}$ 与分子有效直径 d 以及分子数密度 n 之间有如下关系

$$\bar{\lambda}=\frac{1}{\sqrt{2}\pi nd^2} \qquad (3-18)$$

该式表明：分子平均自由程只与分子有效直径、分子数密度有关，而与分子热运动的平均速率无关。这个结论是可以理解的，气体单位体积分子数越多，引起的碰撞频率越频繁，使平均自由程缩短；分子有效直径越大，分子之间碰撞的可能性越大，因而平均自由程就越小。平均速率大，分子到达下一个碰撞位置所花的时间减少，但是经过的路程并没有变化。

如果已知温度 T 和压强 P，根据阿伏伽德罗定律 $P=nkT$，则式(3-18)可写成

$$\bar{\lambda}=\frac{1}{\sqrt{2}\pi nd^2}=\frac{kT}{\sqrt{2}\pi d^2 P} \qquad (3-19)$$

表 3-3 列出了几种气体在标准状态下的分子有效直径、平均碰撞频率和平均自由程，可见在标准状态下各种气体分子的平均碰撞频率约 $10^{10}\ \mathrm{s}^{-1}$，平均自由程约 10^{-7} m。分子的平均自由程是分子有效直径的数百倍，气体分子是相当自由的。另外，一个气体分子行进千万分之一米左右距离就要与其他分子碰撞一次，一秒钟内就要与其他分子发生数十亿次碰撞而改变运动速率和方向，可见气体分子总是在无规则热运动之中。

表 3-3 几种气体在标准状态下的分子有效直径、平均碰撞频率和平均自由程

气体	d/m	$\bar{Z}/\mathrm{s}^{-1}$	$\bar{\lambda}$/m	气体	d/m	$\bar{Z}/\mathrm{s}^{-1}$	$\bar{\lambda}$/m
H_2	2.7×10^{-10}	14.6×10^{9}	11.60×10^{-8}	N_2	3.7×10^{-10}	7.45×10^{9}	6.12×10^{-8}
O_2	3.6×10^{-10}	6.55×10^{9}	6.50×10^{-8}	空气	3.5×10^{-10}	6.53×10^{9}	6.88×10^{-8}

三、玻耳兹曼能量分布定律

麦克斯韦速率分布定律讨论理想气体在平衡态中没有外力场作用下分子按速率分布的情况。这时，尽管各分子速率不一致，但分子在空间分布是均匀的，气体分子各处分子数密度一致。如果分子处于外力场中，气体分子在外力场中将聚集在能量最低的地方，而无规则热运动将使分子均匀地分布在它所能达到的空间。这两种相互对立的作用达到平衡时，分子在空间的分布将不再是均匀的。这时各处气体分子数密度与分子势能有关。

对于热力学温度为 T 的气体，若以 n_0 表示势能 $E_p=0$ 处的分子数密度，则势能为 E_p 处的分子数密度 n 满足

$$n=n_0 e^{-\frac{E_p}{kT}} \qquad (3-20)$$

这个规律称为玻耳兹曼能量分布定律。

玻耳兹曼能量分布定律不仅对气体分子成立，对于所有微粒（气体、液体、固体的原子以及分子、离子、电子等做热运动的微粒），在任何力场（重力场、电场）都成立。这是一个运用广泛，具有普遍意义的统计规律。在研究膜电位时也用到这个规律。

在重力场中，高度为 h 处气体分子势能为重力势能 $E_p=mgh$，代入(3-20)，得

$$n=n_0 e^{-\frac{mgh}{kT}}$$

式中，分子质量 $m=\frac{\mu}{N_A}$，代入上式，得

$$n = n_0 e^{-\frac{\mu g h}{N_A k T}} = n_0 e^{-\frac{\mu g h}{RT}} \tag{3-21}$$

式中，$N_A \cdot k = R$，是摩尔气体常量。式(3-21)表明，在重力场中，气体分子数密度随高度增加而减小。

根据阿伏伽德罗定律，理想气体压强与分子数密度成正比

$$\frac{P}{P_0} = \frac{n}{n_0} = e^{-\frac{\mu g h}{RT}}$$

则

$$P = P_0 e^{-\frac{\mu g h}{RT}} \tag{3-22}$$

式中，P_0是$h=0$处压强。式(3-22)称为气压-高度公式，它表明在温度改变可以忽略时，大气压强随高度按指数规律减小。飞行器中气压式高度表的工作原理正是基于此公式。由于大气的温度是随高度变化的，所以只有在高度变化不大的范围内，计算结果才与实际情况相符。

未经适应训练的人迅速进入3000米以上高原地区，由于大气压比平原低，吸入肺泡内空气的氧分压也相应降低，机体难以适应而造成缺氧，会引发一系列的高原反应症。避免过快进入高海拔地区，为身体预留低气压适应时间，通常可以减轻高原反应的症状。如果出现了比较严重的缺氧症状，吸氧及降低海拔高度是最有效的急救措施。

四、气体溶解　高压氧疗

(一)气体的溶解

如图3-6所示，容器下部为某种液体，上部为某种气体并保持其压强一定(气体与液体不发生化学反应)。上部的气体分子会溶解进入液体中，溶解在液体中的气体分子也可以从液体中逸出。当溶解的气体分子数与从液体中逸出的分子数达到动态平衡时，溶解在液体内气体的体积不再变化。实验表明，气体溶解平衡时，溶解在液体内气体的体积$V_{气}$与液面上该气体压强P以及液体体积$V_{液}$成正比

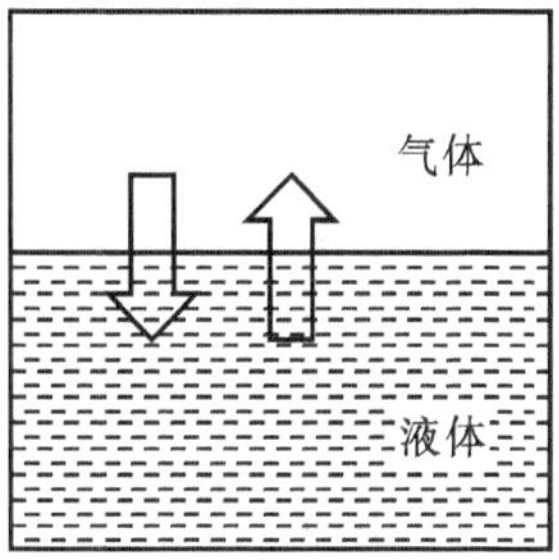

图3-6　气体的溶解

$$V_{气} = \alpha P V_{液} \tag{3-23}$$

这就是亨利定律。式中比例系数α是气体溶解度，它与气体、液体种类和温度有关。如果P的单位是atm(标准大气压)，则α的单位是atm^{-1}。α值越大，相同压强P下，液体体积一定时，溶解的气体就越多。如果液体上部的气体是混合气体，则P是该种气体的分压强，$V_{气}$是该种气体溶解在液体内的体积，α则是该气体的溶解度。表3-4列出了几种气体的溶解度。

表3-4　几种气体的溶解度(37℃)　　单位：atm^{-1}

	水	血浆	全血
O_2	0.024	0.021	0.023
CO_2	0.57	0.52	0.48
N_2	0.012	0.012	0.013

气体的溶解度与温度有关，温度越高，溶解度越低。所以升高水温可以减少水中溶解的气

体。气体溶解度随温度升高而降低也是造成热污染的一个重要原因。如热电厂锅炉用水的随意排放,使得周围池塘水温升高,水中溶解氧减少,有机物就易被厌氧微生物分解,从而发生腐败现象。

(二)高压氧疗

高压氧舱是一个密闭耐压容器,通过向舱内输入高压氧气或高压空气,使舱内形成高于一个标准大气压的环境。患者直接呼吸氧舱内高压氧气或使用密闭式呼吸面罩呼吸高压氧气,肺泡内氧分压增加。根据亨利定律,氧在血液中的溶解量也增大,血液运输氧气的能力大大提高,缺氧机体能获得有效、充足的氧,促进新陈代谢过程。高压氧疗对于因缺氧所导致的一系列疾病具有不可替代的作用,如一氧化碳中毒、急性减压病、急性脑缺氧等。

去高压氧舱吸氧如今成了一些人的新时尚,特别是近年来脑力劳动者的增加,人们对亚健康状态的重视,高压氧舱在治疗重度失眠以及缓解考生脑疲劳等方面的优势吸引了众多人群。在进行高压氧治疗时,一定要掌握好吸氧的压强和吸氧时间之间的阈限。氧压太高,或者虽然氧压不高,但使用时间过长,都可能引起氧中毒,出现面色苍白、出冷汗、头晕、恶心、咳嗽、呼吸急促,甚至抽搐等症状。这是由于高压氧条件下,机体内氧代谢量增多,产生的氧自由基过多,并且超出机体的防御能力而造成的损害。另外,氧压过高抑制了机体内多种酶的活性,引起葡萄糖有氧代谢障碍,造成组织和器官能量供给不足,功能受损。

临床实践表明,采用间歇性的 1.5~3.0 atm 的氧气进行高压氧治疗,既可以避免氧中毒,又能达到较好的治疗目的。

目标检测

1. 一个容器由隔板分成等体积的两个部分,一边装有氧气,一边装有氢气,两种气体的质量相等,温度相同。如果隔板与容器之间没有摩擦,问隔板是否会运动?为什么?

2. 两瓶不同种类的气体的平均平动动能相同,但气体的分子数密度不同,问它们的温度和压强是否相同?

3. 设氢和氦的温度相同,摩尔数相同,那么这两种气体:

(1)分子的平均平动动能是否相等?(2) 分子的总动能是否相等?

4. 试区分并说明下列各量的物理意义。

(1) $\frac{1}{2}kT$;(2) $\frac{3}{2}kT$;(3) $\frac{i}{2}kT$;(4) $\frac{i}{2}RT$

5. 某一个固定大小的容器内装有 20℃的气体,下列方法可以使气体压强加倍的是:

(A)气体质量不变,温度由 20℃升高到 40℃。

(B)气体质量加倍,温度不变。

(C)气体质量和温度都加倍。

(D)气体质量和温度都减半。

6. 标准状态下,2 cm^3的容器内有多少个气体分子?这些气体总的平动动能是多少?

7. 设有一群粒子,其粒子按速率分布如下。求其平均速率、方均根速率、最概然速率。

粒子数 N_i	20	40	60	80	20
速率 $v_i/(\mathrm{m\cdot s^{-1}})$	1.0	2.0	3.0	4.0	5.0

8. 最概然速率的物理意义是什么？方均根速率、最概然速率和平均速率，它们各有什么用处？

9. 已知某气体在温度 T 时的速率分布曲线如图3-7所示，说明下列表达式的物理意义：

(1) $f(v)\mathrm{d}v$　　(2) $Nf(v)\mathrm{d}v$

(3) $\int_{v_1}^{v_2}f(v)\mathrm{d}v$　　(4) $\int_{v_1}^{v_2}Nf(v)\mathrm{d}v$

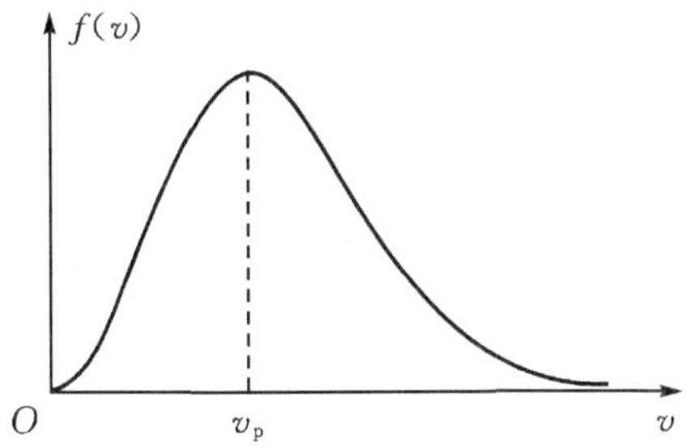

图3-7　题9图

10. 某理想气体温度保持不变，当压强降为原值的一半时，分子的平均碰撞频率和平均自由程如何变化？

11. 已知空气在标准状态下的摩尔质量为 $\mu=28.9\times10^{-3}\ \mathrm{kg\cdot mol^{-1}}$，分子有效直径 $d=3.0\times10^{-10}\ \mathrm{m}$，求平均自由程和平均碰撞频率。

第四章　液体的表面现象

自然界中物体都是以固体、液体、气体三种基本形态存在，但其性质各不相同。固体具有固定的形状和一定的体积，液体无固定的形状但体积基本保持不变，气体既无固定的形状又无一定的体积，并且液体和气体又都具有流动性。当这些不同形态的物体相互接触时，就会在接触处产生一些特殊的现象。如液体与气体接触处形成一个液体薄层叫表面层，液体和固体接触处也形成一个液体薄层叫附着层。在这些交界面的薄层内，各个方向上有着不同的物理性质。本章就是要讨论这些交界面薄层的特殊现象和性质以及它们对生命过程的影响。

第一节　表面张力和表面能

一、表面张力和表面张力系数

下落的雨滴、早上的露水珠、荷叶上的水珠和玻璃板上的水银珠都是呈近似圆球形状。该现象可由水银滴在水平玻璃板上的形状观察到。

在水平放置的清洁无油的玻璃板上，滴上几个大小不同的水银滴，可以看到大水银滴呈扁平椭球状，小水银滴呈近似球状，如图 4－1 所示。这个形状的差别主要是由于大小不同的水银滴受到其重力影响不同所引起的。

如果设法消除液体重量对本身形状的影响，这个形状的差别会立即消失，大小液滴都会成为球状。这一点可以用下面的实验来证实。

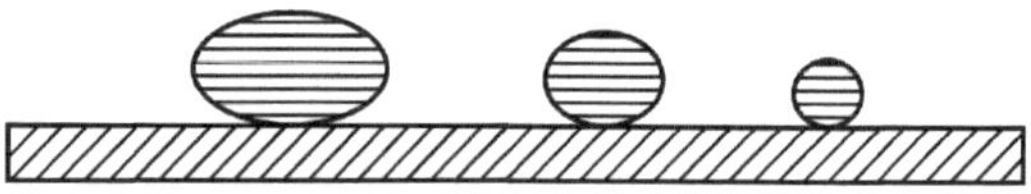

图 4－1　大小不同的水银滴在水平玻璃板上的形状

取两个相同的烧杯，在第一个烧杯中盛入 2/3 的水，在第二个烧杯中盛入 2/3 的水和酒精的混合液，并让混合液的密度与食用油的密度相同。现在用滴管取一些食用油分别插入上述两个烧杯内的液体中部，各挤入几滴食用油同时加以搅拌，可以发现，食用油在第一个烧杯中立即从中间浮到水面上成为一层油膜。而在第二个烧杯中，食用油则变成大小不同的球滴悬浮在混合液中任何不同的地方，如图 4－2 所示。这是因为食用油与水和酒精混合液的密度相等时，食用油在混合液中受到的重力和浮力为一对平衡力，重力对它形状的影响被消除的缘故。由几何常识可以知道，在物体相同体积的各种形态中，以球形的表面积为最小。

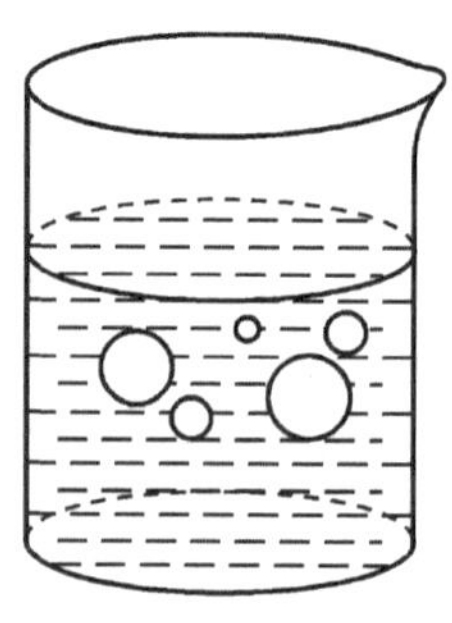

图 4－2　食用油在水和酒精混合液中呈球形

自然现象和实验表明：液体表面积具有收缩到最小的趋势。

液体表面具有收缩的趋势，这一结论的正确性，还可以由下面的实验来证明：将一根较为松弛的细棉线的两端系在一个金属环上，并把该环浸没入肥皂液中后取出，环上就蒙上了一层肥皂液膜。此时，环中的棉线上任一点都受到平衡力的作用，可以看到肥皂液膜上的棉线仍处于松弛状态，如图 4－3(a)所示。

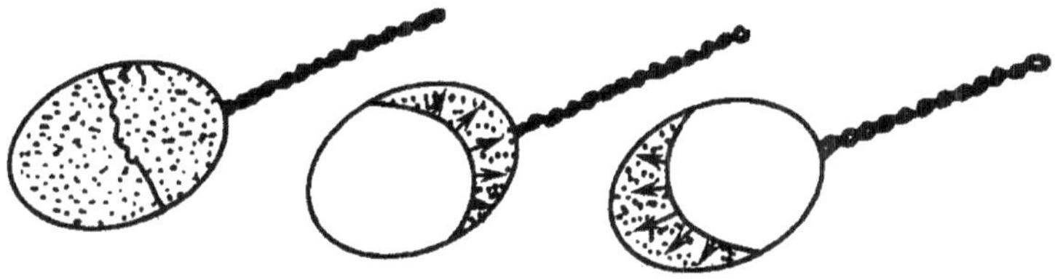

(a)　(b)　(c)

图 4－3　液体表面收缩使棉线成弧形

如果弄破棉线左侧的液膜，由于右侧液膜的收缩作用，棉线就被右侧收缩的液膜拉成弧形，右侧液膜收缩成以棉线和棉线右侧部分金属环为边的弯月面，如图 4－3(b)所示。如果弄破棉线右侧的液膜，同理棉线也被左侧的液膜拉成弧形，左侧液膜收缩成以棉线和棉线左侧部分金属环为边的弯月面，如图 4－3(c)所示。若将实验中系在金属环上的那根松弛的棉线换成松弛的棉线圈，使环也蒙上一层肥皂液膜，此时棉线圈上任一小段也都受到平衡力的作用，棉线圈处于松弛状态，如图 4－4(a)所示。如果弄破棉线圈内的液膜时，由于棉线圈外侧液膜的收缩作用，并且外侧各个方向收缩作用完全相同，使棉线圈被拉成紧张的圆形，如图4－4(b)所示。

实验表明：液体的表面层好像紧张的弹性薄膜一样具有收缩的趋势。我们把这个促使液体表面收缩的力，就叫做表面张力。表面张力的大小与哪些因素有关呢？

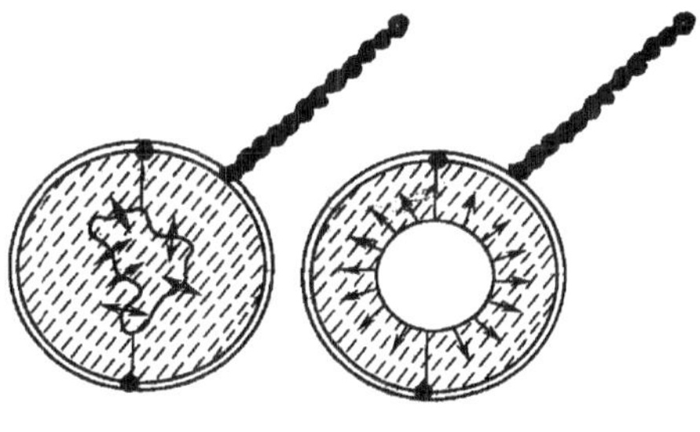

(a)　(b)

图 4－4　液体表面收缩使棉线圈成圆形

表面张力大小与外因的关系可由下面的实验得出。

(1)取一根长度为 L 的金属丝架和一个弹簧秤及一个烧杯，并在烧杯中注入某一液体，如肥皂液。

(2)用弹簧秤测出金属丝架在空气中的重量 G，可看到弹簧秤上的指示数为 F_1，则 $F_1=G$，如图 4－5(a)所示。

(3)将金属丝架浸没入烧杯液体中，然后慢慢地匀速提起，让金属丝架逐渐地从液体中露出，在金属丝架将要脱离液面前，再看弹簧秤上的指示数为 F_2，且 $F_2>F_1$，这表明金属丝架从液体中露出时有附加力产生，如图 4－5(b)所示。其原因是金属丝架从烧杯内液体中露出且没有脱离液面时，上面蒙了一层液膜，由于液膜要收缩它的表面积，故液膜和金属丝架间产生了一对相互作用力。在金属丝架逐渐上升的过程中，对下面的液膜有一个向上的拉力，同理，下面的液膜对金属丝架也有一个向下的拉力，这个拉力就是表面张力。如果用 F 表示液膜和金属丝架将要断开时的表面张力的瞬时值，则

$$F=F_2-F_1$$

(4)实验中，如果改变金属丝架的长度，或者改变烧杯中液体的性质，弹簧上的指示数将会

发生改变，即表面张力的大小发生了改变。

实验结果表明，液体表面张力 F 的大小跟液面分界线的长度 L 成正比，并与液体的性质有关，即

$$F = \alpha L \tag{4-1}$$

式中，α 叫做液体的表面张力系数，在国际单位制中，其单位为 $N \cdot m^{-1}$。

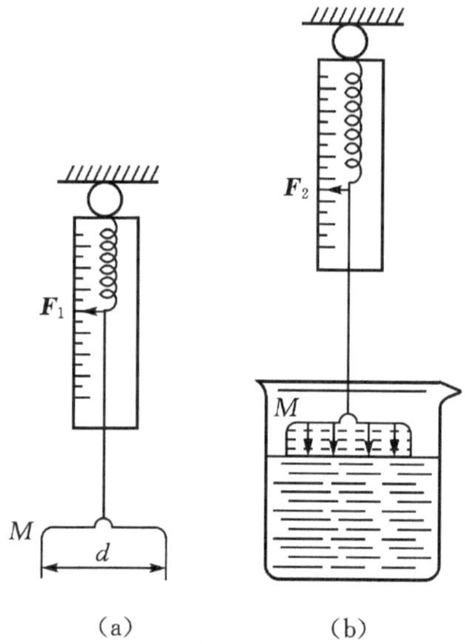

图 4-5 表面张力的实验

表面张力是矢量，既有大小又有方向。大小由液体性质和液面分界线的长度 L 决定。L 越长，其两侧参加相互作用的分子数目越多，表面张力越大。方向跟液面相切并垂直于分界线。若液面是平面，表面张力就在液面内。若液面是曲面，某点的表面张力就在液面该点的切面上，且指向液面内侧，如图 4-6 所示。

表面张力存在于极薄的液体表面层内，产生的原因是其间分子作用力引起的。如图 4-7 所示。

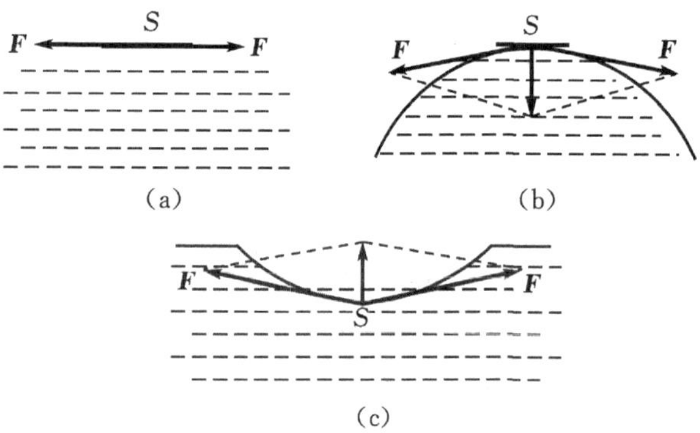

图 4-6 表面张力的方向

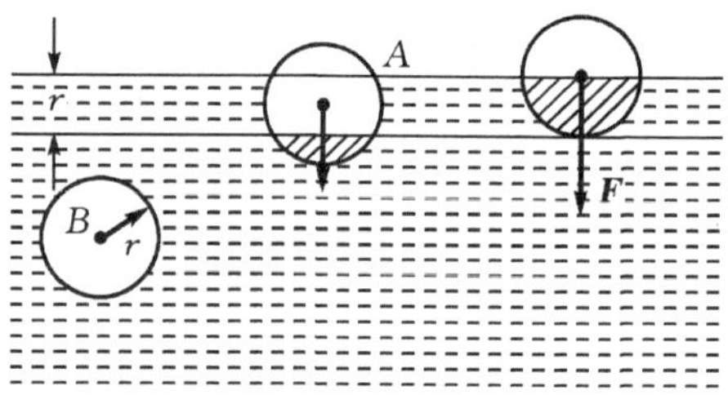

图 4-7 表面张力的形成

我们把气体与液体接触处厚度等于分子有效作用距离 $r = 10^{-9}$ m 的液体薄层，称为液体表面层。表面层内的液体分子 A 和液体内部的分子 B 受力情况是不同的。如果以某分子为球心，以分子力有效作用距离 r 为半径作一球，此球称为分子作用球。则只有分布在此球体内的分子，对球心分子才有力的作用。显然在液体内部分子密度相同，分子作用球内球心分子(如 B)受周围其他所有液体分子作用力的合力为零，所以处于平衡状态。而液体表面层的分子(如 A)与液体内部分子相比，处于一个特殊状态，分子作用球内上边是气体分子，下边是液体分子。由于气体分子密度较小，分子距较大，作用力非常微弱，与液体内部分子相比，可忽略不计。因此液体表面层的分子向外运动时，只受到下方液体分子的引力，而少了上方分子的斥力，这样液体表面层的分子比液体内部分子密度小些，分子距离大于平衡距离，故表面层的液体分子受到的分子作用力的合力为引力，方向垂直于液面并指向液面内侧。而且离液面越近，合力越大，因此表面层的分子有被拉入液体内部的趋势，在宏观上就是液体表面层的表面

张力。

由 $F=\alpha L$ 得出 $\alpha=\dfrac{F}{L}$。该式表明，液体表面张力系数 α 在数值上等于作用在液体表面单位长度分界线上的表面张力。表4－1列出一些液体的表面张力系数。

表4－1 几种液体的表面张力系数 单位：$N\cdot m^{-1}$

液体	t/℃	$\alpha(\times10^{-3})$	液体	t/℃	$\alpha(\times10^{-3})$
水	0	75.6	肥皂液	20	40
水	20	72.75	酒精	20	22
水	40	69.56	水银	20	470
水	60	66.18	血浆	20	60
水	80	62.61	正常尿	20	66
水	100	58.85	黄疸尿	20	55

由表4－1可见：(1)在温度不变的情况下，液体的表面张力系数 α 的大小与液体的性质有关(种类和浓度)。越易蒸发的液体，表面张力系数越小。同种液体表面张力系数随着温度的升高而减小，随着温度的降低而增大。

(2)两种不同液体交界面处的表面张力系数 α 与两相邻物质的化学性质有关，已不再是原来的表面张力系数，而发生了明显的改变。如水在20℃时，与乙醚相邻时，水的表面张力系数 $\alpha=12.2\times10^{-3}\ N\cdot m^{-1}$，与苯相邻时，水的表面张力系数 $\alpha=33.6\times10^{-3}\ N\cdot m^{-1}$。

(3)液体的表面张力系数 α 还与其纯度有关。在纯净的某种液体中，只要掺入其他少量的杂质，就能使该液体的表面张力系数发生明显的改变。当然，有的杂质能使液体的表面张力系数 α 增大，有的杂质能使液体的表面张力系数 α 减小。

二、表面能与表面活性物质

(一)表面能

根据前述内容我们知道，液体内部的分子受周围其他液体分子的作用力的合力为零，而处于平衡状态，故液体内部分子间的势能可看做零。而液体表面层的分子间表现为引力，所以液体表面层分子间存在着引力势能。我们把液体表面层分子势能的总和称为表面能。可见表面能的大小与表面层的大小即表面层液体分子数目成正比。当液体表面层面积变化时，必然对应着表面能的变化，能的变化一定对应着外力做功。若将液体内部的分子移到表面层中来，液体表面积增大，表面能也增大，外力必然克服表面张力做功。表面能的增量就等于外力克服表面张力所做的功。据势能最低原理，一个系统总以势能最小的状态为最稳定，即系统处于稳定状态时，其势能总是取最小值。液体要达到最稳定状态，势能就要尽量减小。所以液体处于稳定状态时，在表面张力的作用下，尽可能将其表面积收缩到最小，才能使其表面能为最小。

液体的表面张力系数还可以用表面能来定义。如图4－8所示，$ABCD$ 为一金属丝框，BC、CD、AD 三边固定，AB 边可以沿 AD、BC 边自由滑动，且滑动摩擦力为零。如果将该框浸没入某液体中取出，框上就蒙上了一层液膜，考虑液膜有前后两个气-液接触面，即两个表面层

产生一个作用在框 AB 边上、方向向左的表面张力为

$$F = 2\alpha L$$

由于表面张力要收缩其表面液膜，为了维持框 AB 边的平衡，必须施加给 AB 边一个大小相等、方向向右的外力 F'，即 $F' = -F$。若在 F' 的作用下使 AB 边匀速的向右运动了 Δx 的距离，到达 $A'B'$ 位置，这样框液膜就增加了 $\Delta S = 2L\Delta x$ 的面积，外力 F' 做功为

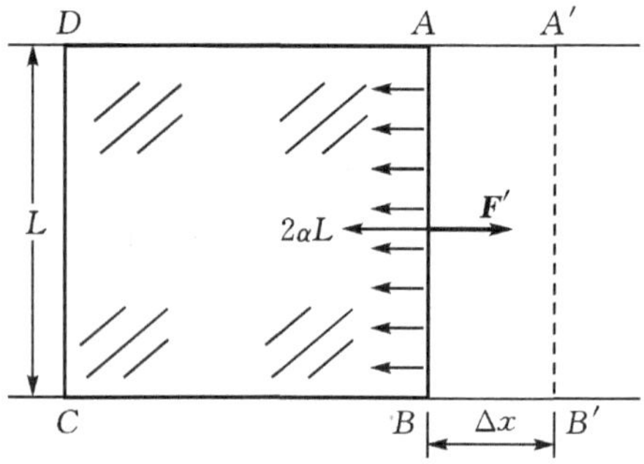

图 4-8　表面张力系数和表面能

$$\Delta W = F'\Delta x = 2\alpha L\Delta x = \alpha\Delta S$$

由于液体表面积增加了 ΔS，所以液体表面能相应地增加了 ΔE，表面能的增加是由于外力做功的结果。于是，表面能的增量 ΔE 应等于外力所做的功 ΔW，即

$$\Delta E = \Delta W = \alpha\Delta S$$

$$\alpha = \frac{\Delta E}{\Delta S} = \frac{\Delta W}{\Delta S} \tag{4-2}$$

上式表明，表面张力系数 α 还可以定义为：液体增加单位表面积时外力所做的功，或液体增加单位表面积时液体表面能的增量。所以，表面张力系数又叫做比表面能。

(二)表面活性物质

前面说过液体的表面张力系数的大小，除了与液体的性质和温度有关外，还与液体的纯度有关，如果在纯净的液体中掺入杂质，则其表面张力系数就会有明显的改变。杂质对液体表面张力系数的影响可通过下面的实验观察到。

在透明的玻璃容器中，倒入$\frac{2}{3}$的水，将两个轻小的木块放置在水面上，使它们彼此隔开且保持一定距离并静止，如图 4-9 所示。

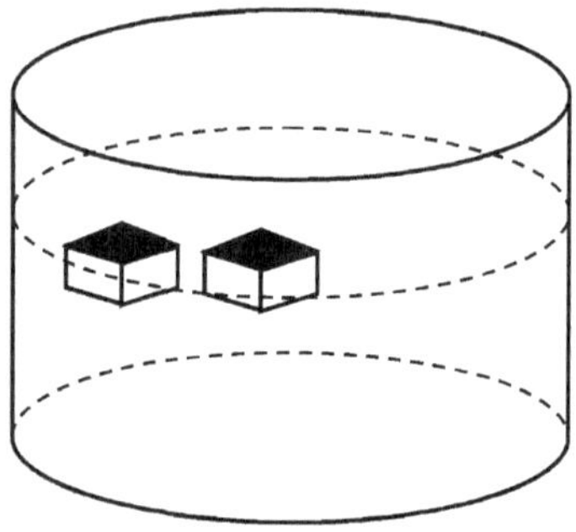
图 4-9　杂质对液体表面张力系数的影响

若在两木块间的液面上滴入一些肥皂液，观察发现两木块向两侧移开，其间距离渐大，这表明两木块间的液面因杂质的掺入，表面张力系数变小。若在两木块间的液面上滴入一些糖液，则会发现相反的现象，两小木块则会向中间靠拢，这表明两木块间的液面因杂质的掺入，表面张力系数变大。

凡是能使液体表面张力系数变小的物质，称为表面活性物质(也称表面活性剂)。水的表面活性物质除有肥皂外，还有胆盐、卵磷脂、樟脑和某些有机物。表面活性物质在制药生产中能起到增溶、乳化、润湿、起泡和消泡作用。

凡是能使液体的表面张力系数变大的物质，称为表面非活性物质(也称为表面非活性剂)。水的表面非活性物质常见的有食盐、糖类、淀粉、无机物等。需要注意的是：同一物质对某一种液体是表面活性物质，而对另一种液体可能是表面非活性物质。一种物质是否是表面活性物

质并不是绝对的，而是由该物质和液体的性质共同决定的。

【例 4-1】 在等温条件下将一半径$r_0=0.5$ cm的大水滴分裂成若干个半径均为$r=0.1$ cm的小水滴，求所需做的功(水的表面张力系数是7×10^{-2} N·m^{-1})。

解：设大水滴可分裂成n个半径为r的小水滴

$$\frac{4}{3}\pi r_0^3=n\frac{4}{3}\pi r^3$$

故小水滴数目n为 $n=\frac{r_0^3}{r^3}=\frac{(0.005)^3}{(0.001)^3}=125$

n个小水滴的总表面积为 $S=125\times4\pi r^2=5\pi\times10^{-4}$ m^2

大水滴的表面积为 $S_0=4\pi r_0^2=\pi\times10^{-4}$ m^2

大水滴分裂成n个小水滴后，液体表面积增加了$\Delta S=S-S_0$，所以外力所做的功为

$$\Delta W=\alpha\Delta S=\alpha\cdot(S-S_0)=7\times10^{-2}(5\pi-\pi)\times10^{-4}=8.8\times10^{-5}\text{ J}$$

第二节 弯曲液面下的附加压强

一般来说，由于液体具有流动性，静止液体的自由面是一个水平的液面，但是在有些特殊的情况下，如靠近器壁处的液面常成弯曲状，在内径很小的容器里，液面则成为弯月面。由于液体表面层相当于一个紧张的弹性薄膜，弯曲液面的表面张力有将弯曲液面拉平的趋势，且拉力作用于整个周界，方向在弯曲液面的切面上，垂直于周界线，与水平方向有一定的夹角，指向液面的内侧。弯曲液面与水平液面相比，液面内外的压强不相等，只有在表面张力对弯曲液面下的液体产生一个压强的作用下，才能使弯曲液面处于平衡状态。我们将为维持弯曲液面的平衡，作用于弯曲液面上单位面积上的表面张力叫做附加压强，用P_s表示。

选一个面积为S的圆面作为我们的研究对象，并规定液面外的压强用$P_外$表示，液面内的压强用$P_内$表示，周界表面张力的合力用F表示。

(1)当液面为平面时，由于表面张力方向在液体表面内与液平面平行，当圆液面处于平衡状态时，由于对称性，作用在周界的表面张力相互抵消，其合力$F=0$，所以附加压强$P_s=0$。这时

$$P_内=P_外$$

表明水平液面内外压强相等。如图 4-10(a)所示。

(2)当液面为凸曲液面时，表面张力F的方向与凸曲液面相切、垂直于周界线。当液面处于平衡状态时，由于对称性，作用于周界上的表面张力F在水平方向上的分量的合力F_1为零，而在竖直方向下的分量的合力F_2指向液面的下方，因此就产生了一个指向凸曲液面下方向的附加压强P_s，如图 4-10(b)所示。这时

$$P_内=P_外+P_s\text{，即 }P_内>P_外$$

表明凸曲液面内部的压强大于外部的压强。

(3)当液面为凹曲液面时，同理分析可知，产生一个指向凹曲液面上方的附加压强P_s，如图 4-10(c)所示。这时

$$P_内=P_外-P_s\text{，即 }P_内<P_外$$

表明凹曲液面内部的压强小于外部的压强。

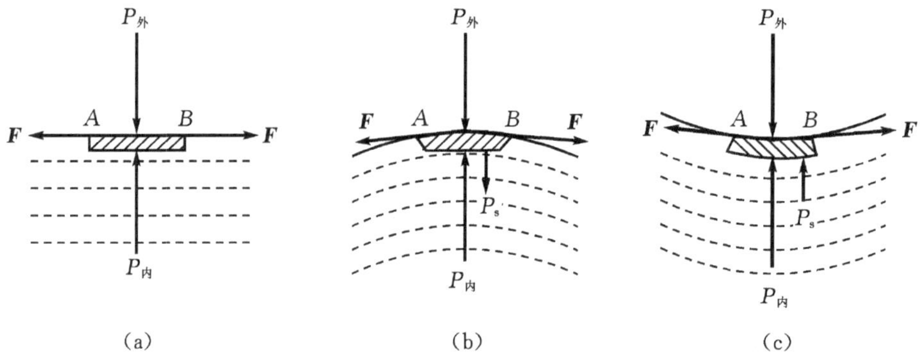

图 4-10　弯曲液面的附加压强

综上所述，弯曲液面与水平液面相比，内外压强不相等。表面张力对弯曲液面产生一个附加压强。附加压强的大小由弯曲液面的弯曲程度和液体性质决定，在数值上等于弯曲液面内外的压强差，方向总是指向弯曲液面球心所在一侧。

在曲率半径为 R 的弯曲液面上取一个球冠状面积为 S、周界半径为 r 的圆液面作为我们研究的对象，如图 4-11 所示。周界外的液面作用于圆液面上的表面张力 F 处处与周界线垂直，并与球冠状液面相切。如果用 Δf 表示周界以外的液面对周界线元 ΔL 内圆液面的表面张力，那么大小为

$$\Delta f=\alpha\Delta L$$

竖直方向上的分量为

$$\Delta f_1=\Delta f\sin\theta=\alpha\Delta L\sin\theta$$

水平方向上的分量为

$$\Delta f_2=\Delta f\cos\theta=\alpha\Delta L\cos\theta$$

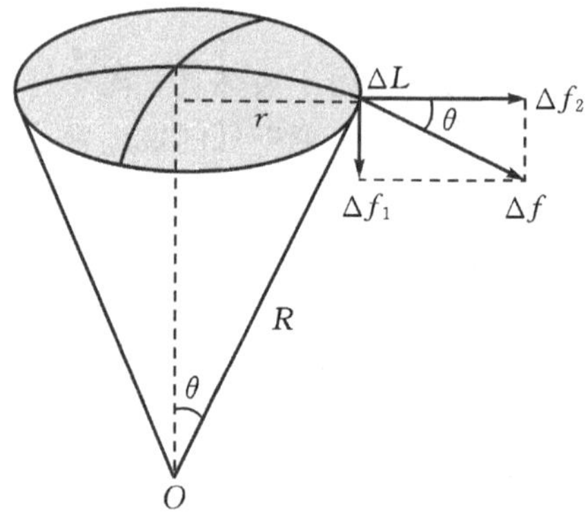

图 4-11　弯曲液面的附加压强与外因的关系

由于对称性，水平方向的分量 Δf_2 沿整个周界合力的矢量和为零，即 $F_2=0$。通过整个周界线作用在所取的圆液面 S 的表面张力，应该是竖直方向上分量 Δf_1 沿整个周界合力的矢量和，其大小为

$$F_1=\sum\Delta f_1=\alpha\sum\Delta L\sin\theta=\alpha L\sin\theta=\frac{\alpha 2\pi r^2}{R}$$

此表面张力是垂直作用在周界线 $L=2\pi r$、面积为 $S=\pi r^2$ 的圆液面上，所以产生的附加压强即弯曲液面内外的压强差为

$$P_s=\frac{F}{S}=\frac{\alpha 2\pi r^2}{\pi r^2 R}=\frac{2\alpha}{R} \tag{4-3}$$

上式表明，球形液面的附加压强的大小与液体的表面张力系数 α 成正比，与液面的曲率半径 R 成反比。

图 4-12 是一个球形液泡（如肥皂泡），膜内外有两个表面层，其半径分别为 $R_内$、$R_外$，膜内、膜中、膜外的压强分别为 $P_内$、$P_中$、$P_外$，且 $P_内>P_中>P_外$，其中

$$P_中=P_外+\frac{2\alpha}{R_外}$$

$$P_{内} = P_{中} + \frac{2\alpha}{R_{内}} = P_{外} + \frac{2\alpha}{R_{内}} + \frac{2\alpha}{R_{外}}$$

由于液膜很薄，$R_{内}$和$R_{外}$相差甚微，可认为相等，即$R_{内}=R_{外}=R$，所以球形液膜内外的压强差为

$$\Delta P = P_{内} - P_{外} = \frac{2\alpha}{R_{内}} + \frac{2\alpha}{R_{外}}$$

即

$$P_s = \frac{4\alpha}{R} \qquad (4-4)$$

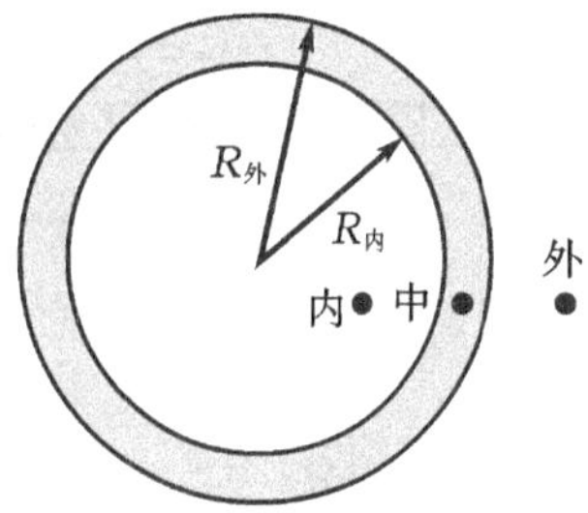

图 4-12 球膜的附加压强

球形液膜附加压强的大小与液膜半径之间关系还可以用图 4-13 实验装置来证明。

空气中，在一根带有阀门的连通管的两臂端，分别连上两个半径大小不同的肥皂泡。当阀门关闭时，两个大小不同的肥皂泡，在连通器的两臂端各自保持自己的平衡状态，大小不发生变化，如图 4-13(a)所示。当打开连通器的阀门，让两个肥皂泡连通时，由于它们的表面张力系数相同，而小泡的半径小，泡内压强大，大泡的半径大，泡内压强小，使得小泡内的压强大于大泡的压强，故小泡内的气体逐渐流入大泡，结果大泡逐渐增大，小泡逐渐缩小，直至小泡液膜收缩变成附于连通器臂端管口处仅剩冠顶状部分球面膜为止，而且要保持与大气泡具有相同的曲率半径，如图 4-13(b)所示。

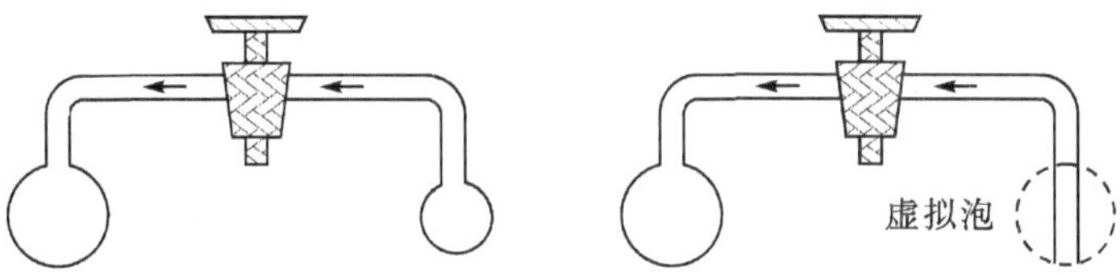

图 4-13 连通泡附加压强的比较

第三节 毛细现象与气体栓塞

一、接触角

当液体和固体接触时，在接触处会发生两种不同的现象。一种是接触面逐渐扩大，最后液体附在固体上成为薄层。如水滴在洁净的水平放置的玻璃板上，水银滴在洁净的水平放置的铁板或锌板上。像这种液体与固体接触时，接触面积趋于扩大，液体附在固体上的现象，称为润湿现象，如图 4-14(a)所示。该液体称为这种固体的润湿液体。另一种是接触面逐渐缩小，最后液体在固体上收缩成近似球形。如水滴在水平放置的石蜡或油脂板上，水银滴在洁净的水平放置的玻璃板上。这种液体与固体接触时，接触面积趋于缩小，液体不能附在固体上的现象，称为不润湿现象，如图 4-15(a)所示。该液体称为这种固体的不润湿液体。

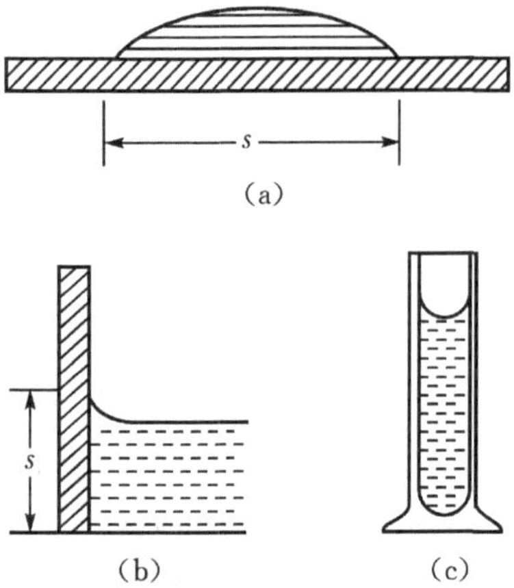

图 4-14 润湿现象

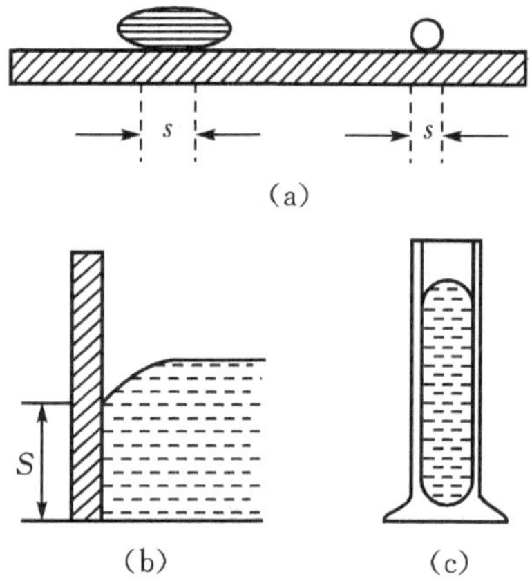

图 4-15 不润湿现象

液体和固体接触时是否发生润湿现象并不是液体或固体单方面性质所决定的，而是由液体和固体两方面的性质决定，即由它们接触时形成的附着层的受力情况所决定的。附着层上的液体分子与液体内部分子所处的状态不同，它们受到两个力的作用：一是来自液体内部分子的吸引力，称为内聚力；二是来自固体分子的吸引力，称为附着力。当附着力大于内聚力时，附着层中的液体分子所受合力指向固体，液体内部分子将尽可能挤入附着层中，使附着层中液体分子数目增多，分子密度大于液体内部分子密度，分子间距变小，分子间相互作用力表现为斥力，所以附着层在分子间斥力的作用下具有向外扩展的趋势，产生润湿现象。在容器中，靠近器壁处的液面向上弯曲，在内径越细小的容器中，现象越明显，液面呈凹形，如图 4-14(b)、(c)所示。当附着力小于内聚力时，附着层中的液体分子所受合力指向液体内部，附着层中的液体分子将尽可能挤入液体内部，使附着层中液体分子数目减少，分子密度小于液体内部分子密度，分子间距变大，分子间相互作用力表现为引力，所以附着层在分子间引力的作用下具有收缩的趋势，产生不润湿现象。在容器中，靠近器壁处的液面向下弯曲。在内径越细小的容器中，现象越明显，液面呈凸形。如图 4-15(b)、(c)所示。

润湿和不润湿现象，通常用接触角来判断。容器中的液体靠近器壁处的液面会发生弯曲。在固体和液体的接触处，液体表面的切线与固-液接触面(附着层)切线间的夹角 θ 称为接触角。当接触角为锐角时，液体润湿固体，如图 4-16(a)所示。接触角为零时，液体完全润湿固体。当接触角为钝角时，液体不润湿固体，如图 4-16(b)所示。当接触角为 π 时，液体完全不润湿固体。

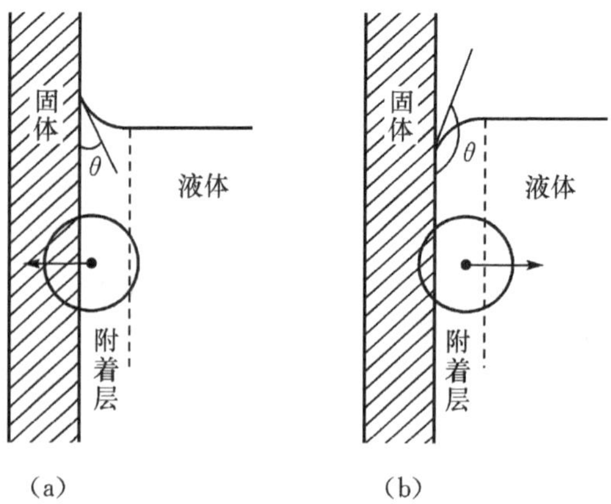

图 4-16 接触角

(a)润湿；(b)不润湿

二、毛细现象

(一)毛细现象

将几根内径不同的玻璃细管竖直插入盛

有水的容器中，可以看到水在玻璃细管中上升，液面比容器中的水面高。管子内径越细，管内液面上升的就越高，呈凹弯月面形，如图 4-17(a)所示；如果将这些玻璃细管竖直插入盛有水银的容器中，所发生的现象完全相反，水银在玻璃细管中下降，液面比容器中的水银面低。管子内径越细，管内液面下降的就越低，呈凸弯月面形，如图 4-17(b)所示。

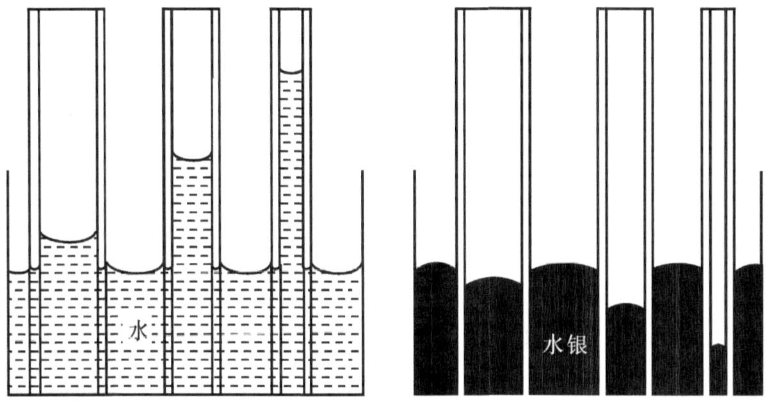

(a) (b)

图 4-17 毛细现象

因为水是玻璃的润湿液体，水银是玻璃的不润湿液体，我们将润湿液体在细管中液面上升和不润湿液体在细管中液面下降的现象称为毛细现象。内径很细能够发生毛细现象的管子则称为毛细管。

(二)毛细现象引起的原因

润湿液体在毛细细管中上升，其原因是由于毛细管内壁和液体接触时形成的附着层中液体分子间作用力为斥力，在这个斥力的作用下，使附着层液体沿着器壁上升。上升的结果引起的液体表面层的弯曲程度增大，使液体的表面积增大，但由于表面张力的收缩作用，为了减小液体的表面积，这个表面张力拉动管内液体一起上升。直到表面张力向上的拉力与管内上升液柱的重力相等时，达到平衡状态，管内液体才停止上升。

同理，也可以解释不润湿液体在细管中下降的原因。

(三)毛细现象的升降高度

假定润湿液体是在一个内半径为 r 的毛细管中引起的毛细现象。毛细管刚插入液体时，因为接触角为锐角，液面呈凹形，产生向上的附加压强 P_s，使管内凹液面 A 点的压强 $P_A=P_0-P_s$ 小于管外同高度液面下 C 点的压强 P_0，如图 4-18(a)所示，平衡状态不能继续维持。在附着层中液体分子的斥力和表面张力的共同作用下，管内液面上升，管内液面上升到某一高度 h 后，达到了新的平衡状态。这时管内 B 点的压强与管外同高度液面下 C 点的压强相等，如图 4-18(b)所示。平衡时 B 点的压强为

$$P_B = P_C = P_A + \rho g h$$

式中，ρ 为液体的密度，P_A 为管内凹形液面 A 点的压强。由于 $P_A=P_0-P_s$，所以得到

$$P_B = P_0 - P_s + \rho g h \tag{4-5}$$

因为 $P_C=P_0$，附加压强 $P_s=\dfrac{2\alpha}{R}$ 代入上式得

$$\rho g h = \frac{2\alpha}{R} \tag{4-6}$$

式中，R 为凹曲液面的曲率半径，由图 4－18(b)可以看出，$r=R\cos\theta$，代入上式即可得出润湿液体在毛细管中液面上升的高度。

$$h = \frac{2\alpha\cos\theta}{\rho g r} \tag{4-7}$$

此式说明，润湿液体在毛细管中上升的高度 h 与液体的表面张力系数 α 成正比，与毛细管的内半径 r 和液体的密度 ρ 成反比，而且还与接触角 θ 有关。利用它可以测定液体的表面张力系数。

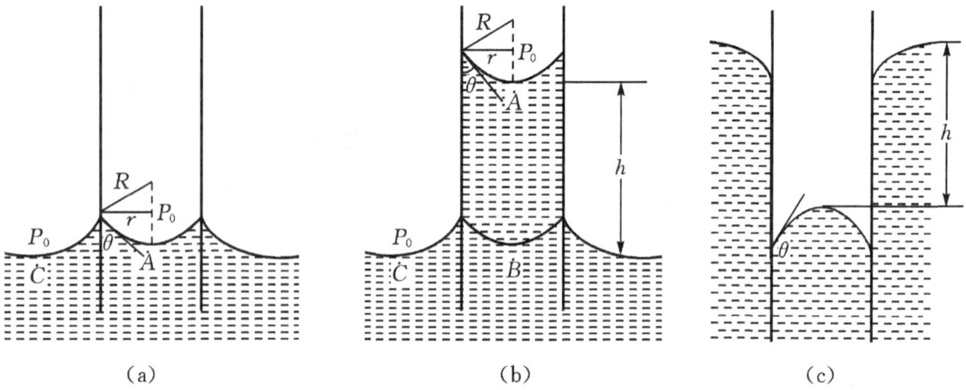

图 4－18　毛细现象的升降高度

对于不润湿液体在毛细管中下降的高度 h，上式仍适用，这里管内凸液面产生向下的附加压强，如图 4－18(c)所示，但接触角为钝角，可以得出 h 为负值，即表示不润湿液体在毛细管中液面下降的高度。

(四)毛细现象的应用

毛细现象不仅在毛细管中可以观察到，在日常生活中和生产技术中也常见到很多有毛细管的物质，并且有很大的作用。大部分多孔物质，如棉制品、毛笔、木材、纸张、海绵、植物的根等都可以吸收液体，这个吸收作用就是由于润湿液体通过它们中的毛细管深入到固体内部的缘故。

毛细现象在农业生产上有很重要的意义。土壤中有很多毛细管(小孔)，与土壤水分的保持有很大的关系，地下的水分就是通过这些毛细泥土管上升到地面上来并被蒸发掉的。植物组织中有许多导管束(毛细管)，它从土壤中吸收水分、养料并输送到植物各部位，以供植物生长的需要。

毛细现象在医学中也有广泛的应用。如用脱脂酒精棉球擦去肌肤注射部位的脏物，用脱脂棉球或纱布吸附创伤面的液污，都是利用脱脂棉纤维间的毛细管的作用。外科手术用的缝合线必须先经过蜡处理，就是因为线中有无数缝隙，缝合伤口时，一部分缝合线露在体表外，体外细菌易通过这些缝隙(毛细管)进入体内，引起伤口的感染。蜡处理的目的就是为了封闭线中的缝隙，切断细菌进入体内的通道，以杜绝体外细菌从缝合线毛细管进入体内而引起的感染。

在制剂工作中，为了增加疗效，常常在药物中加入适量的物质降低接触角，以增加药物包衣上的润湿程度，使患者服药后，片剂到了胃里易被润湿，水分子通过药片包衣的毛细管进入片剂内部使其溃解溶化后，药物易被吸收。

【例 4－2】 将直径为 4 cm 的清洁玻璃管插入温度为 20℃的水中，水在细管中上升的高度为 7.42 mm，试求水的表面张力系数（水与玻璃产生完全湿润，水的密度为 $1.0\times10^3\ \mathrm{kg\cdot m^{-3}}$）。

解： 水与玻璃产生完全湿润，即 $\theta=0$。由式（4－7），可知

$$h=\frac{2\alpha}{\rho g r}$$

故水的表面张力系数

$$\alpha=\frac{\rho g r h}{2}=\frac{1.0\times10^3\times9.8\times2\times10^{-2}\times7.42\times10^{-3}}{2}=7.27\times10^{-2}\ \mathrm{N\cdot m^{-1}}$$

三、气体栓塞

当润湿液体在细管中流动时，如果管中有气泡，气泡将阻碍液体的正常流动，使液体的流速变慢。如果气泡多了，阻碍作用力大了，就会造成管子彻底堵塞，使管内液体完全停止流动，这种现象称为气体栓塞。

（一）气体栓塞形成的原因

如图 4－19 所示，在水平放置的细管 MN 中充满了润湿液体，若管内液体处于不受力的静止状态时，管内液体各处压强相等。管内液体中有一个气泡（泡内压强 $P=P_A+P_{sA}=P_B+P_{sB}$），气泡两侧液体也有相同的压强，即 $P_A=P_B$，所以气泡两端液面有同样曲率的弯月面，产生等大反向的附加压强，即 $P_{sA}=P_{sB}$，如图 4－19(a)所示。

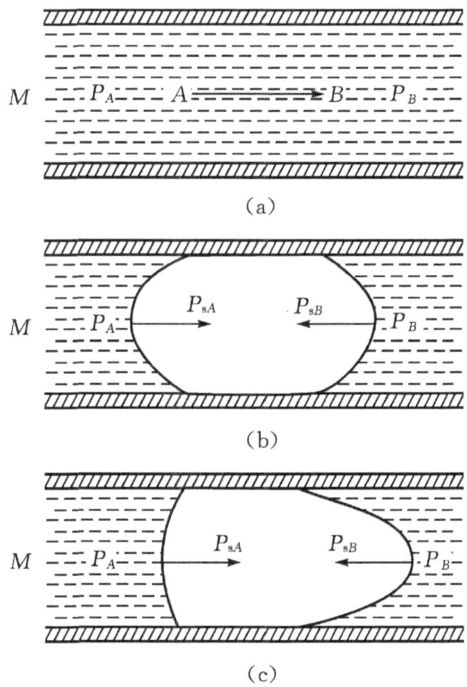

图 4－19　气体栓塞

若使管中液体从左向右流动，由于实际液体具有黏滞性，所以管两端必须维持一定的压强差 ΔP，设压强差 $\Delta P=P_M-P_N$。可见，细管中流动液体各处的压强沿着流动方向是逐渐降低的。液体在细管中流动时 $P_A>P_B$，那么就有 $P_{sA}<P_{sB}$。流动结果使气泡两端弯月面的曲率程度发生了变化，即使 A 端的弯曲程度变小，附加压强也变小；B 端的弯曲程度变大，附加压强也变大。于是就产生一个与液体流动方向相反的附加压强差 $\Delta P_s=P_{sB}-P_{sA}$，其大小与管半径和液体的性质有关。附加压强差 ΔP_s 起到阻碍细管中液体流动的作用。但由于一个气泡产生的附加压强差阻碍作用太小，即 $\Delta P_s\ll\Delta P$，还形不成栓塞，只能使液体流速减慢，随液体一起在细管中流动，如图 4－19(b)所示。如果上述细管中气

泡多了(设有 n 个,n 很大),所产生附加压强差的总和为一个气泡引起的附加压强差的 n 倍,即 $\Delta P_{s_总}=n\Delta P_s$。$\Delta P_{s_总}$ 阻碍作用很大,当细管两端的压强差 ΔP 大于 $\Delta P_{s_总}$ 不多时,就难以推动细管中的这段液体和这些气泡一起在细管中流动,液体的流动就会停止,即发生气体栓塞现象。如图 4-19(c)所示。

(二)微型血管中出现气体栓塞的危害与预防

人体血管中是不允许有气泡存在的。若气泡少而小时,这些气泡可通过血液循环由肺部排出;若气泡多而大时,阻力较大,就会影响血液的流动,甚至造成血管完全堵塞,使血液循环停止流动,轻者会造成血液循环障碍,部分组织细胞坏死,重者会使血管发生破裂而危及生命。

人体血管中出现气泡的可能性有以下几种。

(1)静脉注射或静脉输液时,如果注射器、输液管中空气没有提前排除干净,很可能随着药液一起进入微型血管。所以要注意静脉注射和静脉输液前的排气。

(2)颈部受伤时,若伤着颈静脉,该静脉压为负压,这时外界空气在压强差的作用下自行进入静脉血管。若有这种情况发生,马上扎紧静脉血管,再到医院处理。

(3)外科手术时,空气也有可能进入割断的血管,所以要格外的小心。

(4)高压氧舱中的患者和深水潜水员若要回到正常环境中来,要有一个缓冲的时间,即有适当的减压过程。否则在高压状态下气态的二氧化碳则变成液态溶于血液中,随血液一起循环,在回到正常的环境中时,液态的二氧化碳则会随减压重新变成气体从中析出,并迅速释放出来。若减压时间太仓促,会导致微血管中有过多的气泡,形成气体栓塞。

第四节 肺泡内的压强

一、肺泡内的压强

(一)肺的结构与功能

人和其他哺乳动物一样,呼吸器官由鼻、咽、喉、气管、肺等组成。肺位于胸腔内,支气管在肺内分成许多小支气管,随着小支气管越来越多,越来越细,其末端膨大成气囊状气室,每个气室中又分成很多小气囊,这些小气囊就叫做肺泡。人的肺大约由 3 亿~4 亿大小不同的肺泡组成。

肺是人体呼吸系统的重要器官,它的主要功能就是与外界进行气体交换。吸气时,新鲜空气进入肺泡,其中氧气通过肺泡壁上的许多毛细血管进入血液中,而交换后失去有氧成分的气体再排到肺泡中,经气管排出体外。所以肺泡就是气体进行交换的场所,或者说人在呼吸时,气体交换是在肺泡内进行的。

(二)肺泡内的压强

肺泡的平均半径约为 0.05 mm。其内壁附有一层黏性组织液,与肺泡内气体形成一个气、液分界面。这种黏性组织液在正常情况下的表面张力系数约为 $0.05\ \mathrm{N\cdot m^{-1}}$,若忽略组织液本身的张力作用,且把肺泡看成球状,则由肺泡内壁这层黏性组织液液膜的表面张力所产生的附加压强为

$$P_s=\frac{2\alpha}{R}=\frac{2\times 0.05}{0.05\times 10^{-3}}=2\ \text{kPa}$$

即要使肺泡能扩张吸气，肺泡内的压强要比肺泡外(胸腔内)的压强高 2 kPa。

二、肺泡的吸气与稳定

(一)肺泡的吸气

人在呼吸过程中能够在肺泡中正常进行气体交换的理论条件是：要使肺泡扩张吸气，胸腔内压强要比肺泡内压强低 2 kPa，肺泡内气压要比外界空气中气压低出约为 0.4 kPa。即吸气时要使空气进入肺泡内，就要求肺泡外(胸腔内)压强要比外界气压低 2.4 kPa 左右。但实际上胸腔内压强值一般比大气压低 0.533 kPa，再加上吸气时胸腔的膈肌下降和肋骨的抬高，使胸腔的容积增大，压强降低，其压强值也只能比大气压低 1.20～1.33 kPa，如图 4-20 所示。这样算来，肺泡内的压强值比大气压要高约 1 kPa。这样大气不但无法进入肺泡内，反而肺泡内的气体还要全部排出到大气中，肺泡不但不能吸气扩张而且还要一个个萎缩(称肺不张症)。为什么这种情况在正常人的肺中并没有发生呢？实际上健康人的肺泡是不会发生萎缩的。因为构成肺泡膜的上层细胞中，II 型细胞能分泌出一种表面活性物质，主要成分是二棕榈酰卵磷脂(DPPC)，正是由于这种表面活性物质的作用降低了肺泡内壁黏性组织液的表面张力系数，使肺泡的附加压强降低到理论值的 1/7～1/15。这样胸腔内的压强值只要比大气压低 0.55～0.7 kPa 就可以吸气了。即肺泡在胸腔的负压下能进行正常的呼吸，保证了在肺泡内可以进行正常的气体交换。这是肺泡的表面活性物质的重要作用之一。

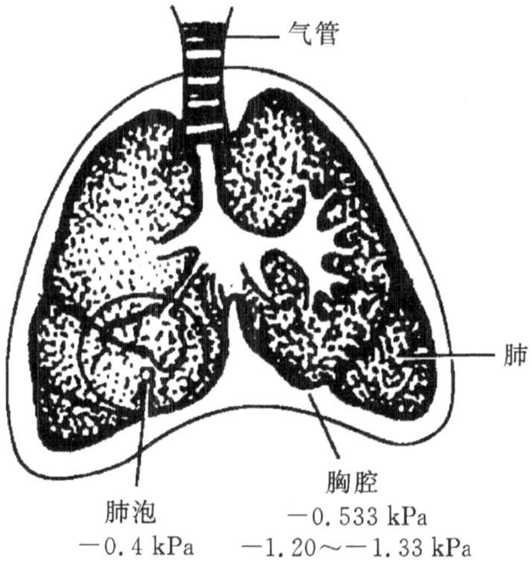

图 4-20　肺泡及胸腔内压强

(二)肺泡的稳定

肺泡分泌的表面活性物质还有另一个重要作用，就是维持肺泡的稳定性。因为整个肺是由无数个大小不等、且在同一室内、大多数又相通的肺泡构成。设肺泡不能分泌表面活性物质，其肺泡内壁黏性组织液的表面张力系数大小不变，则小肺泡由于半径小、附加压强大，所以泡内压强就大；大肺泡由于半径大、附加压强小，所以泡内压强就小。这样大肺泡的压强值就小于小肺泡内的压强值，于是气体将由压强大的小肺泡不断地流向压强小的大肺泡。就会像图 4-13 实验结果那样，致使小肺泡进一步萎缩，且在萎缩的过程中，内部压强越来越大，致使小肺泡逐渐萎缩，最后完全闭合；而大肺泡逐渐膨胀，且在膨胀的过程中，内部压强越来越小，最后肺内合并成为数不多的若干个特大肺泡。这样肺将无法进行正常呼吸。实际上这种现象并没有发生，就是因为肺泡分泌的表面活性物质调节的结果。由于肺泡内壁黏性组织液中的表面活性物质的量每泡相对保持一定，故当肺泡扩张时，肺泡的表面积增大，肺泡单位面积上表面活性物质的含量(浓度)相对减少，表面张力系数增大。虽然肺泡半径增大，但肺泡的附加压强不会减小，对肺泡的扩张起抑制作用，使其不至于过分膨胀。当肺泡缩小时，肺泡表面积减小，肺泡单位面积上表面活性物质的含量(浓度)相对增加，表面张力系数减小。虽然肺泡半径减小，但肺泡的附加压强不会增大，对肺泡的收缩也起抑制作用，使其不至于过分萎缩。正是由于肺泡所分泌的表面活性物质和肺泡壁张力的共同调节作用，使肺内这些无数多个、大小不等，而且又大多数相互连通的肺泡，其附加压强能基本保持不变，使这些肺泡能保持平衡，处于一个相对稳定的状态，使大小不等的肺泡在呼吸过程中均能正常工作。

正常人的某些肺泡如果发生个别萎缩，一次深呼吸就可以使它们重新张开恢复正常。如果有些人肺泡的表面活性物质缺乏，则很多大小不等的肺泡将无法稳定，因肺泡表面张力系数过大，表面张力过大，扩张功能就可能发生障碍，易发生肺不张症，给人呼吸带来困难，影响肺泡的气体交换和肺的正常功能。某些新生儿(特别是早产儿)的肺泡，由于表面活性物质的缺乏，而引起自发的呼吸困难综合征导致因缺氧窒息，其死亡率比其他疾病都高。子宫内胎儿的肺泡被黏液所覆盖，它们不能分泌出表面活性物质，所以肺泡的表面张力系数过大，在较大附加压强的作用下，肺泡完全闭合，不能扩张和收缩，所以发不出声音来。临产时肺泡分泌出来表面活性物质，降低了肺泡黏液的表面张力系数，减小了附加压强。这时肺泡可以收缩和扩张，所以可以发出声音来。即使这样，新婴儿刚出生时，仍需以大声啼哭的强烈力量进行第一次深呼吸，去克服肺泡黏液所产生过大的附加压强，才能开始正常呼吸。可见表面活性物质在呼吸过程中的重要作用。

目标检测

1. 将一直径为 0.2 mm 的毛细管插入尿液中，尿液在毛细管中比容器液面高 10.8 cm，设接触角 $\theta=0$，求尿液的表面张力系数，并判断尿液是否正常。(尿液密度 $\rho=1.018\times10^{3}\ \mathrm{kg\cdot m^{-3}}$)

2. 在流动血液的毛细血管中，出现若干个相同的气泡，气泡两侧液面的曲率半径分别为 2 mm、1 mm。若这段毛细管两端的压强差为 900 Pa，问有多少个这样的气泡可造成气体栓塞。(设血液的表面张力系数 $\alpha=50\times10^{-3}\ \mathrm{N\cdot m^{-1}}$)

3. 水面下 1 m 处，有一个直径为 0.02 mm 的气泡，设水的表面张力系数 $\alpha=73\times10^{-3}\ \mathrm{N\cdot m^{-1}}$，求气泡内的压强。(水的密度 $\rho=1.0\times10^{3}\ \mathrm{kg\cdot m^{-3}}$)

4. 图 4-8 金属框(设 AB 固定)被一金属丝 MN 隔开，变成 $ABMN$ 和 $CDMN$ 两个框，MN 平行于 AB、CD，长度为 10 cm，左右两框分别蒙上表面张力系数 $\alpha_1=40\times10^{-3}\ \mathrm{N\cdot m^{-1}}$ 和 $\alpha_2=72\times10^{-3}\ \mathrm{N\cdot m^{-1}}$ 的液膜，求金属丝 MN 段所受力的大小与方向。

5. 有一毛细管中的水面比容器中水的高出 2 cm，求管直径。($\theta=0$，$\rho_{水}=1.0\times10^{3}\ \mathrm{kg\cdot m^{-1}}$，$\alpha_{水}=73\times10^{-3}\ \mathrm{N\cdot m^{-1}}$)

6. 将一 U 形管竖直放置，并注入水，其臂两管内径分别为 1 mm 和 0.1 mm，求两管中水面高度差。($\rho_{水}=1.0\times10^{3}\ \mathrm{kg\cdot m^{-1}}$，水的表面张力系数 $\alpha_{水}=70\times10^{-3}\ \mathrm{N\cdot m^{-1}}$，$g=10\ \mathrm{m\cdot s^{-2}}$)

第五章　声波

物体在某一中心位置附近做来回往复的运动称为机械振动。机械振动现象在自然界中处处存在，如钟摆的运动、鼓面的振动、脉搏的振动、琴弦的振动、声带的振动等，这些现象都是机械振动。

广义上讲，任何一个物理量随时间做周期性变化，都可以称为振动。如电磁波的产生中电场和磁场的周期性交替变化等。

第一节　简谐振动

一、简谐振动与简谐振动方程

质点振动时如果每一次振动的周期和振幅都相同，这样的振动就叫做周期性振动；如果每一次振动的时间不同或振幅不同，这样的振动就是非周期性振动。最简单的、最基本的周期性振动是简谐振动。任何复杂的振动，都可以看做是多个简谐振动的合成。

对于质量为 m 的物体与轻弹簧组成的弹簧振子，物体相对于平衡位置的位移 x 与物体所受到的弹性力 F 成正比。即

$$F = -kx \tag{5-1}$$

式中，k 表示弹簧的劲度，负号表示弹性力 F 与物体的位移 x 方向相反。根据牛顿第二定律，物体的运动方程可以表示为

$$m\frac{\mathrm{d}x^2}{\mathrm{d}t^2} = -kx \tag{5-2}$$

式中，k 和 m 均为正值，令$\frac{k}{m}=\omega^2$，则上式可以写为

$$\frac{\mathrm{d}x^2}{\mathrm{d}t^2} = -\omega^2 x \tag{5-3}$$

式(5－3)是简谐振动的动力学方程，其解可以表示为

$$x = A\cos(\omega t + \varphi) \tag{5-4}$$

式中，A 和 φ 是方程积分运算的常数，A 表示质点离开平衡位置的最大位移的绝对值，叫做质点振动的振幅，φ 表示 $t=0$ 时质点的相位，称为初相位，ω 称为角频率，$(\omega t+\varphi)$称为谐振动的相位。这种用时间的余弦函数来描述的运动，称为简谐运动。从分析中可以看出，只要物体在力的作用下运动时，力与物体位移的关系满足胡克定律，其位移必定满足式(5－2)，而这个方程的解即为简谐振动的表达式(5－3)。

将式(5－4)对时间求一阶、二阶导数，得简谐振动物体的速度和加速度分别为

$$v = \frac{\mathrm{d}x}{\mathrm{d}t} = -\omega A\sin(\omega t + \varphi) \tag{5-5}$$

$$a = \frac{dx^2}{dt^2} = -\omega^2 A\cos(\omega t + \varphi) = -\omega^2 x \tag{5-6}$$

可见，物体做简谐振动时，其速度和加速度也随时间做周期性变化。式(5-6)说明，简谐振动的加速度与位移成正比而方向相反。

二、简谐振动的特征量

描述简谐振动的物理量有振幅、周期、频率和相位四个量。

1. 振幅

振动质点离开平衡位置的最大位移，称为振幅，常用 A 表示。国际单位制中的单位为米，符号 m。振幅是描述物体振动强弱的物理量，振幅越大，表示质点振动越强。

2. 周期和频率

振动物体完成一次完整振动所需要的时间，称为振动的周期，常用 T 表示，国际单位制中的单位为秒，符号 s。周期是描述物体振动快慢的物理量。振动物体在单位时间内完成全振动的次数，称为频率，常用 f 表示，单位为赫兹，符号 Hz。频率 f 的 2π 倍叫角频率，常用 ω 表示，在国际单位制中，角频率的单位是弧度每秒，符号 $\text{rad}\cdot\text{s}^{-1}$。频率和角频率都是描述物体振动快慢的物理量，所以，频率、角频率和周期的关系为

$$T = \frac{1}{f} \tag{5-7}$$

$$\omega = 2\pi f = \frac{2\pi}{T} \tag{5-8}$$

3. 相位和初相位

相位和初相位是描述简谐振动状态非常重要的物理量。当 $t=0$ 时所对应的相位称为初相位。在某一时刻 t 时的相位为$(\omega t+\varphi)$。相位的概念在对两个同频率的简谐振动进行分析比较时特别有用，如在磁共振成像中，磁共振图像重建中就用到了相位编码。另外在交流电路的分析中，电压、电流信号的分析比较主要通过相位进行。

如两个质点做简谐运动时，两个质点的振动可用以下方程来描述

$$x_1 = A_1\cos(\omega t + \varphi_1) \tag{5-9}$$

$$x_2 = A_2\cos(\omega t + \varphi_2) \tag{5-10}$$

在 t 时刻两个质点振动的相位分别为$(\omega t+\varphi_1)$和$(\omega t+\varphi_2)$，这两个质点做简谐振动的相位差为

$$\Delta\varphi = (\omega t + \varphi_2) - (\omega t + \varphi_1) = \varphi_2 - \varphi_1 \tag{5-11}$$

上式说明这两个简谐振动在任意时刻的相位差都等于初相位之差而与时间无关。当 $\Delta\varphi=0$（或 2π 的整数倍）时，两个振子振动的步调完全相同，这种情况称为同相。当 $\Delta\varphi=\pi$（或 π 的奇数倍）时，两个振子振动的步调完全相反，这种情况称为反相。

A 和 φ 的大小决定于振动的初始条件，即 $t=0$ 时的位移 x_0 和速度 v_0 的值。

在式(5-4)和式(5-5)中，当 $t=0$ 时

$$x_0 = A\cos\varphi$$

$$v_0 = -\omega A\sin\varphi$$

由以上两式可得

$$A=\sqrt{x_0^2+\frac{v_0^2}{\omega^2}} \tag{5-12}$$

$$\varphi=\arctan\frac{-v_0}{\omega x_0} \tag{5-13}$$

在前面的分析中，如果振子振幅过大，回复力不是严格地遵循胡克定律，回复力 f(加速度 a)与位移 x 就没有简单的线性正比关系，这时振子的振动就不是简谐振动。

一个振动物体不受任何阻力的影响，在其回复力的作用下所做的振动称为无阻尼振动。当回复力与位移成正比而反向时，所做的无阻尼自由振动才是简谐振动，这时振动的周期和频率完全取决于振动系统本身，我们把这个周期和频率称为振动物体的固有周期和固有频率。固有周期和固有频率的大小仅取决于振动系统本身，与其他因素无关。

三、阻尼振动、受迫振动与共振

(一)阻尼振动

1. 阻尼振动的形成

无阻尼自由振动只是一种理想的状况。任何实际的振动都必然要受到阻力的作用而损失能量，因而振幅也要减小。如果没有能量的不断补充，在外界阻力的作用下，振动质点的振幅随着时间的增大而减小，最后总是要停下来，我们把这种在外界阻力作用下质点振幅随着时间逐渐减小的振动叫做阻尼振动。因为振幅与振动的能量有关，阻尼振动是能量不断减少的振动，阻尼振动也是非简谐振动。阻尼振动系统属于耗散系统。能量减少的方式有两种：一种是由于摩擦阻力的作用使振动系统的能量逐渐转化为热运动的能量，例如单摆摆动的过程中振幅减小或停下来就是由于空气的阻力作用使摆的机械能转化为空气的内能；另一种是振动系统引起周围物质的振动，使能量以波的形式向四周发出，例如琴弦发出声音不仅因为有空气的阻力要消耗能量，同时也因为以波的形式辐射而能量减少，最后琴弦会停止振动。

2. 阻尼振动的动力学方程

在物体运动速度甚小的情况下，阻力 f_r 的大小与物体运动速度 v 的大小成正比，阻力方向与速度方向相反，即

$$f_r=-\gamma v=-\gamma\frac{dx}{dt} \tag{5-14}$$

式中，γ 称为阻尼系数，其大小与物体的形状、大小、表面状况及介质的性质有关。

在考虑介质阻力时，物体做阻尼运动的动力学方程为

$$m\frac{dx^2}{dt^2}=-kx-\gamma\frac{dx}{dt} \tag{5-15}$$

式(5-15)中令 $\omega_0^2=\frac{k}{m}$，$2\beta=\frac{\gamma}{m}$，上式可以化为

$$\frac{dx^2}{dt^2}+2\beta\frac{dx}{dt}+\omega_0^2x=0 \tag{5-16}$$

这是阻尼振动的动力学方程，它是一个二阶线性常系数齐次微分方程。其中 β 为阻尼因子，表征阻尼的强弱，它与系统本身的质量和介质的阻力系数有关；ω_0 是振动系统的固有角频率，由系统本身的性质决定。

在小阻尼情况下，即在 $\beta^2\ll\omega_0^2$ 情况下，由式(5-16)得

$$x = A_0 e^{-\beta t}\cos(\omega t + \varphi) \tag{5-17}$$

式中，$\omega=\sqrt{\omega_0^2-\beta^2}$称阻尼振动的“圆频率”，而“周期”$T=\frac{2\pi}{\omega}=\frac{2\pi}{\sqrt{\omega_0^2-\beta^2}}$。与简谐振动作比较，在有阻尼的情况下物体振动“频率”降低，“周期”变长。严格来说，阻尼振动并不是周期运动，只能说是一种准周期性运动。式中 A_0 和 φ 是由初始条件决定的积分常数，同时由振幅 $A_0 e^{-\beta t}$看出，阻尼振动随着时间的增大振幅逐渐减小，阻尼作用越大，振幅衰减的越快。这种阻尼作用较小的情况称为欠阻尼，如图 5-1 曲线 a 所示。

当 $\beta^2=\omega_0^2$ 时，式(5-16)的解为

$$x = (C_1 + C_2)e^{-\beta t} \tag{5-18}$$

式中，C_1 和 C_2 也是两个由初始条件决定的积分常数。显然式(5-18)表示质点不再做周期性振动。这种情况又称临界阻尼。在临界阻尼情况下，振动体接近平衡位置最快，如图 5-1 曲线 c 所示。临界阻尼常用于阻尼天平及电流计中，以避免振动并尽快逼近平衡位置。

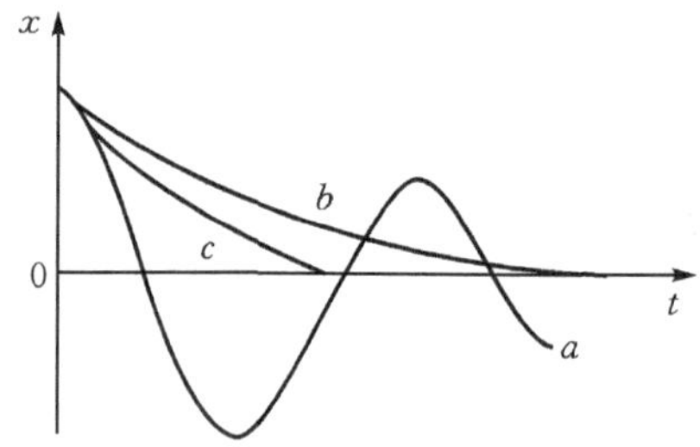

图 5-1　阻尼振动曲线

对于 $\beta^2>\omega_0^2$ 的情况称为过阻尼，此时振动已不是周期性的，振动体偏离平衡位置的位移随时间按指数规律衰减，接近平衡位置时间较长，如图 5-1 曲线 b 所示。

(二)受迫振动

1. 受迫振动的形成

实际中为了克服外界阻力的作用，而对振动系统作用一个周期性的外力，从而获得稳定的振动。我们把物体在周期性外力持续作用下的振动，称为受迫振动。如扬声器纸盆的振动、耳机膜片的振动、机器工作时机器底座的振动等，这些都是由于受到外界作用力作用下的振动，我们把这个周期性的外力称为驱动力。物体做受迫振动的振幅保持不变，它的大小不仅和驱动力的大小有关，还与驱动力的频率以及做振动的物体自身的固有频率有关。做受迫振动的物体一边克服阻力做功，输出能量，一边从驱动力的做功中输入能量。当从驱动力输入系统的能量等于物体克服阻力做功输出的能量时，系统的能量达到动态平衡，总量保持不变，振幅保持不变，做等幅振动。

2. 受迫振动的动力学方程

物体做受迫振动时，受到弹性力、阻尼力 $\gamma\frac{dx}{dt}$、外界驱动力 $f_0\cos\omega' t$，则其振动方程为

$$m\frac{dx^2}{dt^2} = -kx - \gamma\frac{dx}{dt} + f_0\cos\omega' t \tag{5-19}$$

令 $\omega_0^2=\frac{k}{m}$，$2\beta=\frac{\gamma}{m}$，$h=\frac{f_0}{m}$，上式可以写为

$$\frac{dx^2}{dt^2} + 2\beta\frac{dx}{dt} + \omega_0^2 x = h\cos\omega' t \tag{5-20}$$

上式就是受迫振动的动力学方程形式，是一个二阶线性常系数非齐次微分方程，在阻尼小的情况下这个方程的解为

$$x = A_0 e^{-\beta t}\cos(\sqrt{\omega_0^2-\beta^2}\,t+\varphi_0)+A\cos(\omega' t+\varphi) \quad (5-21)$$

上式中第一项表示阻尼振动，且随着时间的增加而趋于零，第二项是简谐振动，振幅为 A，角频率为 ω'。随着时间的增加，第一项的阻尼振动可忽略不计，质点进行由第二项所决定的与驱动力同频率的振动，不是简谐振动(因为 ω'不是系统固有的频率，而是驱动力的频率)。当第一项为零时，受迫振动达到平稳状态，其稳定方程为

$$x = A\cos(\omega' t+\varphi) \quad (5-22)$$

$$A = \frac{h}{\sqrt{(\omega_0^2-\omega'^2)^2+4\beta^2\omega'^2}} \quad (5-23)$$

$$\varphi = \arctan\frac{-2\beta\omega'}{\omega_0^2-\omega'^2} \quad (5-24)$$

上式进一步说明了受迫振动的初相位和振幅仅决定于振动系统的自身的性质以及驱动力的频率和振幅，与系统的初始条件无关。

(三)共振

在小阻尼的情况下，当周期性外力的频率接近系统固有频率时，受迫振动振幅达到极大值，即发生共振现象。这种共振称振幅共振或位移共振，系统的共振频率接近固有频率。则共振频率

$$\omega = \sqrt{\omega_0^2-2\beta^2} \quad (5-25)$$

由上式可知：位移共振频率不等于系统的固有频率 ω_0，仅当阻尼无限小时，共振频率无限接近于固有频率。当 $\beta\to 0$ 时，$A\to\infty$，振动系统产生非常强的位移共振，如图 5-2 所示。共振时，位移与驱动力的相位差为

$$\tan\varphi = -\frac{\sqrt{\omega_0^2-2\beta^2}}{\beta} \quad (5-26)$$

即 $\beta\to 0,\ \tan\varphi\to\infty,\ \varphi\to\frac{\pi}{2}$

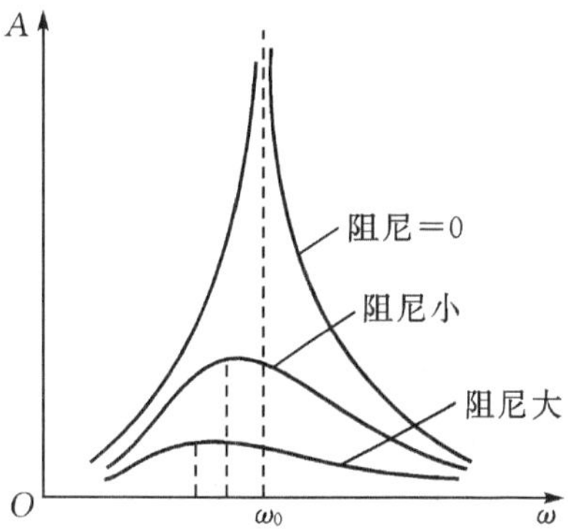

图 5-2 共振曲线

生活中有许多共振现象，如载重车驶过时玻璃窗抖动，风吹高压电线发出的尖啸声，等等。共振现象也有很重要的用处，比如只有当收音机、电视机与电磁波发生共振，才接收到相应的电磁信号。如果没有共振，收音机播放不出美妙的音乐声，电视机屏幕也不可能显示出生动的画面。许多乐器以及测量仪表都是根据共振原理设计的，如车辆的测速仪等。共振不仅在物理学上运用频率非常高，而且，共振现象也可以说是一种宇宙间最普遍和最频繁的自然现象之一，所以在某种程度上甚至可以这么说，是共振产生了宇宙和世间万物，没有共振就没有世界。共振是宇宙间一切物质运动的一种普遍规律，人及其他的生物的生命活动中也普遍存在着共振现象。人体的各个器官都有固有频率，以及各种生命活动也有共振频率。我们喉咙间发出的每个颤动，都是因为与空气产生了共振，空气振动产生声波，声波传到人的耳膜，引起耳膜共振，从而声音信号被大脑接收，于是人就接收到了声音。耳膜的结构决定了其自身的共振频率，构造不一样，共振频率就不一样，接收到的声波频率范围自然就不一样。人和动物的耳膜构造不一样，这就是为什么人和动物能接收到的声音不一样的原

因。类似的共振现象在其他动物身上也同样普遍地存在着。共振现象也会造成一定的损害，比如火车通过桥梁时，车轮在铁轨接头处的撞击力是周期性的，如果这种周期性的作用力的频率接近于桥梁的固有频率，桥梁发生共振就可能坍塌。某些振动的频率如果接近于某人的内脏器官的固有频率，就可能发生人体器官的共振，引起人体不舒服，严重时可能会危及生命。

第二节　简谐波

波动是一种常见的物质运动形式。例如绳上的波、空气中的声波、水面波等，这些波都是机械振动在弹性介质中的传播，称为机械波。此外，无线电波、光波也是一种波动，这种波是交替变化的电场和磁场在空间的传播，称为电磁波。机械波与电磁波都是波动，但有着本质的区别。机械波由机械振动产生，电磁波由电磁振荡产生；机械波的传播需要特定的介质，在不同介质中的传播速度不同，在真空中不能传播，但电磁波可以在真空中传播；机械波有横波和纵波，但电磁波只能是横波。机械波与电磁波有许多相似的物理性质，如折射、反射、干涉、衍射等。

一、波的产生与传播

(一)机械波的产生

在弹性介质中，各个质点间通过弹性力相互联系，如果其中的某个质点受到外界的作用而离开平衡位置振动起来时，在弹性力的作用下邻近的质点也会随着振动起来，邻近的质点又会带动周围的质点振动起来，这样质点的振动就会以一定的速度向外传播出去。我们把机械振动在介质中的传播过程称为机械波。由此可见机械波的产生首先要有做机械振动的物体即波源，其次要有传播机械振动的介质，只有通过介质间的相互作用力，才能使机械振动沿着介质向外传播。

(二)波的分类

随着机械波的传播，介质中的质点依次振动起来。根据质点的振动方向和波的传播方向之间的关系，可以把机械波分为横波和纵波两类。质点的振动方向与波的传播方向垂直的波称为横波，例如在绳子上传播的波。在横波中，凸起的最高处称为波峰，凹下的最低处称为波谷。质点的振动方向与波的传播方向平行的波称为纵波，如声波就是纵波。质点在纵波传播时来回振动，其中质点分布最密集的地方称为密部，质点分布最稀疏的地方称为疏部。在波向外传播的过程中，各个质点只在各自的平衡位置振动，质点并不向外传播，向外传播的只是波源的振动形式。例如，在漂浮着树叶的静水里，当投入石子而引起水波时，树叶只在原位置附近上下振动，不会随水波向外移动。

(三)波速

波在单位时间内传播的距离称为波速。在本文中波速用符号 u 表示，其单位是米每秒($m \cdot s^{-1}$)。波速描述了振动在介质中传播的方向和快慢程度。波速的大小取决于介质的弹性模量和密度。

固体中能够产生切变、容变等各种弹性形变，所以固体中即能传播与切变弹性有关的纵波，又能传播与容变和拉伸弹性有关的纵波。理论证明在固体中纵波和横波的传播速度分

别为

$$u=\sqrt{\frac{G}{\rho}}\text{（横波）} \tag{5-27}$$

$$u=\sqrt{\frac{Y}{\rho}}\text{（纵波）} \tag{5-28}$$

式中，G 和 Y 分别表示介质的切变模量和杨式模量。纵波在无限大的固态介质中传播时，式(5－28)是近似的，但在固态细棒中沿着棒的长度传播时是准确的。液体和气体中只能传播与容变弹性有关的纵波。理论证明在液体和气体中纵波的波速为

$$u=\sqrt{\frac{K}{\rho}}\text{（纵波）} \tag{5-29}$$

式中，K 为容变弹性模量，ρ 为介质的密度。在气体中，如果将气体看做理想气体，则声波的波速（称为声速）为

$$u=\sqrt{\frac{\gamma P}{\rho}}=\sqrt{\frac{\gamma RT}{\mu}} \tag{5-30}$$

式中，γ 是气体定压摩尔热容与定容摩尔热容之比值，P 是气体的压强，R 是普适气体常量，T 是热力学温度，μ 是气体的摩尔质量。

由上述可知，在同一固态介质中横波和纵波的传播速度不相同，当波源同时发出这两种波动时，在某处的观察者如果测定两种波动到达该处相隔的时间，就可求出波源与观察者之间的距离。如在地震波中既有纵波，又有横波，纵波比横波传播速度快，就可用上述方法研究地震、地层构造等问题。

（四）波长、周期与频率

波传播时，同一波线上两个相邻相位差为 2π 的点之间的距离称为一个波长，用 λ 表示。波传过一个波长的距离或一个完整的波通过波线上某点所需要的时间称为波的周期，用 T 表示。对于振动质点来说，波的周期就是质点振动一次所需的时间。周期的倒数称为波的频率。波的频率是在单位时间内通过波线上某点的完整波的数目，也是单位时间内波源完成全振动的次数。频率用 ν 表示，单位是赫兹(Hz)。

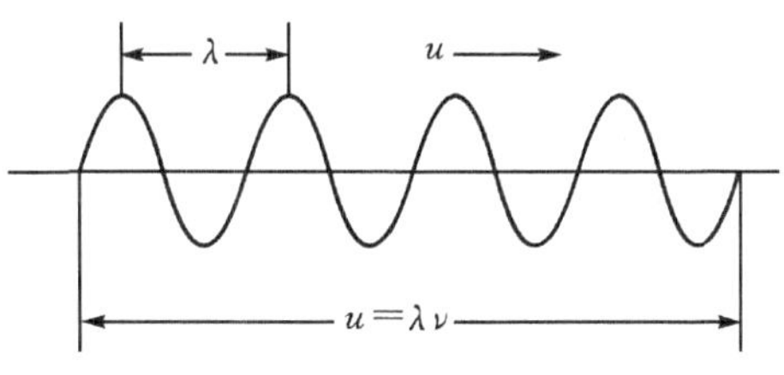

图 5－3　波长、频率与波速的关系

波速、波长、频率之间的关系：

$$u=\nu\lambda=\lambda/T \tag{5-31}$$

式中，波速 u 由介质的性质决定，波的频率 ν 则由波源的振动情况来决定。波从一种介质进入到另一种介质中时，波速改变，频率不变，所以波长也改变。如图 5－3 所示。

（五）简谐波

如果波源做简谐运动，介质是各向同性的均匀介质，则振动向外传播时形成的波是简谐波。简谐波是最简单最基本的波，其波形是正弦（或余弦）曲线。任何复杂的波都可看成是一系列频率各不相同的简谐波的合成，因此简谐波是最简单、最基本的波。

二、波动方程

(一)波面和波前

描述波时,把某一时刻振动相位相同的点连成的面称为波面。最前面的波面称为波前。根据波前的形状一般可以把波分为球面波、平面波、柱面波等。点波源所产生的波面是一系列同心球面,称为球面波。波面为平面的波,称为平面波。在各向同性的均匀介质中,波动在各个方向的传播速度大小相同。波的传播方向用波线来表示。波线与波面互相垂直,如图 5-4 所示。

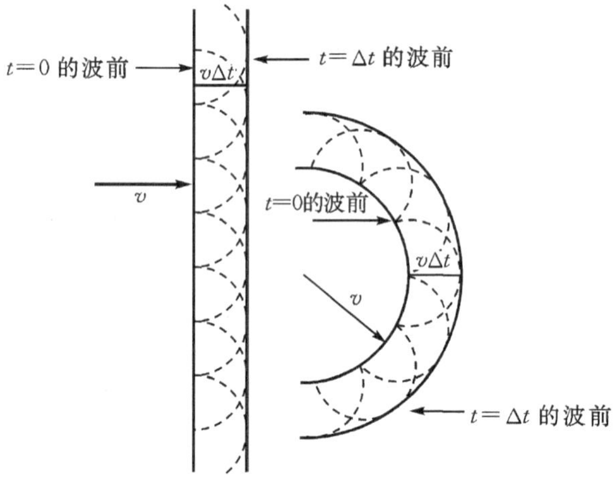

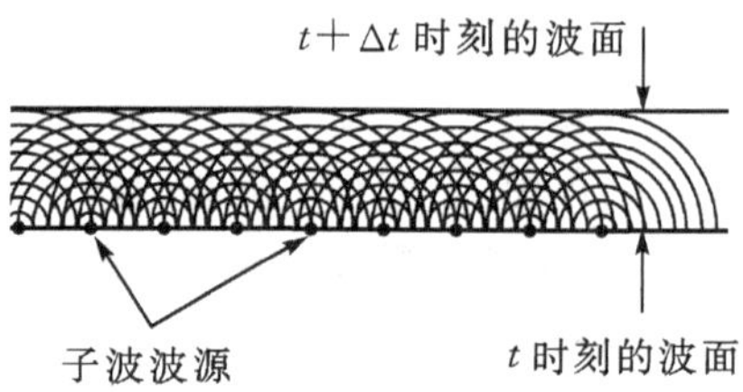

图 5-4 波面与波前

(二)波动方程

在描述波动过程时,我们用数学函数式来描述介质中各质点的位移 y 与各质点的平衡位置 x 和时间 t 之间的关系,这样的函数式称为波动方程。

如图 5-5 所示,设有一平面简谐波在各向同性的均匀介质中沿 X 轴的正方向传播,波速为 u,在波线上取一点 O 作为坐标原点,波线就是 X 轴,我们用 x 表示各个质点在波线上的平衡位置,用 y 表示各个质点离开平衡位置的位移。假定 O 点处的质点的振动方程为

$$y_O = A\cos(\omega t + \varphi) \tag{5-32}$$

式中,A 是振幅,ω 是角频率,φ 是初相位,y_O 是 O 点处质点在 t 时刻离开平衡位置的位移。离 O 点距离为 x 处有一点 P,现在分析 t 时刻 P 点处的位移。因为振动是从 O 点传到 P 点,所以 P 点的振动将落后于 O 点的质点,这段落后的时间就是振动从 O 点传到 P 点所需要的时间 x/u,所以 P 点质点在时刻 t 的位移等于 O 点质点在时刻($t-x/u$)的位移,则 P 点处质点的振动方程为

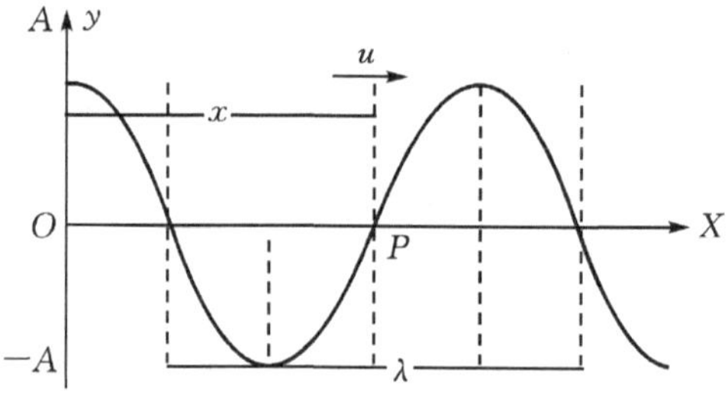

图 5-5 平面简谐波方程的推导

$$y = A\cos[\omega(t - x/u) + \varphi] \tag{5-33}$$

因为 P 点是任意的，所以上式表示了波线上任意一点在任意时刻的位移，式(5－33)就是平面简谐波的波函数。由 ω、ν、λ、T、u 之间的关系，式(5－33)可以写成如下形式

$$\left.\begin{aligned} y &= A\cos\left[2\pi\left(\frac{t}{T}-\frac{x}{\lambda}\right)+\varphi\right] \\ y &= A\cos\left[2\pi\left(\nu t-\frac{x}{\lambda}\right)+\varphi\right] \\ y &= A\cos\left[\left(\omega t-\frac{2\pi}{\lambda}x\right)+\varphi\right] \end{aligned}\right\} \tag{5-34}$$

式(5－33)两边对时间求导数，可以得出 x 处质点的振动速度为

$$v=\frac{\partial y}{\partial t}=-A\omega\sin\left[\omega\left(t-\frac{x}{u}\right)+\varphi\right] \tag{5-35}$$

式(5－33)求 t 的二阶偏导数，则得质点振动的加速度表达式为

$$a=\frac{\partial^2 y}{\partial t^2}=-A\omega^2\cos\left[\omega\left(t-\frac{x}{u}\right)+\varphi\right] \tag{5-36}$$

需要说明的是，u 指的是波在介质中的传播速度，其大小取决于介质的性质，v 表示质点的振动速度，其大小随着时间的变化而变化。

在波函数中，有 x 和 t 两个变量，可以从下述三点来说明：①时刻 t 确定时，质点偏离平衡位置的位移 y 仅是位置 x 的函数，这时波函数表示某一时刻在波线上各个 x 处质点的位移；②位置 x 确定时，质点离开平衡位置的位移 y 仅仅是时间 t 的函数，这时波动方程表示距离原点 O 为 x 处的质点在各个不同时刻的位移；③t 和 x 都在变化时，波函数表示沿波的传播方向上各个不同质点在不同时刻的位移。

由上所述，对平面波波函数式(5－33)分别求 t 和 x 二阶导数，得

$$\frac{\partial^2 y}{\partial t^2}=-A\omega^2\cos\left[\omega\left(t-\frac{x}{u}\right)+\varphi\right]$$

$$\frac{\partial^2 y}{\partial x^2}=-A\frac{\omega^2}{u^2}\cos\left[\omega\left(t-\frac{x}{u}\right)+\varphi\right]$$

从上面两个函数式可以得出

$$\frac{\partial^2 y}{\partial x^2}=\frac{1}{u^2}\frac{\partial^2 y}{\partial t^2} \tag{5-37}$$

式(5－37)称为平面波动方程。任何复杂的波，都可以看做是许多不同频率的平面简谐波合成的，则上述关系仍然成立。任何物理量，无论是力学量、电学量还是其他物理量，只要满足上述关系，则这一物理量就按波的形式传播。

【例 5－1】 一波源做简谐振动，其振动方程为 $y=0.04\cos2.5\pi t$，以 100 $\mathrm{m\cdot s^{-1}}$ 的速度在介质中传播。试求：(1)波函数；(2)在波源起振 1 s 后，距波 20 m 处质点的位移及速度。

解：(1)根据题意，波函数可以表示为

$$y=0.04\cos2.5\pi(t-x/100)$$

(2)当 $x=20$ m 时，质点的振动方程为

$$y=0.04\cos2.5\pi(t-0.2)$$

在波源起振 1 s 后，该处质点振动的位移为

$$y=0.04\cos2.5\pi(t-x/100)$$

$$y = 0.04\cos 2\pi = 4 \times 10^2\ \text{m}$$

该处质点的速度为

$$v = \frac{\partial y}{\partial t} = -A\omega \sin 2.5\pi(t - 0.2)$$
$$= -2.5\pi \times 0.04\sin 2.0\pi = 0$$

三、惠更斯原理

波是由波源的振动引起的，波动的传播是由于介质之间的相互作用力。如果介质是连续分布的，介质中任何一点的振动将引起邻近质点的振动，因而在波动中任何一点都可以看做一个新的波源。荷兰科学家惠更斯在1690年提出，波源振动的传播引起介质各质点的振动，介质中的每一个质点都可以看做是一个新的波源，称为子波源，在其后的任意时刻，这些子波源的包络就是新的波振面。这就是著名的惠更斯原理。

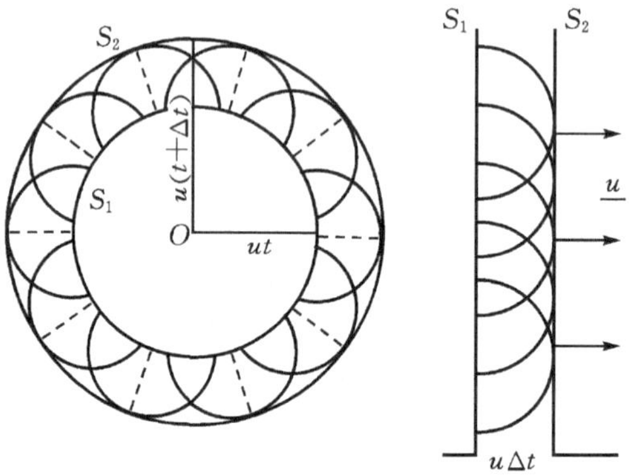

图5-6　惠更斯原理示意图

如图5-6所示，设有一列波，波源是O点，以速度u向周围传播。已知在t时刻的波阵面是以半径为ut的球面S_1，用惠更斯原理求出$t+\Delta t$时刻的新的波阵面S_2。新的波阵面S_2如图所示。做法是先以S_1面上各点为中心，以$r=u\Delta t$为半径，画出一系列半球面形的子波，再画出公切于这些子波的包络面，这个新的包络面就是新的波阵面S_2。

根据惠更斯原理，机械波在各向同性的均匀介质中传播时，新的波阵面的几何形状不变，原来是球面波的，新的波阵面仍然是球面波；原来是平面波的，新的波阵面仍然是平面波。

惠更斯原理对任何波动过程都适用，不论是机械波还是电磁波，不论传播波的介质是均匀介质还是非均匀介质，只要知道了某一时刻的波阵面，就可根据惠更斯原理求出下一时刻的波阵面。当波动在均匀的各向同性的介质中传播时，新的波阵面的几何形状和原来的波阵面的形状一致，当波在不均匀的或各向异性的介质中传播时，新的波阵面的几何形状和传播方向都可能发生变化。

四、波的能量和强度

(一)波的能量

波传播时，介质中各个质点振动，同时介质发生形变，因此介质质点既有动能，又有势能。

所以波向外传播的波源的振动形式,实质上是能量向外传播的一个过程。

设有一列平面简谐波(没有能量衰减),以速度 u 在各向同性的密度为 ρ 的均匀介质中向外传播,其波函数用式(5-33)表示,在任意坐标 x 处取体积元 ΔV,在时刻 t 的动能 E_k 和势能 E_p 分别为

$$E_k = E_p = \frac{1}{2}\rho\Delta VA^2\omega^2 \sin^2[\omega(t-\frac{x}{u})+\varphi] \tag{5-38}$$

即该体积元的动能和势能完全相同,都是时间的周期函数,并且大小相等,相位相同。

体积元的总机械能为

$$E = \rho\Delta VA^2\omega^2 \sin^2[\omega(t-\frac{x}{u})+\varphi] \tag{5-39}$$

上式表明,体积元 ΔV 的总的机械能在零和最大值 $\rho(\Delta V)A^2\omega^2$ 之间做周期性的变化。能量从零增大到最大值的过程中,该体积元吸收能量;在能量由最大值减小到零的过程中,该体积元放出能量。

介质中单位体积的波动能量,称为波的能量密度,用 w 来表示,则

$$w = \frac{E}{\Delta V} = \rho A^2\omega^2 \sin^2[\omega(t-\frac{x}{u})+\varphi] \tag{5-40}$$

能量密度在一个周期内的平均值,称为平均能量密度,通过对上式的积分得出平均能量密度为

$$\overline{w} = \frac{1}{2}\rho A^2\omega^2 \tag{5-41}$$

上式对纵波和横波都适用。

(二)波的强度

波的能量是随着波动在介质中传播,因而可以引入能流的概念。一列机械波在单位时间内通过介质中某一面积的能量称为通过该面积的能流。在介质中取面积为 S 并垂直于波线的平面,则在单位时间内通过该面的能量等于体积 uS 内的能量。通过 S 面的能流是随着时间做周期性的变化的,通常取在一个周期内的平均值,这个平均值称为通过 S 面的平均能流,并表示为

$$P = \bar{\omega}uS = \frac{1}{2}\rho A^2\omega^2 uS \tag{5-42}$$

通过与波线垂直的单位面积的平均能流,称为平均能流密度或波的强度。波的强度用符号 I 表示,单位是 $\mathrm{W \cdot m^{-2}}$。

$$I = \frac{\bar{P}}{S} = \bar{\omega}u = \frac{1}{2}\rho uA^2\omega^2 \tag{5-43}$$

上式表明,波的强度与质点振幅的平方成正比,与波的频率的平方成正比。频率一定时,I 与 A^2 成正比。

(三)波的衰减

机械波在介质中传播时,它的强度会随着传播距离的增加而减弱,这种现象称为波的衰减。波的能量减弱的原因主要有以下三点:

(1)由于介质的内摩擦和热传导等原因,机械波的能量被介质吸收,转化为内能或其他形式的能量,随着传播距离的增加,波的强度逐渐减弱,这种衰减称为吸收衰减。

(2)由于介质微粒对波的散射,使沿原方向传播的波的强度减弱,这种衰减称为散射衰减。散射与介质微粒的大小有关系,介质微粒的线度与波的波长越接近,散射越显著。如空气中的尘粒,对波长较长的声波散射作用不明显,而对波长很短的超声波散射作用却非常显著。另外,非均匀介质中的散射现象要比均匀介质中的散射现象显著。

(3)由于声波波面的扩大造成通过单位截面积的能量减少,这种衰减称为扩散衰减。如果是球面波,在不考虑能量吸收和散射的条件下,球面波的强度与波面和波源距离的平方成反比,这个规律称为球面波的平方反比定律。

综上所述,波的强度衰减的快慢,与介质吸收能量的多少、介质的性质及波传播过的距离有关。由理论推导和实验证明得出波的衰减遵循以下规律:

$$I = I_0 e^{-\mu x} \tag{5-44}$$

上式表明,波的强度在传播过程中按指数规律衰减。式中 μ 为介质的吸收系数,表示介质吸收声波能量的能力大小。μ 与波的速度、频率等因素有关。

第三节 声波

一、声波的基本性质

声波是一种机械波,是由于声源做机械振动引起的。我们把能够发声的物体叫做声源。声源的振动在介质中的传播就会形成声波。

声波频率在 20～20 000 Hz 之间的一定强度的机械纵波可以引起人耳的听觉,频率低于 20 Hz 的机械波称为次声波,频率高于 20 000 Hz 的机械波称为超声波。

声波可以在气体、液体、固体中传播,声波的传播速度与介质的性质有关,并受温度的影响。声波在固体中传播时速度最大,液体中次之,气体中最小。一般情况下温度增高时,声速会增大,在气体中温度的变化对声速的影响比较大。气体中声速的大小与温度有如下的关系

$$c = 331 + 0.6t \tag{5-45}$$

式中,c 是声速,t 是摄氏温度。0℃时,空气中的声速为 331 $m \cdot s^{-1}$,通常情况下,温度每升高 1℃,声速约增大 0.6 $m \cdot s^{-1}$。

二、声压、声强和声阻抗

(一)声压

声波在介质中传播时,介质中各部分的密度发生周期性的变化,时而密集,时而稀疏,密集时压强增大,稀疏时压强减小。没有声波传过来时介质中某一点的压强叫静压强,用 P_0 表示。某一时刻,波传播到该点时的压强与静压强之差,称为瞬时声压,用 P 表示,单位是 Pa(帕),声压的表达式如下

$$P = \rho c \omega A \cos\left[\omega\left(t - \frac{x}{c}\right) + \frac{\pi}{2}\right]$$

$$P = P_m \cos\left[\omega\left(t - \frac{x}{c}\right) + \frac{\pi}{2}\right] \tag{5-46}$$

式中,$P_m = \rho c \omega A$ 称为声压幅值,简称声幅。其中 A 是声振动幅值,ρ 是介质密度,c 是声速,ω

为声波的圆频率。声压在声波测量中可以直接测量，但读出的数值是有效声压 P_e，声压幅值与有效声压的关系是

$$P_e = \frac{P_m}{\sqrt{2}} \tag{5-47}$$

(二)声强

声波是机械波，在声波向外传播时，实质上向外传播的是能量。在单位时间内通过垂直于声波传播方向上的单位面积的声波能量，称为声强，以 I 表示，则

$$I = \frac{1}{2}\rho c A^2 \omega^2$$

或

$$I = \frac{P_m^2}{2\rho c} \tag{5-48}$$

(三)声阻抗

在式(5-46)中，令 $V_m = \omega A$，则

$$P_m = \rho c V_m = Z V_m$$

对于确定的介质，在一定的温度下，ρ 与 c 是常量，而且都与介质特性有关，所以二者的积可用一个常量 Z 来代替，

$$Z = \rho c = \frac{P_m}{V_m} \tag{5-49}$$

式(5-46)可以写为

$$P_m = Z V_m$$

Z 称为声阻抗，简称声阻，单位是 $kg \cdot m^{-2} \cdot s^{-1}$。$V_m$ 指质点振动的幅值，在声压幅值一定的条件下，介质质点振动速度的幅值与声阻成反比。声阻是描述介质传播声波特性的一个重要物理量。声阻的大小决定于介质密度与声速。声速在一定温度下仅与介质性质有关，所以声速是由介质决定的。表 5-1 列出了几种介质的声速、密度和声阻抗。

表 5-1 声速和声阻

物质	$\rho/(kg \cdot m^{-3})$	$c/(m \cdot s^{-1})$	$Z/(kg \cdot m^{-2} \cdot s^{-1})$
空气(20℃)	1.21	343	416
空气(0℃)	1.29	331	428
水	988.2	1484	1 480 000
钢	7800	5050	39 400 000
脂肪	970	1400	1 360 000
脑	1020	1530	1 560 000
肌肉	1040	1568	1 630 000
密质骨	1700	3600	6 120 000

三、声强反射系数和透射系数

声波在同一种均匀的介质中沿直线传播，如果从一种介质进入到另一种介质时，由于两种介质的声阻抗不同，在两种阻抗的分界面上会发生反射与透射现象。声波的反射与透射遵循光的反射定律与透射定律。分界面两侧的阻抗值 Z_1、Z_2 将决定反射声强与透射声强的大小，界面的大小也影响反射与透射现象的发生。如果界面的尺寸远小于超声波波长时，则不会发生反射；当界面的尺寸足够大时，即界面尺寸远大于声束直径及声束的波长时，则会在交界面上产生反射与透射现象。

声波发生透射时，把反射波声强与入射波声强的比值称为声强反射系数；透射波声强与入射波声强的比值称为声强透射系数。声强反射系数与声强透射系数都与声阻抗 Z_1、Z_2 及入射角有关。如图 5-7 所示。

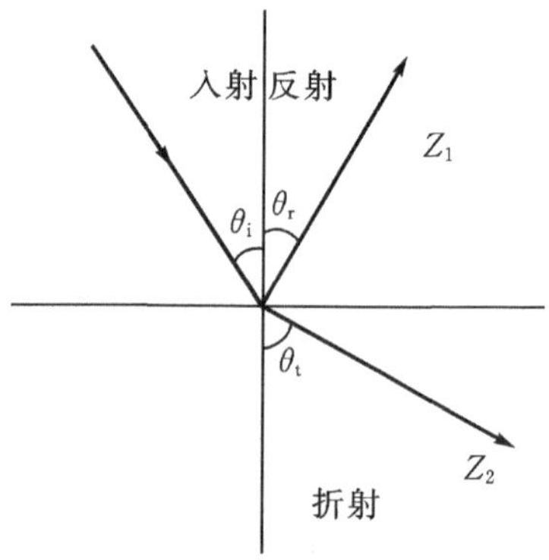

图 5-7　声波的反射和折射

(1)当声波垂直入射到声阻抗不同的两种介质界面时，声强反射系数 γ_I 为

$$\gamma_I = \frac{I_r}{I_i} = \left(\frac{Z_2 - Z_1}{Z_2 + Z_1}\right)^2 \qquad (5-50)$$

声强透射系数 τ_I 为

$$\tau_I = \frac{I_\tau}{I_i} = \frac{4Z_1Z_2}{(Z_1 + Z_2)^2} \qquad (5-51)$$

(2)当声波以一定的角度入射到两种不同声阻抗的介质界面时，在不考虑吸收的情况下，声强反射系数为

$$r_I = \frac{I_r}{I_i} = \left(\frac{Z_2\cos\theta_i - Z_1\cos\theta_t}{Z_2\cos\theta_r + Z_1\cos\theta_t}\right)^2 \qquad (5-52)$$

声强透射系数为

$$\tau_I = \frac{I_\tau}{I_i} = \frac{4Z_1Z_2\cos^2\theta_i}{(Z_1\cos\theta_t + Z_2\cos\theta_r)^2} \qquad (5-53)$$

从上式可以看出：①在不考虑界面上声波能量损失的条件下，反射声强系数与透射声强系数之和等于 1，即反射声强与透射声强之和等于入射声强，遵循能量守恒定律。②当界面两侧的声阻接近时，Z_1 近似等于 Z_2，则反射声强近似于 0，透射声强近似于 1，即反射波非常弱，透射波非常强。③两种介质的声阻抗相等时，即 $Z_1 = Z_2$ 时，声波在这两种介质的分界面上无反射。如在超声检查时，超声波穿过人体中不同的两种组织，只要声阻抗相等，则没有反射波存在，因而图像上没有两种组织的分界面显示。④界面两侧声阻抗值相差悬殊时，即 Z_1 远远大于 Z_2 或 Z_2 远远大于 Z_1，这时声波几乎全部反射，透射波很小。如声波由空气垂直进入人体，空气声阻 415 kg·m^{-2}·s^{-1}，而肌肉的声阻 1.63×10^6 kg·m^{-2}·s^{-1}，通过计算声强反射系数近似为 99.9%，声强透射系数近似为 0.1%。这个数据说明，声波很难从空气进入人体，同样声波也很难从人体进入空气，因此在超声诊断检查中，发射超声波的探头与人体体表之间要涂耦合剂，排除人体体表与探头之间的空气，便于超声从探头入射到人体内部和从体内反射的超声进入探头。

四、多普勒效应

1842 年奥地利数学家、天文学家多普勒在铁路附近散步时，恰逢一列火车从他身旁驰过，他发现火车由远而近时汽笛声变响，音调升高，而火车由近而远时汽笛声变弱，音调变低。他对这个物理现象非常感兴趣，并进行了研究，发现这是由于振源与观察者之间存在着相对运动，使观察者听到的声音频率不同于振源频率。

当声源、接收器、介质之间存在相对运动时，接收器收到的频率与声源发出声波的频率不相同，这种现象称为多普勒效应。接收器接收到的频率与波源频率的差值称为频移。

假设波源和接收器的运动方向与传播方向在一条直线上，下面通过三种情况对多普勒效应进行分析。

假设波在介质中的传播速度为 c，波源相对于介质移动的速度为 v_s，接收器相对于介质的运动速度为 v_0，波源的频率为 f，接收器接收到的波的频率为 f'。如图 5-8 所示。

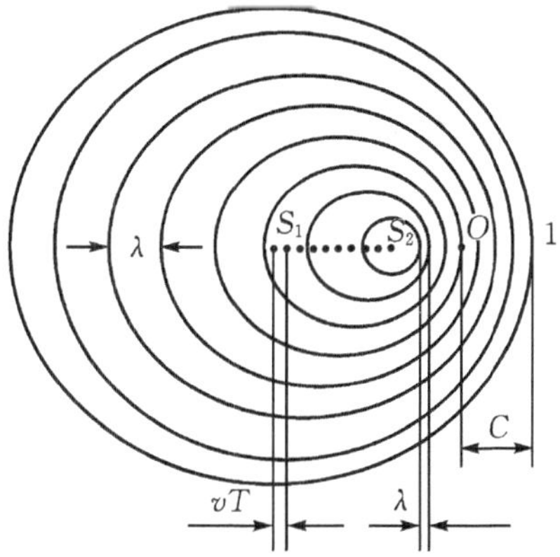

图 5-8　多普勒效应

(1)波源静止，接收器以速度 v_0 运动。若接收器向着波源运动，相当于波以速度$(c+v_0)$到达接收器，因此接收器接收到的频率 f'为

$$f' = \frac{c+v_0}{c}f$$

如果接收器远离声源运动，则接收器接收到的频率 f'为

$$f' = \frac{c-v_0}{c}f$$

上式表明，当声源静止时，接收器靠近波源时接收到的频率高于波源的频率，接收器远离声源时接收到的频率低于波源的频率。

(2)接收器静止，波源以速度 v_s 运动。当波源以速度 v_s 向接收器运动时，每过时间 t 时，波源与接收器之间的距离缩短 v_st，而波数增加 ft 个。因此在接收器与波源之间$(ct-v_st)$的距离上分布着 ft 个波，所以接收器接收到的波长变小

$$\lambda' = \frac{ct-v_st}{ft}$$

声波的波速为 c，由波速、波长、频率间的关系得出接收器接收到的声波的频率为

$$f' = \frac{c}{\lambda'} = \frac{c}{c-v_s}f$$

若波源远离接收器运动时，波源在 t 时间内发出 ft 个波分布在$(ct+v_st)$的距离上，波源与接收器之间波面分布变稀，波长增大，频率变低

$$f' = \frac{c}{\lambda'} = \frac{c}{c+v_s}f$$

(3)声源和接收器同时相对于介质运动时，v_s 和 v_0 都不等于零，将上述两种情况综合起来分析，可以推出

$$f' = \frac{c+v_0}{c+v_s}f \tag{5-54}$$

该式称为多普勒效应的频率公式。式中，接收器向着波源运动时，v_0 取正值，远离时取负值；波源向接收器运动时，v_s 取正值，远离时取负值。

(4)如果波源速度与接收器速度不在一条直线上时，应将 v_s 和 v_0 在波源与接收器连线上的分量代入以上各式中进行计算。设波源的运动方向与连线成 α 角，接收器的运动方向与连线成 β 角，则接收器接收到的频率为

$$f' = \frac{c + v_0 \cos\beta}{c + v_s \cos\alpha} f \tag{5-55}$$

该式可作为多普勒效应频率的普遍公式。

多普勒效应是波动过程共有的现象，这一现象在医疗诊断、工程技术、交通管理和科学研究方面有着广泛的应用。如在医学上可以对心脏、血管、血流状态及胎儿胎心进行超声诊断。在交通管理中，用来对车辆、船只等运动目标的速度及距离进行测量。分子、离子、原子等微观粒子由于热运动产生的多普勒效应使其发射和吸收的谱线频谱增宽。在天体物理和受控热核聚变试验装置中，谱线的多普勒增宽已成为一种分析恒星大气、等离子体物理状态的重要手段。

第四节　声学在医学中的应用

一、人耳的听觉区域

人耳听觉的产生不仅与声波频率有关，还与声波的强度有关。声强必须达到某一数值时，才能使人的听觉器官产生声音的感觉。引起听觉的最小声强称为听阈。人耳对于不同频率的声波听阈值不同，如正常人对 1000 Hz 声波的听阈是 10^{-12} W·m^{-2}，对 100 Hz 的声波的听阈却是 10^{-9} W·m^{-2}，后者是前者的 1000 倍。主要是因为人耳对不同频率声波的敏感程度不同，人耳最敏感的频率范围是 1000～5000 Hz。表示听阈与频率关系的曲线称为听阈曲线，如图 5－9 所示，其中最下面一条曲线就是人耳的听阈曲线。

不同强度的声波给人耳的听觉是不同的。在人耳的听阈内，随着声波强度的增大，人耳感觉到声音的响度增加，当声强增大到一定程度时，声波会给人痛觉。引起人耳痛觉的最小声强，即人耳能够承受的最大声强称为痛阈。对于不同频率的声波痛阈值也不相同，但是声波频率对人耳痛阈的影响没有声波频率对人耳听阈影响大。表示痛阈与频率关系的曲线称为痛阈曲线，图 5－9 中最上面的一条曲线即痛阈曲线。

研究表明，只有在一定频率范围内和一定强度的声波才能使人耳产生听觉。把频率在 20～20000 Hz 内的声波，声强在听阈与痛阈之间的范围称为听觉区域。由图 5－9 可以看出，频率为 1000 Hz 的声波痛阈值为 1 W·m^{-2}，听阈值为 10^{-12} W·m^{-2}，痛阈值与听阈值之间相差 12 个数量级，可见人耳能够感受到的声强范围很大。在敏感的频率范围内，声波频率变化只要大于 0.3%，人耳就可以将两种声音分辨开，由此进一步说明人耳的听觉器官非常敏感。

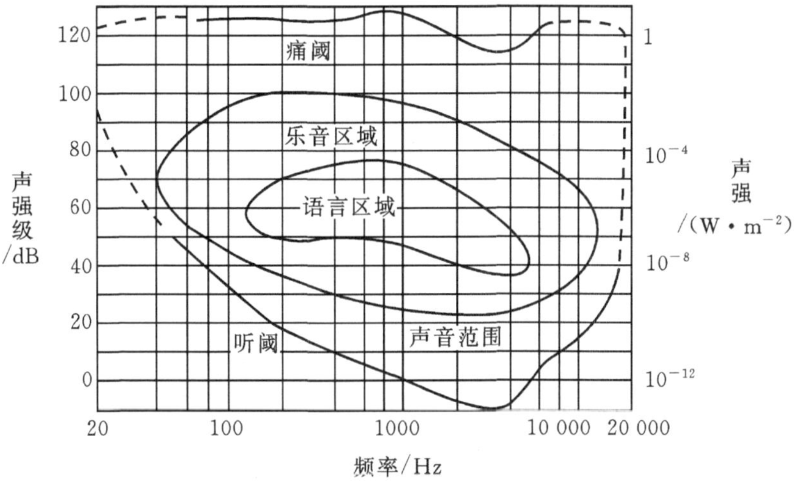

图 5－9 人耳的听觉区域

二、声强级和响度级

(一)声强级

人耳对声强范围相差 10^{12} 的声音都能感觉到，但却分辨不出 10^{12} 个等级。研究表明，声强增大 10 倍时，人耳感觉到的声强大约增加 1 倍，当声强增大 100 倍时，人耳的听觉大约增大 2 倍，由此看出，人耳主观感觉到的声强增减与客观上声强增大倍数的对数近似成正比。因此在声学中，用对数标度来表示声强的等级，称为声强级。通常以 1000 Hz 声音的听阈值 $I_0 = 10^{-12}\ \mathrm{W \cdot m^{-2}}$ 作为参考声强，某一声波的声强 I 与参考声强 I_0 的比值的对数，就是该声波的声强级，用 L 来表示，则

$$L = \lg \frac{I}{I_0} \tag{5-56}$$

在国际单位制中，声强级的单位是贝尔(B)。贝尔这个单位太大，某一声音的声强级增加 1 倍，意味着声波的强度要比原来的强度增强 10 倍，在实际中，通常用分贝(dB)来表示声强级。1 B=10 dB，上式可写为

$$L = 10\lg \frac{I}{I_0} \tag{5-57}$$

【例 5－2】 距点声源 10 m 的地方，声音的声强级是 20 dB，若声音的衰减不计，求距点声源 5 m 处的声强级。

解： 由 $I_1 S_1 = I_2 S_2$ 得

$$\frac{I_1}{I_2} = \left(\frac{r_2}{r_1}\right)^2$$

故

$$L_1 - L_2 = 10\lg\left(\frac{r_2}{r_1}\right)^2 = 20\lg\frac{10}{5} = 20\lg 2 = 6\ \mathrm{dB}$$

所以

$$L_1 = L_2 + 6 = 26\ \text{dB}$$

(二)响度级

人耳对声音强弱的主观感觉称为声音的响度。声波的客观强度用声强和声强级来表示。当声波的声强或声强级增加时,给人的主观感觉即响度并不一定增加。声强或声强级相同的声音,如果频率不同,其响度不同,有时相差很大。这是因为人耳对不同频率的声音的敏感程度不同。因此响度不仅与声强有关,还与声波频率有关。把响度的大小分成一定的等级,称为响度级。响度级以 1000 Hz 的声音为标准,1000 Hz 声音的声强级是多少分贝,其响度级就是多少。响度级的单位是方(phon),如 1000 Hz 声音的听阈值 $I_0 = 10^{-12}\ \text{W}\cdot\text{m}^{-2}$,则该声音声强级就是 0 dB,响度级为 0 方;痛阈值是 $1\ \text{W}\cdot\text{m}^{-2}$,声强级为 120 dB,对应响度就是 120 方。其他频率的声音,不管声强或声强级是多少,只要与某个响度级的 1000 Hz 声音引起的响度相同,就是同一个响度级。

在听觉范围内,响度相同,但声音频率和声强不同的各点的连线称为等响曲线。如图 5-10所示为听觉阈的等响曲线。听阈曲线就是 0 方的等响曲线,痛阈曲线就是响度为120 方的等响曲线。在 0 方与 120 方两条曲线之间,可以画出其他等响曲线。

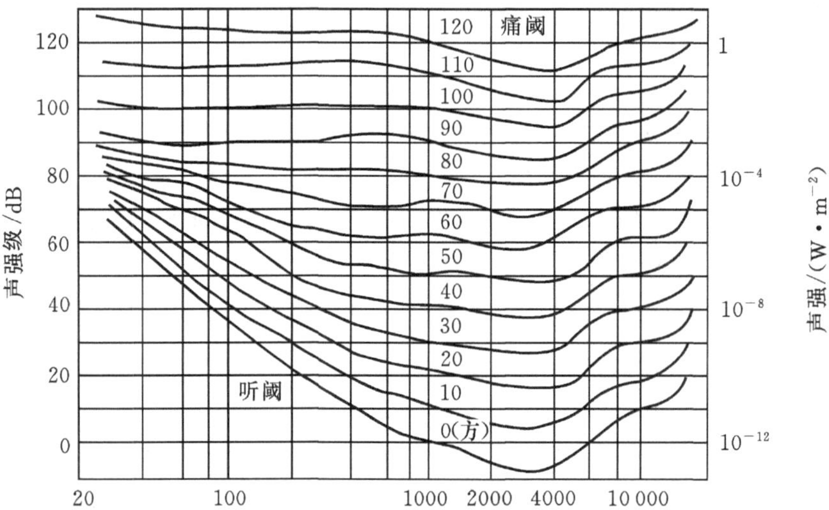

图 5-10 等响曲线

三、体外冲击波碎石

(一)冲击波

波源在 S_1 位置发出的波在其后 t 时刻的波阵面为半径等于 ut 的圆面,但此时波源已前进了 $v_s t$ 的距离到达 S 位置。在整个 t 时间内,波源发出的波的各波前的切面形成一个圆锥面,如图 5-11 所示。这个圆锥面称为马赫锥,其半顶角满足

$$\sin\alpha = \frac{ut}{v_s t} = \frac{u}{v_s} = \frac{1}{M_a} \tag{5-58}$$

式中,M_a 为马赫数。

各波前随时间不断扩展,锥面也不断扩展,这种以点波源为顶点的圆锥形的波称为冲击

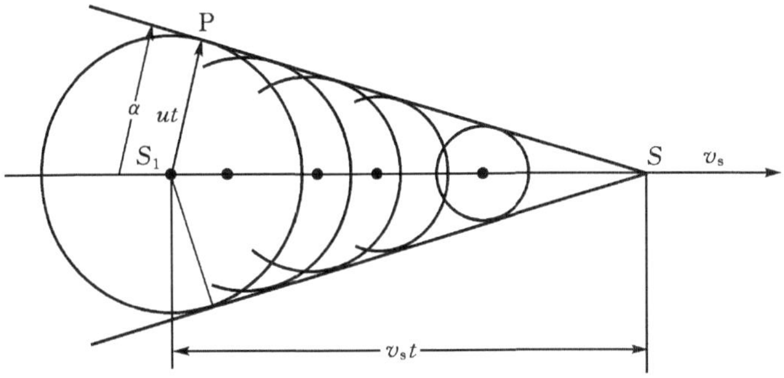

图 5-11 冲击波

波。锥面是受扰动的介质与未受扰动的介质的分界面，在界面的两侧存在压强、密度和温度的突变。飞机、炮弹等以超音速飞行，都会在空气中激起冲击波。冲击波的能量集中在锥面上，可产生非常大的压力作用。医学上，常用来进行碎石。

(二)冲击波碎石机

医学上的体外冲击波碎石机主要由四大部分构成：冲击波的发生系统、冲击波传导系统、结石定位系统和操作监视系统。

冲击波的产生是通过高压(10～20 kV)、大电流(10～20 A)，在电极之间瞬间放电，形成高能量、高温高压等离子区，产生高能冲击波。从放电中心区域向外传播，同时释放出热能、光能、声能等。当冲击波遇到半椭球形反射光亮表面后，被发生聚集，能量放大，产生 10～100 kPa 的压力。

冲击波的传导方式有水槽式和水囊式，目前应用比较普遍的是水囊式碎石机。由于人体软组织的声阻抗与水的声阻抗接近，因此利用人体作为冲击波的传导介质。结石和人体组织的声阻抗相差较大，前者约是后者的 5～10 倍，当冲击波遇到结石时能量急剧释放，在结石内产生很强的拉伸内应力，这种力一旦超过结石的拉伸强度极限，结石便破碎。这个过程是：在结石的表面，冲击波对结石产生压力；冲击波进入结石内引起极高压力梯度，产生拉伸内应力；冲击波离开结石时，再次由于介质声阻抗的突变引起结石内张力。在上述力的综合作用下，结石逐步破碎。

结石定位系统主要分为 X 线定位、超声波定位或两种方式联合定位。B 超定位系统尤其适用于泌尿系阴性结石的定位。

体外冲击波碎石对于顽固性结石、巨大结石的效果不太明显。

目标检测

1. 什么是共振？共振的物体有何特点？
2. 什么是简谐振动？物体做简谐振动的条件是什么？生活中有哪些现象是共振现象？
3. 振动与波动有何区别与联系？
4. 什么是波动？波是怎样产生的？
5. 机械波通过不同介质时，它的波长、频率和波速各个量怎么变化？

6. 什么是声强？什么是声强级？

7. 有一列平面简谐波，坐标原点按 $y=A\cos(\omega t+\varphi)$ 的规律振动。已知 $A=0.10$ m，$T=0.50$ s，$\lambda=10$ m。求：(1)波函数表达式；(2)波线上相距 2.5 m 的两点的相位差。

8. 两个音叉的振动频率分别为 256 Hz 和 512 Hz。若振幅相同，发出声波的强度是否相同？为什么？

9. 某个声音的声强为 7×10^{3} $W\cdot m^{-2}$，另一声音比它的声强级高 10 dB，求另一个声音的声强。若两个声音的声级的差为 20 dB，则这两个声音的声强比是多少？

10. 什么是多普勒效应？多普勒效应的主要特征是什么？

11. 一列火车以 20 $m\cdot s^{-1}$ 的速度驶向车站，鸣笛的频率为 20 kHz，当时的气温是 15℃，站内旅客听到的鸣笛频率多大？

12. 应用多普勒探测心脏壁的运动时，以 5 MHz 的超声波垂直射入心脏壁，测得入射波频率与反射波频率差为 500 Hz，求心脏壁的运动速度？(已知超声波在软组织中的速度为 1500 m/s)

第六章　超声波

频率高于 20 000 Hz 的声波叫做超声波，其本质与波完全相同，都遵守波的运动规律，但不能引起人的听觉。超声波的频率范围在 $2.0\times10^4\sim5.0\times10^9$ Hz 之间，超过 5.0×10^9 Hz 的称为特超声。超声技术产生于 20 世纪初，现在已广泛应用于工业、农业、科技、军事及医学等领域。在医学上的应用，从 20 世纪 40 年代开始，发展到现在，已成为临床医学中的不可缺少的手段之一。

临床常用的超声频率在 1～10 MHz 之间。目前腹部及心脏检查所用的频率范围在 5～10 MHz之间，皮肤及血管内检查所用的频率范围在 10～30 MHz 之间，生物显微镜成像所用的频率范围在 40～100 MHz 之间。本章主要介绍超声波的产生和接收、超声波的性质及其生物效应，简要介绍超声波在医学上的一些应用。

第一节　基本知识

一、超声波的产生与接收

人工产生超声波的方法很多，如机械法、电声转换法、激光法等。目前，医学超声诊断仪器中产生超声波常用电声转换法中的压电式换能法，即利用非对称压电式晶片（如石英、酒石酸钾钠、锆钛酸铅等）的压电效应来获得。

1820 年法国科学家居里兄弟发现，当对某些材料两端施加压力时，在材料的两个电极表面会出现电荷，产生电场分布，这种效应称为正压电效应。一般说来，材料的压电效应是可逆的，即当材料的两端施加一个电压时，材料将出现形变，称为逆压电效应。在超声医学中，超声波的发射是利用晶体的逆压电效应，即用一定频率的交变电压作用于压电晶体材料上，压电晶体材料产生同频率的机械振动，振动在弹性介质中的传播形成声波，交变电压的频率高于 20 000 Hz，则形成的声波就是超声波。超声波的接收则利用了正压电效应。当从人体内反射回来的超声波作用于压电晶体表面时，使压电晶体表面受到压力或拉力作用，压电晶体表面产生同频率的交变电压。电压的强弱也随着超声波声压的大小而变化，通过电子技术可以显示电压变化的波形并进行测量。因此，利用逆压电效应可以发射超声波（电能转换为机械能），利用正压电效应又可以接收超声波（机械能转换为电能）。这种主要由压电晶体组成的装置称为换能器，又称为探头。

二、超声波的特性及对物质的作用

（一）超声波的特性

超声波与声波的物理机制相同，都是机械波，遵守机械波的运动规律。超声波的频率高、波长短，在医学上有相当重要的应用，是目前临床诊断中仅次于X射线诊断的一种重要手段。超声波具有如下特性。

1. **方向性好**

超声波频率高、波长短，衍射现象不显著，即超声波的方向性好，便于定向集中发射。它可以像光一样沿直线传播，也可以像光一样汇聚或发散，频率越高的超声波直线传播特性越好。利用这一特性可以进行超声探测与定位。

2. **声强大**

声波的声强与声波频率的平方成正比。频率越高，声强越大，故在同样振幅的条件下，超声波的强度比声波的强度大的多。如在同样振幅的条件下，在同一介质中，1000 kHz的超声波与1 kHz的声波相比，前者比后者强度大100万倍。此外，声强与声压幅值的平方成正比，因此，1000 kHz的超声波产生的声压也远大于1 kHz的声波产生的声压。超声波所具有的巨大能量，正是其治疗和其他医学应用的物理基础。

3. **穿透性强**

超声波在传播过程中，机械能被介质吸收，声强不断减小，实验证明，同样频率的超声波在不同的介质中衰减的快慢是不同的。超声波在气体中衰减很快，而在固体和液体中衰减较慢。如1 MHz的超声波在空气中传播0.5 m时强度就减为一半，而在水中要传播数百米强度才减半，所经距离约为空气中的1000倍。超声波可以穿透几十米的金属，所以超声波在固体和液体中具有很强的穿透性。因此超声技术主要用于液体和固体。另外，介质对波的吸收随波的频率增大而增大，因而随超声波频率的增大，穿透本领会减弱。

(二)超声波对物质的作用

超声波在介质中传播时，与介质的作用主要有以下几种。

1. **热作用**

超声波作用于介质，使介质分子产生剧烈振动，通过分子间的相互作用，超声波的机械能转化为介质的内能，介质温度升高。这就是超声波的热作用。这种热作用可用于超声理疗中，超声波的强度越大，产生的热作用越强。

超声波的热作用可增加血液循环，加速代谢，改善局部营养，增强酶活力。一般情况下，超声波的热作用以骨和结缔组织为显著，脂肪与血液为最少。

2. **机械作用**

超声波在介质中传播时，介质质点高频振动，虽然振幅小，由于频率很高，因此质点的速度幅值与加速度幅值很大，加速度幅值可达重力加速度的几千万倍。声压也很大，声压幅值为大气压的许多倍，在介质中形成巨大的压强变化，超声波对介质产生的这些力学效果称为机械作用。利用超声波的机械作用，可以对材料进行钻孔、切割、研磨、粉碎、搅拌、清洗等超声处理。

在医学上，超声振动可引起机体组织细胞内物质的运动，如使细胞质流动，细胞震荡、旋转、摩擦，从而产生细胞的“按摩作用”。超声波的机械作用可软化组织，增强渗透，提高代谢，促进血液循环，刺激神经系统和细胞功能等。

3. **空化作用**

超声波在液体中是以纵波形式传播。当超声波在液体中传播时，液体形成剧烈的疏密变化，伴随大幅值的声压周期性变化：当分子间距离增大时，分子间的拉力承受不住，液体分子就会拉伸断裂，产生近真空的空穴；当分子间距离减小时，产生高压强，液体被压缩。液体在高频超声波的作用下，极快地被交替压缩与拉伸，内部产生大量的瞬间湮灭的微细空腔，称为空化作用。液体中含有气体或杂质的地方是承受拉力的薄弱区，更容易被撕裂而产生空腔，因此液体中溶解的气体与含有的杂质越多，空化作用也越强。在小空腔迅速形成与湮灭的过程中，由于摩擦而产生电荷，在猛烈冲击使空腔闭合的瞬间，会发生放电与发光现象。同时液体局部出现高温和高压，会导致通常不能进行的化学反应进行。空化作用可用于促进化学反应、灭菌、制造乳剂等方面。

三、超声波的安全剂量问题

超声作用于生物体时会产生一定的生物效应，那么在临床医学中进行超声诊断时，对人体是否有伤害呢？对于这个问题目前没有统一的定论，但是长期的动物实验和临床超声实验检查说明，超声诊断所用的剂量对人体是无害的。本着既要考虑人体的安全，又要满足诊断要求，人们从许多实验中总结出了超声诊断的安全剂量图（图 6－1）。从图中可以粗略地看出，对于人体超声强度的安全剂量随着超声照射时间而变。

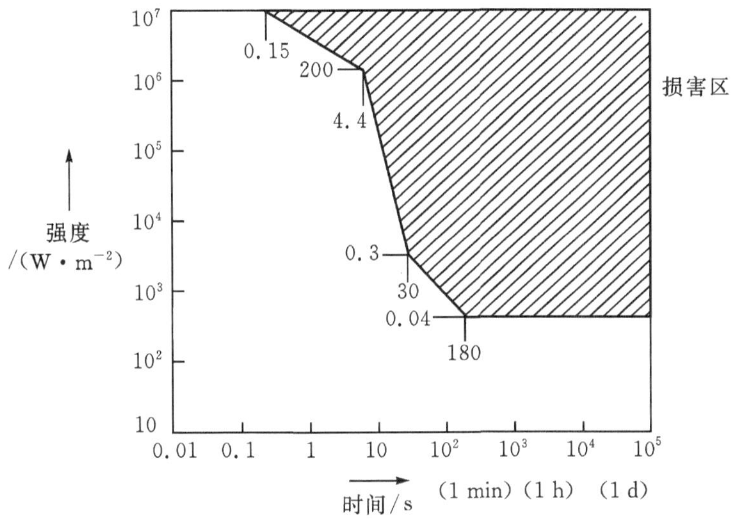

图 6－1 超声诊断的安全剂量

在某一段区域内，安全剂量的强度和时间的乘积基本是一个常数。时间很长时，只能在较小的剂量下使用；在时间很短时，人体可以暂时承受较大的超声强度。超声波形的形态对生物效应也有一定的影响。所以合理的超声诊断的安全剂量，应该是包括时间、波形在内的剂量值。

另外，对于不同的检查对象，其安全剂量也应有些不同。如对检查胎儿的安全剂量就应尽可能的小，一般控制在 20 mW·cm^{-2}、30 min 以内，而检查成人心脏、脑时，可以稍微大一些，对于其他脏器，就可以更大一些，可以控制在 40 mW·cm^{-2}、60 min 以内。

关于超声诊断的安全剂量，虽然绝大部分人的看法基本一致，但也不尽相同，有的国家把超声诊断的安全剂量定为 10 mW·cm^{-2}，也有的国家把超声诊断的安全剂量定为 40～100 mW·cm^{-2}之间。总之，超声诊断的安全剂量，还有待于进一步地研究和统一。

对于治疗用的超声波剂量，一般分为三种强度等级，即低强度、中等强度和高强度。一般常使用几百 $mW\cdot cm^{-2}$的剂量，最大可用几十 $mW\cdot cm^{-2}$以上的剂量。

第二节　超声在医学上的应用

早在 1942 年，奥地利医生杜西克就利用超声技术扫描人的脑部结构。20 世纪 60 年代人们开始将超声波应用于腹部器官的探测。经过短短的几十年的发展，超声在临床诊断、治疗及基础医学的研究等方面的应用越来越广泛。这里主要介绍在临床诊断和治疗方面的应用。

一、超声诊断

超声诊断是利用超声波探测人体内部的情况，与较早普及的 X 射线诊断相比较，具有无损伤、灵敏度高的优点，而且适用于人体器官的动态研究。近几年来，彩超、立体超声显像、超声 CT、超声内窥镜等超声技术的不断涌现，使疾病的诊断准确率大大提高。

(一)超声诊断仪的组成

超声诊断仪有五个基本单元组成：高频信号发生器、探头、回声信号处理器、回声信号显示器和电源。探头即换能器，主要材料是压电晶体，既能发射超声波又能接收超声波。探头向人体发射超声波是不连续的，而是以脉冲的形式断续发射。在发射的间歇期可以接收人体内部各部分反射回来的超声波。反射波也称为回波。超声诊断就是利用反射回波携带的信息，获得人体内部的信息。高频信号发生器是一个电振荡器，供给探头发射超声波所需要的高频交变电压，这个电压也是脉冲式的。探头接收回波，回波给压电晶体以机械振动，压电晶体表面产生交变电压，交变电压的频率和回波频率相同。由于两次电能和声能的相互转化及超声波在人体内传播时的能量损失，这个电压十分微弱，一般只有几十微伏到几百微伏。这个微弱的信号需要利用回声信号处理器进行放大，在显示器上显示出波形或图像。

超声诊断仪分为 A 型超声诊断仪、B 型超声诊断仪、M 型超声诊断仪、D 型超声诊断仪、彩色超声诊断仪等。它们的基本原理相同，工作方式及信号显示有所差别。

(二)A 型超声诊断仪

A 型超声诊断仪是最早的超声诊断仪，因其回声显示采用脉冲幅度调制而得名。A 型脉冲幅度显示是超声诊断仪最基本的一种显示方式，即在显示屏上，以横坐标代表被探测物体的深度，纵坐标代表回波脉冲的幅度。探头定点发射并获得回波所在的位置，可测得人体脏器的厚度、病灶在人体组织中的深度以及病灶的大小。根据回波的其他一些特征，如波幅和波密度等，还可在一定程度上对病灶进行定性分析。如图 6－2 所示为 A 超检查肝脏的示意图。高频信号发生器 U 向探头 T 发射脉冲式高频电压，探头 T 发射脉冲式超声波，探头接触体表，超声束进入人体内直至肝脏。正常肝组织密度较为均匀，超声波在其内部不发生反射，只在进入和穿出肝脏表面发生反射，对应的位置产生回波，回波至体表被探头接收，产生压电效应，产生交变电压，这个交变信号经放大输送给示波器，在荧光屏上显示出波形，如图 6－2(a)所示。波形 1、2 分别表示进入与透出时肝的回波，波形的幅度表示回波的强弱，波形 1 与 2 的位置及间距表示肝的位置及尺寸。

图 6－2(b)表示肝内有异常的部分。由于病变组织与正常组织的声阻抗不同，在病变组

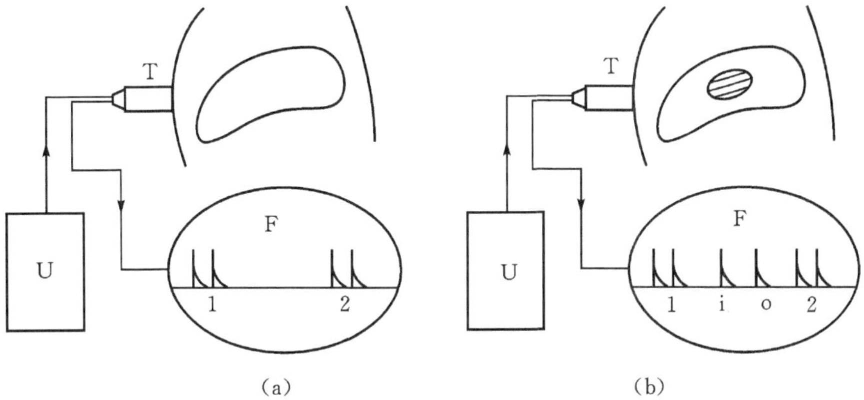

图 6-2 A 型超声诊断仪工作原理

(a)正常肝组织的回波；(b)肝内有病变时产生的回波

织的界面上发生反射，出现回波，在示波器的相应位置出现 i、o 的波形，这两个波形分别表示进入和透出病变部位的回波。根据 i、o 波形的位置、间距和幅度，可确定病变部位的位置和大小，判断病变组织的物理性质(囊性的、实质性的还是含气的)。但是回波与病变的原因无关，要结合临床经验与其他检查才能诊断。

A 型超声诊断仪所获得的是沿声束行进方向上的体内信息，即一维信息，显示的是一维图像，它主要依据回声的幅值大小、波形的密度、波的活跃程度、形态等作为诊断的基础。目前已逐渐被 B 超等更先进的设备所替代。

(三)B 型超声诊断仪

B 型超声诊断仪在医学超声领域占有重要的地位，它是在 A 超基础上利用声束扫描发展起来的，其基本原理相同。B 型超声诊断仪和 A 型超声诊断仪相比主要有以下几点不同。

(1)B 型超声将 A 型超声的幅度调制改为辉度调制，即人体组织中某一点或某一部位有回波信号，则图像上对应于该点就出现一个亮点；信号的大小以光点的亮度来表示，光点越亮表示回波信号越强。

(2)B 型超声诊断仪中声束的行进方向是在显示器的 Y 轴上，光点的上下位置与反射界面的深度一一对应，不同的光点对应不同的反射界面。

(3)声束可以沿体表移动，这个过程称为扫描，扫描的方向在显示器上是 X 轴，这样反射界面的位置就决定了光点沿 X 轴的位置。扫描可以是手动的、机械的或电子控制的。探头边移动边发射超声和接收超声，探头在每个位置都接收若干超声检查方向上的回波，在显示器上显示一列回波，随着探头的移动显示器上出现许多光点，组成二维图像，即被检部位的断面影像。该断面是由超声行进方向与探头移动方向决定的平面，与超声行进方向即 Y 轴方向平行，所以称为纵断面。改变探头位置及移动方向，就可以得到不同位置、不同方向上的断面图像。相当于将体内的器官或组织一层层纵向切开进行观察，这种显像方式又称为超声断面显像技术，如图 6-3 所示。

(四)M 型超声诊断仪

M 型超声诊断仪也是利用辉度调制方式来成像的，显示原理类似于 B 型，即以不同的灰

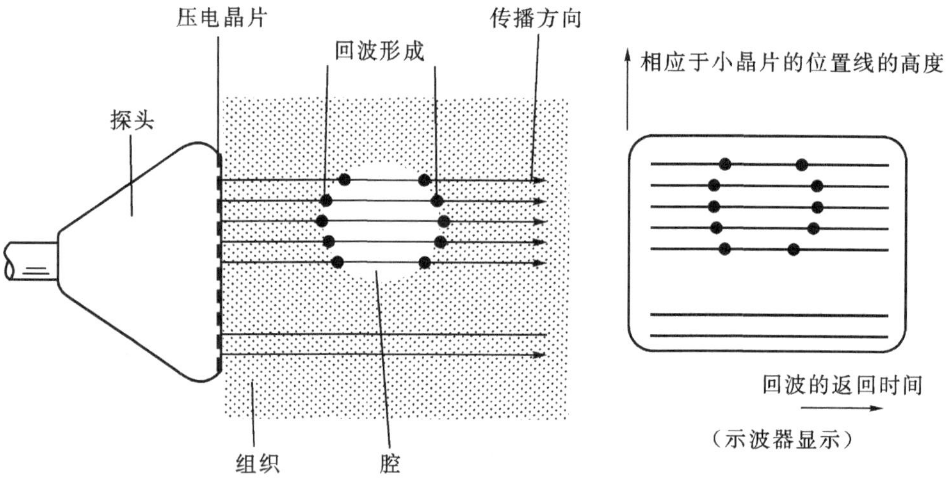

图 6-3　B 超工作原理

阶点来反映灰阶的强弱。与 B 超不同的是，单探头以固定位置和方向对人体探测，并在 B 型扫描中加入慢扫描锯齿波，使回声的光点从左向右移动扫描。X 轴代表时间，Y 轴代表扫描深度。从光点的移动可观察界面的深度及运动情况，所显示的扫描线为时间-深度运动曲线，是反射界面的活动曲线图，如图 6-4 所示。主要用于心脏及大血管的检查，也称超声心动图。为了获得更多的诊断信息，常将 M 型超声心动图与心脏的其他参数，如心电图、心音图和超声多普勒频谱图等同步显示。

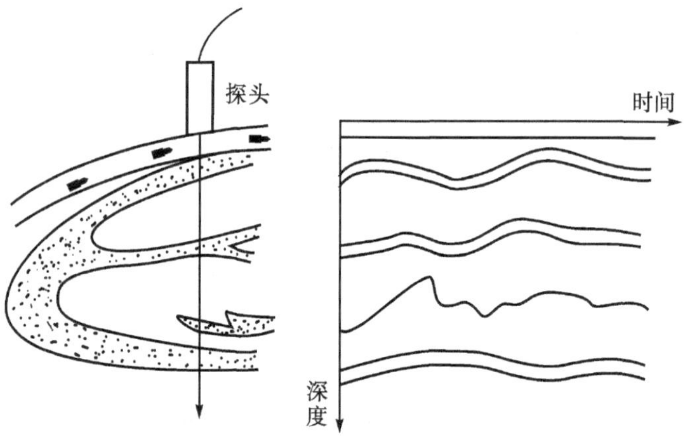

图 6-4　M 型超声诊断原理

（五）D 型超声诊断仪

D 型超声诊断仪是利用多普勒效应的原理，通过对多普勒频移的分析来检测血液流动和器官活动的一种超声诊断方法，又称为多普勒超声诊断法。根据显示方式的不同，超声多普勒技术分为频谱多普勒和彩色血流多普勒。其基本工作过程是：①发射固定频率的脉冲式或连续式超声；②提取频率已经变化的回声；③将回声频率与发射频率相比，取得两者间的差别量值及正负值。将所获得的数据进行不同的显示，就成为不同的超声多普勒技术。频谱多普勒是将血流随时间变化的信息用频谱显示出来的方法。彩色血流多普勒是用相关的技术获取血流的方向、速度和湍流等信息，然后将血流信息转换成伪彩色信号，将彩色血流的影像信息叠加在同时显示的B超图像上，就构成了彩色多普勒血流成像。

血流的彩色多普勒显示可从四个方向理解：①朝向探头运动的血流用红色表示，远离探头运动的血流以蓝色表示；②血流速度越快，色彩愈鲜亮，血流速度越慢，色彩越淡；③血流的紊乱程度（即离散度）用绿色表示，紊乱度越大，绿色越深；紊乱度越小，绿色越浅；④动脉血流的彩色信号呈有规律的闪动，静脉血流的彩色信号持续的显示。

超声波技术正在医学界发挥着巨大的作用，随着科学的进步，它将更加完善，将更好地造福于人类。

二、超声治疗

超声治疗于19世纪40年代在欧美兴起，于50年代中期进入实用成熟阶段。我国在超声治疗领域起步较晚，20世纪50年代初开始在少数医院开展超声治疗工作，80年代开展体外超声碎石和超声外科，21世纪研制出世界首台高强度聚焦超声刀，用于切除肿瘤治疗癌症。目前，超声治疗在包括内科、外科、妇科、儿科、神经科、皮肤科、眼科、五官口腔科等临床学科中都得到了越来越广泛的应用。

（一）超声外科

超声外科出现于20世纪，并于80年代在国际上取得了长足的发展。在骨、胸、脑、眼、肿瘤、动脉粥样硬化、息肉摘除等外科手术中都得到成功的应用，形成了超声普外、骨外、矫形、脑外、动脉内膜手术、血管溶栓成形术、骨焊接和再生术、减肥美容等超声治疗技术。

（二）超声刀

利用超声波极强的穿透力，通过特别的超声发射器，在计算机控制下把数百束低能超声波聚集起来，经水介质耦合，深入人体肿瘤内部，形成一个高能量区，可瞬间使肿瘤局部升温，瞬间焦点处肿瘤组织的温度可达70～100℃。超声产生的高温效应、机械效应和空化效应，使肿瘤组织产生凝固性坏死，失去增殖、浸润和转移能力，而对靶区外的正常组织影响甚小。超声刀拥有一套肿瘤识别系统，能准确探测肿瘤的部位和大小，并通过计算机自动锁定。超声刀治疗主要适用腹部、盆腔和体表的各种肿瘤，其优点是：不开刀、不穿刺、不出血、无创伤，与手术、化疗、放疗联合使用能获得最佳治疗效果。

（三）超声碎石

超声碎石是利用聚焦的高强度超声波（数十或数百 $W \cdot cm^{-2}$）的空化作用及机械效应，使体内结石碎裂，从而自行排出体外。超声碎石主要用于肾结石和膀胱结石，由于对患者冲击比较大，目前正逐步被其他体外碎石技术替代。

（四）超声乳化

超声乳化是使用频率为20～40 kHz的细束超声辐照眼内病变组织，粉碎白内障，其碎屑随即被清除，手术快、创伤小，易恢复。

(五)超声理疗

超声理疗是利用较低强度的超声波(约几 W·cm^{-2})的热效应、机械效应等,用聚焦或非聚焦声束对病变部位进行加热和机械刺激,主要包括超声按摩、超声针灸和超声热疗等。

目标检测

1. 什么是超声波?超声波是怎么产生的?
2. 超声波的物理特性和与物质的作用有哪些?
3. 什么是声阻抗?声阻抗的大小与什么有关?
4. 概述 A 型、B 型、M 型、D 型超声诊断仪的工作原理,并比较它们的异同。

第七章　生物电场与磁场

带电体的周围都存在着电场，磁体的周围存在着磁场。电磁感应是自然界存在的一种基本形态。在生命科学中，电磁学理论不但和现代科技关系密切，而且还涉及人体几乎所有功能，是深刻认识生命本质的基础。本章将要介绍电偶极子和电偶极层周围电场的分布特征、能斯特电位以及心电和心电图的知识，并简要介绍人体生物磁场和磁场的生物效应、生物磁场的测定和磁场疗法等。

第一节　电偶极子和电偶层的电势

一、电偶极子的电势

(一)点电荷的电势

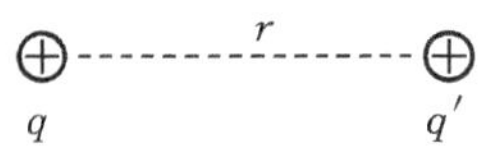

图 7-1　库仑定律

库仑定律内容如下：真空中的两个点电荷间的相互作用力大小与它们的电荷量的乘积成正比，与它们间距离的平方成反比，力的方向沿着它们的连线，同性电荷相排斥，异性电荷相吸引。假设场源电荷为 q，检验电荷为 q'，它们之间的距离是 r，如图 7-1 所示，则在国际单位制中的库仑定律表示为

$$F=\frac{q\cdot q'}{4\pi\varepsilon_0 r^2}$$

式中，$\varepsilon_0=8.85\times10^{-12}\ \mathrm{C^2\cdot N^{-1}\cdot m^{-2}}$称为真空介电常数。

场源电荷 q 在 q' 处的电场强度(单位检验电荷所受的电场力)的大小为

$$E=\frac{F}{q}=\frac{(q\cdot q')/(4\pi\varepsilon_0 r^2)}{q'}=\frac{q}{4\pi\varepsilon_0 r^2} \tag{7-1}$$

而电场中某点的电势等于把单位正电荷从该点移到无穷远处，电场力所做的功，即

$$U=\int_a^\infty\frac{F\mathrm{d}l}{q}=\int_a^\infty E\mathrm{d}l$$

故 q' 处的电势

$$U=\int_a^\infty E\mathrm{d}l=\int_r^\infty\frac{q}{4\pi\varepsilon_0 r^2}\mathrm{d}r=\frac{q}{4\pi\varepsilon_0 r} \tag{7-2}$$

(二)电偶极子的电势

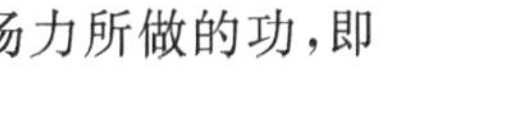

图 7-2　电偶极子

等量异号的两个点电荷 $+q$ 和 $-q$ 相距很近时所组成的电荷系统称为电偶极子，如图 7-2 所示。从电偶极子的负电荷到正电荷作一矢线 $\boldsymbol{L}$，称为电偶极子的轴线。轴线的长度 L 和电偶极子中一个电荷所带电量 q 的乘积定义为电偶极子的电偶极矩，简称电矩，即

$$\boldsymbol{P} = q\boldsymbol{L} \tag{7-3}$$

电偶极矩是矢量，其方向和矢线 $\boldsymbol{L}$ 的方向相同。

下面讨论电偶极子电场的电势分布。设电场中任意一点 P 到 $+q$ 和 $-q$ 的距离分别是和 r_1 和 r_2，如图 7-3所示。应用点电荷电场的电势公式，可写出电偶极子在 P 点产生的电势分别是：

$$U_1 = \frac{1}{4\pi\varepsilon_0}\frac{q}{r_1}$$

$$U_2 = \frac{1}{4\pi\varepsilon_0}\frac{-q}{r_1} = -\frac{1}{4\pi\varepsilon_0}\frac{q}{r_2}$$

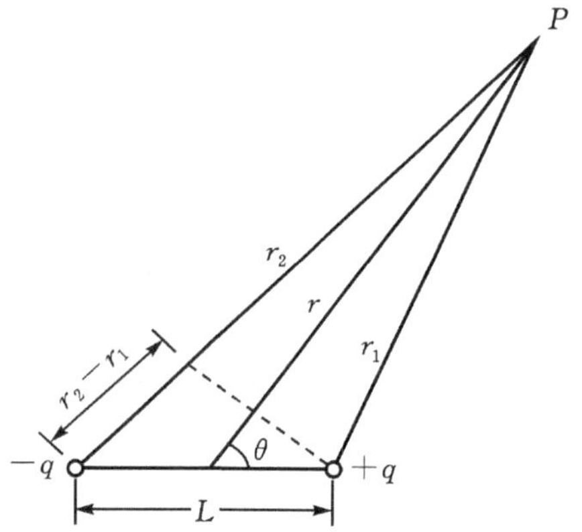

图 7-3 电偶极子电场的电势

根据电位叠加原理：在 n 个点电荷所组成的点电荷系统的电场中，任一点的电位等于各点电荷单独存在时在该点所产生的电位的代数和

$$U = \sum_{i=1}^{n} U_i \tag{7-4}$$

则 P 点的电势应是

$$U = U_1 + U_2 = \frac{1}{4\pi\varepsilon_0}\frac{q}{r_1} - \frac{1}{4\pi\varepsilon_0}\frac{q}{r_2} = \frac{q}{4\pi\varepsilon_0}\frac{r_2 - r_1}{r_1 r_2}$$

当 P 点远离电偶极子，即 $r \gg L$ 时，$r_1 \approx r_2 \approx r$，$r_2 - r_1 \approx L\cos\theta$，则

$$U = \frac{q}{4\pi\varepsilon_0}\frac{L\cos\theta}{r^2} = \frac{1}{4\pi\varepsilon_0}\frac{P\cos\theta}{r^2} \tag{7-5}$$

式中，$\boldsymbol{P} = q\boldsymbol{L}$ 为电偶极矩。由此式可知，电偶极子电场的电势与电偶极矩 $\boldsymbol{P}$ 成正比，与该点到电偶极子轴线中心的距离 r 的平方成反比，还与该点所处的方位有关。当 r 和 θ 为定值时，电势的值只依赖于电偶极子的整体电特性 P，即 q 与轴线 L 的乘积。由式(7-5)可知，在电偶极矩延长线上的电势最大，即

$$U = \frac{1}{4\pi\varepsilon_0}\frac{P}{r^2}$$

在逆着电矩方向的延长线上电势最小，即

$$U = -\frac{1}{4\pi\varepsilon_0}\frac{P}{r^2}$$

在电偶极子中垂线上电势为零。进一步分析还表明，处在电偶极子轴线的中垂面上各点的电势均为零，零等势面将整个电场分为正负两个对称的区域，正电荷所在的区域电势为正，负电荷所在的区域电势为负。

(三)电偶极子在电场中所受的力偶矩

上述表明电偶极子具有主动激发电场的特性，下面进一步讨论电偶极子在外电场中受电场作用的被动特性。

如图 7-4 所示，电偶极子处在电场强度为 E 的均匀电场中，由于电偶极子正、负点电荷所受的电场力为 $+qE$ 和 $-qE$，等值反向，故合力应为零。但是只要这一对力的作用线不重合，如图 7-4(a)所示，电偶极子将受到一个力偶矩 $\boldsymbol{M}$ 的作用，即

$$\boldsymbol{M} = \boldsymbol{F} \times \boldsymbol{L} = qEL\sin\theta = PE\sin\theta$$

式中，L 是电偶极子轴线长度，θ 是 $\boldsymbol{L}$ 与场强 $\boldsymbol{E}$ 的夹角。力偶矩的方向可用右手法则来表示，即将右手拇指竖直，其余四指呈握拳状，若令右手四指由 $\boldsymbol{F}$ 旋转至 $\boldsymbol{L}$（沿小于 180°的角旋转），则拇指的指向就表示力矩的方向。在图 7-4 (a)的情况下，力矩的方向垂直于纸面向下，力矩要使电偶极子的取向与电场的方向一致。如图 7-4 (b)所示，只有当电偶极矩 $\boldsymbol{P}$ 与 $\boldsymbol{E}$ 相平行时，电偶极子所受的力偶矩才为零。因此本式表明，当场强 $\boldsymbol{E}$ 和 θ 均一定时，力偶矩只依赖于电偶极子的整体电特性 $\boldsymbol{P}$，即 q 与 L 的乘积。

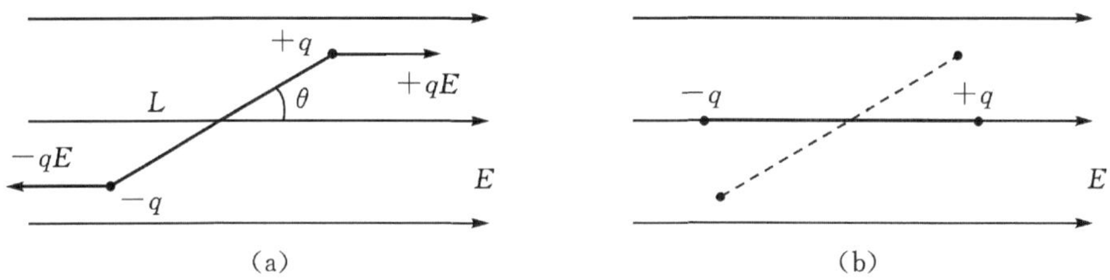

图 7-4 电偶极子在电场中所受的力偶矩

二、电偶层的电势

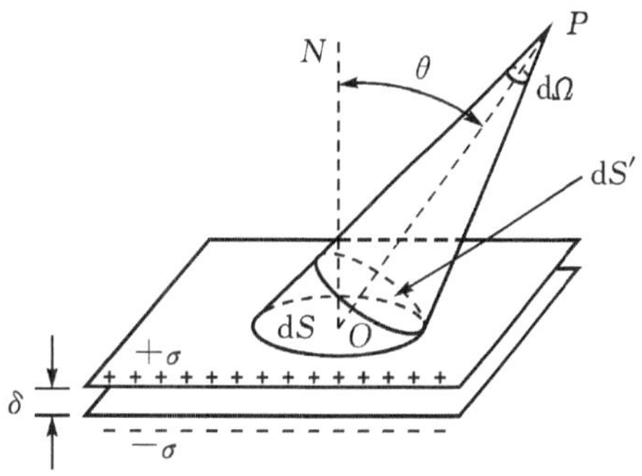

图 7-5 电偶层的电势

两个相距很近、互相平行而且具有等值异号面电荷密度分布的带电体系构成的带电系统，称为电偶极层，简称电偶层。这是生物体中经常遇到的一种电荷分布。如图 7-5 所示，电偶层的两面相距为 δ，上下两层的电荷面密度分别为 $+\sigma$ 和 $-\sigma$。在电偶层上取一面积元 $\mathrm{d}S$，则该面积元上所带电量为 $\sigma\mathrm{d}S$。只要 $\mathrm{d}S$ 取得足够小，就可把它看成一个电偶极子，相应的电偶极矩为 $\sigma\mathrm{d}S\delta$，电矩的方向为由负电荷指向正电荷，与该面积元的法线方向一致。应用电偶极子的电势表达式，可写出 $\mathrm{d}S$ 面积元在电偶层的电场中任意一点 P 处的电势为

$$\mathrm{d}U=\frac{1}{4\pi\varepsilon_0}\frac{P\cos\theta}{r^2}=\frac{1}{4\pi\varepsilon_0}\frac{\sigma dS\delta\cos\theta}{r^2}$$

式中，r 为面积元 $\mathrm{d}S$ 至 P 点的距离，即 $r=OP$；θ 为面积元 $\mathrm{d}S$ 的法线 ON 与 r 之间的夹角。引入单位面积电偶极层的电偶极矩 P_S，它等于电荷面密度 σ 与电偶极层层距 δ 的乘积，即 $P_S=\sigma\delta$，则上式可改写为

$$\mathrm{d}U=\frac{1}{4\pi\varepsilon_0}\frac{P_S\mathrm{d}S\cos\theta}{r^2}$$

由图 7-5 可知，ON 和 OP 分别是 $\mathrm{d}S$ 和 $\mathrm{d}S'$ 的法线，两者的夹角为 θ，所以面积元 $\mathrm{d}S$ 与面积元 $\mathrm{d}S'$ 的关系是：$\mathrm{d}S'=\mathrm{d}S\cos\theta$。根据立体角的定义，面积元 $\mathrm{d}S$ 对 P 点所张立体角 $\mathrm{d}\Omega=\frac{\mathrm{d}S}{r^2}\cos\theta$，于是上式可改写为

$$\mathrm{d}U=\frac{1}{4\pi\varepsilon_0}P_S\,\mathrm{d}\Omega$$

如果电偶层单位面积的电偶矩都相同时，整个表面积为 S 的电偶极层在 P 点的电势为

$$U=\int \mathrm{d}U=\frac{1}{4\pi\varepsilon_0}P_S\int \mathrm{d}\Omega=\frac{1}{4\pi\varepsilon_0}P_S\Omega \tag{7-6}$$

式中,Ω 是电偶层的整个表面 S 对 P 点所张的立体角。

由上式可知,当单位面积的电偶极矩 $P_S=\sigma\delta$ 不变时,电偶层在 P 点的电势只决定于电偶层对 P 点所张的立体角 Ω,与电偶层的形状无关。

第二节　生物膜电位

生物电是生物组织普遍的生理现象,是生命活动的一种标志。各种生物电都起源于细胞的膜电势——能斯特电势,生理学中也常称为膜电位。为了便于理解膜电势的形成,必须了解能斯特方程。

一、能斯特方程

包括人在内的多数动物的肌肉细胞和神经细胞在不受外界干扰时,由于细胞膜内外液体中的离子浓度不同,而且细胞膜对不同种类的离子通透性不一样,造成了细胞膜内外之间存在着电势差,这种电势差称为膜电势(静息电位)。

为了说明膜电势的产生,首先考虑一种简单的情况,如图 7-6(a)所示,容器内装有两种不同浓度的 KCl 溶液,由一个半透膜将它们隔开。假设半透膜只允许 K^+ 通过,而不让 Cl^- 通过。若半透膜左方的 KCl 浓度 C_1 大于右方的浓度 C_2,由于浓度不同,K^+ 从浓度大的左侧向浓度小的右侧扩散,使得膜右侧的正电荷逐渐增加,同时左侧相应出现过剩的负电荷。这些电荷在膜的两侧积聚起来,从而形成一个阻碍离子扩散的电场。当扩散作用大于电场的阻碍作用时,K^+ 离子的扩散继续进行。最终达到平衡时,膜两侧形成稳定的电势差 ε,如图 7-6(b)所示,这个电势差称为能斯特电位。

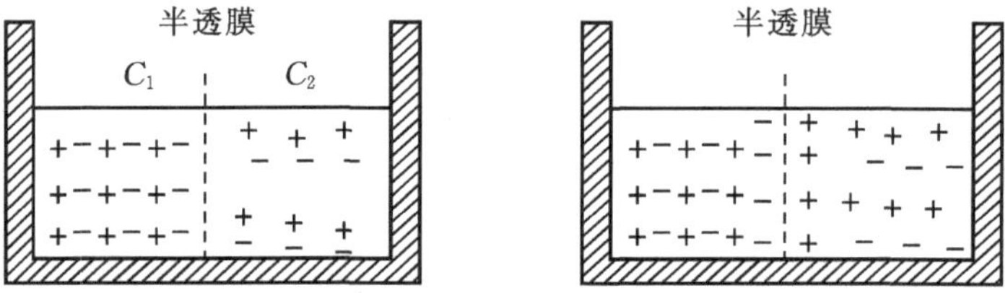

(a)　　(b)

图 7-6　能斯特电势的产生

(a)离子扩散前;(b)离子扩散达到动态平衡

对于稀溶液,ε 的值可以利用玻耳兹曼能量分布定律来计算。这一定律指出,在温度相同的条件下,势能为 E_p 的粒子平均密度,即单位体积中的粒子数 n 与粒子的势能 E_p 有如下关系

$$n=n_0\mathrm{e}^{-E_p/(kT)} \tag{7-7}$$

式中,n_0 是 $E_p=0$ 处的粒子密度,k 为玻耳兹曼常量,T 为绝对温度。若离子扩散达到平衡时,半透膜两侧的电势为 U_1 和 U_2,离子的密度分别为 n_1、n_2,溶液浓度分别为 C_1、C_2。离子价数为 Z,电子的电荷量为 e,半透膜两侧温度均为 T,则膜两侧离子具有的电势能分别为:$E_{p1}=$

ZeU_1、$E_{p2}=ZeU_2$，代入玻耳兹曼能量分布定律可得

$$n_1 = n_0 e^{-ZeU_1/(kT)}$$

$$n_2 = n_0 e^{-ZeU_2/(kT)}$$

k 为玻耳兹曼常量，两式相除

$$\frac{n_1}{n_2} = e^{-(U_1-U_2)Ze/(kT)}$$

因为膜两侧浓度 C_1、C_2 与离子密度成正比，所以

$$\frac{n_1}{n_2}=\frac{C_1}{C_2}$$

代入上式可得

$$\frac{C_1}{C_2}=e^{-(U_1-U_2)Ze/(kT)}$$

取对数可得

$$U_1-U_2=-\frac{kT}{Ze}\ln\frac{C_1}{C_2}$$

改用常用对数，则

$$\varepsilon= U_1-U_2=-2.3\frac{kT}{Ze}\lg\frac{C_1}{C_2}$$

在推导上式时，是以正离子作为研究对象的，如果扩散的是负离子，则 $U_1>U_2$。因此将能斯特方程写成

$$\varepsilon = \pm 2.3\frac{kT}{Ze}\lg\frac{C_1}{C_2} \tag{7-8}$$

上式右方的正号适用于负离子，负号适用于正离子。它给出了半透膜扩散达到平衡时膜两侧的电势差与两侧离子浓度间的关系。膜两侧的电势差，称为能斯特电位或离子平衡电势，在生理学上常称为膜电位。

二、静息电位

大量的实验证明，动物活组织细胞的细胞膜两侧都存在电势差，也就是膜电位。细胞没有受到刺激时，即处于静息状态，膜内为负电，膜外为正电，膜电位恒定，这时的电位就是静息电位。下面讨论静息电位的形成。

细胞膜是一个半透膜，膜的内外存在着多种离子，其中主要的是 K^+、Na^+、$C1^-$ 和大蛋白质离子。K^+、Na^+ 和 $C1^-$ 都可以在不同程度上透过细胞膜，其他则不能透过。只有那些能透过细胞膜的离子才能形成跨膜电位。当细胞处于静息状态即平衡状态时，这些离子的浓度如表 7－1 所示。现在，我们根据表 7－1 所列出的离子浓度（A^- 指大蛋白质离子），计算静息电位。

人体的温度为 310 K，玻耳兹曼常数 $k=1.38\times10^{-23}$ J·K^{-1}，电子的电量 $e=1.60\times10^{-19}$ C，K^+、Na^+ 离子的 Z 为 $+1$，Cl^- 的 Z 为 -1，代入式(7－8)，得

$$\varepsilon = \pm 2.3\frac{kT}{Ze}\lg\frac{C_1}{C_2} =\pm\frac{2.3\times1.38\times10^{-23}\times310}{1.60\times10^{-19}}\lg\frac{C_1}{C_2}=\pm 61.5\lg\frac{C_1}{C_2}$$

表 7-1 人体肌细胞膜内外离子浓度值

离子		细胞内浓度 c_1/(mol·m^{-3})		细胞外浓度 c_2/(mol·m^{-3})	
正	Na^+	0.010	共 0.151	0.142	共 0.147
	K^+	0.141		0.005	
负	Cl^-	0.004	共 0.151	0.101	共 0.147
	A^-	0.147		0.046	

将表 7-1 中 K^+、Na^+、Cl^- 离子的浓度值代入上式，得到这两种离子的静息电位分别为

K^+：
$$\varepsilon_{K^+}=-61.5\lg\frac{C_1}{C_2}=-61.5\times\lg\frac{0.141}{0.005}\approx-89\ \text{mV}$$

Na^+：
$$\varepsilon_{Na^+}=-61.5\lg\frac{C_1}{C_2}=-61.5\times\lg\frac{0.010}{0.142}\approx71\ \text{mV}$$

Cl^-：
$$\varepsilon_{Cl^-}=61.5\lg\frac{C_1}{C_2}=61.5\times\lg\frac{0.004}{0.101}\approx-86\ \text{mV}$$

如果把这个计算结果跟实验测量所得数值(神经静息电位 $\varepsilon=-86$ mV)相比较，可以发现，对于 K^+ 离子来说，结果差距不大，但是对于 Na^+ 离子来说，结果差距很大。这说明，在静息状态下细胞膜对于 K^+ 离子是通透的，但是对于 Na^+ 离子通透性却很差。

可见，虽然细胞膜外 Na^+ 离子浓度高，但是细胞膜对 Na^+ 离子通透力差，Na^+ 离子不易移动到细胞膜内；细胞膜内 K^+ 离子浓度高，而细胞膜对 K^+ 离子通透力强，K^+ 离子由高浓度向低浓度的扩散，使得 K^+ 离子容易从细胞膜内向细胞膜外移动，形成细胞外正内负的电荷分布，这就是静息电位，如图 7-7 所示。

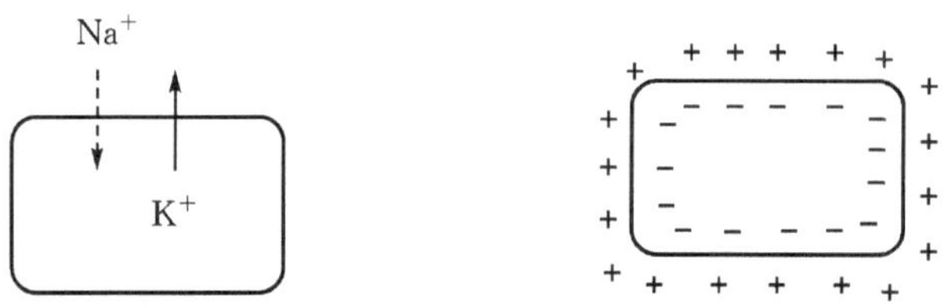

(a) (b)

图 7-7 细胞外正内负电荷分布的形成

(a) 细胞膜对 Na^+ 离子通透力差，对 K^+ 离子通透力强；(b)细胞外正内负的电荷分布

三、动作电位

在神经或肌肉细胞处于静息状态时，细胞膜外均匀分布正电荷，膜内带有等量的负电荷，这种状态称为极化状态。由于细胞膜外表面的正电荷是均匀分布的，因此，膜外表面任何两点之间不存在电位差，因而也不会出现电流。

但是当原来处于极化状态的细胞受到外来刺激时，不管刺激的性质是电的、化学的、热的或机械的，细胞膜都会发生局部的“去极化”。随着刺激强度的增大，细胞膜去极化的程度也不断的扩展。当刺激强度达到阈值或阈值以上时，受刺激的细胞膜对 Na^+ 离子的通透会陡然增高。由于膜外 Na^+ 离子的浓度远高于膜内，膜内的电位又低于膜外，于是大量 Na^+ 离子在浓

度梯度和电场的双重影响下由细胞膜外涌入细胞膜内。这一过程的直接结果是使细胞膜内电位迅速提高。当膜内、外 Na^+ 的浓度差和电位差的作用相互平衡时，细胞膜的极化发生倒转，结果细胞膜内带正电，细胞膜外带负电，这一过程叫除极。与此同时，电位也由静息状态下的 −86 mV 变成 +60 mV 左右。除极之后，细胞膜又使 Na^+ 离子不能通透，同时 K^+ 离子的通透性突然提高。结果是大量 K^+ 离子由细胞膜内向膜外扩散，使膜电位由 +60 mV 迅速下降到 −100 mV 左右。这一过程使离子在细胞兴奋时的移位得以恢复，即细胞膜内带负电、膜外带正电，称为复极。之后由于"钠-钾泵"(也称钠钾转运体，功能是进行钠离子和钾离子之间的交换，每当三个钠离子被转运出细胞，就有两个钾离子被转运到细胞内部，从而保持膜内高钾膜外高钠的不均匀离子分布)的作用，细胞膜内的 Na^+ 离子被输送到膜外，同时又使细胞膜外的 K^+ 离子回到膜内，膜电位又恢复到静息电位值 −86 mV。

通过以上描述的过程可以看出，细胞受刺激所经历的除极和复极过程，伴随着电位的波动过程。实验证明，这一过程仅需 1 ms 左右。我们把这种电位波动叫做动作电位。图 7-8 给出了一个动作电位的过程。在细胞恢复到静息状态以后，又可以接受另一次刺激，产生另一个动作电位。在不断的强刺激下，一秒钟内可以产生几百个动作电位。

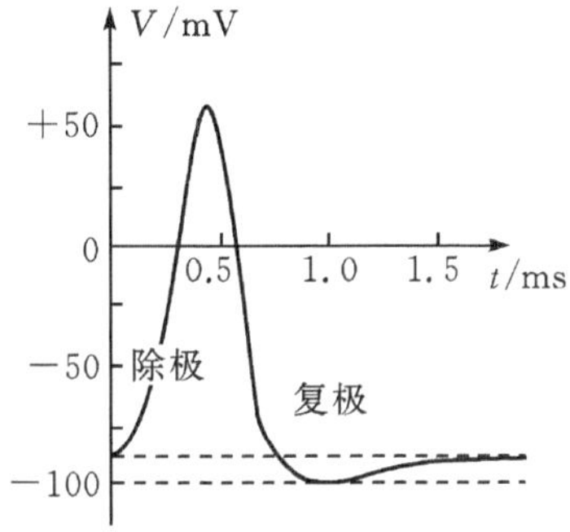

图 7-8　动作电位

动作电位的过程可概括为：①静息状态下的细胞膜内外的电性为内负外正；②受刺激的细胞膜对 Na^+ 离子的通透会陡然增高，大量 Na^+ 离子流入细胞膜内，使电性改为内正外负，即除极；③然后，通透性改变，使 K^+ 离子由细胞膜内向膜外流出，使电性恢复内负外正，即复极；④之后由于"钠-钾泵"的作用，Na^+ 离子和 K^+ 离子回到原位，膜电位又恢复。

四、神经传导

对于大的细胞，动作电位可以在它的某一部分产生，然后传导到另一部分。在肌肉组织中，动作电位也可以由一个细胞传到另一个细胞。下面我们以神经细胞为例，说明动作电位的传播。

图 7-9(a)表示一根处于极化状态的神经轴突。如果在左端进行刺激，使它发生局部除极，如图 7-9 (b)所示，则在膜外的正电荷将被吸引到这个带负电的区域里，使得邻近区域的电位降低。在膜内的负电荷也移入正电区，使邻近区域的电位上升。结果导致邻近区域的膜电位发生变化，引起该处对 Na^+ 离子通透性的突然增加，从而触发了动作电位的出现。这样，动作电位就由近及远地沿轴突向外传播。图 7-9(c)表示整个区域全都处于除极状态。图 7-9(d)表示被刺激部分开始复极。

动作电位的出现非常快，每一动作电位大约只有 1 ms 的时间，并且是"全或无"的。也就是说，刺激不够强时，不发生动作电位，也就没有神经冲动；刺激一旦达到最低有效强度，动作电位就会发生并从刺激点向两边蔓延，这就是神经冲动；而增加刺激强度不会使神经冲动的强度和传导速度增加。神经冲动在神经纤维上是双向传导的，但是由于在动物体内，神经接受刺激的地方是神经末端，因而神经冲动只能朝一个方向传播；更重要的是，在神经纤维彼此接头的地方(即突触)，神经冲动是单向传导的，来自相反方向的冲动不能通过，因而神经冲动只能朝一个方向运行。

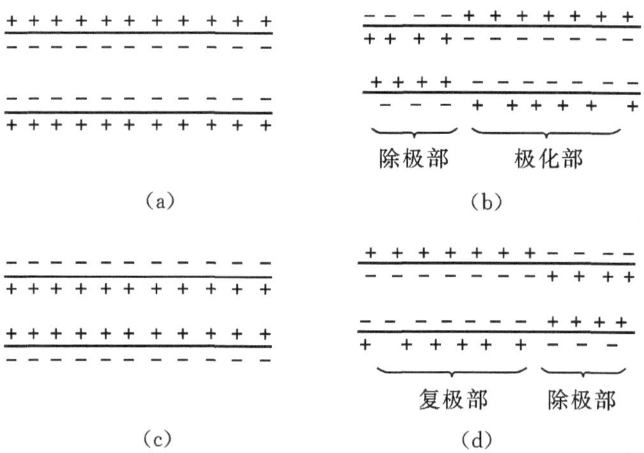

图 7－9　神经冲动沿轴突的传播

(a)极化状态；(b)除极进行状态；(c)除极状态；(d)复极进行状态

第三节　心电和心电图

一、心肌细胞的除极与复极

心肌细胞与其他细胞一样，含有大量的正离子和负离子。因为正、负离子总的数量相等，所以心肌细胞是中性的电荷体系。心肌细胞对外所产生的电场可以归结为细胞膜内外的正负电荷形成的电偶层所产生的电场。

(一)静息状态的心肌细胞电场中的电位

静息状态下的心肌细胞，膜内带负电荷，膜外带正电荷，组成一个闭合的电偶层，如图 7－10 所示。若将整个闭合曲面分为 AxB 和 AyB 两部分，可发现这两部分对 P 点所张的立体角 Ω 相等，它们的电偶层极矩方向相反。

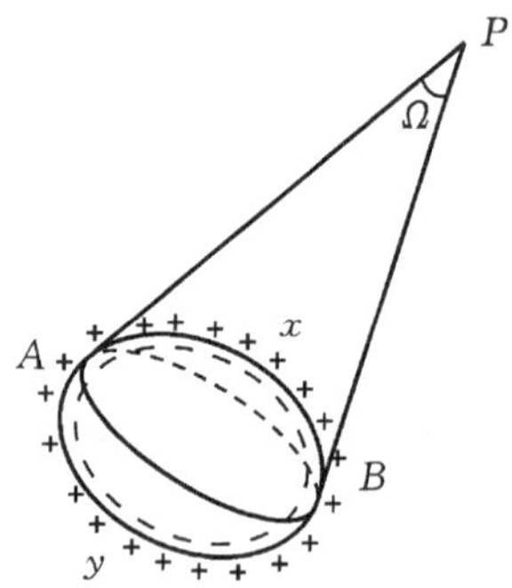

图 7－10　静息状态心肌细胞的电位

AxB 电偶层在 P 点形成正电势，即

$$U_1=\frac{1}{4\pi\varepsilon_0}P_S\Omega$$

而 AyB 电偶层在 P 点形成负电势，即

$$U_2=-\frac{1}{4\pi\varepsilon_0}P_S\Omega$$

所以，P 处的总电势　　$U=U_1+U_2=0$

即在 P 点处的总电位为零。

如果由于某种原因，闭合曲面电偶层的电荷分布发生变化，例如局部电偶层消失或部分电偶极矩方向反转，如除极或复极过程中的细胞膜，由外正内负变为外负内正，此时，P 点的电势将不再等于零。

(二)正在除极时的心肌细胞电场中的电位

如图 7－11 所示，假设 y 部分为除极膜，内正外负，电偶层的极矩方向指向 P 点，AyB 电偶层在 P 点形成正电势，它对 P 点所张立体角为 Ω；x 部分是尚未除极的静息膜，内负外正，电偶层的极矩方向也指向 P 点，AxB 电偶层在 P 点也形成正电势，它对 P 点所张立体角也是 Ω。

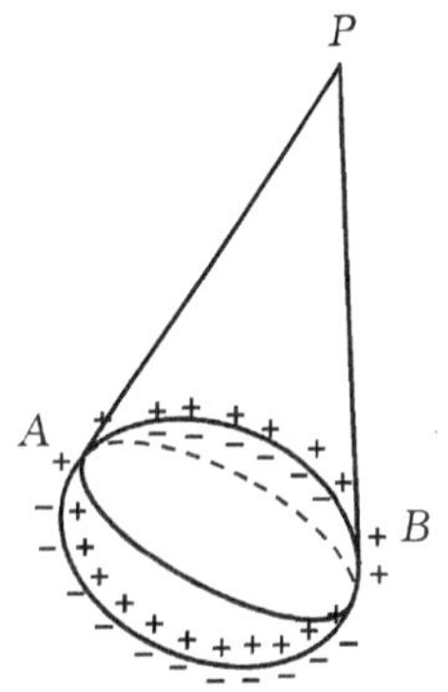

图 7－11　除极时心肌细胞的电位

即 AxB 电偶层在 P 点形成正电势

$$U_1=\frac{1}{4\pi\varepsilon_0}P_S\,\Omega$$

AyB 电偶层在 P 点也形成正电势

$$U_2=\frac{1}{4\pi\varepsilon_0}P_S\,\Omega$$

所以，P 点的总电位 $U=U_1+U_2$ 大于零。

除极完毕，整个心肌细胞膜都成为除极膜，内正外负，这种状态叫反极化，这时 P 点的电位仍等于零，道理与静息时的心肌细胞类似。

(三)正在复极时的心肌细胞电场中的电位

复极的早晚、快慢与心肌细胞所处的代谢条件有关，如温度、压力、供血状况。如果暂且忽略其他条件，单从时间因素来说，早除极的部位早复极，晚除极的部位晚复极。

如图 7－12 所示，假设 y 部分为复极膜，内负外正，电偶层的极矩方向背离 P 点，电偶层在 P 点形成负电势，它对 P 点所张立体角为 Ω；x 部分是除极膜，外负内正，电偶层的极矩方向也背离 P 点，AxB 电偶层在 P 点同样形成负电势，它对 P 点所张立体角还是 Ω。

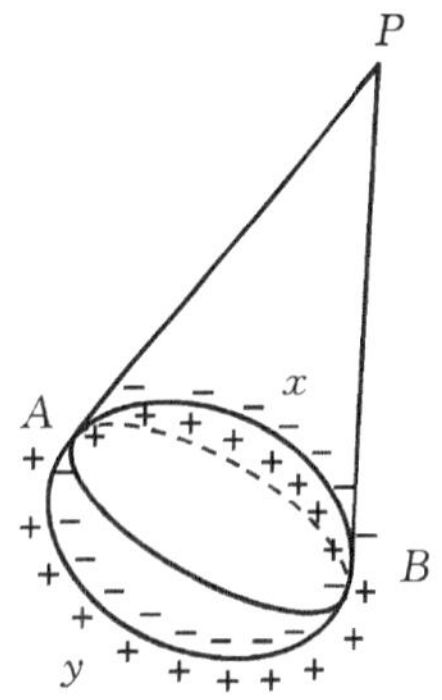

图 7－12　复极时心肌细胞的电位

即 AxB 电偶层在 P 点形成负电势

$$U_1=-\frac{1}{4\pi\varepsilon_0}P_S\,\Omega$$

AyB 电偶层在 P 点也形成负电势

$$U_2=-\frac{1}{4\pi\varepsilon_0}P_S\,\Omega$$

所以，P 点的总电位 $U=U_1+U_2$ 小于零。

复极完毕，整个心肌细胞恢复到与静息时的心肌细胞相同，这时在 P 点的电势为零。

二、心电向量

(一)瞬时心电向量

如果某块心肌一端的心肌细胞受刺激发生除极，此处的细胞膜就形成跨膜动作电位，同时形成局部环形电流。这种局部环形电流刺激邻近静息膜，使之除极而兴奋变成除极膜，从而使跨膜动作电位和跨膜局部电流沿着细胞膜向外扩展，这种扩展在横向和纵向均能传递，使兴奋以除极波的形式向前传播。由于一块心肌的除极或复极的同时有许多心肌细胞都在除极或复极，因而，心肌除极是以除极面(已除极部分与未除极部分的交界面)的形式向前扩展的。在除极面前的所有心肌细胞尚处于极化状态，不形成电偶极子，除极面后的已除极完毕部分也不能形成电偶极子，唯独除极面上正在除极的许多心肌细胞形成了一系列小的电偶极子，排成电偶极层，随着除极面向前推进着。除极时各个电偶极子的向量方向不是都相同，我们把某一瞬间的这许多向量，按平行四边形法则依次合成起来，这个最后合成的向量叫做瞬时综合心电向量，简称心电向量，如图 7－13 中的 $\boldsymbol{P}$ 所示。复极过程中，心电向量的合成方法与除极进程相同，只是复极时的心电向量和除极时的心电向量方向相反。

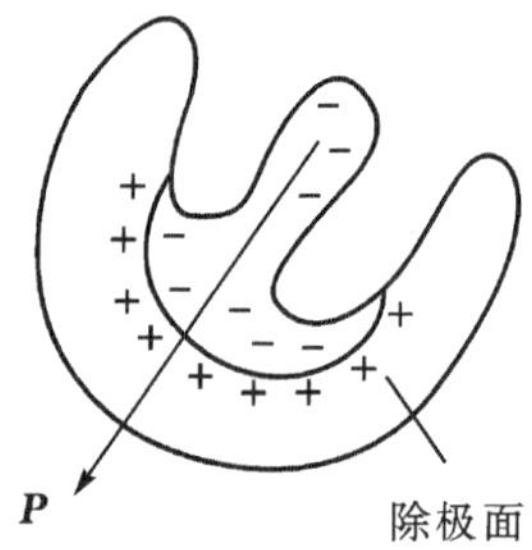

图 7－13　心电向量

(二)空间心电向量环

由于心脏是个立体结构，心肌的排列在空间具有上、下、左、右、前、后的方向，心壁的厚薄也不相同，除极方向有的向前，有的向后，有的向上，有的向下，加上每一瞬间除极细胞的多少也不相同，因此，各个瞬间合成所得的心电向量的大小及方向都不相同。现在以一厚度不等的空心圆锥体来示意心肌除极时的心电向量环的形成，如图 7－14 所示。

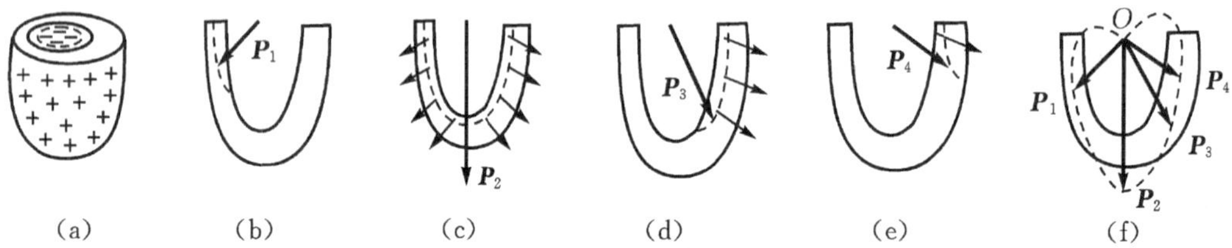

图 7－14　空间心电向量

在图 7－14 中，图(a)表示心肌壁除极前的静息状态；图(b)表示左边内壁先开始除极，在某一瞬间各个电偶所形成的心电向量的大小和方向如 $\boldsymbol{P}_1$ 所示；图(c)表示了又一个瞬间除极面的位置，两侧心肌的内膜都在除极，各电偶所形成的心电向量的大小和方向如 $\boldsymbol{P}_2$ 所示，因为这一瞬间的除极细胞较图(b)瞬时多，所以箭头的线段较 $\boldsymbol{P}_1$ 长；图(d)、图(e)表示下面两个除极面的位置，这时，由于左侧心壁薄，故右侧仍在除极，左侧已除极完毕，此时各电偶所形成的心电向量，依次如图(d)、图(e)中 $\boldsymbol{P}_3$、$\boldsymbol{P}_4$ 所示。可见这块心肌在除极时，各瞬间心电向量的方向在不断变化，即心电向量随着时间在转动，并且在转动过程中大小也在变化。连接各瞬间心电向量的箭头所形成的轨迹，便形成心电向量环，如图 7－14(f)中虚线所示。当我们知道一个心电向量环时，就可知道任意一个瞬间的心电向量。

如果把图 7－14 中 $\boldsymbol{P}_1$、$\boldsymbol{P}_2$、$\boldsymbol{P}_3$、$\boldsymbol{P}_4$ 等许多瞬间心电向量再用平行四边形法则求出其总的心电向量，该总的心电向量称为平均心电向量，它的方向叫该心电向量环的电轴，一般就是环体突出的方向。心电向量环的电轴表明心电向量环在所有瞬间心电向量变动的总倾向。图 7－15表示心电向量图学中的 P 环、QRS 环和 T 环。

(1)P 环　是整个心房除极时，瞬间心电向量的大小和方向是随时间变动的。表示其变动规律的空间向量环叫做心房除极空间心电向量环，简称 P 环。

(2)QRS 环　将心室除极各瞬间心电向量的箭尾平移于一点，连接各瞬间心电向量的箭头形成的轨迹为一空间曲线，就是心室除极心电向量环，简称 QRS 环。

(3)T 环　心室除极后紧接着有一个复极过程，将心室复极瞬间心电向量的箭尾平移于一

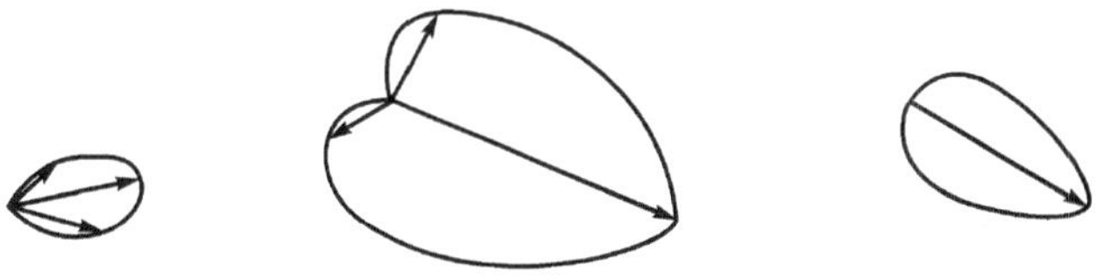

图 7－15　P 环、QRS 环和 T 环

点，连接各瞬时心电向量的箭头所形成的轨迹为一空间曲线，就是心室复极心电向量环，简称 T 环。

(三)平面心电向量环

平面心电向量环是指空间心电向量环在三平面上的投影。设有空间向量环 $M(t)$，其在 xy、yz、zx 三个平面上的投影所形成的平面曲线叫做平面向量环，如图 7－16 所示。

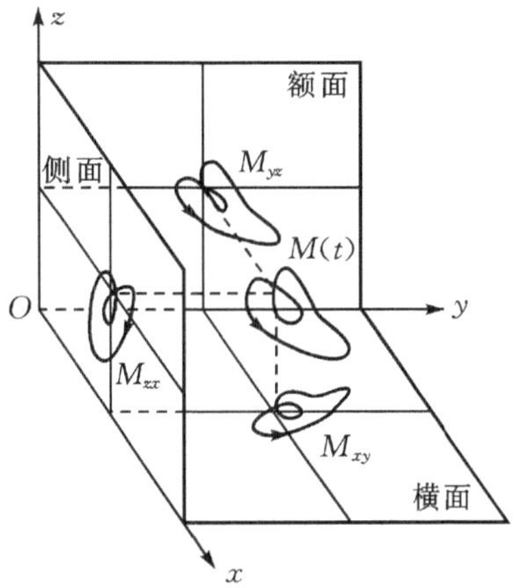

图 7－16　平面心电向量环

平面心电向量环又称为向量心电图，分为平面 P 环、平面 QRS 环、平面 T 环三种。这三种环又都包括额面 P 环、QRS 环、T 环，横面 P 环、QRS 环、T 环和侧面 P 环、QRS 环、T 环。

三、心电导联

心肌在除极和复极时，心肌细胞电场中的电位发生变化，必然在体液中以及人体表面形成电场。人体体表各点的电位并不相同。将两个电极分别放在体表的某位置 A 和 B，并与心电图机相连。由于电偶向量的方向、大小都在不断做周期性的变化，因此，A 和 B 两点的电位差也随着做周期性的变化，所以心电图机记录下来的是一个随着心动周期而变化的波形，这就是心电图。

在描记心电图时，需要明确电极安放在人体的位置，电极的导线与心电图机相接的方式。为此，必须了解心电导联的概念。

所谓心电导联，就是指把两个电极板安放在人体哪两个地方，以及这两个电极如何和心电图机的正负极相连接。

虽然在人体任意两个地方都存在电位差，都可以记录下来一幅电压变化波形图，也就是说，可以在人体上任意选择出无数个导联来。但是，在临床心电图工作中，为了达到统一和标准化，世界上选用的导联都有统一的规定。下面介绍临床工作常规心电图记录的三种导联。这三种导联是标准导联(第Ⅰ导联，第Ⅱ导联，第Ⅲ导联)、加压单极肢体导联(aVR 导联、aVL 导联和 aVF 导联)和单极心前区导联($V_1－V_6$导联)。

(一)标准导联

标准导联如图 7－17 所示。左手和右手组成第Ⅰ标准导联，左手(L)接心电图机正极，右手(R)接负极，如图 7－17(a)所示。左脚和右手组成第Ⅱ标准导联，左脚(F)接心电图机正极，右手(R)接负极，如图 7－17(b)所示。左脚和左手组成第Ⅲ标准导联，左脚(F)接心电图机正极，左手(L)接负极。如图 7－17(c)所示。

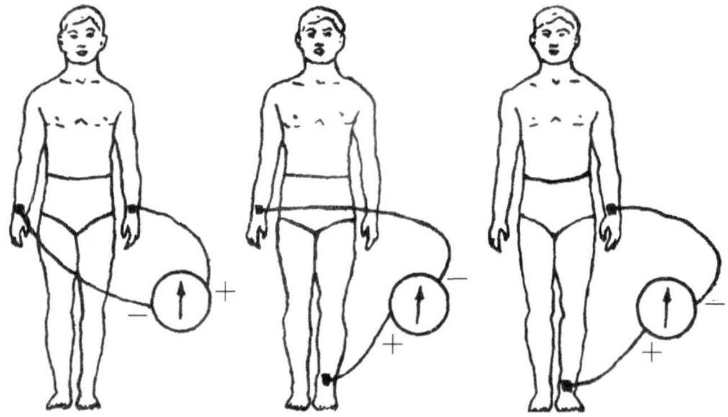

(a)　　(b)　　(c)

图 7－17　标准导联

(二)加压单极肢体导联

标准导联是一种“双极”导联，它所测得的电位差是由两个电极上的电位决定的。单纯看电位差变化，并不能确定主要是哪一个电极的电位在改变。但是心电图工作者总是希望有一个电极的电位能够保持恒定不变，最理想是保持为 0，或者变动很小，这时记录到的电位变化，就能反映另一个电极电位变化的情况。

一个电极的电位是 0，另一个不是 0，记录器记录下来的是这个不是 0 的电极的电位变化情况，这样的导联称为单极导联，其中保持电位恒定的那个电极称“无干电极”，另一个电极称探查电极。采用这种单极导联的目的是试图使描记的心电图只代表探查电极所面对的那块心肌的电位变化情况，从而更加确切地了解心肌的局部病变。

人体内心电偶的中心或零电位面上，任何一点的电位都等于 0，所以，“无干电极”的位置应该就在这个零电位面上。但是，我们显然不能为了找零电位点而把电极放入体内，于是心电图工作者提出了中心电站的概念。

把安放在人体的左手、右手、左脚三个电极的联线接在一起，组成一个电端，叫中心电站。但是在连接时为了消除三个电极所在处皮肤电阻的差异所造成的影响，便在各肢体通向中心电站时各加了 5000 Ω 的电阻，如图 7－18 所示。

VR、VL、VF 单极肢体导联连接方法：把中心电站和心电图机的负极相接，而分别把右手、左手、左脚和心电图机的正极相连，即构成 VR、VL、VF 单极肢体导联。这种导联可以分别反映出右上肢、左上肢、左下肢的电位变化情况。

但是，在实际工作中，这样的导联记录到的心电图波幅很小，不便观察。为了解决这个困难，提出了加压单极肢体导联 aVR，aVL 和 aVF。其方法是：在描记某个肢体的单极导联心电图时，便将那个肢体与中心电站的连线截断，如图 7－19 所示。

aVR：探查电极接右手和心电图机正极，无干电极接左手、左脚和心电图机负极。这种导联称为右上肢加压单极肢体导联，用 aVR 表示。如图 7－19(a)所示。

aVL：探查电极接左手和心电图机正极，无干电极接右手、左脚和心电图机负极。这种导

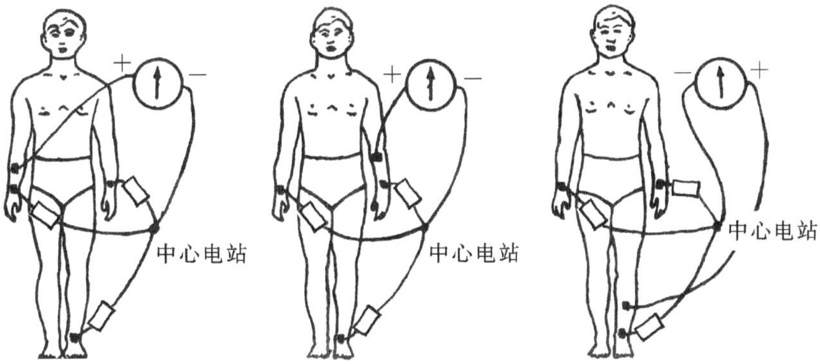

(a)　(b)　(c)

图 7-18　单极导联

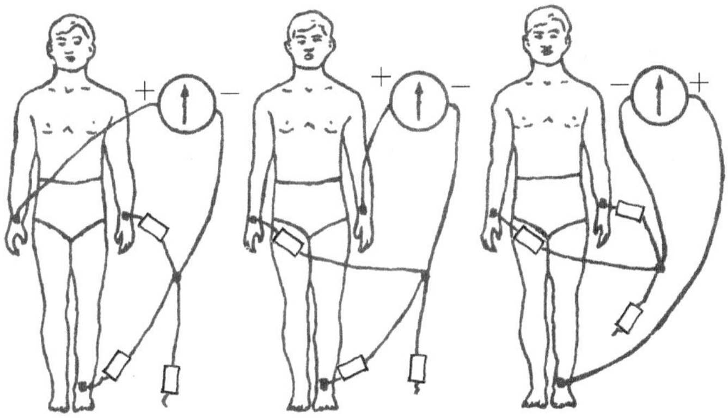

(a)　(b)　(c)

图 7-19　加压单极肢体导联

联称左上肢加压单极肢体导联，用 aVL 表示。如图 7-19(b)所示。

aVF：探查电极接左脚和心电图机正极，无干电极接右手、左手和心电图机负极，这种导联称左下肢加压单极肢体导联，用 aVF 表示。如图 7-19(c)所示。

从图 7-19 可看出，加压单极肢体导联的无干电极，只连着相应的两个电极，而不是中心电站，显然其电位便不可能和中心电站一样为 0。但是，实践证明，这种导联的心电图与单极肢体导联的波形是相同的。因此仍然承认它的“单极”性质，而且数学证明的结果，加压单极肢体导联的电压比单极肢体导联的电压增高了 50%。

(三)单极心前区导联

中心电站接心电图机的负极，探查电极接心电图机的正极，并将探查电极置于下列胸前不同部位，便分别构成 V_1—V_6 心前导联(图 7-20)。

V_1：胸骨右缘第四肋间，图示①处。

V_2：胸骨左缘第四肋间。图示②处。

V_3：V_2 与 V_4 连线中心，图示③处。

V_4：左侧第五肋间锁骨中线处，图示④处。

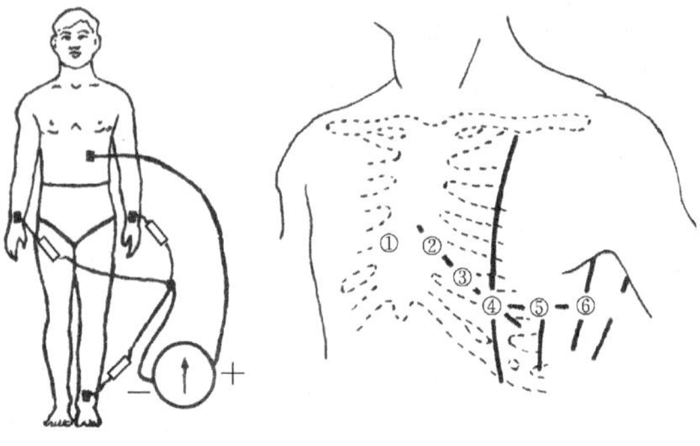

图 7-20　单极心前导联

V_5:左侧腋前线与 V_4同一水平线上,图示⑤处。

V_6:腋中线与 V_4同一水平线上,图示⑥处。

另外还有一些不太常用的导联,如双极胸导联、食管导联以及心腔内导联等。

上述三种导联方式可以用“导联轴”来形象表示。所谓“导联轴”是指:由心电图机的负极(无干电极)所连接部位到心电图机的正极(探测电极)所连接部位画一条由负极指向正极的矢线,称为导联轴。

上述的三种导联方式用导联轴表示,如图 7-21 所示。

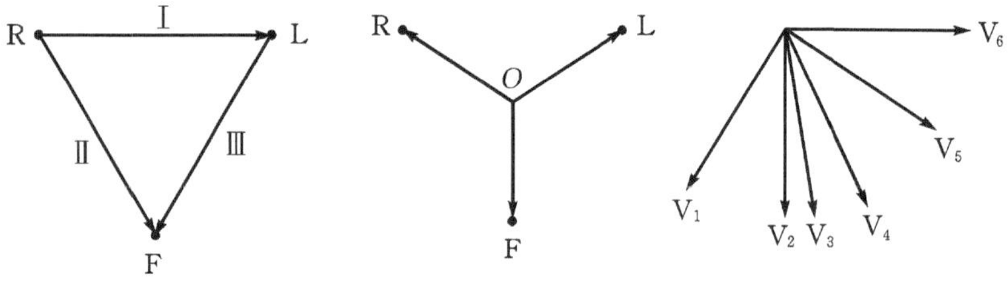

图 7-21　导联轴

一般情况下心电图机的负极接在零电位点上,以零电位为界由心电图机负极到正极所画的矢线称为导联轴正侧,相反方向称为导联轴的负侧。

接下来分析心电图的形成原理与描记。由空间心电向量环经过第一次投影在额面、横面、侧面上形成平面心电向量环,即向量心电图,第二次投影是把向量心电图投影到各导联轴上形成标量心电图。这里我们主要介绍环体分割投影法,即平面心电向量环在导联轴上的投影形成标量心电图的方法。设有平面心电向量环,如图 7-22(a)所示。现在求与环同平面内某一探查点 M 的电位波形,方法如下:首先从心电偶中心(零电位点)作导联轴 OM,然后再经 O 点作导联轴 OM 的垂线,叫做分割线。分割线把环体分为左右两部分。环体在分割线右侧的部分,其所有向量都投影在导联轴 OM 的正侧,故 M 点的电位都是正值;环体在分割线左侧的部分,其所有向量都投影在导联轴的负侧,所以 M 点的电位均为负值。当心电向量自 O 点开始按心电向量环上箭头所示方向变化时,M 点的电位变化描绘出的心电波形如下:OA 段向量的投影在导联轴 OM 的负侧,故电位为负值,与之对应的是从零开始的一个小的负波 1;ABC 段向量的投影均在导联轴 OM 的正侧，故电位均为正值，与之对应的是一个较大的正波 2；CO 段向量的投影在导联轴 OM 的负侧，电位为负，对应的是一个小的负波 3，如图 7-22(b)所示。

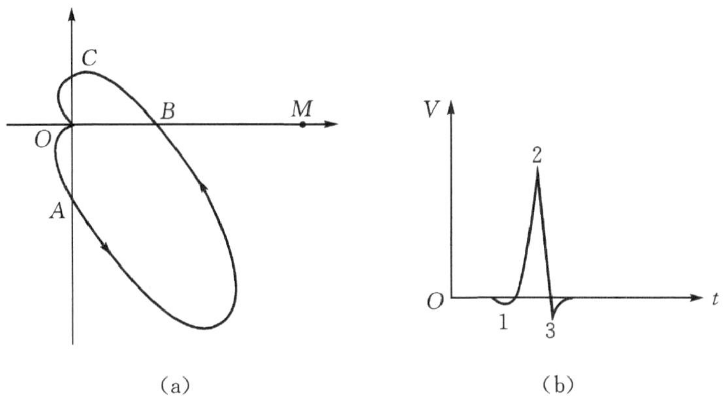

图 7-22　环体分割投影法

同样的平面向量环在不同的探查点波形不同。标准导联和加压导联，其心电图形成的原理是额面向量环在六轴系统各导联轴上的投影，胸导联心电图形成的原理是横面向量环在心前各导联轴上的投影。

心电图的描记用心电图机，一般心电图机有五根不同颜色的导联线分为红、黄、绿、白、黑，分别连接在右上肢 R(RA)、左上肢 L(LA)、左下肢 F(LL)、胸部 V(CH)、右下肢(RL)。为防止交流电干扰，右下肢通过心电图机接地。这五根导联线通过导联选择器变换导联方式，可描记出标准导联、加压导联、胸导联的心电图，如图 7-23 所示。图 7-24 中所示分别为Ⅰ、Ⅱ、Ⅲ标准导联所描记的心电图。

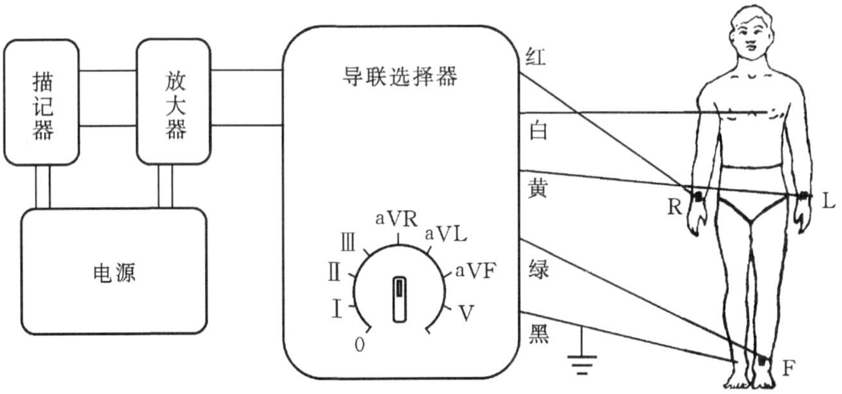

图 7-23　心电图的描记

如果把头皮上两点之间的电位差，或者头皮某点与无干电极之间的电位记录下来，并绘制成随时间变化的曲线，就叫脑电图。除此之外，人体所产生的生物电还有肌电、胃电等。

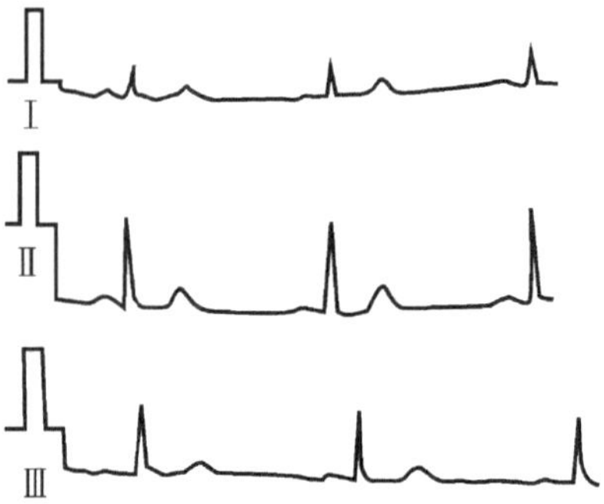

图 7-24 心电图

第四节 人体的生物磁场

一、人体生物磁场

生命活动离不开电荷的运动和电流的传导。人体的许多功能都是通过电子、离子的运动及神经系统的电活动完成的。生物电产生的磁场称为生物磁场。

人体中的生物磁信号的产生主要来源于以下四个方面：

(1)生物电荷运动产生的磁信号 以生物电流方式产生一定的磁场,这是生物磁场产生的一种主要方式。在人体中小到细胞,大到器官常常产生离子电流,因此也产生了磁场。

(2)由生物磁性材料产生的感应场 人体中的某些物质具有一定的磁性,称其为“生物磁介质”。生物磁介质可分为抗磁物质和顺磁物质。

抗磁物质:所谓抗磁性是指一些物质的原子中电子磁矩互相抵消,合磁矩为零。当受到外加磁场作用时,电子轨道运动会发生变化,而且在与外加磁场的相反方向产生很小的合磁矩。具有抗磁性的物质称为抗磁物质。大多数生物大分子是各向异性的抗磁物质,如脱氧核糖核酸分子等。另外占人体 70%的水具有弱抗磁性。

顺磁物质:顺磁物质的主要特点是原子或分子中含有没有完全抵消的电子磁矩,因而具有原子或分子磁矩。顺磁性是一种弱磁性。人体中含有的顺磁物质主要有:人体分子含有的过渡族金属离子,如含有过渡族原子铁、钴、锰、钼等生物分子;人体分子在氧化还原等生命过程中产生的自由基,如含铁的血红蛋白、肌红蛋白和铁蛋白等生物分子。

(3)侵入人体的磁性物质所产生的剩余磁场 自然界含有铁性成分及某些磁性物质经呼吸道吸入或经消化道食入人体内而形成的磁场,如 Fe_3O_4 粉尘在肺泡表面积存所产生的生物磁信号的强度可达 $10^{-10}\sim10^{-8}$ T。

(4)在外界的刺激下所产生的诱发磁场 如 10^{-5} V 的诱发脑电位对应 10^{-13} T 的诱发脑磁场。

二、磁场的生物效应

由于生物磁场的存在,外加磁场对生物体必然有作用。大量实验和临床实践表明,外磁场对生命机体的活动及其生理、生化过程都存在影响。

1. 磁场对生物体的物理作用

生物体在磁场中运动时，产生感应电动势，使体液中带电粒子漂移形成电流，产生热效应；体液中带电粒子在外磁场中运动，受到洛伦兹力的作用，从而改变原来的运动方向，导致体内物质的重新分布。

2. 磁场引起的化学或生化反应

磁场对生物体作用一段时间后，可引起生化反应速率降低，高分子的转动扩散减弱；改变和化学反应有关的键角；影响生物细胞的分裂和生长等。

研究表明，磁场的强弱、方向、频率、均匀性、作用时间等都是影响生物效应的因素。另外，相同的磁场，对于不同的生物以及从活体到生物大分子不同的生物层次，产生的生物效应也不同。比如强磁场抑制细菌生长，极弱磁场可以抑制某一类细菌繁殖。地球是一个大磁体，生物在长期演化过程中已经适应了这个环境，磁环境的变化也可以引起不良的生物效应。

三、生物磁场的测定

地磁场约为 0.5×10^{-4} T，而人体内的生物磁信号大约只有 $10^{-13}\sim10^{-10}$ T，在地磁场和各种磁噪声的影响下，人体的生物磁信号测量就比较困难。随着测量技术的不断发展，一些磁测量仪器相继研制成功。下面简要介绍较有代表性的超导量子干涉仪，又称为 SQUID 磁强计，见图 7-25。

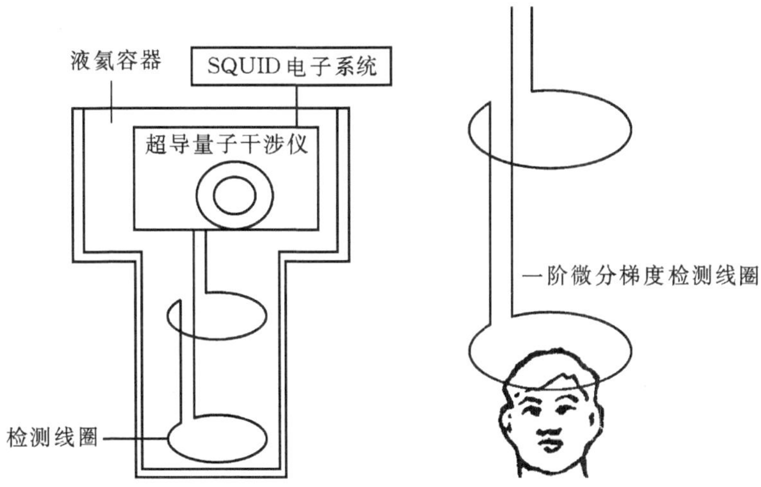

(a)　　(b)

图 7-25　磁强计

(a)SQUID 磁强计示意图；(b)一阶微分梯度检测线圈

灵敏度可达 10^{-15} T 的超导量子干涉仪由 SQUID、检测线圈和杜瓦瓶三部分组成。核心部分 SQUID 是约瑟夫森器件构成的超导环，被封在一个超导屏蔽的小盒内，可对干扰磁场进行部分屏蔽(图 7-25(a))。为提高抗干扰能力，检测线圈通常由两个相隔很近的同样线圈沿同轴反向串接而成，称为梯度仪，图 7-25(b)表示的是一阶微分梯度仪。杜瓦瓶内盛液氦，

SQUID 及检测线圈均置于瓶中液氦内，以保证所需的超导温度 4.2 K。使用 SQUID 磁强计时，检测线圈不与皮肤接触，可相隔 3 ～5 cm。若将人体处于磁屏蔽室中进行各种生物磁信号的测量，可得出更精确的测量结果。

四、磁场疗法

磁效应在医学上的应用主要有诊断和治疗两个方面。

(一)诊断

心肌的兴奋会引起心脏电场的变化，从而进一步引起体外磁场的变化，在体外测定胸部周围的磁场变化，记录下来就是心磁图(MCG)。心磁图与心电图一样，用 P 波、QRS 波群、T 波、和 ST 波命名。近年来，随着对心磁图研究的不断深入，以及对照研究了大量心脏病患者的心磁图和心电图的资料后，发现对某些心脏疾病的诊断，心磁图检测的灵敏度和准确度都优于心电图。例如，对左心室肥厚和高血压病的正确诊断率心磁图可达 40%～55%，而心电图只有 14%～20%。此外，心磁图的优点还在于它能测出肌肉、神经等组织损伤时所产生的直流电的磁场。据此，可对早期小范围的心肌梗死及早做出诊断。利用图 7-26 和图 7-27 可以对心磁图与心电图作一比较。

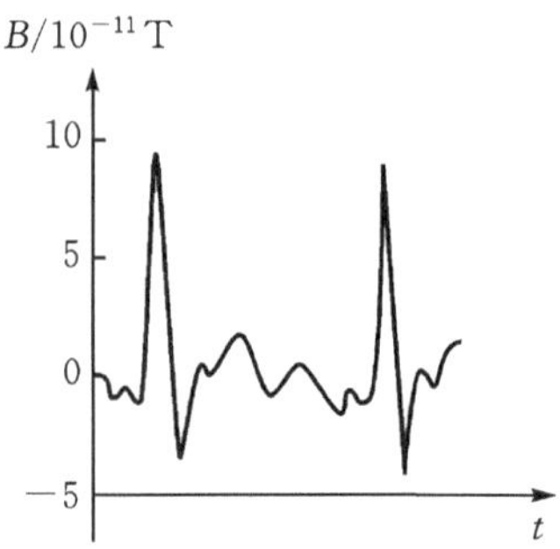

图 7-26 心磁图

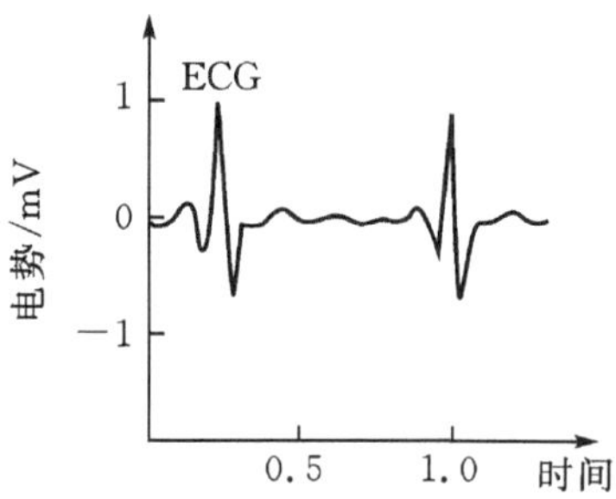

图 7-27 心电图

神经活动联系着体内复杂的信息处理系统，支配着从运动、体感、听觉、视觉等基本功能到语言、情感、思维等高级功能。神经活动伴随着脑电活动，而微弱的电(磁)信号有波形、幅度、能量、频率、相位、频谱等特征，与特定的正常和异常生理活动过程相对应。脑磁图是脑神经细胞的生物电流产生的磁场，在头部表面的检测结果，测量的是体内神经电流源引发的瞬间磁场。脑磁图可分为自发脑磁图和诱发脑磁图(MEGAER)。前者是脑部神经元自发、有节律地放电所产生的磁场随时间变化的曲线，后者是脑的神经元受外界刺激的影响使脑电发生变化所产生的磁场随时间变化的曲线。诱发脑磁图包括听觉、视觉、躯干诱发脑磁图等。目前，利用脑磁图确定癫痫患者病灶部位的准确性明显优于脑电图。脑磁图有不受组织电阻的影响，无损伤，对脑内兴奋部位诊断有独特性的优点。

记录肺磁场随时间变化的曲线称为肺磁图(MPG)。多数粉尘是具有磁性的，通过呼吸进入肺并积蓄下来的粉尘，在外部强的恒磁场下将被磁化。如果把外加恒磁场撤去，肺内被磁化的粉尘产生的附加磁场仍然存在，经测定可推测粉尘的量和分布情况。探测方法是：用工频消磁器使肺部污染的强磁性物质去磁，逐点测量作第一张肺磁图；施加一均匀磁场使污染物质磁化，作第二张肺磁图；两张肺磁图对应点数据相减，得第三张肺磁图，即为强磁性污染剩余场在肺中的分布图。它可比 X 射线更早发现肺受到磁污染的职业患者。

除了上面介绍的几个方面，目前对磁诊断技术的研究还有眼磁场、神经磁场、肌肉磁场等，可望在不久的将来，这些方面也都能获得临床应用。

(二)治疗

磁场疗法即所谓磁疗，是依据中医经络理论，在人体经穴处施加磁场的作用以达到治疗目的的一种疗法。

利用磁场治病，我国已有两千多年的历史。《史记》中记载“齐王侍医遂病，自炼五石服之”。“五石”即指磁石、丹砂、雄黄、矾石和曾青。在东汉的《神农本草经》中便讲到利用味道辛寒的慈(磁)石治疗风湿、肢节痛、除热和耳聋等疾病，南北朝陶弘景著的《名医别录》中讲到磁石可以养肾脏，强骨气，通关节，消痛肿等。唐代著名医药学家孙思邈著的《千金方》中还讲到用磁石等制成的蜜丸，如经常服用可以对眼力有益。明代著名药学家李时珍著的《本草纲目》关于医药用磁石的记述内容丰富并具总结性，对磁石形状、主治病名、药剂制法和多种应用的描述都很详细，例如磁石治疗的疾病就有耳卒聋闭、肾虚耳聋、老人耳聋、老人虚损、眼昏内障等 10 多种疾病。实践表明，磁疗具有活血化淤、镇静止痛、消肿消炎、安神降压等作用，能治疗高血压、神经衰弱、各种疼痛性疾病、腰肌劳损、扭挫伤、骨质增生、类风湿关节炎等多种疾病。磁疗还具有安全、方便、无痛苦的优点。

磁疗中使用的磁场强度约为 100～3000 Gs，磁场的类型有恒定磁场、旋转磁场、脉冲磁场、交变磁场等。对于磁疗的适应证、各种疾病的最佳磁场条件以及适用于磁疗的磁场类型、磁场强度、作用部位、治疗时间等还处于不断探索和实践中。

目标检测

1. 在氢原子中，电子与质子的距离为 5.29×10^{-11} m。求某一时刻的电偶极矩；电子围绕质子做圆周运动，求出整个轨道上电偶极矩的平均值。

2. 什么是能斯特电势？能斯特电势的值与哪些因素有关？

3. 根据表 7-1 中给出的数据，$T=310$ K，计算 Cl^- 离子因透膜扩散而建立的静息电位 ε_{Cl^-}，并指明膜内外电位的高低。

4. 空间心电向量环、平面心电向量环(向量心电图)、标量心电图(即我们常说的心电图)三者之间有什么关系？

5. 标准导联的Ⅰ、Ⅱ、Ⅲ及加压导联的 aVR、aVL、aVF 是如何与肢体连接的？中心电站是如何确定的？

6. 人体内的生物磁信号来自哪几个方面？

第八章　直流电

本章讨论稳恒电流的基本概念和基本定律、电荷运动的规律、电容器充放电及直流电在医学中的应用。

第一节　稳恒电流

一、电流与电流密度

(一)电流的产生

自由移动的带有电荷的物质微粒称为载流子。载流子在电场的作用下的定向宏观移动形成电流。存在大量载流子的物体称为导体。

若导体内部的电场为零,由于静电平衡,载流子做无规则的热运动。尽管各个载流子都在移动,但整体上不表现出定向移动,因此不形成电流。若导体内的电场不为零,导体中各处载流子仍做热运动,但此时载流子会在电场的作用下,定向移动形成电流。由此可见,产生电流的必要条件有二:①存在可以自由移动的载流子;②导体内必须有电场,使载流子定向移动。不同的导体内部的载流子可以是不同的,如金属导体中的载流子是电子,气体和电解质溶液中的载流子是正、负离子。在生物体中,起主要作用的导体是电解质,载流子是各种离子。

(二)电流强度

为了描述导体中电流的强弱,引入电流强度这个物理量。电流强度定义为:单位时间内通过导体任一横截面的电量,用 I 表示。设在时间 Δt 内,通过导体任一横截面的电量为 Δq,则

$$I = \frac{\Delta q}{\Delta t} \tag{8-1}$$

在国际单位制中,电流强度的单位是安(培),用 A 表示。在电子学及一些电磁测量中,安培单位太大,常采用较小的电流强度单位,如毫安(mA)、微安(μA)等。它们之间的换算关系是

$$1\ \text{mA} = 10^{-3}\ \text{A} \qquad 1\ \mu\text{A} = 10^{-6}\ \text{A}$$

电流强度是标量,它只能描述导体中通过某一截面的电流的整体特性。电流大小和方向都不随时间变化的电流称为稳恒电流,又称为直流电。

为了形象地表示导体中的电流,可以在导体中画许多曲线,使每条线上任意一点的切线方向与“正电荷”在该点的定向漂移方向一致,这种线称为电流线。图 8-1 为几种不同形状的均匀导体中电流线的分布。

(三)电流密度

当电流沿一粗细均匀的导体流动时,电流在整个导体内的分布是均匀的。但是,在不规则

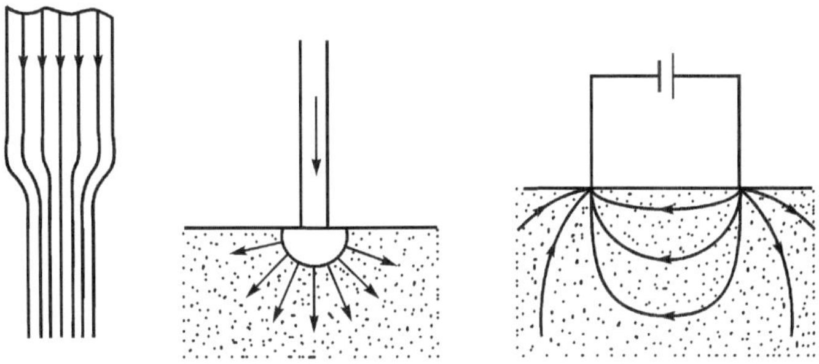

图 8-1　不同导体中的电流线分布

和不均匀的导体中（如人体的躯干、四肢、容器中的电解质溶液等），电流在不同的截面上分布是不均匀的，在导体不同部位，电流的大小和方向并不相同，这样的导体称为容积导体。

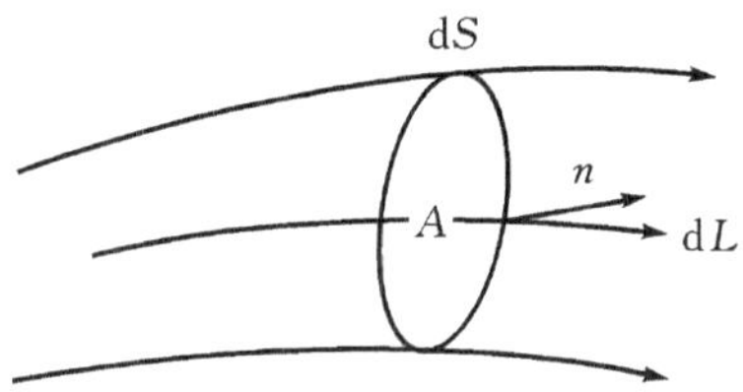

图 8-2　电流密度矢量

电流强度能表示出导体中电流强弱，但并不能完全反映导体中各点的电流分布情况。为了讨论导体中各点电流的分布，我们引入一个新的物理量——电流密度。通过垂直于电流方向的单位截面积的电流强度叫做电流密度。如图 8-2 所示，在通有电流的导体内任一点 A 处，取一与该点电场强度 E 垂直的小面积元 $\mathrm{d}S$，设通过 $\mathrm{d}S$ 的电流强度为 $\mathrm{d}I$，则该点的电流密度为

$$J=\frac{\mathrm{d}I}{\mathrm{d}S}=\frac{\mathrm{d}q}{\mathrm{d}S\mathrm{d}t} \tag{8-2}$$

电流密度是一矢量，用 $\boldsymbol{J}$ 表示，它的方向与 $\mathrm{d}S$ 处场强 E 的方向相同，在 SI 中电流密度的单位是 $\mathrm{A\cdot m^{-2}}$。一般情况下，容积导体中不同点处，$\boldsymbol{J}$ 的大小和方向都可能不同，这样就构成一矢量场，称为电流场。与用电力线描绘电场分布类似，电流场的分布也可以用电流线来形象地描绘。电流线上每一点的切线方向与该点的电路密度 $\boldsymbol{J}$ 方向一致，同时，电流密度的大小可用电流线的疏密程度来表示，电流线密的地方，电流密度大，反之则小。

二、欧姆定律的微分形式

电流密度 $\boldsymbol{J}$ 描述了导体中各点电流的分布情况，而电荷在导体内流动的原因是导体内存在电场，电场不同导体中各点的电流分布也将不同。因此，电流密度 $\boldsymbol{J}$ 和电场强度 $\boldsymbol{E}$ 之间一定有密切的联系。下面从欧姆定律的微分形式出发推导出它们的关系。

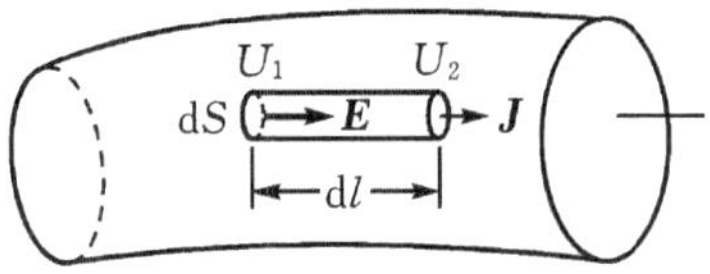

图 8-3　欧姆定律的微分形式

如图 8-3 所示，在导体中取一个柱形体积元，使其轴线方向与该位置的电流密度方向一致，该圆柱体两端的电势差为 U_1-U_2，其长度为 $\mathrm{d}l$，截面积为 $\mathrm{d}S$，电阻为 $\mathrm{d}R$，由于体积元很小，其内部的场强、电流密度和电阻率可以视为是均匀的。则通过截面积 $\mathrm{d}S$ 的电流 $\mathrm{d}I$ 可以应用欧姆定律求得：

$$dI = \frac{U_1 - U_2}{dR} = \frac{dU}{dR} \tag{8-3}$$

由于导体中场强 $\boldsymbol{E}$ 的方向与该点电流密度 $\boldsymbol{J}$ 的方向一致，也就是图 8－3 中，柱形体积元的轴线方向。根据电动势的定义 $dU=E\cdot dl$，和电阻公式 $dR=\frac{dl}{\sigma\cdot dS}$，可得

$$dI=E\sigma\cdot dS$$

已知电流密度的大小为 $J=\frac{dI}{dS}$，带入上式，即

$$\boldsymbol{J} = \sigma\boldsymbol{E} \tag{8-4}$$

式中，σ 是电导率。式(8－4)即为欧姆定律的微分形式，它表明，导体任一点的电流密度的大小等于该点的电场强度与电导率的乘积，且电流密度的方向与电场强度方向相同。电导率 σ 是描述材料导电性能的物理量，大小只与导体本身的性质有关，而与导体的形状和大小无关。又由于，电导率和电阻率 ρ 为倒数关系，$\rho=\frac{1}{\sigma}$，故欧姆定律微分形式还可写为

$$\boldsymbol{J} = \frac{\boldsymbol{E}}{\rho} \tag{8-5}$$

欧姆定律的微分形式描述了导体中任意点处的电流密度和电场之间的关系，它不仅适用于不规则形状的容积导体，也适用于电导率 σ 变化、电场变化等一切非稳恒情况，因此，它比欧姆定律 $I=U/R$ 有更深刻的意义和广泛的应用。

三、电解质导电

电解质溶液中存在着能自由移动的正负离子，它是通过离子在外电场作用下的定向移动来导电的。酸、碱、盐溶液都是电解质溶液，它是生物体体液的重要组成部分。

下面讨论电解质离子的运动。在没有电场的情况下，电解质溶液中的离子做热运动，从宏观上看电解质溶液的总电流为零。有外加电场存在时，正离子得到与电场方向一致的附加迁移速度 v_+，负离子则产生与电场方向相反的附加速度 v_-，这时热运动仍然存在，离子的迁移运动是附加在热运动上的，从宏观上看，溶液内的电荷沿着一定方向迁移，有电流产生。

电解质离子在整个运动过程中都被溶剂分子紧密包围着，在外电场的作用下离子产生定向迁移，我们可以认为此时离子上受到两个力的作用：静电力 $Ze\cdot E$，其中，Z 为价离子数，e 是电子电量；另一个是溶剂分子对其的摩擦力，若离子定向迁移的速度不大，所受的摩擦力与离子定向迁移的速度成正比，摩擦力的方向与该离子的速度方向相反。作用在正离子上的摩擦力为 $-k_+v_+$（k_+ 为正离子的摩擦因数）。用 m_+ 表示正离子的质量，a_+ 表示它的加速度，则正离子的定向迁移运动方程根据牛顿第二定律写为

$$m_+ a_+ = Z_+ eE - k_+ v_+ \tag{8-6}$$

式(8－6)说明，在速度较小的情况下，静电力 Ze_+E 起主要作用，离子速度 v_+ 增加；当 v_+ 逐渐增大时，摩擦力 k_+v_+ 也随之增加，直到离子所受的静电力和摩擦力相等时，合力为零

$$Z_+ eE - k_+ v_+ = 0$$

这时，离子停止加速，迁移速度为一定值

$$v_+ = \frac{Z_+ e}{k_+}E = \mu_+ E \tag{8-7}$$

对负离子的迁移速度也有同样的关系：

$$v_- = \frac{Z_- e}{k_-}E = \mu_- E \tag{8-8}$$

式中，k_- 为负离子的摩擦系数。

从式(8－7)和式(8－8)可以看出，离子的迁移速度与场强 $\boldsymbol{E}$ 成正比。比例系数 $\mu_+ = \frac{Z_+ e}{k_+}$ 数值上等于单位场强的离子迁移速度，称为离子迁移率。

设单位体积电解质溶液中的正负离子数均为 n，则总的电流密度等于沿电场方向迁移的正离子和逆电场方向迁移的负离子产生的电流密度之和，即

$$J = J_+ + J_- = Z_+ env_+ - Z_- env_-$$

$$J = Z_+ en(v_+ - v_-)$$

把 v_+ 和 v_- 代入上式，则

$$J = Z_+ en(\mu_+ - \mu_-)E \tag{8-9}$$

式中，$Z_+ en(\mu_+ - \mu_-)$ 是和电解质溶液有关的物理量。与欧姆定律的微分形式对比可知，它是电解质溶液的电导率 σ

$$\sigma = Z_+ en(\mu_+ - \mu_-) \tag{8-10}$$

上式说明，电解质的电导率与单位体积中的离子数、离子所带的电量及正负离子的迁移率的和成正比。

第二节 电动势

一、电源电动势

(一)电源的工作原理

若要在导体上产生一个强度和方向都不随时间变化的稳恒电流，就必须使导体两端维持一个恒定的电势差，要满足这个条件，只有静电力是不行的。

如图 8－4 所示，设 A、B 两金属板分别带正、负电荷，它们的电势分别为 U_A、U_B，且 $U_A > U_B$；将它们连入闭合回路中，B 板上的自由电子就会向 A 流动，形成从 A 流向 B 的电流，结果 A 板正电荷被中和，B 板上的负电荷减少，于是 A、B 两板上的电势差逐渐变小，电流也随之变小。为了保持稳恒电流，必须有一种非静电力，能使流到 A 板的自由电子克服 A 板对其的吸引力和 B 板的排斥力，回到 B 板(路径 ACB)，以维持 U_A、U_B 的电势差不变。能提供上述非静电力的装置称为电源。电池中的化学力，发电机中的电磁感应力，光电池中的光电效应等，都能产生这种非静电力。

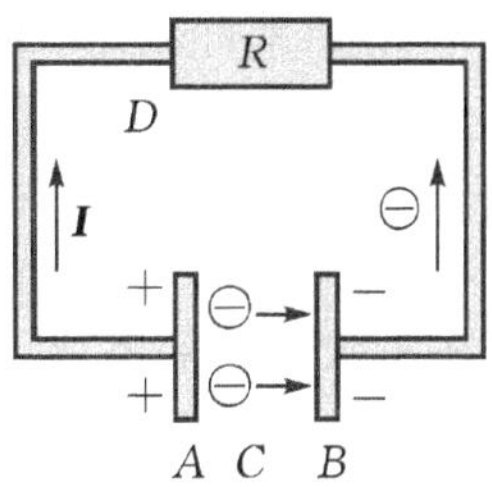

图 8－4 电源原理图

电源分为两个极，我们把处于高电势的一端称为正极，处于低电势的一端称为负极。在图 8－4 所示的闭合回路中，电源内部(BCA 段)称为内电路，电源外部(ADB 段)称为外电路。在外电路中，由于电场力的作用，自由电子从电源负极向正极流动，电流方向从正极指向负极；在内电路中，电源克服电场力做功，以同样的速度将电子移回负极，使得正负极保持稳定的电势差。

(二)电动势

如前所述,在电源内部存在非静电力。把自由电子由电源正极移送回电源负极的过程,是非静电力克服电场力做功的过程。从能量转换和守恒定律可知,这个过程实际上是电源把其他形式的能转化为电能的过程。从能量的角度来看,电源就是一种能不断将其他形式的能量转变为电能的装置。

不同的电源,把等量自由电荷通过电源内部由正极移送到负极,非静电力所做的功是不同的。亦即,对于不同的电源而言,它将其他形式的能转化为电能的能力是有差异的。为了衡量这种差异,我们引入一个新的物理量——电源电动势,用 $\mathscr{E}$ 表示,其定义为:单位正电荷从负极通过电源内部移到正极非静电力所作的功,即

$$\mathscr{E}=\frac{W}{q}=\int_{B}^{A}F_{\mathrm{K}}\mathrm{d}l \tag{8-11}$$

其中,F_{K} 表示单位正电荷上作用的非静电力。

电源的电动势只与电源的性质有关,它与外电路是否接通及外部电路的性质都没有关系,它反映了电源内部非静电力做功的能力。电动势的单位是伏特(V),并规定:电动势的方向在电源内部从电源的负极指向正极。

二、电路中的参考方向

在进行电路的分析和计算时,需要考虑电压和电流的方向。在简单的直流电路中,根据电源极性,很容易就能判断出电压和电流的实际方向。但是在复杂的直流电路中,电流和电压的极性是不容易看出的,有时还是待求的。在交流电路中,电流和电压的方向是随时间变化的。因此,很多情况下需要假设一个方向作为电路分析和计算时的参考方向。若根据参考方向求得的电流或电压为负值,说明假设的参考方向与实际方向相反;若求得的电流或电压为正值,说明参考方向与实际方向相同。一般情况下,在电路图中标出的电压和电流方向均为参考方向。

三、含源电路的欧姆定律

电路分析中,有时我们会遇到求整个电路中某一段含有电源电路(简称含源电路)两点间电压的问题。如图 8-5 所示,在一段只含有稳恒直流电源和电阻的电路中,电流参考方向如图所示,若要计算 AG 间的电压,用电势差来处理比较直观

$$U_{AG}=V_A-V_G=U_{AB}+U_{BC}+U_{CD}+U_{DE}+U_{EG}$$

我们沿着 $A\rightarrow G$ 方向(绕行方向)计算,并做如下约定:

(1)沿着绕行方向遇到电阻时,若电阻上电流方向与选定绕行的方向相同时,则电势 IR 取正;反之,电势 IR 取负;

(2)沿绕行方向遇电动势,若电动势从正极到负极,则 E 取正,反之,若电动势从负极到正极,则 E 取负。因此:

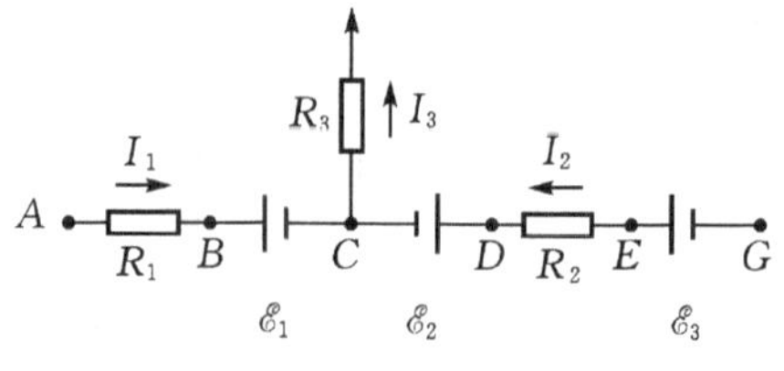

图 8-5 一段含源电路

$$
\begin{aligned}
U_A - U_G = U_{AG} &= V_A - V_G = U_{AB} + U_{BC} + U_{CD} + U_{DE} + U_{EG} \\
&= I_1R_1 + \mathscr{E}_1 - \mathscr{E}_2 - I_2R_2 + \mathscr{E}_3 \\
&= (\mathscr{E}_1 - \mathscr{E}_2 + \mathscr{E}_3) + (I_1R_1 - I_2R_2)
\end{aligned}
$$

故

$$U_A - U_G = \sum \mathscr{E}_i + \sum I_iR_i \tag{8-12}$$

式(8-12)表明,一段含源电路中任意两点间的电势差等于这两点间所有电阻上电压降的代数和加上所有电源上电动势降的代数和,这就是一段含源电路的欧姆定律。

【例 8-1】 图 8-6 所示的电路中,$\mathscr{E}_1=5.0$ V,$I=0.2$ A,$r_1=1$ Ω,$\mathscr{E}_2=6.0$ V,$r_2=2$ Ω,试计算:(1)a、b 两点间电压 U_{ab};(2)a、c 两点间电压 U_{ac};(3)电池 E_2 所消耗的化学能功率及输出的有效功率;(4)输入电池 E_1 的功率及消耗在 r_1 上的热功率。

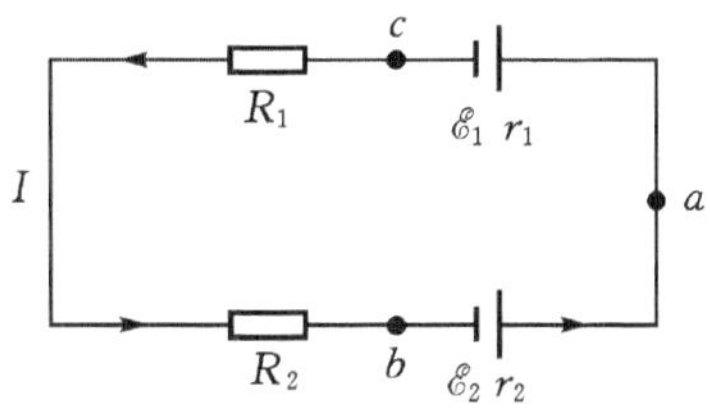

图 8-6 例 8-1 图

解:(1)电流参考方向如图 8-6 所示。由 a 点出发沿顺时针绕行至 b 点(逆时针也相同),则得

$U_{ab} = U_a - U_b = \mathscr{E}_2 - Ir_2 = 6 - 0.2 \times 2 = 5.6$ V

(2) 由 a 点出发沿逆时针绕行到 c 点,则得

$$U_{ac} = U_a - U_c = \mathscr{E}_1 + Ir_1 = 5 + 0.2 \times 1 = 5.2 \text{ V}$$

(3) 电池 E_2 的化学功率 $P_2 = I\mathscr{E}_2 = 0.2 \times 6 = 1.2$ W

其输出有效功率 $P = IU_{ab} = 0.2 \times 5.6 = 1.12$ W

(4) 输入电池 E_1 的功率 $P_1 = IU_{ac} = 0.2 \times 5.2 = 1.04$ W

消耗在 r_1 上的热功率 $W = I^2 r_1 = 0.2^2 \times 1 = 0.04$ W

四、带电粒子输运过程中的电动势

下面我们将进一步讨论生物电动势的产生过程,它的物理基础是带电粒子输运过程中电动势的产生。

1. 接触电势差

两种不同的金属 A、B 紧密接触时,在接头处就出现电势差,这个电势差就叫做接触电势差。接触电势差是由于原子中电子的受力不均衡,导致在交界面的两侧电势不相等。接触电动势产生的原因有两个:①相接触的两种金属内部自由电子密度不同;②两种金属中自由电子的脱出功不同。所谓脱出功是指自由电子逸出金属表面所消耗的功。

2. 温差电动势

在由两种不同的导体(或半导体)组成的闭合回路中,两个接头的温度不相等时,闭合回路中就有电流,这说明回路中产生了电动势,这个电动势就叫做温差电动势,该现象称为温差电现象。当两个接触点的温度差异不大时,温差电动势与两接触点的温度差成正比。两金属的温差电动势约为每度十万分之几伏。当两种半导体接触时,接触点的温差电动势比两种金属接触时产生的温差电动势高 2～3 个数量级,这是因为温度对载流子的密度影响很大。此时,我们仍可以近似认为温差电动势与温度成正比,大小约为每度几毫伏甚至更大。温差电现象的实际应用主要有三个方面:温差电温度计、温差发电器和温差电制冷器,在医学上都很有用处。

3. **浓差电动势**

电荷不均匀分布会产生电势差。在有机体内，电荷的不均匀分布主要表现为体液中带电粒子的浓度不同。例如，在静息状态下，动物的神经细胞内部的电势要比细胞外部低约 70 mV，在生理学上称之为静息电位。从物理学上来看，它的产生是由于细胞内外离子浓度不同，电荷不均匀分布所引起的电势差。这种非静电力做功，改变了电荷分布的均匀状态而产生的电势差，叫做浓差电动势。

4. **流动电势**

由于压强不同使流体流过毛细管或粉末压成的多孔膜时，在毛细管或膜的两端将产生电势差，称为流动电动势。生物体内的组织膜是多孔物质，液体流过组织膜时，也会发生流动电动势，而使组织膜的两侧产生电势差。当溶液通过细孔的过滤器时，由于在膜孔之间产生了较大的流动电动势，使得过滤变得极为困难。就是由于这些过滤器的微孔表面带电的缘故，才使得细菌及其他微生物(一般带负电)不能通过。

除了上述几种电动势之外，还有各种其他原因产生的电动势，如由于组织膜的选择通透性使膜内外产生电势差，即膜电动势；由于胶体粒子在液相中自由下降而产生的沉降电动势；等等，这里就不再一一说明了。

第三节　基尔霍夫定律

实际电路中，有些电阻电路不能通过串、并联等效变换的方法化简为简单电路，这时就不能使用欧姆定律来分析和计算。基尔霍夫电流定律(第一定律)和基尔霍夫电压定律(第二定律)可以用来分析这种较复杂的电路。

一、基尔霍夫电流定律

在任一瞬间，流入某节点的电流之和应等于流出该节点的电流之和，即任一瞬间，一个节点上的电流的代数和恒为零，这就是基尔霍夫电流定律(KCL)，也叫节点电流方程，其数学表达式为

$$\sum_{k=1}^{n} I_k = 0 \tag{8-13}$$

电路中 3 条或 3 条以上的支路相连接的点称为节点。在图 8-7 中，a、b、c、d 各点都是节点，根据基尔霍夫电流定律，在 d 节点处有：$I_1 - I_2 + I_5 = 0$。

注意：(1) 电路中电流的参考方向可任选，若求出的电流值为负值，则说明所选电流方向与实际电流方向相反；

(2)基尔霍夫电流定律也可以推广到电路中任一闭合面，表述为：在任一瞬间，流入某闭合面的电流之和等于流出该闭合面的电流之和，即任一瞬间，通过一个闭合面的电流的代数和恒为零。

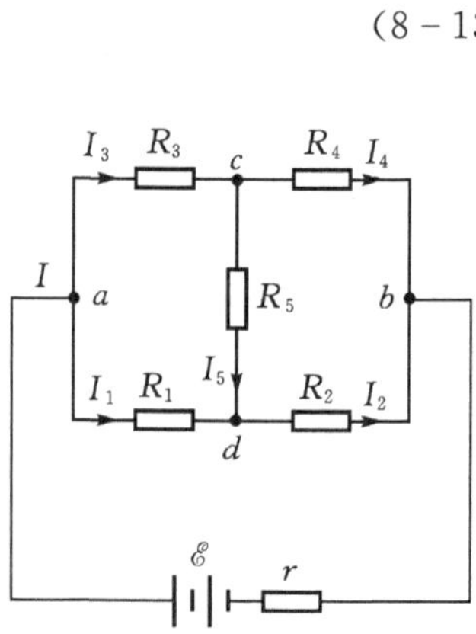

图 8-7　基尔霍夫电流定律

二、基尔霍夫电压定律

在电路中，从回路任一点出发，沿回路循行一周(回到出发点)，回路中电压降的的代数和恒为零，这就是基尔霍夫电压定律(KVL)，也叫回路电压方程。其数学表达示为

$$\sum_{j=1}^{n}\mathscr{E}_j+\sum_{k=1}^{m}I_kR_k=0 \tag{8-14}$$

在使用式(8－14)时注意：

(1)$\mathscr{E}_j$ 表示该回路中所包含的任一电源电动势，且回路中电阻 R_k不能全为零；

(2)回路的循行方向可以任意选定，电源电动势和电阻电动势前的正负号与一段含源电路欧姆定律中规定的符号取法相同。①对任一闭合回路，选定一循行方向，当电阻中的电流参考方向与所选循行方向相同时，电压降为$+I_R$，反之为$-I_R$；②若电源电动势的方向(电源内部由负极指向正极)与选定绕行方向相同时，则电势降为$+\mathscr{E}$，反之为$-\mathscr{E}$；

三、用基尔霍夫定律分析电路的一般步骤

(1)判定最大独立方程数，若复杂电路由 M 条支路组成，则所能列出的独立方程数不能大于 M。

(2)选定每个支路的电流方向(任选)，列出($N-1$)个独立节点电流方程。由于节点电流方程简单，故一般应列全部节点的电流方程。

(3)设未知量个数为 P，则按基尔霍夫定律，补列 $P-(N-1)$个独立回路电压方程。列回路电压方程时，应选定每个回路的绕行方向，最大独立回路电压方程数为$M-(N-1)$个，列回路电压方程时，应尽量选用简单回路。

(4)建立每个独立方程时，必须包含新的未知量。

四、基尔霍夫定律的应用

(一)惠斯通电桥

惠斯通电桥电路如图 8－7 所示，它能用来快速而精确地测量电阻。R_1、R_2、R_3、R_4叫电桥的臂，R_5就叫做桥。在实验室应用中多用平衡测量法，而实际应用中则多用非平衡测量法。

1. 用基尔霍夫定律解电桥电路问题

假定图 8－7 中 R_1、R_2、R_3、R_4、R_5、r 及 $\mathscr{E}$ 已知，求 I_1、I_2、I_3、I_4、I_5及 I。

(1)由图 8－7 可知，该电路有 6 条支路($M=6$)，即最多有 6 个独立方程，待求量有 6 个，因而该问题可解。

(2)如图 8－7 选定各支路电流方向。由图可知，该电路有四个节点($N=4$)，故可列出 3 个独立节点电流方程。

对节点 a

$$I-I_1-I_3=0 \tag{8-15}$$

对节点 d

$$I_1+I_5-I_2=0 \tag{8-16}$$

对节点 c

$$I_3 - I_5 - I_4 = 0 \tag{8-17}$$

(3)由 $M-(N-1)=6-(4-1)=3$ 可知，只有 3 个独立回路电压方程。

对回路 $acda$

$$-I_3R_3 + I_1R_1 - I_5R_5 = 0 \tag{8-18}$$

对回路 $cbdc$

$$-I_4R_4 + I_2R_2 + I_5R_5 = 0 \tag{8-19}$$

对于第三个回路方程，则不能选取 $acbda$ 回路，因为由该回路列出的方程不独立(可由上面两个回路电压方程相加而得)，所以必须选 $acb\mathscr{E}a$ 回路

$$\mathscr{E} - I_4R_4 - Ir - I_3R_3 = 0 \tag{8-20}$$

可以验证上述 6 个方程是独立的，也可以验证再列出的其他方程皆不是独立的。联立解上述 6 个方程，就可求出 6 个未知量 I_1、I_2、I_3、I_4、I_5 及 I。

2. 惠斯通电桥的平衡应用

如图 8-8 所示，在惠斯通电桥的平衡应用中，用检流计 G 代替图 8-7 中电阻 R_5，R_x 代替了图 8-7 中的 R_3，R_0 代替了图 8-7 中的 R_4。实践应用中，R_0 由数个(一般 4 个)可调电阻串联而成，改变 R_0 的值可使电桥平衡。所谓电桥平衡，即 $U_{cd}=0$ 或 $U_c=U_d$，实验观察的平衡条件为 $I_G=0$。

由式(8-16)、(8-17)可知，当 $I_G=0$(即 $I_5=0$)时问题变得十分简单：$I_1=I_2$，$I_3=I_4$。再由式(8-18)和式(8-19)即可解得

$$R_x = \frac{R_1}{R_2}R_0 \tag{8-21}$$

在箱式惠斯通电桥上，R_1/R_2 由仪器上的“比”值或倍“乘”旋钮所指示的值直接给出。

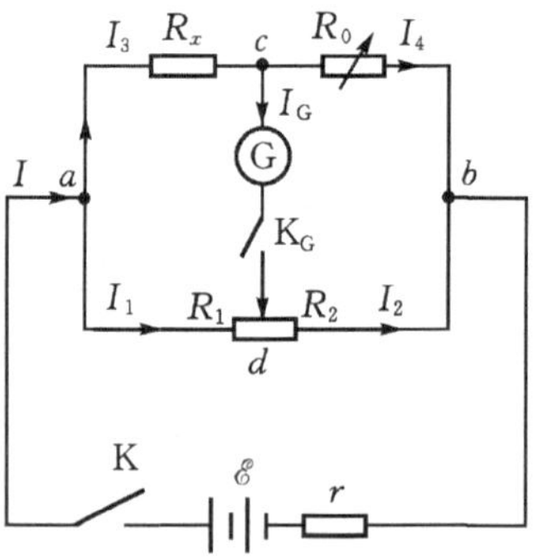

图 8-8 惠斯通电桥的平衡应用

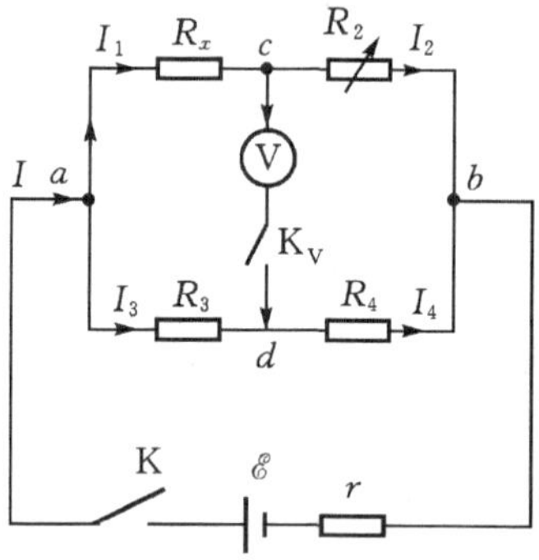

图 8-9 惠斯通电桥的非平衡应用

3. 惠斯通电桥的非平衡应用

图 8-9 所示，为惠斯通电桥的应用电路，用电压表代替图 8-8 中的检流计 G，测量参量是电桥失去平衡时 c、d 两点间的电压 U_{cd}。该量与 Rx 的关系可由类似方程(8-15)～(8-20)的方程联立解出。

凡是可引起电阻变化的物理量都可借助于惠斯通电桥用非平衡法间接测量。热敏电阻、湿敏电阻、压敏电阻、容变电阻(各种人体阻抗)等都可视为能把其他物量的变化变成电阻变化

的换能器。通过适当的数学模型，就可将对电阻变化的测量转换成对温度、湿度、压强、体积变化等参量的测量。用实验方法对电压表进行适当分度，就可制成相应的温度计、湿度计、压强计及容积仪。

【例 8-2】 如图 8-9 所示的非平衡惠斯通电桥，平衡时 $R_1 = R_2 = R_3 = R_4 = 10\ \text{k}\Omega$，$\mathscr{E}=20\ \text{V}$，$r=1\ \Omega$，求可变臂 R_2 变化 $1\ \Omega$ 时，c、d 两点的电压变化。

解：首先作如下近似：因为万用表内阻很大，可视为 $R\to\infty$，就有 $I_2 = I_1$，$I_4 = I_3$，因此

$$U_{cd} = I_4R_4 - I_2R_2$$

由基尔霍夫定律可得如下方程：

对节点 b　　　$I_2 + I_4 - I = 0$

对回路 $cbdc$　　　$U_{cd} = I_4R_4 - I_2R_2$

对回路 $adb\mathscr{E}a$　　　$\mathscr{E} - I_4(R_3 + R_4) - Ir = 0$

解以上方程可得

$$U_{cd} = \frac{\mathscr{E}[R_4(R_1+R_2) - R_2(R_3+R_4)]}{[(R_1+R_2)(R_3+R_4) + r(R_1+R_2+R_3+R_4)]}$$

$$U_{cd} = \frac{\mathscr{E}(R_4R_1 - R_2R_3)}{[(R_1+R_2)(R_3+R_4) + r(R_1+R_2+R_3+R_4)]}$$

由上式可推出电桥平衡条件下($U_{cd}=0$)

$$R_1R_4 - R_2R_3 = 0$$

该式与式(8-24)是一致的，将 U_{cd} 表达式对 R_2 求一阶导数可得

$$\frac{\mathrm{d}U_{cd}}{\mathrm{d}R_2} = \frac{\mathscr{E}(R_3+R_4)[R_3(R_1+r) + R_2(R_4+r)]}{[(R_1+R_2)(R_3+R_4) + r(R_1+R_2+R_3+R_4)]}$$

代入题中数值可得

$$\frac{\mathrm{d}U_{cd}}{\mathrm{d}R_2} = \frac{\mathscr{E}(R_3+R_4)[R_3(R_1+r) + R_2(R_4+r)]}{[(R_1+R_2)(R_3+R_4) + r(R_1+R_2+R_3+R_4)]} = 0.5\ \text{mV}$$

这就是说，电桥在静态理想平衡的条件下，被测元件的阻值改变万分之一，也可测出输出电压的变化，而且输出电压与电源电动势成正比，随被测元件阻值的减小而增大。

(二)电势差计

电势差计是用来精密测量电势差或电源电动势的仪器。一般实验室用的电势差计为滑线式或箱式电势差计，此外尚有电子电势差计及自动电势差计等。图 8-10 是电势差计的电原理图。要精确测量电路中某两点的电势差或电源电动势，须使测量仪器不扰动被测电路(不从被测电路吸收电流)，一般电压表是不能达到这个要求的，电势差计就是按这种要求设计的仪器，关键是采用补偿法。

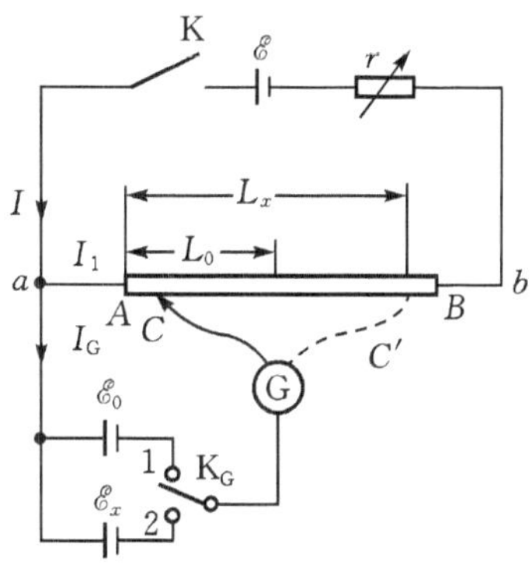

图 8-10　电势差计的原理图

我们知道，在一闭合电路中接入两个电势大小相等、指向相反的电源时，由基尔霍夫第二定律可知，该闭合电路中电流为零，这种情况下可以认为电源的输出电流(放电)等于输入电流(充电)，这就叫补偿。将电源之一换成输出电

压可调的电势差计，就构成了图 8－10 的电路。图中 $\mathscr{E}_0$ 表示标准电池电动势，$\mathscr{E}_x$ 表示待测电源电动势，$AB\mathscr{E}A$ 回路叫辅助回路，加上检流计 G 组成电势差计，$A\mathscr{E}_0GCA$ 或 $Aa\mathscr{E}_xGCA$ 叫补偿回路。检流计 G 用来指示补偿条件，从测量角度来说，当 $I_G=0$ 时，我们就说被测电路达到了补偿（注意，这里不是"平衡"）。该电路有两个节点，一个是固定节点 a，一个是可动节点 C（或 C'）。测量时，先闭合开关 K，再将开关 K_G 置于位置 1，滑动触头可在线性均匀电阻 AB 上找到一点 C 使 $I_G=0$，这时由 KVL 得

$$I_1=I=\mathscr{E}/(r+R_{AB})$$

所以有

$$\mathscr{E}_0=U_{AC}=I_1R_{AC}=\frac{\mathscr{E}R_{AC}}{(r+R_{AB})}$$

再将开关 K_G 置于位置 2，滑动触头可在均匀线性电阻 AB 上找到一点 C' 使 $I_G=0$。由基尔霍夫定律有

$$\mathscr{E}_x=U'_{AC}=\frac{\mathscr{E}R'_{AC}}{(r+R_{AB})}$$

最后可得

$$\frac{\mathscr{E}_x}{\mathscr{E}_0}=\frac{U'_{AC}}{U_{AC}}=\frac{R'_{AC}}{R_{AC}}$$

由于 R_{AB} 是均匀线性电阻，由 $R=\rho L/S$ 可得 $\frac{\mathscr{E}_x}{\mathscr{E}_0}=\frac{U'_{AC}}{U_{AC}}=\frac{L'_{AC}}{L_{AC}}$，即

$$\mathscr{E}_x=\frac{L'_{AC}}{L_{AC}}\mathscr{E}_0 \tag{8-22}$$

由两次测量中触头位置的数据 L_{AC} 及 L'_{AC} 及标准电池电动势 $\mathscr{E}_0$，就可由式（8－22）算出待测电池电动势。

第四节　电容器的充电及放电过程

电容器 C 能以电场能的形式储存电能。由电池、电容器 C 和电阻 R 三种电子元件组成的电路称为 RC 电路。由于外电路和电容内部没有非静电力或其他能抵消静电力的力，为实现电平衡，外电路只有在电容两端积累电荷，以求达到电平衡时，电容器两板带上等量异号电荷。电容器两板间储存上电场能的过程叫做电容器的充电过程。已充电的电容器通过用其他电子器件（如电阻）转移电荷而释放电场能的过程，叫电容器的放电过程。

图 8－11 所示的电路就是用以说明电容器充放电过程的原理图，如图 8－11(a)所示。当开关 K 置于位置 1 时，由电动势为 $\mathscr{E}$ 的直流电源通过电阻 R 及电容器 C 组成 RC 电路的闭合回路，对电容器 C 充电；如图 8－11(b)所示，当开关 K 置于位置 2 时，由电阻 R 及电容器 C 组成电容器 C 的放电闭合回路。电容器的充放电过程统称为 RC 电路的暂态过程。

一、放电过程

先讨论较简单的已充电电容器的放电过程，如图 8－11(b)所示，当电容器已充电到电源电动势 $\mathscr{E}$ 后，将开关 K 置于位置 2，则电容器 C 立即通过电阻 R 放电，由基尔霍夫第二定律得

$$u_C=iR$$

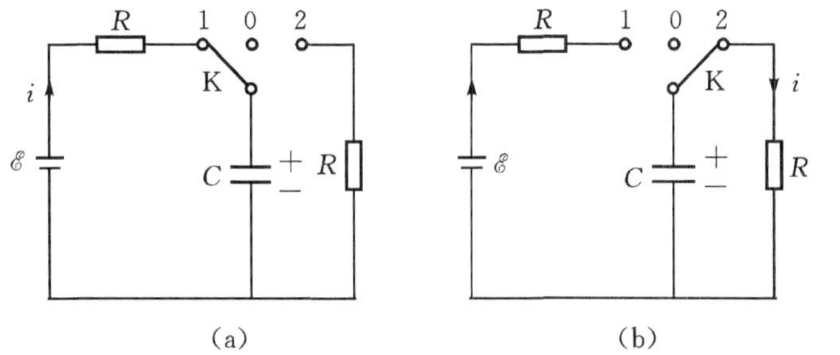

图 8-11 电容器充放电原理图

式中，u_C 与 i 都是时间 t 的函数，因为

$$i = -C\frac{\mathrm{d}u_C}{\mathrm{d}t}$$

式中的负号是因为电容电压和电流参考方向相反。则

$$u_C = iR = -RC\frac{\mathrm{d}u_C}{\mathrm{d}t}$$

所以电路方程为

$$u_C + RC\frac{\mathrm{d}u_C}{\mathrm{d}t} = 0$$

该微分方程的解为

$$u_C = u_C(0)\mathrm{e}^{-\frac{t}{RC}}(u_C(0) = \mathscr{E})$$

所以

$$u_C = \mathscr{E}\mathrm{e}^{-\frac{t}{RC}} \tag{8-23}$$

这就是电容放电过程中电压随时间变化的表示式。

放电过程电流的变化表示式

$$i = \frac{\mathrm{d}q}{\mathrm{d}t} = -C\frac{\mathrm{d}u_C}{\mathrm{d}t} = \frac{\mathscr{E}}{R}\mathrm{e}^{-\frac{t}{RC}} \tag{8-24}$$

二、充电过程

在图 8-11(b)的放电电路中，若电容器放电完毕，则将开关置于位置 1，这样，电源对电容器 C 充电(图 8-11(a))。

在充电过程中，由基尔霍夫定律可得

$$\mathscr{E} = u_C + RC\frac{\mathrm{d}u_C}{\mathrm{d}t}$$

对该微分方程求解得

$$u_C = A + B\mathrm{e}^{-\frac{t}{RC}};$$

因 $t=0$ 时，$u_C=0$；$t=\infty$时，$u_C=\mathscr{E}$；代入上式，则有 $A=\mathscr{E}$，$B=-\mathscr{E}$，所以，充电过程中电压的表达式

$$u_C = \mathscr{E} - \mathscr{E}\mathrm{e}^{-\frac{t}{RC}} \tag{8-25}$$

充电过程中电流的表达式

$$i = C\frac{\mathrm{d}u_C}{\mathrm{d}t} = \frac{\mathscr{E}}{R}\mathrm{e}^{-\frac{t}{RC}} \tag{8-26}$$

三、时间常数

由前述可知，在电容器充放电方程的微分形式和积分形式中都含参量 RC，在 SI 单位制中，R 的单位为 Ω，C 的单位为 F，这时 RC 的单位为[ΩF]=[欧][法]= [欧]·[伏]/[库] = [欧] ·([安][秒])/[伏]=[秒]。RC 具有时间的量纲秒(s)，电路确定时，该值就是常数，故称为时间常数，常以希腊字母 τ 表示，即

$$\tau = RC \tag{8-27}$$

时间常数 τ 决定了电容充放电的快慢，τ 越大电容充放电越快，τ 越小电容充放电越慢。

【例 8-3】 求 RC 电路放电时，电容上的电压 u_C 减小到最大值的一半所需的时间。

解： 由放电方程的积分形式 $u_C=u_0\mathrm{e}^{-\frac{t}{\tau}}$

可得 $$u_C/u_0=\frac{1}{2}=\mathrm{e}^{-\frac{t}{\tau}}$$

故 $$u_C=u_0\mathrm{e}^{-\frac{t}{\tau}} \qquad \ln 2=t/\tau$$

即 $$t=\tau\ln 2=0.693\tau$$

四、心脏除颤器原理

在正常情况下，心脏有节律的搏动，以维持全身血液的供应。如果由于某种原因，使心脏产生一种微弱的不规则颤动，称为纤维性颤动。这种颤动若不及时清除，将造成心脏停搏。心脏除颤器就是利用瞬间释放的高能量脉冲电流，通过短暂的电击去除心脏的室颤(VF)和房颤(AF)，以使其恢复正常心率的一种医疗救护仪器。

除颤器实际上是一种电容器放电电路，其工作原理如图 8-12 所示。其中电压变换器是将直流低压变成脉冲高压，经整流后给储能电容 C 充电。除颤治疗时高压继电器 K 动作，切断充电电路，接通放电电路，使电容器 C 储存的电能经由电感 L、电极及人体构成的放电回路产生高压放电脉冲。

理论和临床实践证明，在放电回路串接电感 L 比单纯 RC 放电电路的除颤效果更好，对心肌组织损伤更小，其放电电流波形如图 8-13 所示(图中虚线是无 L 时的放电电流波形)。心脏除颤放电时间以 4～10 ms 为宜，适当选择 L 值，可满足除颤所需要的脉冲周期。

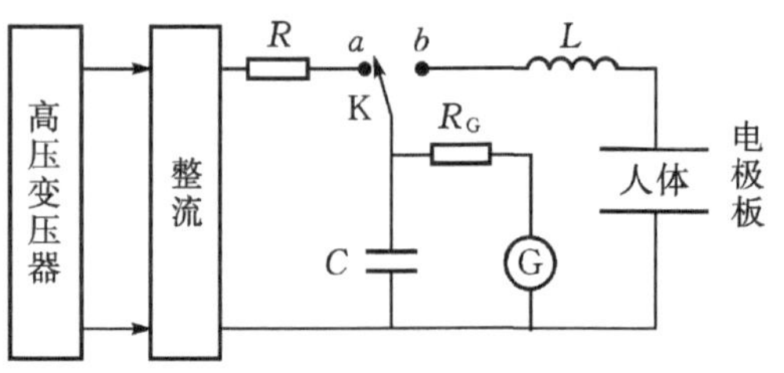

图 8-12 除颤器的基本原理

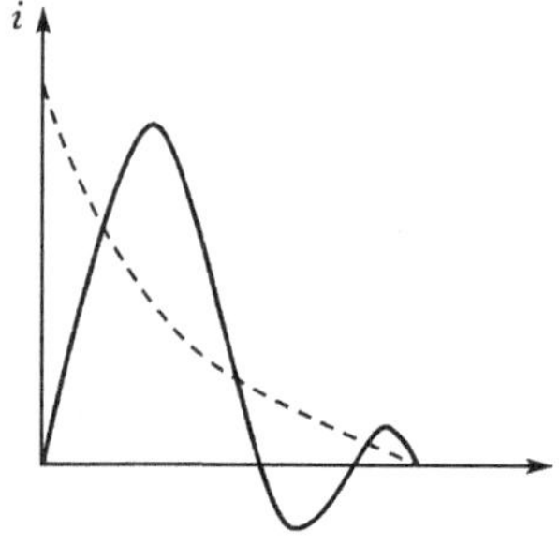

图 8-13 除颤器的电流波形

当体外除颤时，因部分能量消耗于皮肤、胸壁，所需要的能量较大，一般为 100～400 J，这时除颤电容器上的电压较高，为 3～7 kV；当体内除颤时，只需体外除颤能量的十分之一，电容器两端的电压较低。医学上除颤用的电能单位常用 W·s。控制电容器的充电时间，可以控制除颤能量的大小。

第五节　电泳、电渗与电疗

应用电能于人体防治疾病已有很长的历史，电疗是物理治疗方法中最常见的方法之一。电这个物理因素作用于机体时，先发生一系列的物理变化，然后会引起多种多样复杂的生理变化。因此我们需要进一步学习电对机体的生物学作用机制，正确利用它为医学服务。

一、电泳现象

人体内的组织液是由水、蛋白质、纤维蛋白和盐等组成的，人体组织液中除了有正、负离子，还有带电或不带电的胶体粒子。液体中这些带电粒子在电场作用下定向迁移的现象叫做电泳。

在同一个电场的作用下，不同的带电粒子的迁移速度一般是不同的，因此可以利用电泳现象将不同的带电粒子分开，这种技术叫做制备电泳术。也可以通过测定溶液中带电粒子的迁移速度来确定微粒的不同带电性，从而推断粒子的生物、化学等特性，这种技术叫做分析电泳术。

电泳已日益广泛应用于生物医学的很多领域，不论是常规医学检测还是生物医学研究，都要使用各种类型的电泳技术。

二、电渗现象

如图 8-14 装置所示，在 U 形管底部放入多孔物质，U 形管两臂注入等量的水，并分别在两端加上正负电极并通以直流电。多孔物形成毛细管，在电极提供的电场作用下，水将通过毛细管流动，这种液体（水）在电场的作用下通过毛细管的运动叫做电渗。

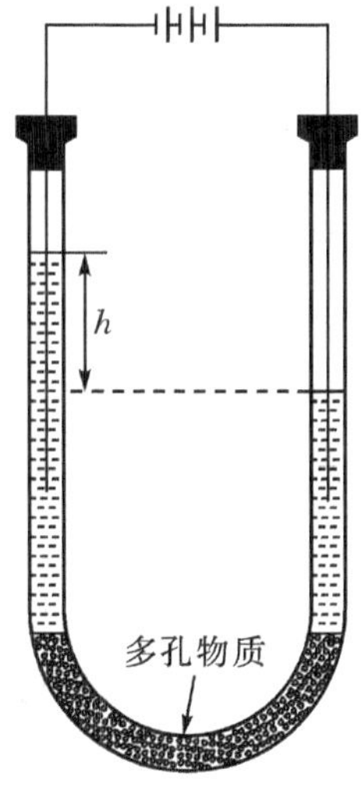

图 8-14　电渗现象

火棉胶制成的膜、组织膜和羊皮纸等都含有大量微孔结构，这些微孔就相当于上述的毛细管。若形成的毛细管带负电，则水带正电，在电场作用下，正电极附近带正电的水将通过多孔物质形成的毛细管流向负电极处。平衡后，U 形管的两臂中将形成与外加电压有关的液面高度差。若多孔物质带正电，则水带负电，将发生相反方向的电渗现象。酸（H^+）可使带负电的微孔壁的负电性减弱，带正电的微孔壁的正电性加强；碱（OH^-）具有与酸相反的效应。盐类也能改变微孔壁与流动液体之间的相对电荷，这种变化是因为微孔壁对盐离子的选择吸附作用。当微孔壁与流动液体之间的相对电荷改变时，电渗效应的方向也随之而改变。

三、直流电对机体的作用

人体的组织内存在各种离子，它们是构成人体电流的基础。在直流电作用下，组织内的离子将分别向异性电极方向移动，这会引起体内一系列的物理化学变化，进而产生一定的生理作用。

(一)离子浓度变化

离子浓度变化是引起生理作用的主要因素之一。直流电作用于机体，会引起细胞膜上离子浓度的变化(电极化)。除此之外，直流电还会导致各种离子的迁移速率发生变化，从而改变组织间的离子浓度。例如，H^+离子和OH^-离子浓度的变化，会直接影响机体内的 pH 值，而 pH 的微小变化，会影响蛋白质胶体结构，从而影响细胞机能。另外，H^+和OH^-离子的浓度变化还会影响细胞孔壁的电性质，改变膜的电渗效应。

直流电阴极能改善局部水肿或脱水现象，促进组织血液循环和营养、代谢功能，并可通过节反射，改善内脏活动功能。

(二)离子导入疗法

利用直流电能将药物离子导入人体，达到治疗目的，称直流电离子导入疗法。此法综合利用直流电和药物两者的治疗作用，效果比单纯用直流电效果更好，临床应用广泛。它利用的是电荷同性相斥的原理，将药物离子或荷电微粒经皮肤汗腺导入人体。药物导入量取决于电量大小、药物浓度、电极面积和通电时间。导入的药物不仅能对作用处局部组织起作用，还可通过体液循环把药物送到远隔器官。

除上述作用以外，直流电对机体还有以下作用：

(1)电解作用　直流电使组织电解，常用于电解拔毛，电解除赘。

(2)消炎、促进伤口愈合　直流电在临床上可用于消肿、刺激组织再生、软化瘢痕、促进溃疡愈合，对静脉血栓也有治疗作用。

(3)刺激神经　直流电阳极能降低组织兴奋性，具有镇静、镇痛、止痒的功能；直流电阴极能提高组织兴奋性，具有兴奋刺激作用。

断续直流电能引起肌肉收缩，可用来增强肌肉收缩功能，防止肌萎缩。

目标检测

1. 图 8－15 所示的导体中，沿轴线方向均匀地流有 6 A 的电流，已知横截面 $S_1=2.0\ \text{cm}^2$，$S_2=1.0\ \text{cm}^2$，S_3 的法线 n_3 与轴线夹角为 $60°$，试求通过 S_1、S_2、S_3 面的电流密度。

2. 图 8－16 所示的电路中，$\mathscr{E}_1=4.4\ \text{V}$，$\mathscr{E}_2=3.7\ \text{V}$，$R_1=1\ \Omega$，$R_2=3\ \Omega$，$R=2\ \Omega$，求 I_1、I_2、I_3。

3. 一个电动势为 12 V 的电池的内阻为 0.3 Ω。(1)它的短路电流有多大？(2) 若启动电流为 100 A，则启动马达的内阻是多少？

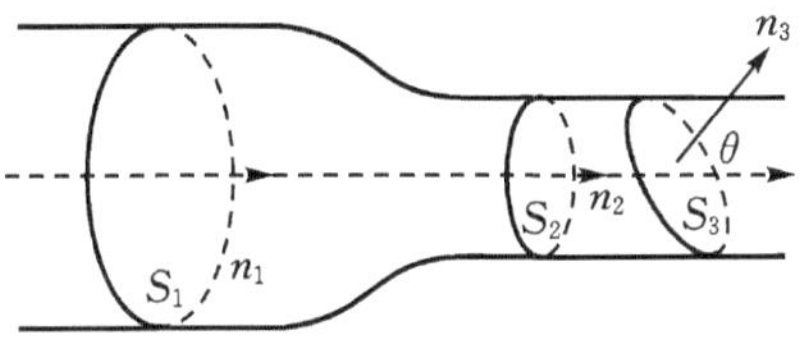

图 8－15　题 1 图

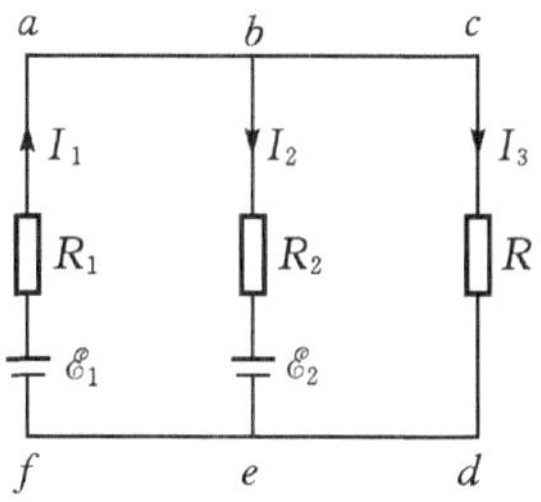

图 8－16　题 2 图

4. 用惠斯通电桥检测电缆故障点的原理如图 8－17 所示，$A'B'$是均匀电阻丝，长 1 m，C 为与检流计 G 相连的可滑动点。APB 是待测电缆，总长 7.8 km，P 为故障点。当 $B'C=0.41$ m 时电桥平衡，求电缆故障点的距离 PB。

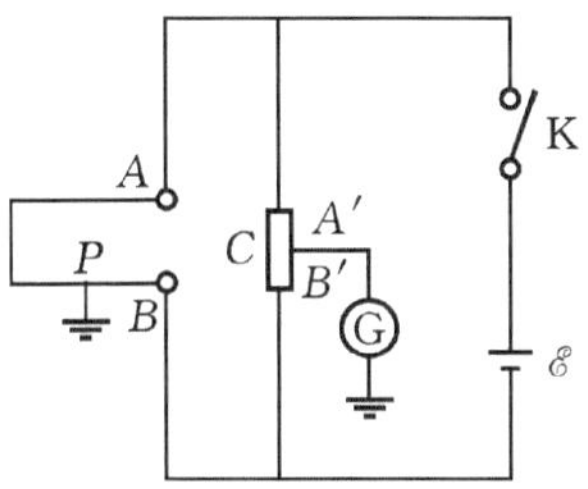

图 8－17　题 4 图

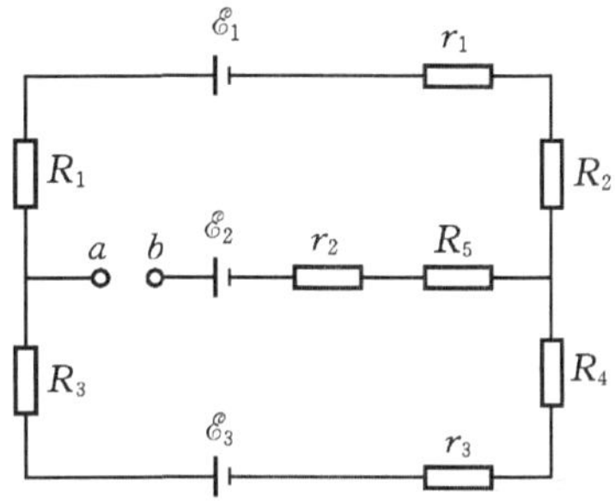

图 8－18　题 5 图

5. 在图 8－18 中，$r_1=r_2=r_3=1\ \Omega$，$R_1=R_3=R_4=2\ \Omega$，$R_2=1\ \Omega$，$\mathscr{E}_1=15$ V，$\mathscr{E}_2=10$ V，$\mathscr{E}_3=8$ V，$R_5=3\ \Omega$，求：(1)U_{ab}；(2)当 a、b 连通后，各支路电流为多少？(3)若使 $R_2=2\ \Omega$，则 U_{ab} 为多少？

6. 在图 8－19 中，$R_1=R_2=2$ kΩ，$C=1\ \mu$F，$\mathscr{E}=12$ V，问：(1)当开关 K 置于位置 1 时，电容器充电，电容器两端电压最大为多少？(2)待电容器充电完毕后，开关置于位置 2，当电容器两端电压为$\dfrac{10}{\mathscr{E}}$ V 和$\dfrac{10}{\mathscr{E}^3}$ V 时，放电各经过了多长时间？

7. 如图 8－20 所示的电路中，问：(1) 开关接通 t 秒后，$\mathscr{E}$ 的输出电流是多少？(2) K 刚闭合的瞬间，$\mathscr{E}$ 的输出电流为多少？(3)当 K 接通足够长的时间后，$\mathscr{E}$ 的输出电流又是多少？

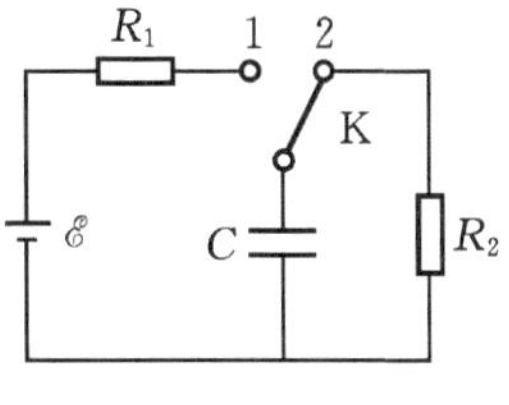

图 8－19　题 6 图

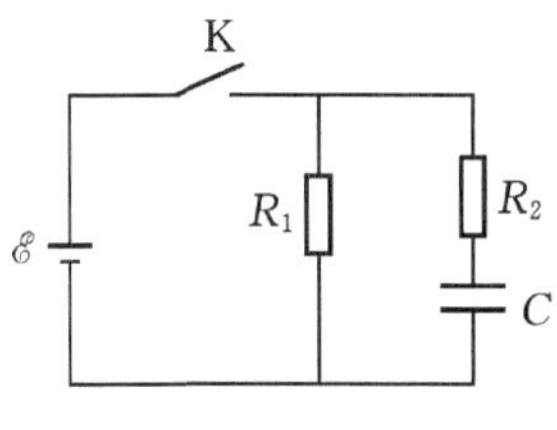

图 8－20　题 7 图

第九章　波动光学

光是电磁波，具有波动性。以光的波动性为基础的物理光学，称为波动光学。波动光学与其他科学技术紧密结合、相互渗透，发展成为许多崭新的分支学科，如干涉量度学、薄膜光学、集成光学等等。波动光学的衍射技术在医学研究领域的应用，使人们对微观世界的认识进入到更深层次，发现了 DNA 的双螺旋结构，实现了医学史上的飞跃。波动光学在生产、科研、医学、药学及医学检验中发挥着越来越重要的作用。本章主要通过对光的干涉、衍射、偏振和光的吸收的学习，进一步认识光的波动性，研究光的干涉、衍射、偏振和旋光等现象及其规律，从而为今后更好地了解和学习临床医学、药学及临床检验的后续课程打下良好的基础。

第一节　光的干涉

干涉现象是波的基本特征之一，下面利用波动理论来讨论光的干涉的规律。

一、光程和光程差

光在不同介质中传播时，其频率不变，而波速、波长随介质改变，于是光在不同介质中传播相等的路程，其相位的变化不相同。为了比较光在不同介质中经过路程的长短和相位的变化，于是引入光程的概念。

（一）光程

设单色光的频率为 ν，在真空中的波长为 λ，其传播速度为 c。当该单色光在折射率为 n 的介质中传播时，其传播速度为 u，则

$$n=\frac{c}{u} \tag{9-1}$$

由 $u=\lambda'\nu$，可得该单色光在介质中的波长

$$\lambda'=\frac{u}{\nu}=\frac{c}{n\nu}=\frac{\lambda}{n} \tag{9-2}$$

光在折射率为 n 的介质中，传播几何路程 r 所需要的时间

$$t=\frac{r}{u}$$

在相同时间内，光在真空中经过的路程为

$$L=ct=c\,\frac{r}{u}=\frac{c}{u}\cdot r=nr$$

可见，光在介质中的路程 r 相当于真空中的路程 nr。我们将介质的折射率 n 与光在这种介质中经过的路程 r 的乘积称为光程，用 L 表示，即

$$L=nr \tag{9-3}$$

如果一束光连续通过折射率分别为 $n_1, n_2, \cdots, n_n$ 多种均匀介质，其路程分别为 r_1、r_2、…、r_n，则总光程为光在各种介质中经过的路程与其对应介质折射率的乘积之和，即

$$L = n_1 r_1 + n_2 r_2 + \cdots + n_n r_n \tag{9-4}$$

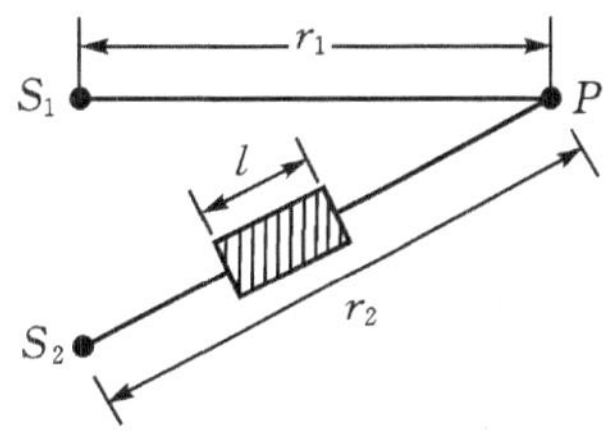

图 9-1　光在不均匀介质中的光程

(二)光程差

光程之差称为光程差，用 δ 表示。在图 9-1 中，频率相同、振动方向相同、初相位相同的两束光在 P 点的光程差，即

$$\delta = L_2 - L_1 = (r_2 - l)n_1 + l \cdot n_2 - n_1 r_1 \tag{9-5}$$

请同学们思考，如果已知光程差，能否算出其相位差？

二、光的相干性

(一)相干光

根据波动理论可知，波产生干涉的条件是：①两列波或几列波的频率相同，②振动方向相同，③相位相同或相位差恒定。这三个条件称为相干条件，满足相干条件的光称为相干光，产生相干光的光源称为相干光源。

对于机械波和无线电波，相干条件很容易得到满足。然而，两个相同的普通光源产生的光并不是相干光。首先，普通光源发光是由大量的原子或分子受到激发后，由高能态跃迁回低能态时，辐射的一系列有限长的电磁波列所组成。由于各原子或分子彼此独立，在任何时刻，各原子或分子发出的光的振动方向、频率、初相位也是相互独立、随机分布，各不相同，并随时间做无规则变化；其次，每一个原子或分子发光具有间歇性，发光持续时间非常短，只有约10^{-9} s 左右，然后间歇若干时间，再发出另一列光波。这些光波的振动方向、频率和初位相是不可能完全相同的。所以，两个独立光源发出的光不是相干光，即使同一光源不同部分发出的光，也不是相干光。

(二)获得相干光的方法

为了获得相干光，则必须将同一光源的同一原子或分子在同一时刻发出的光分为两部分或多个部分。常用的获得相干光的方法有两种：一种是分割波阵面的方法，如杨氏双缝等；另一种是分割振幅的方法，如薄膜干涉等。

(三)光的相干条件

由于光源的每个原子或分子发出的每列光波的长度是有限的，如果光程差太大，一列光波通过空间某点时，另一列波仍未到达该点，这样的两列波不能同时在交汇点相遇，则不能产生稳定的干涉现象。把能够观察到稳定干涉现象的最大光程差称为相干长度。对光波来说，单色性愈好，其相干长度愈长。例如，钠光灯光波的相干长度约为 0.058 cm；低压 Kr^{86} 光波的相干长度约为 70 cm；低压镉灯光波的相干长度约为 40 cm；而 He-Ne 激光器产生的激光，其相干长度为几百公里。因此，激光是目前最好的相干光源。

另外，如果两束光的振幅相差太大，在相遇点合成振动的振幅与单一光波在该点振动的振幅差别不大，干涉现象也不明显。可见，要观察到明显的光的干涉现象，除了要满足相干条件

外，还必须满足两束光的光程差不能太大和两束光的振幅相差不能太大两个条件。

三、杨氏双缝干涉

(一)杨氏双缝干涉实验

英国科学家托马斯·杨在1801年用分割波阵面的方法获得了相干光，完成了光的干涉现象。其实验装置如图9-2(a)所示，用单色平行光照射不透明遮光板上的狭缝S，根据惠更斯原理，狭缝S为一个线光源，从S发出的光照射到相距很近并与S平行对称的平行狭缝S_1和S_2上。S_1和S_2为两个相干光源，发出两束相干光，它们在屏上相遇，产生了明暗相间的干涉条纹，如图9-2(b)所示。图9-2(c)是干涉条纹的光强分布曲线。

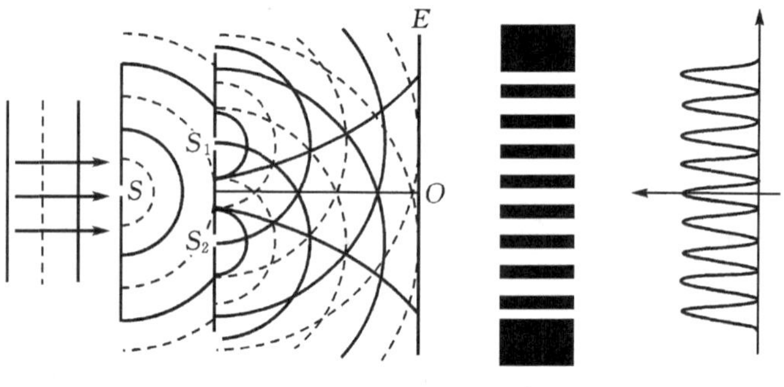

(a) (b) (c)

图9-2 杨氏双缝干涉实验

在图9-3中，假设相干光源S_1与S_2之间的距离为d，双缝到屏的距离为D，在屏幕E上任取一点P，P点到屏中心O点的距离为x，S_1与S_2到P的距离分别为r_1和r_2。因为，空气的折射率$n=1$，所以，从S_1、S_2发出的两束相干光，到达P点的光程差

$$\delta=r_2-r_1$$

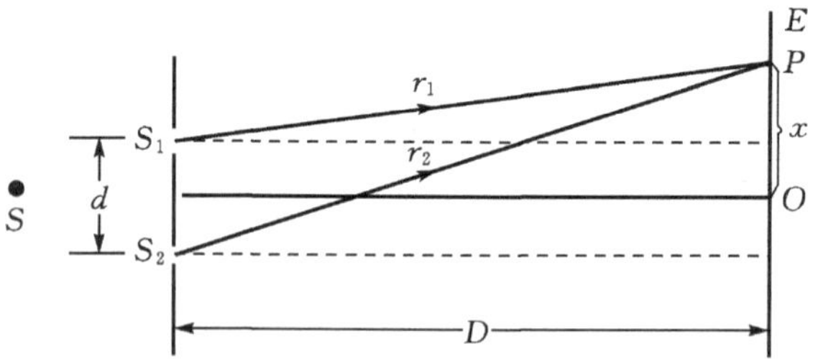

图9-3 杨氏双缝干涉条纹分布

利用直角三角形知识，可得

$$D^2+(x-\frac{d}{2})^2=r_1^2$$

$$D^2+(x+\frac{d}{2})^2=r_2^2$$

两式相减可得

$$2dx = r_2^2 - r_1^2 = (r_2 - r_1)(r_2 + r_1)$$

由于 D 远大于 x 和 d，所以 $r_1 + r_2 \approx 2D$，故光程差

$$\delta = (r_2 - r_1) = \frac{d}{D}x$$

由于同一相干波源的初相位相同，可得 P 点为明纹的条件

$$\delta = \frac{xd}{D} = \pm k\lambda \qquad (k = 0,1,2,\cdots) \tag{9-6}$$

注意：P 点是明纹中心，式中 $k=0$ 的明纹称为零级明纹或中央明纹。$k=1$、$k=2$、…称为第一级明纹、第二级明纹、…。

由式(9-6)可得，各级明纹中心到 O 点距离

$$x = \pm k\frac{D\lambda}{d} \tag{9-7}$$

P 点为暗纹的条件

$$\delta = \frac{xd}{D} = \pm(2k+1)\frac{\lambda}{2} \qquad (k = 0,1,2,3,\cdots) \tag{9-8}$$

注意：P 点为暗纹中心，式中 $k=1$、$k=2$、…称为第一级暗纹、第二级暗纹、…。

由式(9-8)可得，各级暗纹中心到 O 点距离为

$$x = \pm(2k+1)\frac{D\lambda}{2d} \tag{9-9}$$

由式(9-7)或式(9-9)可得两相邻明纹或暗纹的间距为

$$\Delta x = \frac{D\lambda}{d} \tag{9-10}$$

由式(9-10)可知，杨氏双缝干涉条纹具有以下特点：

(1)杨氏双缝干涉条纹是等宽等间距的。

(2)由于可见光的波长 λ 很短(400～760 nm)，因此只有两条狭缝间距离 d 足够小，而狭缝距离屏幕 D 足够大，才能使条纹间距 Δx 可以分辨，才会观测到明显的干涉现象。

(3)利用实验测出 d 和 D 的值及 k 级亮纹或暗纹与中央亮条纹的距离 x，利用式(9-10)可测得入射光的波长。

(4)当 d 和 D 不变时，Δx 与 λ 成正比，即波长短的单色光(如紫光)比波长长的单色光(如红光)的干涉条纹间距小。所以，不同波长的光的同一级亮纹($k\neq 0$)在屏上的位置不同。当用白光作实验时，只有中央条纹是白色的，其他各级明条纹都是从里向外由紫到红的彩色条纹。

【例 9-1】 若用某单色光作杨氏双缝干涉实验，如图 9-3 所示。当光通过相距 0.2 mm 的双缝后，在距离双缝 0.5 m 的屏上得到的明纹间隔为 1.5 mm。试求单色光的波长是多少？

解： 根据 $\Delta x = \frac{D\lambda}{d}$ 可得

$$\lambda = \frac{\Delta x d}{D} = \frac{1.5\times10^{-3}\times0.2\times10^{-3}}{0.5} = 6\times10^{-7}\ \text{m} = 600\ \text{nm}$$

【例 9-2】 在图 9-4 的杨氏双缝实验中，用波长为 550 nm 的平行光垂直照射到双缝上，在缝 S_2 一侧紧贴一折射率为 1.5、厚度为 d 的薄玻璃片后，N 处由原来的第三级亮条纹变成了第一级亮条纹(整个装置处于空气中)，试求插入的玻璃片的厚度。

解：由题意可知，介质折射率 $n=1$，玻璃的折射率 $n_{玻璃}=1.5$，入射光的波长 $\lambda=550\ \text{nm}=5.50\times10^{-7}\ \text{m}$。当没有插玻璃片时，$N$ 处为第三级亮纹，即

$$\delta_1=n(\overline{S_2N}-\overline{S_1N})=3\lambda$$

当插入玻璃片后，N 处为第一级亮纹，即

$$\delta_2=[n(\overline{S_2N}-d)+n_{玻璃}d]-n\overline{S_1N}=\lambda$$

将两式相减得：$(n_{玻璃}-n)d=2\lambda$，所以

$$d=\frac{2\lambda}{n_{玻璃}-n}=\frac{2\times5.50\times10^{-7}}{0.5}=2.2\times10^{-6}\ \text{m}$$

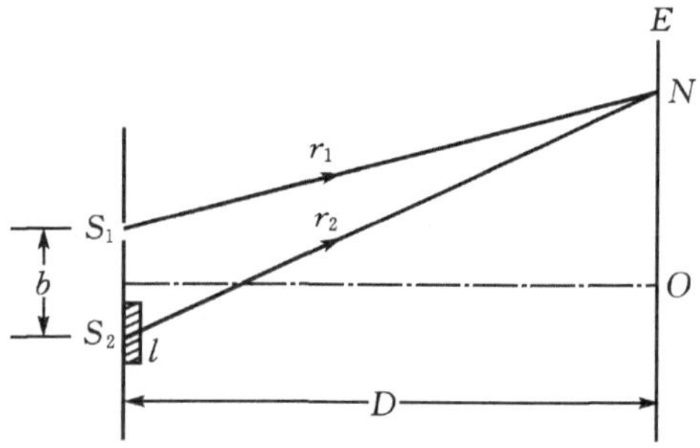

图 9-4　例 9-2 图

请同学们思考，如果已知薄玻璃片的厚度，能否测出玻璃片的折射率呢？

(二)双缝干涉的应用——瑞利折射计

瑞利折射计是一种利用双缝干涉的原理，精确测定透明物质的折射率的仪器，在化学、生物学、医学检验等领域中得到应用。其测量原理如图 9-5 所示，在容器中分别充满折射率为 n_0 的空气与待测气体(或透明液体)，其 P 点明条纹改变的级数为 k，则充满待测气体(或透明液体)与充满空气的光程差的变化为

$$\Delta\delta=(n-n_0)L=k\lambda$$

则待测定气体(或透明液体)的折射率

$$n=\frac{k\lambda}{L}+n_0$$

如果空气的折射率 $n_0=1$，则

$$n=\frac{k\lambda}{L}+1 \qquad (9-11)$$

从上式可知，只要测出了干涉明条纹改变的级数 k，即可求出气体或透明液体的折射率，然后根据物质的浓度与折射率的关系，就可以得到物质的浓度。

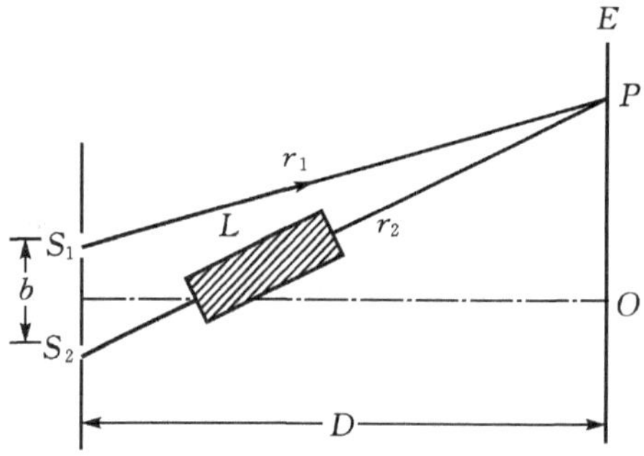

图 9-5　瑞利折射计测量原理图

四、薄膜干涉

在太阳光的照射下，浮在水面上的油膜、肥皂泡表面呈现彩色花纹，这就是薄膜干涉的结果。薄膜干涉分为厚度均匀的平面膜产生的等倾干涉和厚度不均匀的平面膜产生的等厚干涉(即劈尖干涉)。下面首先讨论等倾干涉。

(一)等倾干涉

在图 9-6 中，一束入射光 1 在透明薄膜上、下表面反射和折射，其反射光 2、4 或透射光 3，5 都是相干光，反射光(或透射光)相遇都将产生干涉现象。由于反射光和透射光的振幅都是从入射光的振幅分割而来，因此这种干涉属于分振幅干涉。

设薄膜的厚度为 d，介质的折射率 $n_1<n_2$。当一束光以入射角 i 照射到平行平面薄膜的界面 MN 上，其反射光线 2、4 的光程差由图可得

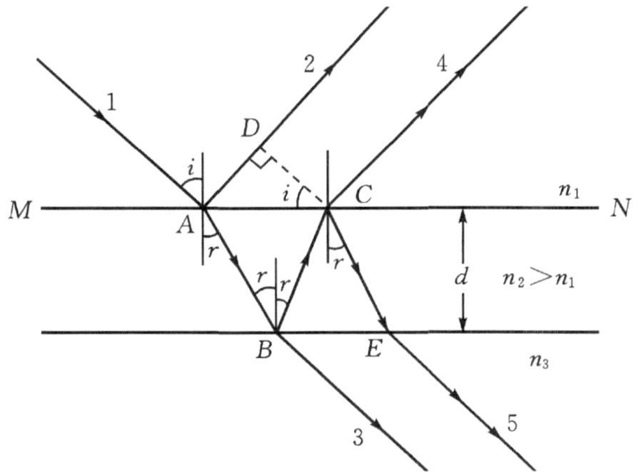

图 9-6 平行平面薄膜干涉

$$\delta_1 = n_2(\overline{AB}+\overline{BC}) - n_1\overline{AD}$$

由图 9-6 可得

$$\overline{AB}=\overline{BC}=\frac{d}{\cos\gamma}$$

$$\overline{AD}=\overline{AC}\sin i = 2d\tan\gamma\sin i$$

所以，有

$$\delta_1 = 2n_2\overline{AB} - n_1\overline{AD} = 2n_2\frac{d}{\cos\gamma} - 2dn_1\tan\gamma\sin i$$

$$= \frac{2d}{\cos\gamma}(n_2 - n_1\sin\gamma\sin i)$$

将折射定律 $n_1\sin i = n_2\sin\gamma$，代入上式可得

$$\delta_1 = \frac{2dn_2}{\cos\gamma}(1-\sin^2\gamma) = 2dn_2\cos\gamma$$

而

$$n_2\cos\gamma = n_2\sqrt{1-\sin^2\gamma} = \sqrt{n_2^2 - n_2^2\sin^2\gamma} = \sqrt{n_2^2 - n_1^2\sin^2 i}$$

所以

$$\delta_1 = 2d\sqrt{n_2^2 - n_1^2\sin^2 i} \tag{9-12}$$

实验表明，当光从折射率较小的光疏介质射到折射率较大的光密介质时，其反射光的位相与入射光相差 π。对于位相差为 π 的光，其光程正好相差半个波长，这种现象称为“半波损失”。由半波损失引起的光程差用 δ_2 表示，于是在薄膜上下表面反射光的总光程差可表示为 $\delta=\delta_1+\delta_2$，即

$$\delta = 2d\sqrt{n_2^2 - n_1^2\sin^2 i} + \delta_2 \tag{9-13}$$

由半波损失引起的光程差 δ_2，可以通过计算两相干光产生的半波损失的次数来确定。当两相干光产生的半波损失的次数之和为偶数，则 $\delta_2=0$；当两相干光产生的半波损失的次数之和为奇数，则 $\delta_2=\frac{\lambda}{2}$。

在图 9-6 中，由于 $n_1<n_2$，对于薄膜的上表面，光线是由光疏介质射向光密介质，其反射光 2 有半波损失；而对于薄膜的下表面，AB 光线是由光密介质射向光疏介质，其反射光 4 无半波损失。因此 2、4 两反射光线产生的半波损失的次数之和为奇数，故 $\delta_2=\frac{\lambda}{2}$，所以 2、4 两反射光的光程差

$$\delta = 2d\sqrt{n_2^2 - n_1^2\sin^2 i} + \frac{\lambda}{2}$$

根据波动理论，2、4 两反射光干涉，产生明、暗纹的条件如下：

明纹条件：

$$\delta = 2d\sqrt{n_2^2 - n_1^2\sin^2 i} + \frac{\lambda}{2} = k\lambda \ (k=1,2,\cdots) \tag{9-14}$$

暗纹条件：

$$\delta = 2d\sqrt{n_2^2 - n_1^2\sin^2 i} + \frac{\lambda}{2} = (2k-1)\frac{\lambda}{2} \ (k=1,2,\cdots) \tag{9-15}$$

由式(9-13)、式(9-14)和式(9-15)可以看出，对于厚度均匀的平面薄膜，其 d 为恒量，光程差随入射光线的倾角的变化而变化。对于波长一定的光，不同的干涉亮条纹或暗条纹，对应不同的倾角，而同一干涉条纹上的各点则具有相同的倾角，因此这种干涉称为等倾干涉。

当照射薄膜的光是复合光时，则在同一位置观察不同位置的反射光的倾角不同，其反射光加强的光波波长也不同，因此，水面上的油膜和肥皂泡表面上的花纹看上去是彩色的。

图 9-6 中的透射光 3 和 5 也能产生干涉。透射光的干涉与反射光是互补的，即反射光干涉加强，透射光就干涉减弱。使反射光干涉加强的膜称为增反膜。使透射光干涉加强的膜称为增透膜。

在光学仪器的反射镜、激光谐振腔的全反射镜等光学元件表面镀上厚度适当的增反膜，就能使反射光加强，透射光减弱。眼镜镜片上镀的膜能增强对眼睛有害光的反射，对眼睛起到保护作用。

照相机物镜、潜望镜的透镜以及显微镜目镜的反射光会形成有害杂光，影响光学系统的成像质量。为了解决这个问题，可以在光学透镜表面镀一层厚度适当的增透膜。利用薄膜干涉来减弱反射光，增强透射光，从而提高成像质量。

【例 9-3】 当用白光垂直照射某光学仪器的镜头时，为了使人眼最敏感的绿光尽可能透过，则需要在光学仪器的镜头上镀一层氟化镁薄增透膜，求所镀氟化镁薄增透膜的最小厚度。已知人眼最敏感的绿光的波长为 550 nm，玻璃的折射率 1.5，氟化镁的折射率为 1.38。

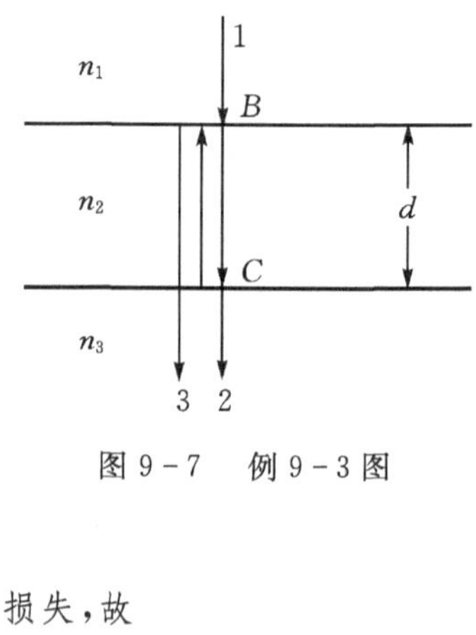

图 9-7 例 9-3 图

解： 使绿光尽可能透过，即使绿光透射加强，如图 9-7 所示。绿光透射加强的条件为

$$\delta=k\lambda$$

当光垂直入射时，透射光 2 和 3 的光程差

$$\delta=2dn_2+\delta_2$$

因为 $n_1<n_2<n_3$，透射光射在镀膜的下表面反射时，有半波损失，故

$$\delta_2=\frac{\lambda}{2}$$

两透射光加强时的光程差　　$\delta=2dn_2+\frac{\lambda}{2}=k\lambda$

所以，所镀氟化镁的厚度　　$d=\frac{\lambda}{4n_2}(2k-1)$

当 $k=1$ 时，所镀氟化镁薄膜的厚度最小，即

$$d=\frac{\lambda}{4n_2}=\frac{5.50\times10^{-7}}{4\times1.38}\approx0.996\times10^{-7}\ \text{m}=99.6\ \text{nm}$$

(二)劈尖干涉

劈尖干涉的实验装置如图 9－8(a)所示，单色光源 S 发出的平行光，经玻璃片 A 反射后垂直射到空气劈尖 B，在劈尖上、下表面反射的光相干叠加，形成干涉条纹，通过显微镜 T 可进行观察测量。

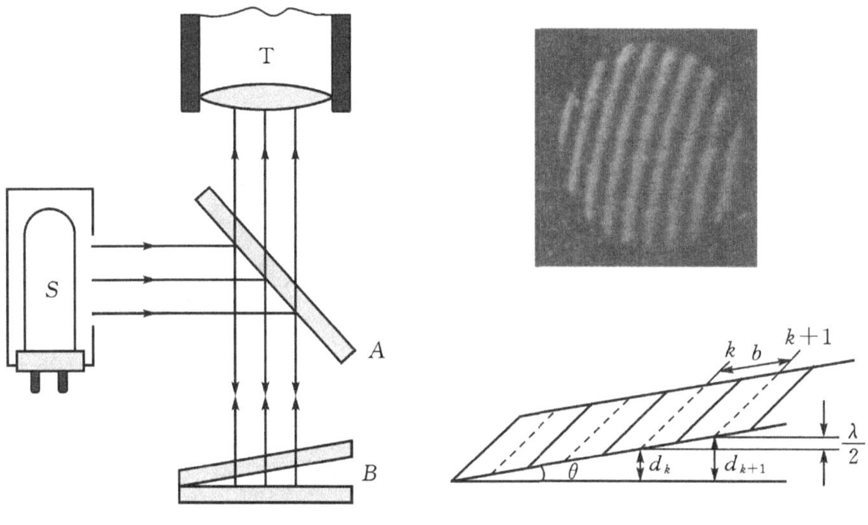

图 9－8　劈尖干涉

当光线垂直入射劈尖，由于在空气劈尖下表面的反射光有半波损失，故上下表面反射光的光程差

$$\Delta\delta=2dn_{空}+\frac{\lambda}{2} \tag{9-16}$$

由于 $n_{空}=1$，根据波动理论，反射光干涉加强，产生亮纹的条件是

$$2d+\frac{\lambda}{2}=k\lambda\quad(k=1,\ 2,\ \cdots) \tag{9-17}$$

产生暗纹的条件是

$$2d+\frac{\lambda}{2}=(2k-1)\frac{\lambda}{2}\quad(k=1,2,\cdots) \tag{9-18}$$

从式(9－17)与式(9－18)可知，同一明条纹或同一暗条纹都与相同厚度的空气层对应，因此这种干涉也称等厚干涉，即劈尖干涉。

在劈尖干涉条纹中，与相邻明条纹或相邻暗条纹对应的空气层厚度差为

$$d_{k+1}-d_k=\frac{\lambda}{2} \qquad (9-19)$$

在图 9－8(b)中，设空气劈尖的夹角为 θ，则相邻明条纹(或相邻暗条纹)的间距

$$b=\frac{\lambda}{2\sin\theta} \qquad (9-20)$$

由上式可知，如果已知空气劈尖的夹角为 θ，并测量出条纹间距 b，就可算出波长 λ。反之，如果已知波长 λ，测出条纹间距 b，就可算出微小夹角 θ。当空气劈尖的夹角 θ 越小，则条纹分布越疏；反之 θ 越大，则条纹分布越密。当 θ 大到一定程度，干涉条纹太密，则无法分辨，这时就看不到干涉现象。

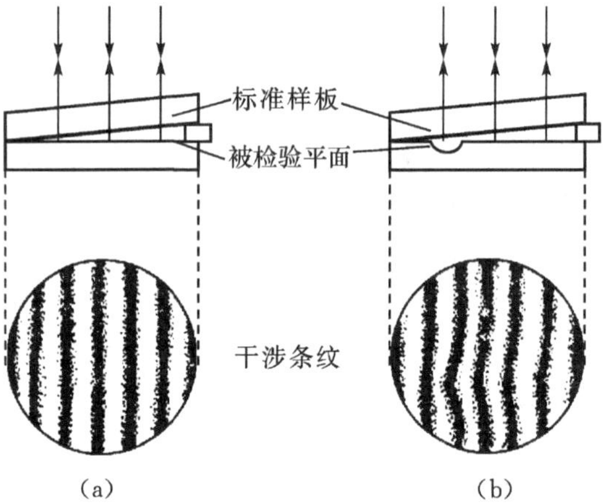

图 9－9 用劈尖干涉检查平面的平整程度

劈尖干涉在平面的平整程度检测技术中有重要应用。例如，在磨制各种光学平面时，可以用干涉法检查平面的平整程度。在图 9－9 中，若在被测平面上放一个透明的样板，在样板的一端垫一个薄片，使样板的标准平面和被测平面之间形成一个空气劈尖。用单色光从上面照射，空气劈尖的上下两个表面的反射光产生干涉。如果被测表面是平的，干涉条纹就是一组平行的直线，如图 9－9(a)所示；如果干涉条纹发生弯曲，则表明被测表面不平，如图 9－9(b)所示。除此之外，还可测细丝的直径等。其测量的精度可达10^{-6} cm。

【例 9－4】 为了测量一金属细丝的直径 D，使图 9－10 形成空气劈尖，如果用波长为 589.3 nm 的黄色光垂直照射空气劈尖，用读数显微镜测出第 1 明条纹到第 31 条明纹的间距为 4.296 mm，金属细丝到空气劈尖顶点的距离为 28.86 mm，求金属细丝的直径 D。

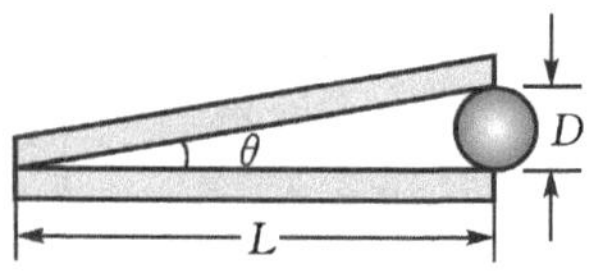

图 9－10 例 9－4 图

解：根据题设条件，相邻明条纹的间距

$$b=\frac{4.296\times10^{-3}}{30}=0.1432\times10^{-3}\ \text{m}$$

由于空气劈尖角度很小，因此

$$\sin\theta=\frac{D}{L}$$

由式(9－20)可知　　$b=\frac{\lambda}{2\sin\theta}$

所以金属细丝的直径 $D=\frac{\lambda L}{2b}=\frac{5.893\times10^{-7}\times2.886\times10^{-2}}{2\times0.1432\times10^{-3}}=5.938\times10^{-5}$ m

(三)牛顿环

在图 9－11(a)中，A 是一块曲率半径很大的平凸透镜，它与平面玻璃 B 之间形成一个上面是球面，下面是平面的空气劈尖。当用单色光垂直照射时，空气劈尖上、下表面的反射光相干叠加，可观察到以接触点 O 为中心的圆环干涉条纹，如图 9－11(b)所示。由于在任一条纹的圆环上，空气劈尖的厚度是相等的，因此这种干涉属于等厚干涉。这种现象最早由牛顿发现，所以也称牛顿环。

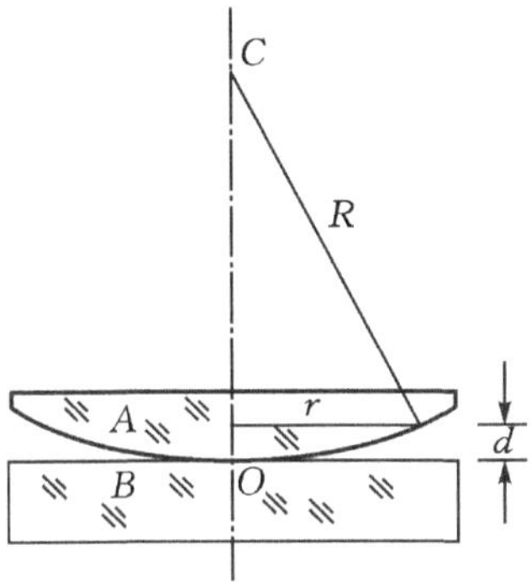

(a)

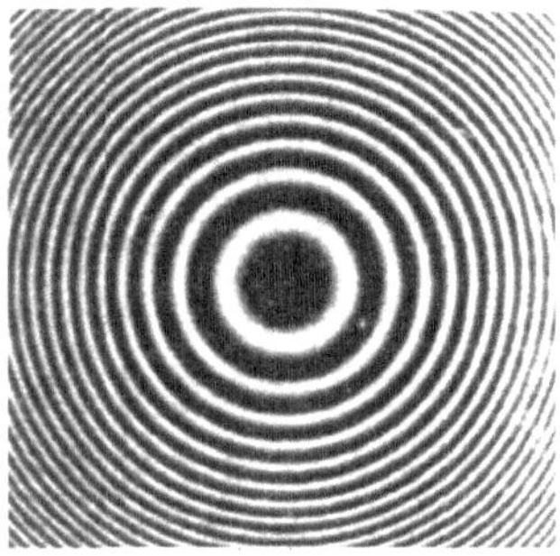

(b)

图 9－11　牛顿环

若用波长为 λ 的单色光垂直照射曲率半径为 R 的平凸透镜，牛顿环半径为 r，与该干涉条纹对应的空气层的厚度为 d，由图 9－11(a)可知

$$R^2=r^2+(R-d)^2=r^2+R^2-2Rd+d^2$$

由于 $d\ll R$，d^2 可以不考虑，所以由上式可得

$$d=\frac{r^2}{2R} \tag{9-21}$$

由上式可知，离中心越远，即 r 越大，则 d 越大，其光程差越大，所看到的牛顿环越密，如图 9－11(b)所示。

牛顿环为明条纹的条件是 $2d+\frac{\lambda}{2}=k\lambda$，即

$$\frac{r^2}{R}+\frac{\lambda}{2}=k\lambda \quad (k=1,2,3,\cdots) \tag{9-22}$$

牛顿环为暗条纹的条件是 $2d+\frac{\lambda}{2}=(2k+1)\frac{\lambda}{2}$，即

$$\frac{r^2}{R}+\frac{\lambda}{2}=(2k+1)\frac{\lambda}{2} \quad (k=0,1,2,3,\cdots) \tag{9-23}$$

牛顿环可用来测量光的波长和凸透镜的曲率半径。图 9－12 就是用牛顿环来检测凸透镜

曲率半径的一种方法。它是将标准件覆盖在待测件上，如果两者完全密合，则凸透镜曲率半径符合要求，不出现牛顿环，如图 9－12(a)所示。如果凸透镜曲率半径小于或大于标准件则出现牛顿环，如图 9－12(b)、(c)所示。若圆形环越多，误差越大。若条纹不圆，则说明被测件的曲率半径不均匀。这时用手均匀轻压标准件，空气的缝隙减小，相应的光程差也减小。当条纹向边缘扩散，说明零级条纹在中心，如图 9－12(b)所示，则被测件的曲率半径小于标准件。当条纹向中心收缩，说明零级条纹在边缘，如图 9－12(c)所示，则被测件的曲率半径大于标准件。

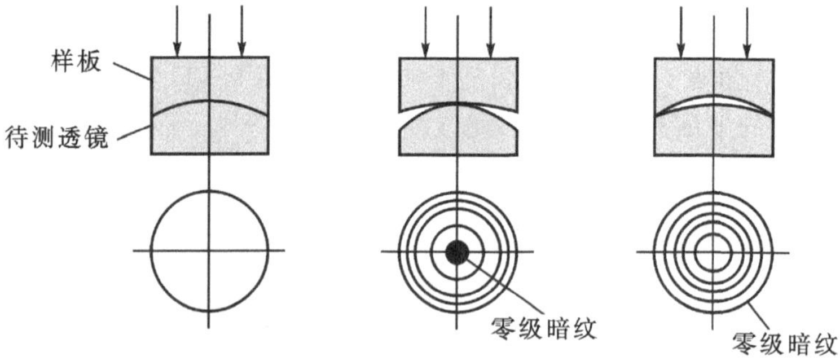

图 9－12　用牛顿环检测凸透镜的曲率半经

第二节　光的衍射

在图 9－13 中，光源 S 发出的光线，经过宽度可以调节的狭缝 AB 射向屏幕 NE。如果狭缝宽度比波长大得多，从屏幕上观察到的光带与光沿直线传播的特征相符；如果将缝的宽度缩小到与光波波长相近或更小时，屏上光带的亮度降低，但光照射的范围反而增大，出现明暗相间的条纹，如图 9－14 所示。我们把光绕过障碍物进入几何阴影区域，产生明暗相间的条纹的现象，称为光的衍射。光的衍射现象证明了光具有波动性。

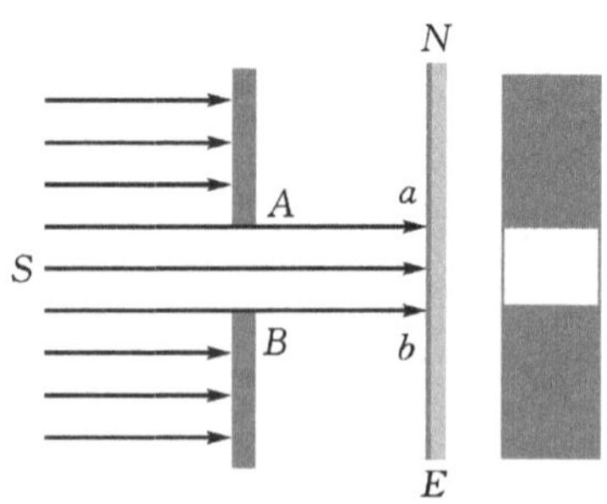

图 9－13　光沿直线传播

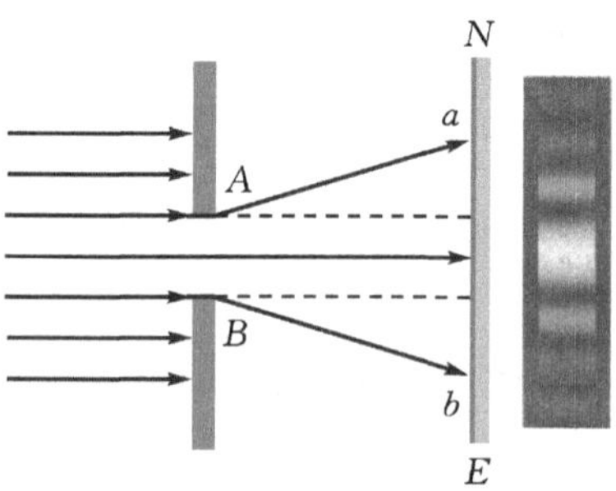

图 9－14　光的衍射实验

光的衍射现象，可分为两类。一类是障碍物与光源和屏之间的距离都为无限远，这种衍射称为夫琅禾费衍射，如图 9－15(a)所示。另一类是障碍物与光源和屏之间的距离都是有限远，或其中之一是有限远，这种衍射现象称为菲涅耳衍射，如图 9－15(b)所示。在实验室中，夫琅禾费衍射可用两个会聚透镜来实现，下面只讨论夫琅禾费衍射。

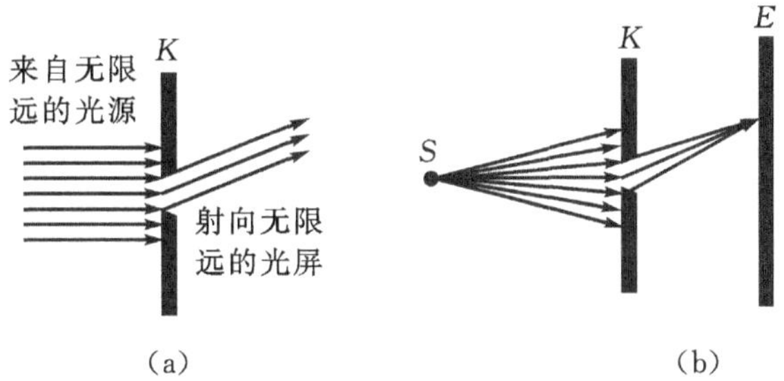

图 9-15 光的衍射的分类

一、惠更斯-菲涅尔原理

法国物理学家菲涅耳为了解释光的衍射现象的光强分布，于 1818 年对惠更斯原理作了如下修正：波在传播的过程中，从同一波前上各点发出的子波，在空间某点相遇时，各子波也可以相互叠加，产生干涉现象。这一原理称为惠更斯-菲涅耳原理。

二、单缝衍射

(一)夫琅禾费单缝衍射实验

图 9-16 是夫琅禾费单缝衍射的实验装置示意图，光源 S 位于透镜 L_1 的焦点上，经过 L_1 后的平行光，垂直照射在单缝上，通过单缝的平行光经透镜 L_2 聚焦于焦平面 N 上。从单缝发出的子波中，同一组平行光会聚在同一点，而方向不同的平行光会聚在不同点。这些子波叠加的结果，在屏 N 上出现与狭缝平行的衍射条纹，如图 9-16 所示。

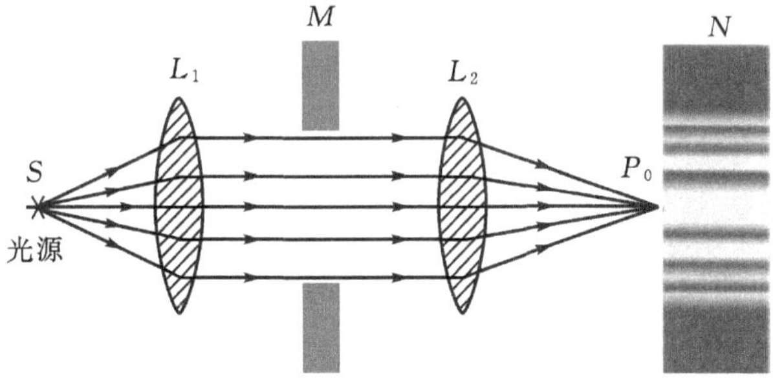

图 9-16 单缝衍射

在图 9-17(a)中，将平行的单色光垂直照射在宽度为 a 的单缝上，根据惠更斯原理，处于单缝 AB 的波前上各点所发出的子波沿各个方向传播。设这些子波中的任一组平行光经透镜 L_2 会聚于 P 点。平行光与主光轴之间的 θ 角称为衍射角。同一组平行光的两条边缘光线 AP 与 BP 的最大光程差

$$\delta = BC = a\sin\theta \tag{9-24}$$

式中，a 为单缝的宽度，θ 为衍射角，δ 为最大光程差。P 点条纹的明暗程度取决于光程差 δ 的值。

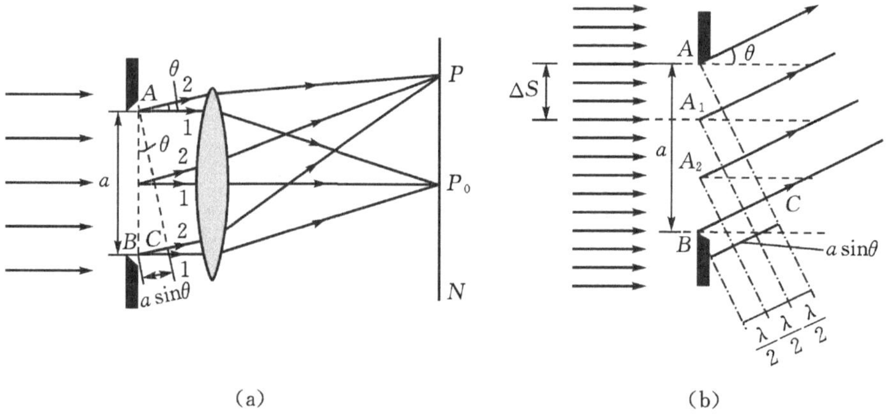

图 9－17 单缝衍射图样

(二)单缝衍射图样的光强分布

菲涅耳将波阵面分割成许多面积相等的波带，如图 9－17(b)所示。作一系列平行于 AC 的平面，两相邻平面之间的距离等于入射光的半个波长 $\lambda/2$。这些平面将单缝处的波阵面分成若干个面积相等的波带，任何两个相邻波带的对应点发出的子波到达 AC 面的光程差均为 $\lambda/2$，这样的带称为半波带。任何两个相邻半波带对应点发出的子波到达 P 的光程差均为 $\lambda/2$，对应的相位差为 π，在 P 点叠加的结果，相互抵消。

当衍射角为 θ 的平行光，其最大光程差 δ 等于半波长的偶数倍，即将单缝处的波阵面分成偶数个半波带，这些光线在 P 点叠加的结果，相互抵消，P 点为暗纹中心。

当衍射角为 θ 的平行光，其最大光程差 δ 等于半波长的奇数倍，即将单缝处的波阵面分成奇数个波带，这些光线在 P 点相互叠加的结果，还剩一个半波带的光没有抵消，P 点就为明纹中心。

当衍射角为 θ，而单缝处的波阵面不能分成半波带的整数倍，则屏上的光强度就介于相邻明暗纹之间。

如果衍射角 θ 越大，则该方向的衍射光线的最大光程差 δ 也越大，单缝处的波阵面被分成半波带的奇数数目越大，相互抵消的部分也就越多，其明纹的亮度就越低；反之明纹的亮度就越高。对所有到达中央明纹中心的子波，其光程相同，光程差为零，位相差为零，中央明纹的光强最大。

(三)单缝衍射产生明暗纹的条件

根据上述分析，单缝在平行光垂直照射下，产生明暗纹的条件是

中央明纹中心

$$\theta = 0$$

暗条纹中心

$$a\sin\theta = \pm 2k\frac{\lambda}{2} \qquad (k = 1, 2, 3, \cdots) \tag{9-25}$$

明条纹中心

$$a\sin\theta = \pm(2k+1)\frac{\lambda}{2} \quad (k=1,2,3,\cdots) \tag{9-26}$$

公式中的 $k=1,2,3,\cdots$表示衍射条纹的级数。中央明纹是零级明纹。正、负号表示明纹或暗纹在中央明纹两侧对称分布。

(四)单缝衍射的条纹宽度

中央明纹两侧的第一级暗条纹之间的距离为中央明纹的宽度,其他两相邻暗条纹之间的距离称为明纹宽度。

在图 9-17 中,设任一点 P 到中央明纹中心的距离为 x,透镜 L_2 的焦距为 f。由于各衍射条纹中心到中央明纹中心的距离远小于透镜焦距,即 $x \ll f$,θ 很小,故有

$$x = f\cdot\tan\theta \approx f\cdot\sin\theta$$

将上式代入式(9-25)可得

$$x = \pm kf\frac{\lambda}{a} \tag{9-27}$$

因此,中央明纹的宽度

$$\Delta x_0 = f\frac{\lambda}{a} - \left(-f\frac{\lambda}{a}\right) = 2f\frac{\lambda}{a} \tag{9-28}$$

其他明纹的宽度

$$\Delta x_k = x_{k+1} - x_k = (k+1)f\frac{\lambda}{a} - kf\frac{\lambda}{a} = f\frac{\lambda}{a} \tag{9-29}$$

通过以上的讨论,可以得到以下结论:

(1)中央明纹的宽度是各级明条纹宽度的两倍。中央明纹的光强最大,其他各级明条纹的光强,随衍射条纹的级数 k 的增大而减小,如图 9-18 所示。

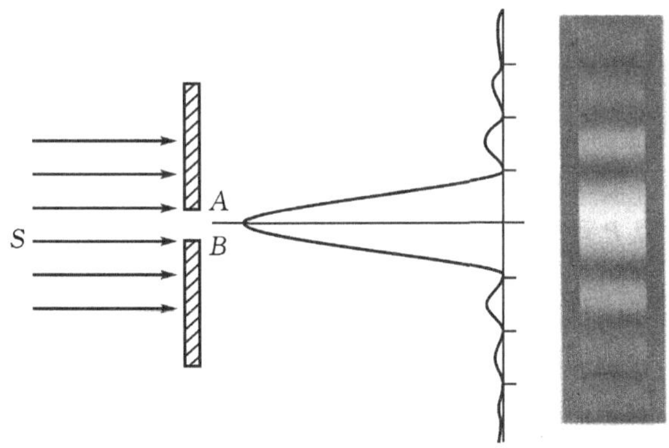

图 9-18 单缝衍射的光强分布

(2)当照射光的波长 λ 一定时,明纹宽度与缝宽 a 成反比。缝宽越小,明纹越宽,衍射现象越显著;缝宽越大,明纹越窄,衍射现象越不明显。如果当 $a \gg \lambda$,各级衍射明纹向中央明纹靠拢,密集得无法分辨,只能看到光沿直线传播。可见,只有当障碍物的大小与光的波长差不多或更小时,才能观察到明显的衍射现象。

(3)当缝宽 a 一定时,明纹宽度与照射光的波长 λ 成正比。如果用白光入射单缝时,中央

明纹是白色的。在中央明纹两侧的彩色条纹按光的波长排列，在同一级衍射光谱中靠中央明纹最近的是紫色，最远的是红色。这种由衍射现象产生的彩色条纹，称为衍射光谱。

(4)若已知缝宽 a，利用衍射光谱测量出第 k 级明纹的宽度，则可计算光的波长 λ。

【例 9-5】 用波长 $\lambda=500$ nm 的平行光垂直照射宽为 0.20 mm 的单缝，透镜焦距为 0.2 m，屏位于透镜的焦平面处。求：(1)第一级暗条纹中心到中央明纹中心的距离；(2)中央明纹的宽度；(3)其他各级明条纹的宽度。

解：(1)由于屏位于透镜的焦平面，各衍射条纹中心到中央明纹中心的距离远小于透镜焦距，即 $x \ll f$，θ 很小，故有

$$\sin\theta \approx \tan\theta = \frac{x}{f}$$

设第一级暗条纹中心到中央明纹中心的距离为 x_1，将上式代入式(9-25)，可得

$$a \cdot \frac{x_1}{f} = \lambda$$

所以，第一级暗条纹中心到中央明纹中心的距离

$$x_1 = \frac{f\lambda}{a} = \frac{0.2\times500\times10^{-9}}{2.0\times10^{-4}} = 5.0\times10^{-4}\ \text{m}$$

(2)设中央明纹的宽度为 Δx_0，其宽度是两个第一级暗条纹之间的距离，即

$$\Delta x_0 = 2x_1$$

所以，中央明纹的宽度

$$\Delta x_0 = 2x_1 = 2\times5.0\times10^{-4} = 1.0\times10^{-3}\ \text{m}$$

(3)其他各级明条纹的宽度 Δx 为两个相邻的暗条纹之间的距离，即

$$\Delta x = x_{k+1} - x_k = \frac{(k+1)f\lambda}{a} - \frac{kf\lambda}{a} = \frac{f\lambda}{a} = \frac{0.2\times500\times10^{-9}}{2.0\times10^{-4}} = 5.0\times10^{-4}\ \text{m}$$

由此可见，单缝衍射的各级明纹的宽度是中央明纹宽度的一半。

三、圆孔衍射

(一)圆孔衍射

前面讨论了用光照射狭缝产生的衍射现象，如果用平行光照射半径为 a 的小圆孔，同样也会产生衍射现象，如图 9-19 所示。衍射图样的中央是明亮的圆斑，周围是明暗相间的同心

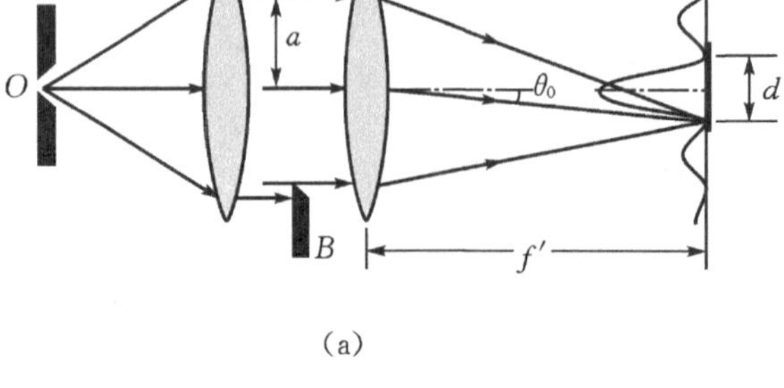

(a)

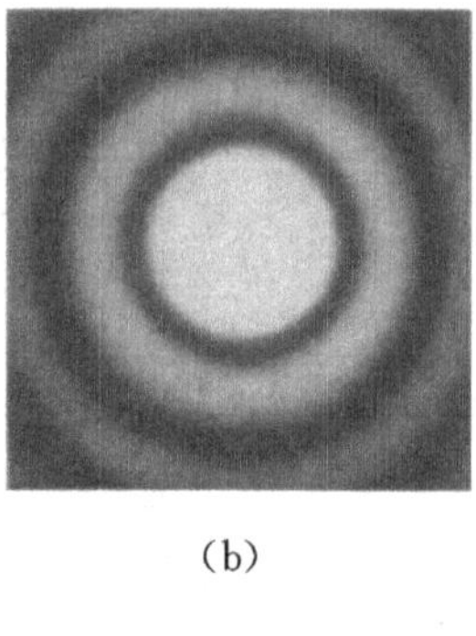

(b)

图 9-19 圆孔衍射

圆环。由第一级暗环所包围的中央亮斑称为艾里斑。设艾里斑的直径为 d，透镜 L_2 的焦距为 f。从理论上计算艾里斑的光能占整个入射光能的 84%，其半角宽度 θ_0，

$$\sin\theta_0 \approx \tan\theta_0 \approx \theta_0 = \frac{d}{2f} = 0.61\,\frac{\lambda}{a} = 1.22\,\frac{\lambda}{D} \tag{9-30}$$

式中，D 为小圆孔的直径。当照射光的波长 λ 一定时，艾里斑的直径 d 与圆孔的直径 D 成反比。圆孔越小，衍射现象越显著。

(二)光学仪器的分辨能力

常用光学仪器的光阑和透镜都是圆形的，也会产生衍射现象，有艾里斑产生，因此一个光点(或一个物点)通过光学仪器形成的像不是一个点，而是艾里斑的衍射图样。当相隔较近的两个光点 S_1、S_2 形成的衍射图样的艾里斑没有重叠或重叠很少，如图 9-20(a)所示，则能分辨这两个光点；若一个艾里斑中心刚好处于另一个艾里斑边缘(即一级暗环上)，这两个像点恰好能分辨，如图 9-20(b)所示，其最小分辨角的大小为

$$\theta_{\text{最小}} = 1.22\,\frac{\lambda}{D} \tag{9-31}$$

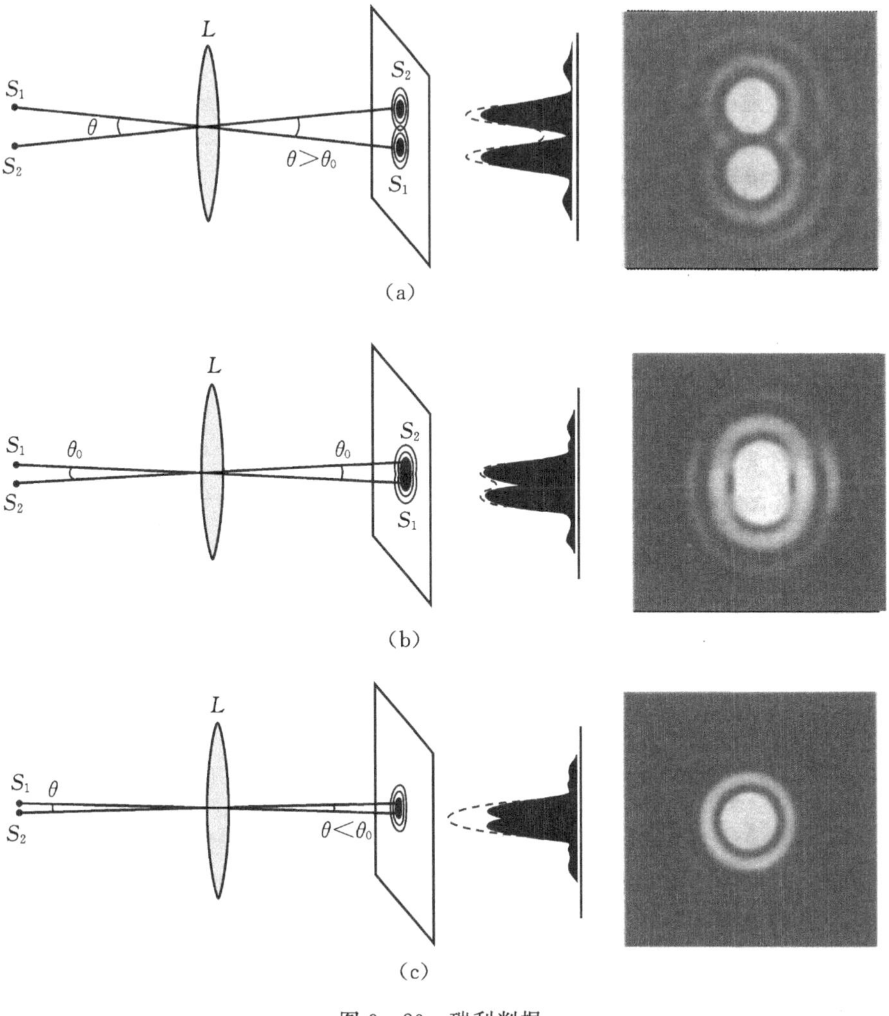

图 9-20　瑞利判据

上式为光学仪器最小分辨角的标准，通常称为瑞利判据。它表明了光学仪器的最小分辨角 $\theta_{最小}$ 与仪器孔径 D 和照射光波长 λ 的关系。例如，人眼瞳孔的直径为 2 mm，入射光的平均波长为 550 nm，则该人眼的最小分辨角为 3.4×10^{-4} rad≈1′。当照射光的波长一定时，艾里斑的直径 d 与圆孔的直径 D 成反比。圆孔越小，衍射现象越显著。如果相隔较近的两个光点 S_1、S_2 形成的衍射图样的艾里斑重叠较多，即两个艾里斑中心对仪器的视角 $\theta<\theta_{最小}$，这两个像就不能被分辨，如图 9－20(c)所示。可见，最小分辨角受到光的波动性的限制，因此光学仪器的分辨能力是有限的。

目前世界上有通光直径为 10 m 的天文望远镜，其最小分辨角 6.714×10^{-8} rad，比人眼的分辨能力高了 5000 倍。对于光学显微镜，可采用波长更短的紫光照射标本，减小其最小分辨角，从而提高它的分辨能力。

四、衍射光栅

利用单缝衍射可测量单色光的波长，但单缝太小通过的光能有限，衍射条纹亮度不够，光能不集中，影响测量精度。为了提高测量的精度，就需要衍射条纹有一定亮度，光能集中，条纹间距越大越好，于是人们就发明了光栅。

由大量等宽等间距的平行狭缝组成的光学元件称为光栅。光栅可分为反射光栅和透射光栅。如果衍射图样是由反射光形成的，称为反射光栅。反射光栅是在磨光的金属表面上刻了许多等宽等间距的平行刻痕，刻痕部分不反光，两刻痕间的光滑部分反射光，相当于狭缝，如图 9－21(a)所示。如果衍射图样是由透射光形成的，称为透射光栅。透射光栅是在玻璃片上刻出大量等宽等间距的平行刻痕，刻痕部分为毛玻璃，不透光，两刻痕之间的光滑部分透光，相当于狭缝，如图 9－21(b)所示。在光栅上 1 cm 宽度有的多达几千条乃至上万条刻痕。

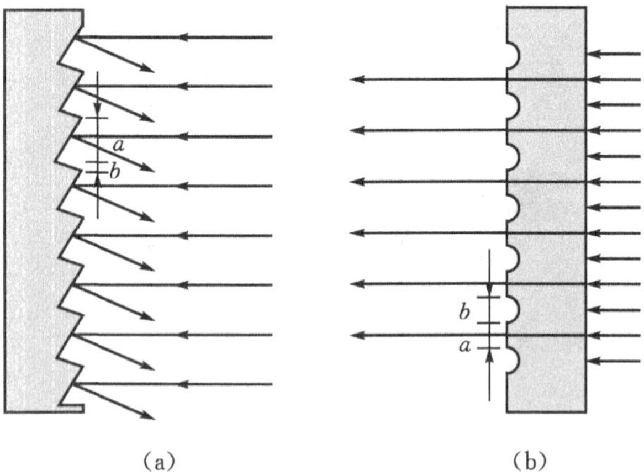

图 9－21　光栅的分类

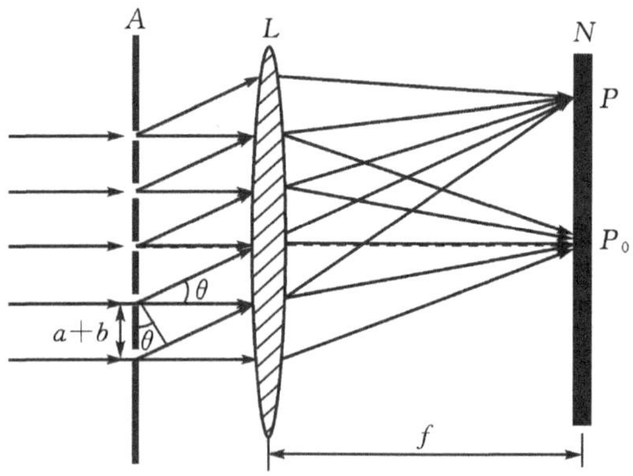

图 9－22　透射光栅

图 9－22 中的 A 表示透射光栅的一个截面，缝宽为 a，缝间距(不透光部分)为 b，$(a+b)$ 称为光栅常数。从狭缝所发出的与光轴成 θ 角的平行光经透镜聚焦于 P 点时，其中任意相邻狭缝的两对应光线的光程差均为

$$\delta=(a+b)\sin\theta$$

如果光程差 δ 为波长的整数倍，即衍射角 θ 满足以下条件

$$(a+b)\sin\theta = \pm k\lambda \quad (k=0,2,3,\cdots) \tag{9-32}$$

时，该组平行光线在 P 点干涉加强，P 点为明条纹中心。式(9-32)称为光栅方程，k 表示明纹的级数。由光栅方程可知，当单色光波长 λ 一定时，光栅常数 $(a+b)$ 越小，θ 角越大，相邻明条纹就分得越开。

图 9-23 为光栅衍射图样的光强分布图，其中图(a)是缝宽为 a 的单缝衍射图样的光强分布图；图(b)为多缝干涉图样的光强分布图；图(c)为多缝干涉和单缝衍射叠加后的光栅衍射的光强分布图样。

可见，光栅衍射图样是单缝衍射和多缝干涉综合的结果，光栅衍射的光强分布要受到单缝衍射的影响。如果衍射角 θ 既满足光栅方程的明纹条件，又满足单缝衍射的暗纹条件，这些明纹将消失，这种现象称为缺级。

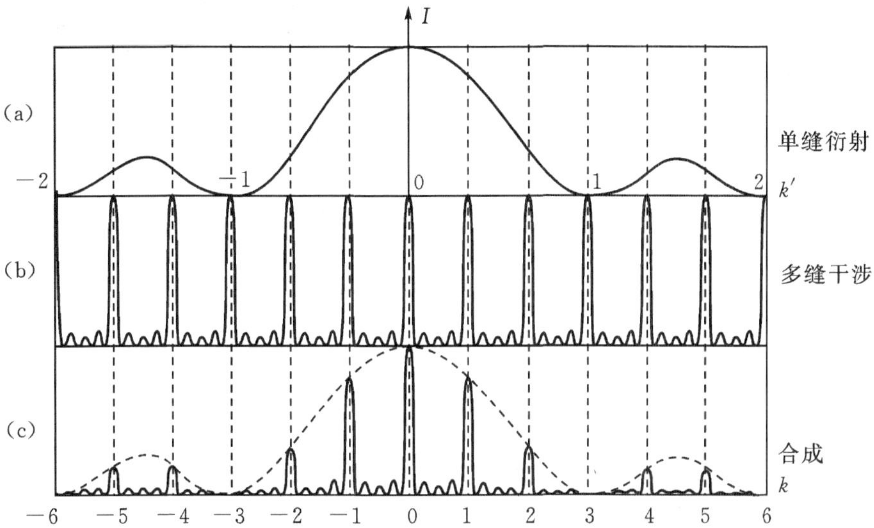

图 9-23 光栅衍射的光强分布

当出现缺级时，衍射角 θ 应同时满足光栅方程的明纹条件

$$(a+b)\sin\theta = k\lambda$$

和单缝衍射的暗纹条件

$$a\sin\theta = k'\lambda$$

则光栅衍射图样中明纹缺级的级数

$$k = \frac{a+b}{a}k' \quad (k'=\pm 1, \pm 2, \pm 3, \cdots) \tag{9-33}$$

当 $(a+b)=3a$ 时，缺级的级数 $k=\pm 3, \pm 6, \pm 9, \cdots$，如图 9-23(c)所示。由此可见，在研究光栅衍射时，除考虑多缝干涉外，还必须考虑单缝衍射。

从图 9-24 中可以看出，当光栅的狭缝数目越多，每条缝的宽度越小，其衍射明纹的光能越集中，相邻明条纹分得越开。实验中利用这种又细又明亮，且分得很开的衍射条纹来测量光的波长，其精度就越高。

从光栅方程可知，当光栅常数一定时，衍射角 θ 随入射光波长的增加而增加。当用白光照射光栅，除中央明纹仍为白色外，其他各级明纹在中央明纹的两侧按波长不同对称排列，紫光的波长最短，其衍射角最小，离中央明纹最近；反之，红光离中央明纹最远。由各种波长的光的同一级谱线组成的由紫到红的彩色光带，称为光栅光谱。

图 9 - 25 是中央明纹右侧的光栅光谱示意图。从图中可见，光栅光谱在中央明纹两侧对称分布着第一级光谱、第二级光谱等各级光谱。但从第二级光谱开始各级光谱发生重叠。利用未发生重叠的第一级光谱可以获得单色光。在分光光度计中，常利用光栅来获得单色光。

另外，还可以利用光栅测定某物质发出的光的波长和相对光强，来鉴定发光物质的成分和含量。

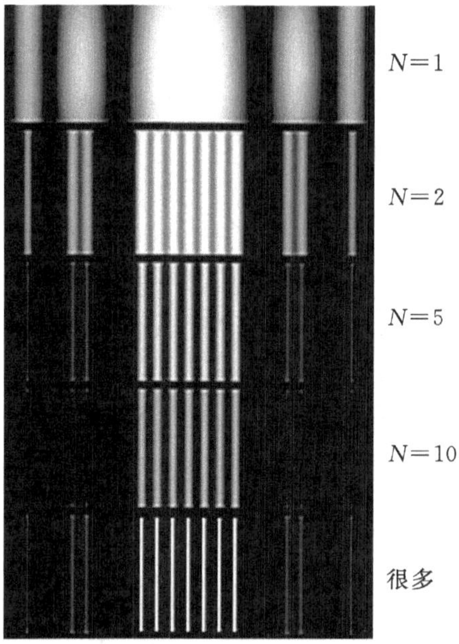

图 9 - 24 狭缝数不同的光栅的衍射图

目前，X 射线衍射在物理学、化学、生物学、医学、药学以及材料研究等领域已得到越来越广泛的应用，成为分析物质结构的重要手段之一。1952 年，生物学家沃森和物理学家克里克用 X 射线衍射实验，发现了 DNA 的双螺旋结构，打开了生物学研究从细胞水平进入分子水平的大门，使人们对微观世界的认识深入到更深层次。为此，沃森和克里克在 1962 年获得诺贝尔生理学医学奖。

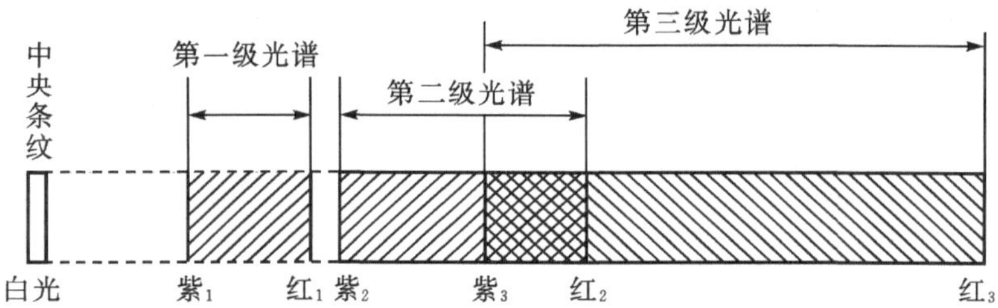

图 9 - 25 光栅光谱

【例 9 - 6】 用每厘米有 4000 条缝的光栅，观察钠元素波长 $\lambda=590$ nm 的特征谱线。(1)最多能看到几级谱线？(2)若缝宽 1.25 μm，第几级谱线缺级，最多能看到几级光谱？

解：(1) 对于每厘米有 4000 条缝的光栅，其光栅常数

$$a+b=\frac{0.01}{4000}=2.5\times10^{-6}\ \text{m}$$

由光栅方程 $(a+b)\sin\theta=k\lambda$ 可得

$$k=\frac{(a+b)\sin\theta}{\lambda}$$

当 $\theta=90°$，$\sin\theta=1$ 时，上式中的 k 为最大级数，即

$$k=\frac{a+b}{\lambda}=\frac{2.5\times10^{-6}}{5.9\times10^{-7}}\approx4$$

所以最多能看到 4 级谱线。

(2) 若缝宽 $a=1.25\ \mu\text{m}=1.25\times10^{-6}$ m，根据式(9 - 33)可得，光栅衍射图样中所缺的明

纹级数

$$k=\frac{a+b}{a}k'=\frac{2.5\times10^{-6}}{1.25\times10^{-6}}k'=2k' \qquad (k'=\pm1,\pm2,\cdots)$$

由于衍射图样中 $k=\pm2,\pm4$ 为缺级，所以实际上最多只能看到 3 级光谱。

第三节　光的偏振与旋光

早在 1863 年，英国物理学家麦克斯韦就认为，光波是电磁波，电磁波是横波。电磁波可用振动方向相互垂直的电场强度矢量 **E** 和磁场强度矢量 **H** 来表示，如图 9-26 所示。

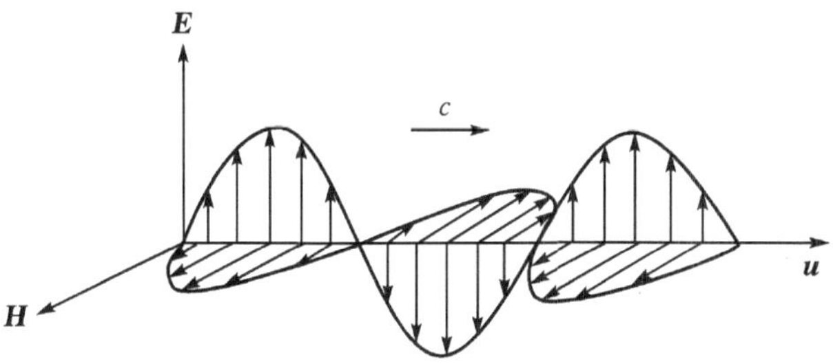

图 9-26　电磁波 **E**、**H** 的振动方向

由于光在与物质发生作用（感光作用和生理作用等）时，主要是电场强度矢量 **E** 起作用，于是把 **E** 矢量称为光矢量，把 **E** 振动称为光振动。按光的振动情况可把光分为自然光和偏振光。

一、自然光与偏振光

（一）自然光与偏振光

一般光源（激光除外）发出的光是由大量彼此独立的原子或分子发光组成的。由于发光的分子或原子是大量的，其发光具有随机性和间歇性，因此在垂直于光的传播方向的平面内，沿各个方向振动的光的相位不同，几率相等，光矢量的振动在各方向上对称分布，振幅相等，光强相同，这样的光称为自然光，如图 9-27(a) 所示。在任一时刻，可以把各个方向的光矢量分解成两个互相垂直的光矢量，如图 9-27(b) 所示。自然光也可以用图 9-27(c) 表示，其黑点表示光振动与纸面垂直，短线表示光振动在纸面内，黑点和短线均匀分布表示两个相互垂直的光矢量的光强各占自然光的一半。

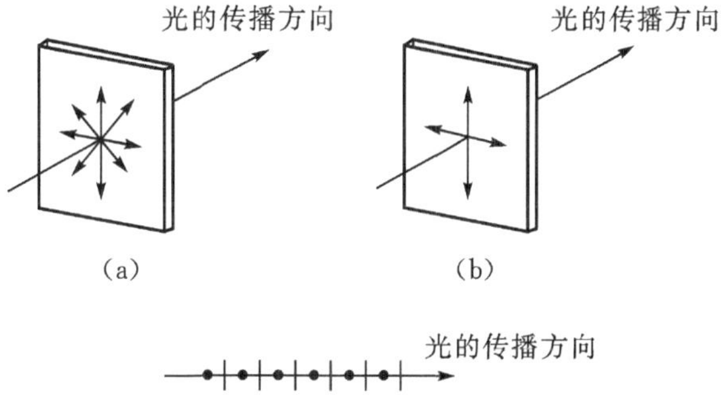

(c)

图 9-27　自然光

光矢量只沿某一方向振动的光称为线偏振光，简称偏振光，如图 9-28(a)、(b) 所示。偏振光的振动方向与光的传播方向构成的平面称为振动面。若某一方向振动的光占优势，这种光称为部分偏振光，图 9-28(c) 为垂直纸面光占优势，而图 9-28(d) 为平行于纸面的光占优

势。如果光矢量 $\boldsymbol{E}$ 随时间做有规则的变化，其末端在垂直于传播方向的平面上的轨迹呈椭圆形或圆形，这种光称为椭圆偏振光或圆偏振光。

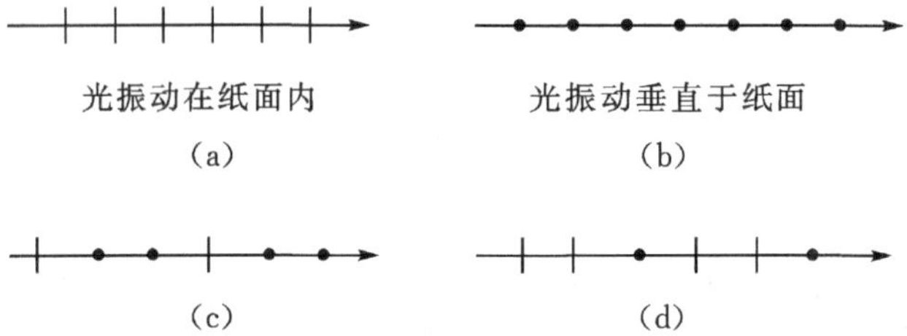

图 9-28　偏振光和部分偏振光

从自然光中获得偏振光的方法很多。利用光在折射率不同的两种介质的分界面的反射和折射、晶体的双折射、晶体的二向色性等均可获得偏振光。

(二)布儒斯特定律

1811 年布儒斯特从实验中发现，在一般的情况下，自然光照射在折射率分别为 n_1 和 n_2 的两种介质分界面 AB 上，将发生反射和折射，其反射光为垂直于纸面振动较强的部分偏振光，而折射光为平行于纸面振动较强的部分偏振光，如图 9-29 所示。其中 SO 为入射线(自然光)，OC 为反射线，OD 为折射线，i 为反射角，γ 为折射角。若改变入射角 i，反射光的偏振化程度随着改变。当入射角 i 等于一个特定的角度时，反射光为垂直纸面振动的线偏振光，且反射光线与折射光线垂直，如图 9-30 所示。此时的入射角称为布儒斯特角或起偏角，用 i_0 表示。即

$$i_0+\gamma=90°$$

根据折射定律，得

$$n_1\sin i_0=n_2\sin\gamma$$

由以上两式得

$$n_1\sin i_0=n_2\sin(90°-i_0)=n_2\cos i_0$$

即
$$\tan i_0=\frac{n_2}{n_1}\qquad(9-34)$$

上式称为布儒斯特定律。

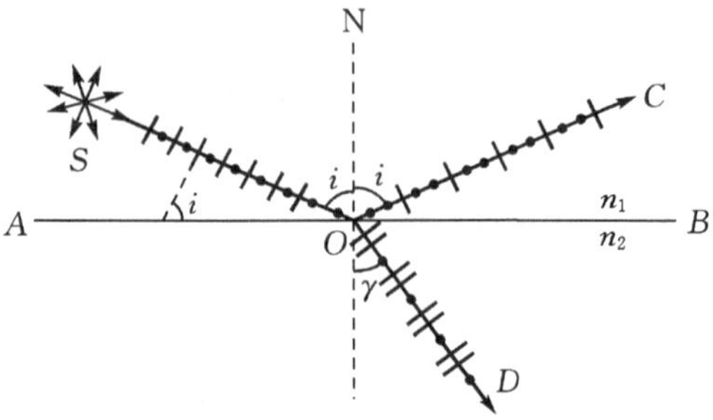

图 9-29　光反射和折射时的部分偏振

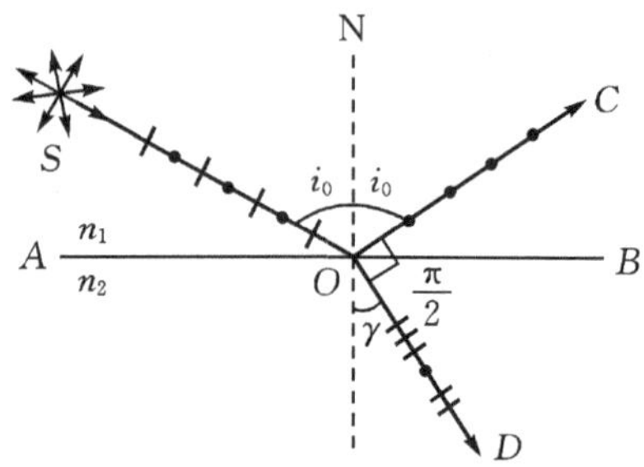

图 9-30　布儒斯特角

当自然光以布儒斯特角入射时，一次反射得到的线偏振光的光强很弱，它仅占入射光中垂直分量强度的很小一部分；而折射光仍是部分偏振光，它具有入射光中全部平行振动分量光能和垂直振动分量的大部分光能，光强很强。例如，自然光从空气射向玻璃，一次反射得到的线偏振光的光强，只有垂直振动光强的10%以下。为了得到较强的偏振光，可以利用图9-31所示的玻璃片堆或透明塑料片堆等，使光的入射角等于布儒斯特角，经多次的反射和折射，使反射光和折射光都成为线偏振光。

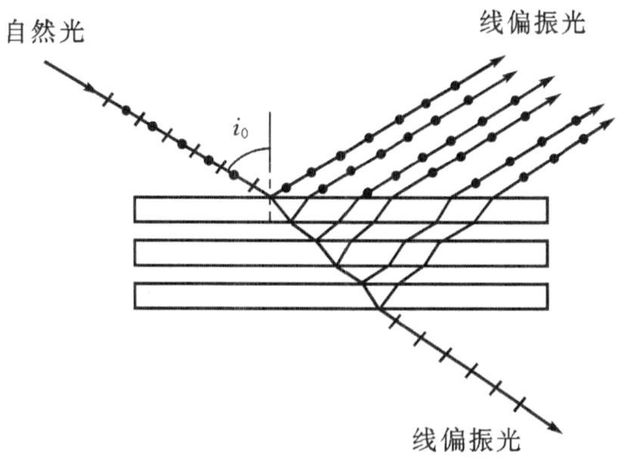

图9-31　用玻璃片堆获得偏振光

【例9-7】 太阳光斜照射在平静的湖面上，当太阳光与水平面的夹角为多大时，反射光为线偏振光？

解： 当太阳光的入射角为布儒斯特角时，反射光为完全偏振光。根据布儒斯特定律可得

$$\tan i_0=\frac{n_2}{n_1}=\frac{1.33}{1}=1.33$$

$$i_0=53.06°$$

可见当太阳光与水平面的夹角 $\theta=90°-56.06°=36.94°$ 时，反射光为线偏振光。

(三)晶体的双折射现象

如果将一块普通玻璃放在书上，只能看到一个像，但是，若将一块方解石晶体(即 $CaCO_3$)放在书上，可以看到两个像，如图9-32所示。这是因为一束光进入方解石等晶体后，分成传播方向不同的两束折射光，这种现象称为双折射。实验发现，双折射具有以下特点：

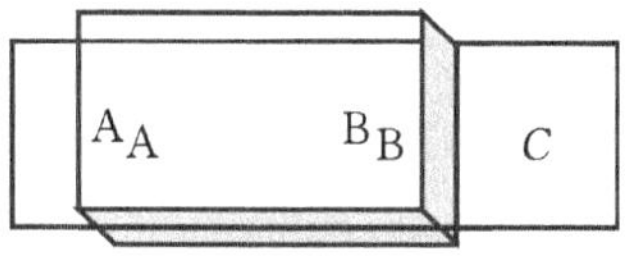

图9-32　方解石的双折射现象

(1)一束折射光遵守折射定律，另一束光一般不遵守折射定律。当改变入射角 i 时，有一束折射光始终在入射面内，并遵守折射定律，折射率不变，这束光称为寻常光，简称o光。而另一束折射光一般不在入射面内，不遵守折射定律，折射率随入射线的方向变化，这束光称为非寻常光，简称e光。在自然光垂直入射的情况下，o光仍沿原方向前进，但e光一般不沿原方向前进。当以入射光为轴转动晶体时，o光不动，而e光绕轴旋转，如图9-33所示。

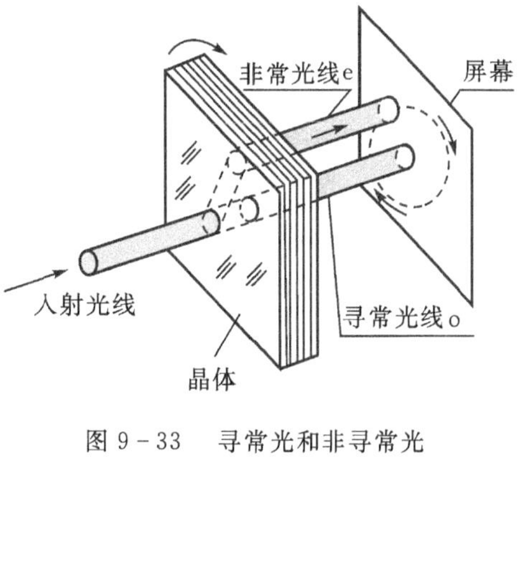

图9-33　寻常光和非寻常光

(2)晶体按光轴可分为单轴晶体和双轴晶体。在晶体中有一个特殊的方向,当光沿这个方向传播时,不发生双折射。寻常光和非寻常光在此方向传播速度相同、折射率相同,这个方向称为晶体的光轴。在图 9-34 中,AC 方向为晶体的光轴。只有一个光轴方向的晶体称为单轴晶体,如方解石、石英、红宝石等。具有两个光轴方向的晶体称为双轴晶体,如云母、硫黄、蓝宝石等。通过检验晶体的光轴,可以对晶体进行鉴定。

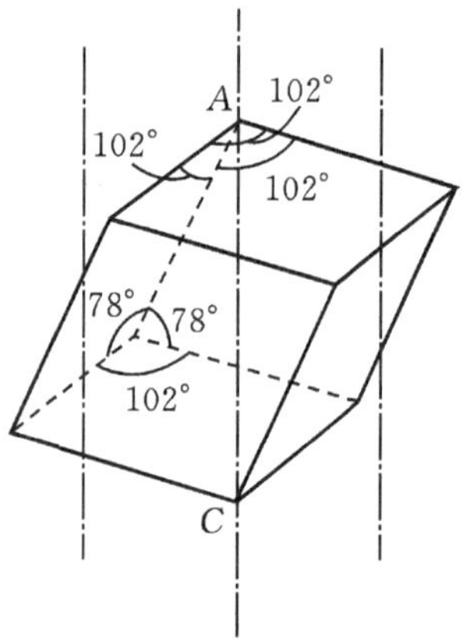

图 9-34 晶体的光轴

(3)o 光和 e 光是振动方向互相垂直的偏振光,晶体内任一束光线和光轴组成的平面,称为这条光线的主平面。由 o 光和光轴所组成的平面称为 o 光的主平面,由 e 光和光轴所组成的平面称为 e 光的主平面。一般来说,o 光和 e 光的主平面并不重合,有很小的夹角。只有当光轴位于入射面内,o 光和 e 光的主平面才重合。o 光的振动方向垂直于 o 光的主平面。e 光的振动平行于 e 光的主平面。由于 o 光和 e 光的主平面的夹角很小,因此可以认为 o 光和 e 光的振动方向是互相垂直的,如图9-35 所示。

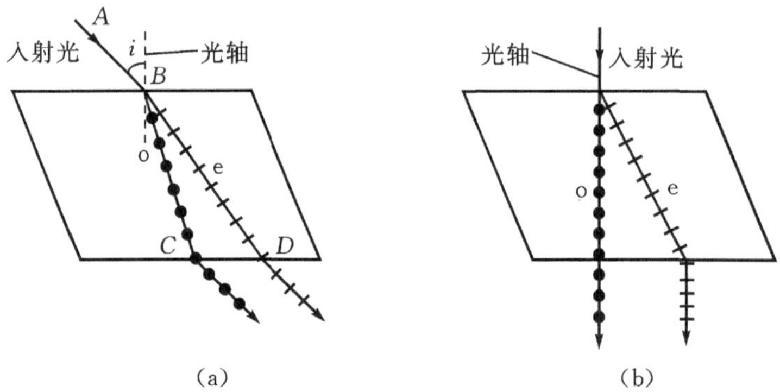

图 9-35 寻常光和非常光的振动方向

尼科耳棱镜是英国物理学家尼科耳于 1828 年发明的,其结构如图 9-36 所示。它是用一

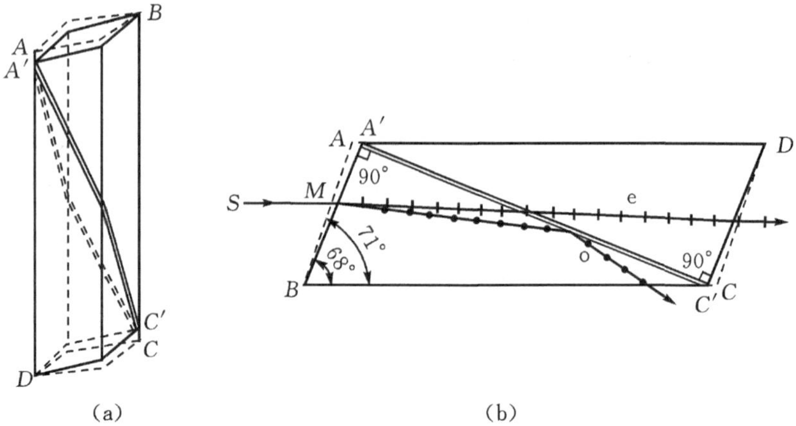

图 9-36 尼科耳棱镜

块长度约为宽度三倍的方解石晶体，将两端面磨掉一部分，使平行四边形 $ABCD$ 中的 71°角减小到 68°成为 $A'BC'D$，然后将晶体沿着垂直于 $A'BC'D$ 面和两端的界面剖成两块，把剖面磨成光学平面，最后用加拿大树胶粘合起来，制成尼科耳棱镜。

尼科耳棱镜是利用双折射，将自然光分成寻常光和非寻常光，然后利用全反射把寻常光反射到棱镜侧壁上，只让非寻常光通过尼科耳棱镜，从而获得高质量的线偏振光。

(四)晶体的二向色性

某些双折射晶体，对在其内部传播的寻常光和非寻常光具有选择性的吸收性质。例如，电气石强烈吸收寻常光，自然光通过 1 mm 的电气石晶片，寻常光就全部被吸收，而非寻常光只有很微弱的吸收，这种现象称为晶体的二向色性。

偏振片就是利用晶体的二向色性制成的可获得偏振光的光学元件。偏振片只能透过沿某一方向振动的光矢量或光矢量在该方向的分量，而不能透过与该方向垂直振动的光矢量或光矢量在该方向的垂直分量。偏振片允许光振动通过的方向称为偏振化方向。自然光通过偏振片后成为偏振光，如果以入射光为轴旋转偏振片，其透射光强不变，这时透过偏振片的偏振光的光强只有入射自然光光强的一半，如图 9－37 所示。

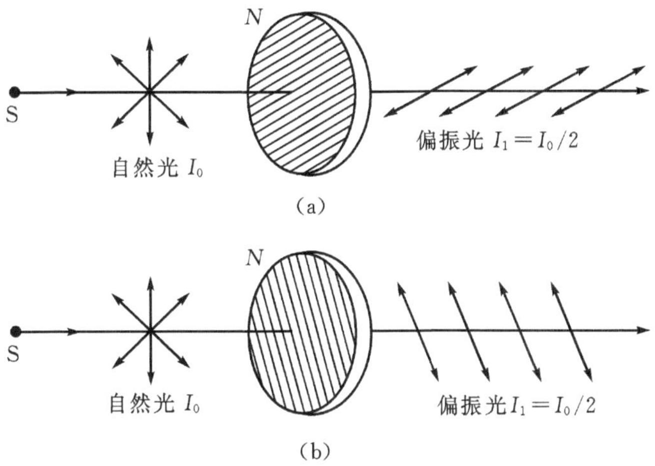

图 9－37　用偏振片获得偏振光

二、起偏与检偏

将自然光变成偏振光的过程称为起偏，能够把自然光变成偏振光的装置称为起偏器。人眼并不能区分自然光与偏振光，也不能分辨光波的振动方向，用于检测光波是否为偏振光并确定其振动方向的装置称为检偏器。尼科耳棱镜、偏振片等既可作起偏器，也可作检偏器。由于偏振片的成本低廉、制造方便而得到更广泛的应用。如照相机镜头前装一片偏振滤光片，使反射光减弱，可获得更清晰的照片；在汽车的前窗玻璃和车灯前安装偏振化方向与水平方向成 45°角的偏振片，可避免对方车灯晃眼，保证行车安全。另外，偏振片还可以用来制作偏振光显微镜中的起偏镜、检偏镜以及观看立体电影的眼镜等。

在图 9－38 中，MM'表示起偏器的偏振化方向，NN'表示检偏器的偏振化方向。旋转检偏器，当检偏器的偏振化方向 NN'与起偏器的偏振化方向 MM'相同，即 $\theta=0°$时，透过检偏器的光强最大，视场最亮，如图 9-38(a)所示。如果将检偏器再转 90°角，即 $\theta=90°$时，检偏器的偏振化方向与起偏器振化方向互相垂直，则无光透过检偏器，视场最暗，如图 9-38(b)所示。若以入射光线为轴旋转检偏器，则透射光强度将随 θ 做周期性的明暗变化。

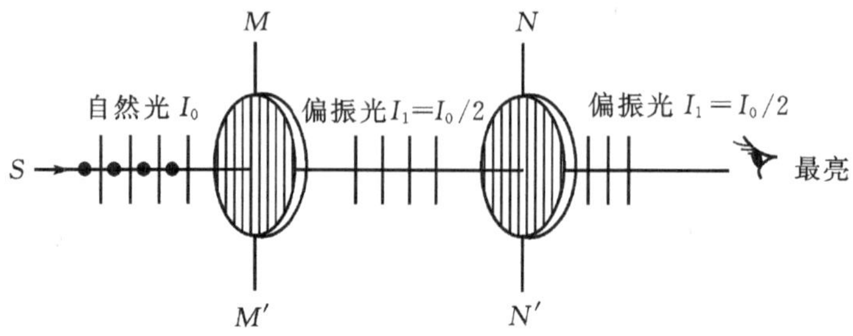

(a)

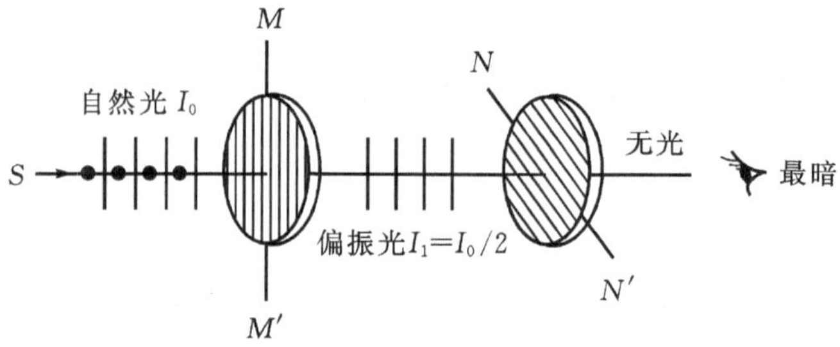

(b)

图 9-38 偏振光透过检偏器后的光强

(a)$\theta=0°$；(b)$\theta=90°$

光的偏振现象并不罕见。除了从光源(如太阳、电灯等)直接发出的光以外，我们看到的绝大部分光都是偏振光。

三、马吕斯定律

在图 9-39 中，入射检偏器的偏振光的振动方向与检偏器的偏振化方向之间的夹角为 θ，偏振光光矢量的振幅为 E_0，其平行于检偏器偏振化方向的分矢量为 E_1，垂直分矢量为 E_2，它们的振幅分别为 $E_1=E_0\cos\theta$ 和 $E_2=E_0\sin\theta$。因为只有平行分量 E_1 可以通过检偏器，即

$$E_1 = E_0\cos\theta$$

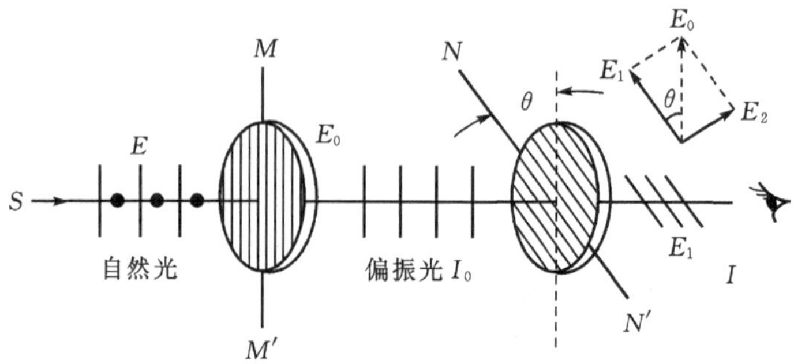

图 9-39 马吕斯定律的推导

在不计偏振片对透射光吸收的条件下，根据波的强度与波的振幅的关系可知，光强与光振动的振幅的平方成正比，所以

$$\frac{I}{I_0}=\frac{E_1^2}{E_0{}^2}=\frac{E_0{}^2\cos^2\theta}{E_0{}^2}=\cos^2\theta$$

即

$$I=I_0\cos^2\theta \tag{9-35}$$

式(9－35)是法国物理学家马吕斯在1809年发现的，称之为马吕斯定律。

【例9－8】 让光强为 I_0 的自然光通过叠放在一起的三个偏振片，每一块偏振片的偏振化方向相对于前一块偏振片都沿顺时针转方向，以入射光为轴转30°角，问入射自然光的百分之几能透过第三个偏振片？（不考虑偏振片对透射光的吸收）

解： 设自然光通过第一个偏振片后的光强为 I_1，由于自然光可视为由两个光强相等、光振动互相垂直的光组成，垂直于起偏器偏振化方向的光被吸收，而平行于起偏器偏振化方向的光则透过，所以

$$I_1=\frac{1}{2}I_0$$

根据马吕斯定律，透过第二个偏振片的光强

$$I_2=I_1\cos^2\theta=\frac{1}{2}I_0\cos^2 30^\circ$$

同理，透过第三个偏振片的光强

$$I_3=I_2\cos^2\theta=\frac{1}{2}I_0\cos^4 30^\circ=\frac{I_0}{2}\left(\frac{\sqrt{3}}{2}\right)^4=0.28I_0$$

故

$$\frac{I}{I_0}=28\%$$

所以只有入射自然光的28%的光能透过第三块偏振片。

四、旋光现象

1811年，法国物理学家阿喇果发现，当起偏器与检偏器的偏振化方向互相垂直时，则无光透过检偏器。但若将石英晶体放在图9－40的起偏器与检偏器之间，使偏振光沿石英晶体的光轴方向传播，则有光透过检偏器。这说明线偏振光的振动面在石英晶体中发生了旋转，这种

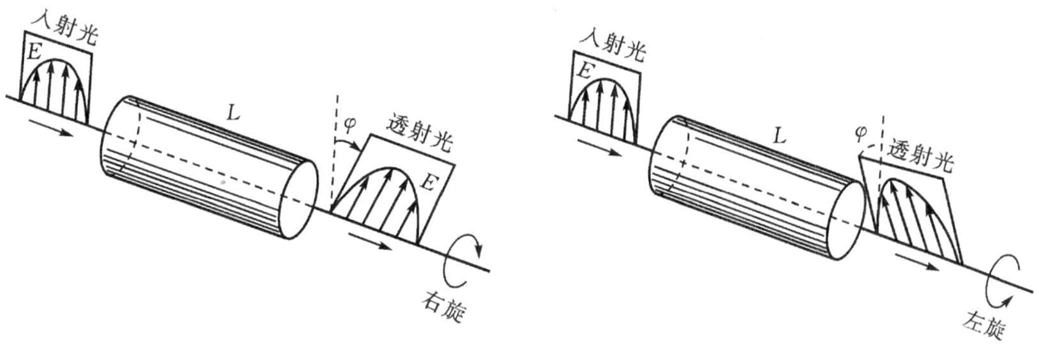

(a) (b)

图9－40 旋光现象

现象称为旋光现象。如松节油、樟脑、糖类、氨基酸等物质都能产生旋光现象。能使偏振光振动面旋转的性质称为旋光性。具有旋光性的物质称为旋光物质。

旋光物质有左旋和右旋之分。迎着入射光的方向观察，使偏振光的振动面向右旋转的物质，称为右旋物质，如图 9-40(a)所示，如蔗糖、葡萄糖、甘氨酸等。使偏振光的振动面向左旋转的物质，称为左旋物质，如图 9-40(b)所示。如甘氨酸以外的氨基醋酸、果糖、尼古丁等。

偏振光振动面旋转的角度，称为旋光度，用 φ 表示。右旋 φ 取正值；左旋 φ 取负值。

实验发现，某一波长的单色偏振光透过旋光物质，其旋光度 φ 与偏振光通过旋光物质的厚度 d 成正比，即

$$\varphi=[\alpha]_{\lambda}^{t}\cdot d \tag{9-36}$$

式中，d 的单位用 mm；$[\alpha]_{\lambda}^{t}$ 为线偏振光通过 1 mm 厚的固体时振动面旋转的角度，称为该物质的旋光率，其单位是$^{\circ}\cdot \mathrm{mm}^{-1}$。旋光率与物质的性质、温度以及照射光的波长有关，规定右旋取正值，左旋取负值。

如果物质为溶液，偏振光通过旋光溶液的旋光度 φ 与照射光的波长、溶液的种类及温度有关，与偏振光通过旋光溶液的厚度 d 和溶液的浓度 C 成正比，即

$$\varphi=[\alpha]_{\lambda}^{t}Cd \tag{9-37}$$

式中，d 的单位是 dm；C 的单位是 $\mathrm{g}\cdot\mathrm{cm}^{-3}$；$[\alpha]_{\lambda}^{t}$ 为溶液的旋光率，也称比旋度，它表示线偏振光通过厚度为 1 dm、浓度为 1 $\mathrm{g}\cdot\mathrm{cm}^{-3}$的溶液，其振动面旋转的角度，单位是$^{\circ}\cdot\mathrm{cm}^{3}\cdot\mathrm{g}^{-1}\cdot\mathrm{dm}^{-1}$。

若已知物质的旋光率，测得其旋光度，由式(9-37)可算出溶液的浓度。这是药物分析中常用的方法。具有旋光性药物的旋光率在《中华人民共和国药典》中可以查到。表 9-1 列出的是物质温度为 20℃时，在钠黄光照射下一些药物的旋光率。

表 9-1 一些药物的旋光率

药 名	$[\alpha]_{D}^{20}$/ ($^{\circ}\cdot\mathrm{cm}^{3}\cdot\mathrm{g}^{-1}\cdot\mathrm{dm}^{-1}$)	药 名	$[\alpha]_{D}^{20}$/ ($^{\circ}\cdot\mathrm{cm}^{3}\cdot\mathrm{g}^{-1}\cdot\mathrm{dm}^{-1}$)
蔗糖	+65.9	右旋糖苷	+190～+200
葡萄糖	+52.5～+53.0	维生素 C	+21～+22
乳糖	+52.2～52.5	桂皮油	−1～ +1
樟脑(醇溶液)	+41.0～+43.0	氯霉素	−17～−20
蓖麻油	+50 以上	薄荷脑	−49～−50

用来测定旋光性溶液浓度的仪器称为旋光计，又称偏振计，其原理如图 9-41 所示。由单色光源(如钠光灯)发出的光经起偏器 A 成为线偏振光，通过放在玻璃管 B 中的待测旋光性溶液后光的旋光度 φ 可用检偏器 C 测出。将测出的旋光度 φ、已知的旋光率$[\alpha]_{\lambda}^{t}$ 和玻璃管的长

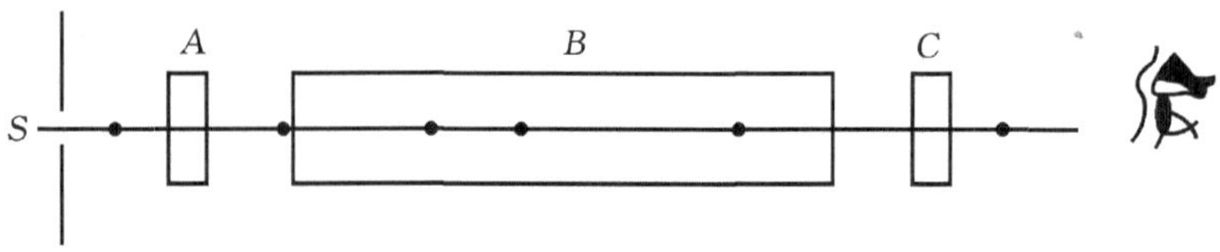

图 9-41 旋光计的工作原理

度 d 代入式(9-37),即可算出待测溶液的浓度。专门测定糖浓度的偏振计称为糖量计,在药物检测及商品检验中广泛采用。

【例 9-9】 糖量计的玻璃管长度 0.2 m,在 20℃时,测得某种糖溶液对钠光的旋光度为 8.3°,已知其旋光率为 6.64°·cm³·g⁻¹·dm⁻¹,求糖溶液的浓度。

解: 根据旋光度公式

$$\varphi=[\alpha]_\lambda^t Cd$$

可得

$$C=\frac{\varphi}{[\alpha]_\lambda^t d}$$

所以,糖溶液的浓度

$$C=\frac{\varphi}{[\alpha]_\lambda^t d}=\frac{8.3}{6.64\times 2}=0.625\ \mathrm{g\cdot cm^{-3}}$$

第四节 光的吸收

光通过物质,其光强要减弱,主要原因是物质对光的吸收和散射。下面主要讨论物质对光的吸收。

一、物质对光的吸收

光通过介质,引起介质价电子跃迁或原子振动,从而使光能的一部分变成内能,导致光能衰减,这种现象称为物质对光的吸收。

物质对光的吸收具有选择性,例如,石英对波长为 195～400 nm 的紫外线和可见光是透明的,吸收很少,对这些波长的光吸收程度相同,这种现象称为一般吸收。而石英对波长为 3.5～5.0 μm 的红外光却是不透明的,强烈吸收,这种现象称为选择吸收。

一般吸收的特点是吸收很少,吸收的程度不随波长变化;而选择吸收的特点是吸收很多,并随波长急剧变化。任何介质都具有一般吸收和选择吸收两种性质,都有各自的吸收光谱。例如,1 cm 厚的玻璃板对可见光范围内的各种波长的光波都等量吸收 1%,为一般吸收,而对波长大于 2500 nm 的红外线,或波长小于 380 nm 的紫外线都强烈吸收,即选择吸收。

二、朗伯-比耳定律

当光强为 I_0 的单色光通过厚度为 l 的均匀介质时,在介质中厚度为 $\mathrm{d}l$ 的薄层中,光强的减少量 $-\mathrm{d}I$ 与薄层的厚度 $\mathrm{d}l$ 成正比,即

$$\frac{-\mathrm{d}I}{I}=k\mathrm{d}l$$

当光通过介质厚度为 l 时,光的强度由 I_0 减弱到 I,对上式积分,即

$$\int_{I_0}^{I}\frac{\mathrm{d}I}{I}=-\int_0^{I}k\mathrm{d}l$$

可得

$$\ln\frac{I}{I_0}=-kl$$

即

$$I = I_0 e^{-kl} \tag{9-38}$$

式(9－38)称为朗伯定律，式中，I_0 表示入射光强；I 表示透射光强；k 称为吸收系数，它与介质的性质、温度和照射光的波长有关。吸收系数的大小反映了介质对光吸收的强弱。吸收系数 k 越大，介质对光吸收越多，则测试越灵敏。

比耳将朗伯定律应用于稀溶液时发现，溶剂对光的吸收可以忽略，而溶液的吸收系数 k 与溶液的浓度 C 成正比，即

$$k=\beta C$$

式中，β 是与溶液浓度无关，只与溶质性质、温度和入射光波长有关的常量。将上式代入式(9－38)可得

$$I = I_o e^{-\beta Cl} \tag{9-39}$$

对等式两边取常用对数，即

$$-\lg \frac{I}{I_o} = \beta Cl \lg e$$

令 $A=-\lg \frac{I}{I_o}=\lg \frac{I_0}{I}$，$k=\beta \lg e$，则上式可写成

$$A = kCl \tag{9-40}$$

式(9－40)称为朗伯-比耳定律。式中，k 称为溶液的吸收系数或消光系数，C 表示溶液的浓度，l 表示溶液厚度。A 表示溶液对光的吸收程度，称为吸光度或消光度。

利用朗伯-比耳定律可测定稀溶液的浓度。若有两种不同浓度的同种物质的溶液，其中一种是浓度为 C_s 的标准溶液，另一种是浓度为 C_x 的待测溶液。根据朗伯-比耳定律，

对标准溶液，有　　$A_s=k_s C_s l_s$

对待测溶液，有　　$A_x=k_x C_x l_x$

上列两式相除，可得　　$\frac{A_x}{A_s}=\frac{k_x C_x l_x}{k_s C_s l_s}$

测定时，如果用溶液吸收最强的同种单色光照射标准溶液和待测溶液，且保持温度不变，则 $k_x=k_s$。若选用的两只比色器皿规格相同，则 $l_x=l_s$，则上式可简化为

$$C_x = \frac{A_x}{A_s} C_s \tag{9-41}$$

由式(9－41)可知，只要用仪器(分光光度计、火焰分光光度计)测出待测溶液和标准溶液的吸光度，即可算出待测溶液的浓度，分光光度计就是根据这一原理设计的。分光光度计在分析化学、药学检测、医学检验等领域有广泛的应用。

第五节　红外线和紫外线

波长在 400(紫光)～760 nm(红光)的电磁波，可引起人的视觉，称为可见光。在红光的外侧，波长在 760 nm～1 mm 的电磁波称为红外线。在紫光外侧，波长为 10～400 nm 的电磁波称为紫外线。

一、红外线

1800 年英国物理学家赫谢尔用灵敏温度计研究各色光的温度时，发现在红光外侧的温度反而比可见光区更高，说明在红光外侧有不可见的射线存在，这种射线被称为红外线。

实验发现，太阳光中红外线的能量约占总能量的 60%。任何物体只要它的温度在绝对零度 0 K(−273℃)以上，都能向周围发射不可见的红外线，而且温度越高，辐射的红外线的能量越大。

红外线具有以下性质。

1. 显著的热效应

用红外线照射物体，物体吸收红外线，其分子的热运动加剧，使物体内部发热，加热效率高，热效应显著。常利用红外线的热作用加工食品、油漆等。

用红外线照射组织可使组织发热、血管扩张、血液速度加快，具有加强血液与人体组织之间的代谢、增强细胞活力、促进新陈代谢等作用。在临床上常用来治疗淋巴系统疾病、关节炎、神经痛、脓肿、循环障碍、褥疮等疾病；利用红外线照相来诊断静脉曲张、表面肿瘤和皮肤癌、表皮血管的血栓等；利用热象图可快速、正确诊断乳腺、肺、淋巴结、鼻旁窦、四肢的肿瘤和其他病变。

红外线对有出血倾向、高热、活动性肺结核、重度动脉硬化症的患者禁用。红外线对眼睛有伤害作用，能使晶状体发生混浊，引起白内障。

2. 在液体和固体中有较强的穿透力

红外线能穿透浓雾、气层、石英、岩盐、黑纸等。用红外摄影不受白天黑夜的限制。红外线成像(夜视仪)可以在漆黑的夜间看见目标。利用红外遥感技术，可以测量人的体温，控制电视机、空调，在飞机或卫星上勘测地热，寻找水源，监测森林火情，估计农作物的长势和收成，预报台风、寒潮等。

不同的物质发出的红外光谱的波长和强度不同，利用物质的红外光谱可以鉴别化合物中所含的原子团，对物质进行定性、定量分析，勘测地质矿藏等。

二、紫外线

1801 年，德国科学家里特发现在紫光的外侧区域放置的氯化银被感光，说明在紫光外侧也存在看不见的射线，这种射线被称为紫外线。紫外线的波长范围为 10～400 nm，不能引起视觉。一切高温物体发出的光，如太阳光、弧光灯发出的光都含有紫外线。

紫外线具有如下性质。

1. 光化作用

紫外线波长短，单个光子能量较大，可引起分子或原子的电离或激发产生光化学反应，使照相底片感光等。

2. 荧光效应

紫外线可激发物质发出荧光。动物的许多组织在紫外线照射下均可发出荧光，组织不同，产生的荧光颜色也不同。如肝脏，在普通光照射下，肝细胞和癌细胞颜色差不多，很难区分。但在紫外光照射下，正常肝细胞发黄绿色荧光，癌细胞发橘红色荧光，二者的区别非常明显。医学上利用紫外线的荧光效应，制成各种癌组织诊断仪，提高了对癌的确诊率和诊断速度。

黄曲霉毒素有很强的致癌作用，用紫外线可检测食品中是否含有黄曲霉毒素。例如用紫外线照射黄曲霉毒素 B_1、B_2，会发蓝色荧光；照射黄曲霉毒素 G_1、G_2 发绿色荧光。

3. 生物作用

人体受适当紫外线照射，对健康有益。小剂量的紫外线照射能加速组织的再生，促进结缔组织及上皮细胞的生长，可促进伤口或溃疡面的愈合。长波紫外线有明显的色素沉着作用，可引起光变态反应，可与光敏剂配合治疗白癜风。皮肤在紫外线的照射下，有助于维生素 D 的合成，有抗佝偻病等作用。

4. 消毒杀菌

波长短的紫外线能量大，能引起蛋白质和核酸结构的变化，具有很强的杀菌作用，病房、手术室和制药车间常用紫外线进行消毒杀菌。

太强的紫外线对人的眼睛和皮肤都有害，可引起电光性眼炎。电焊工人作业时必须戴上防护罩，防止紫外线对眼睛有损害。因此，经常接触紫外线的人应注意防护。

另外，劣质太阳镜不仅不能阻挡紫外线，相反使可见光减弱，使人眼瞳孔变大，让大量紫外线透入眼内损伤晶状体。一般普通玻璃能透过可见光和中短波红外线以及一小部分长波紫外线，蓝玻璃可防红外线通过，但不能完全阻止紫外线通过，而绿玻璃可阻止全部红外线和紫外线，因此防护镜应用绿玻璃。

目标检测

1. 在双缝干涉实验中，用波长为 0.5893 μm 钠光灯做光源，屏与双缝的距离为 2.0 m，若已知双缝间距 $d=1.2$ mm，求相邻明条纹的间距。

2. 汞灯发出的光，通过滤光片后，照射到相距 0.30 mm 的双缝上，在距双缝 2.5 m 处的屏上出现干涉条纹，测得相邻两明条纹中心的距离为 2.27 mm，求入射光的波长。

3. 在杨氏双缝干涉实验中，用波长为 500 nm 的单色平行光垂直照射到相距 2×10^{-4} m 的双缝上，屏幕到双缝的距离 2 m，求第 7 级明纹到中央明纹的距离。

4. 在杨氏双缝实验中，用波长为 632.8 nm 的激光垂直照射到双缝上，在距双缝 4 m 处的屏上，测定 6 条暗条纹之间的距离为 3.164 cm(整个装置处于空气中)，求此双缝之间的距离。

5. 分别用波长为 600 nm 和 400 nm 单色光作单缝衍射实验，在实验装置相同的情况下，测得 600 nm 的单色光的中央明纹宽度为 3 mm，求 400 nm 单色光的中央明纹宽度是多少？

6. 用波长为 500 nm 的绿光垂直照射透射光栅，观察到第二级光谱线的衍射角为 30°。试求宽度为 1 cm 的光栅上有多少条缝？

7. 波长为 λ 的单色平行光垂直入射到一狭缝上，与第二级暗纹中心对应的衍射角为 $\theta=30°$，求狭缝的宽度。

8. 一束单色光垂直照射在每厘米的宽度上刻有 4000 条缝的光栅上，测得第三级明纹的衍射角为30°，求单色光的波长。

9. 自然光的光强为 I_0，让它通过偏振方向夹角为 30°的两个偏振片，求透过第二个偏振片的光强。

10. 在 20℃时，蔗糖溶液对钠黄光的旋光率是 $65.9°\cdot cm^3\cdot g^{-1}\cdot dm^{-1}$。现将它装入长为 20 cm 的玻璃管中，用旋光计测得旋光度为 30.2°，求溶液中所含蔗糖的浓度。

11. 眼镜上镀了一定厚度的某种材料的介质膜，它能防止紫外线进入眼睛，对眼睛起保护作用，而这种膜能防止所有的紫外线进入眼睛吗？

12. 药品硫酸阿托品为莨菪碱的外消旋体，无旋光性，而莨菪碱为左旋体。莨菪碱虽然作用较强，但毒性也大，因此将其作为杂质加以控制。我们怎样才能快速检查出硫酸阿托品中莨菪碱的杂质含量呢？

13. 从肌肉中提取的乳酸，其 $\varphi=+3.3°$，由蔗糖发酵得到的乳酸，其 $\varphi=-3.3°$，而从酸牛奶中提取的乳酸没有旋光性，这是为什么？

第十章　几何光学

光学是物理学中具有悠久历史的一个重要分支。光学主要研究光的发生、光的本性、光的传播规律、光和物质的相互作用以及这些知识在实际中的应用等。光学不仅是一门基础科学，又是和现代科学技术相联系的应用科学。

几何光学是以光的直线传播性质为基础，研究光在透明介质中传播问题的光学。通过本章学习，应熟悉单球面折射；了解共轴球面系统；掌握薄透镜成像公式；了解薄透镜的组合；了解共轴球面系统的三对基点；了解透镜的像差；熟悉眼睛的光学性质及异常眼的矫正，了解医用光学仪器的基本原理。

第一节　球面折射

一、光的折射定律

当光线从一种介质传播到另一种介质时，在两种介质的分界面上，一部分光线返回原来的介质，而另一部分光线则通过分界面进入第二种介质中去。前一种情况叫做光的反射，后一种情况叫做光的折射。图 10－1 是光在空气和水的分界面上发生折射的情形，入射角是 α，折射角是 γ，当入射角发生改变时，折射角亦随之改变。

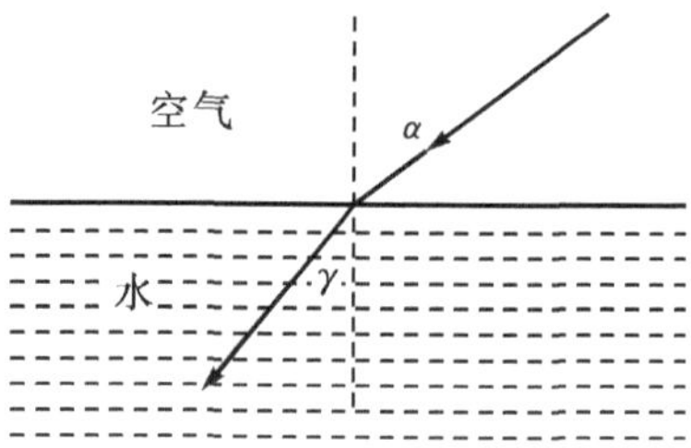

图 10－1　光的折射

经归纳总结，光的折射规律可表述为：折射光线在入射光线和通过入射点的法线所决定的平面内，且折射光线跟入射光线分居在法线的两侧；入射角的正弦和折射角的正弦之比，对于给定的两种介质，总是一个常量。即

$$\frac{\sin\alpha}{\sin\gamma}=\text{常量}$$

上式中的"常量"随介质的不同而改变，可见折射是与介质的光学性质有关的量，可以说明光在界面处传播方向改变的程度。为此，我们引入一个新的物理量——折射率。

当光由真空进入某种介质时，入射角正弦与折射角正弦的比值，叫做介质的折射率，折射率用 n 表示，即

$$n=\frac{\sin\alpha}{\sin\gamma}$$

光的折射现象是由于光在不同介质中传播的速度不同而发生的，折射率 n 又可以用光在真空中传播的速度 c 与光在介质中的传播速度 v 之比来表示，即

$$n=\frac{c}{v} \tag{10-1}$$

若光由折射率为 n_1 的介质进入折射率为 n_2 的介质时，则有

$$\frac{\sin\alpha}{\sin\gamma} = \frac{n_2}{n_1}$$

或

$$n_1 \sin\alpha = n_2 \sin\gamma \tag{10-2}$$

式(10－2)称为光的折射定律。由于光在空气里传播的速度，跟光在真空里传播的速度相差极小，所以某种介质对空气的相对折射率跟它的绝对折射率近似相等。表10－1列出了一些常见介质的折射率。

表10－1　几种常见介质的折射率

介质	折射率(n)	介质	折射率(n)	介质	折射率(n)
水	1.33	冰	1.31	乙醇	1.36
水蒸气	1.026	石英	1.46	乙醚	1.35
晶状体	1.424	玻璃	1.5～2.0	萤石	1.43
水状液	1.336	金刚石	2.4	空气	1.0003
水晶	1.54	角膜	1.376	岩盐	1.55
甘油	1.47	玻璃体	1.336	真空	1.0

如果 $n_1 > n_2$，即光由光密介质进入光疏介质，由式(10－2)可知，$\gamma > \alpha$，折射角总是大于入射角，且随入射角的增大而增大。当入射角增大至某一数值(称为临界角)，折射角达到最大值90°，此后若继续增大入射角，将发生全反射。医学中光纤内镜的导光就是利用了全反射原理。

【例10－1】 玻璃的折射率是1.55，水的折射率是1.33，见图10－2。

(1)光在两种介质中的传播速度是多少？

(2)光线以30°的入射角从玻璃射入水中时，折射角有多大？

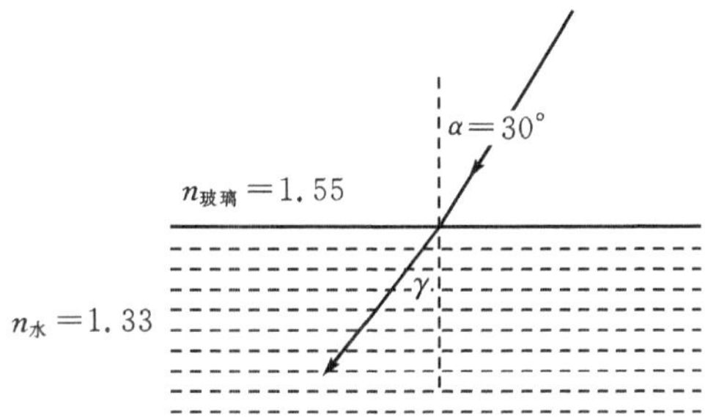

图10－2　例10－1图

解：(1)由式(10－1) $n = \frac{c}{v}$，可得

$$v_1 = \frac{c}{n_1} = 1.94 \times 10^8\ \mathrm{m \cdot s^{-1}}$$

$$v_2 = \frac{c}{n_2} = 2.26 \times 10^8\ \mathrm{m \cdot s^{-1}}$$

(2)由式(10－2) $n_1 \sin\alpha = n_2 \sin\gamma$，可得

$$\sin\gamma = \frac{n_1}{n_2}\sin\alpha = 0.5827$$

所以

$$\gamma = 35.6°$$

二、单球面折射

当光在两种介质的分界面发生折射时，如果分界面是球面的一部分，所发生的折射现象称单球面折射。

如图 10 - 3 所示，MO 是球形折射面，O 是折射面顶点，N 是折射面球心，半径为 r，折射面两侧的介质折射率分别为 n_1 和 n_2，且 $n_2>n_1$。通过球面顶点 O 和球心 N 的直线称为球面的主光轴，主光轴上的点光源 P 所发出的近轴光线，经球面折射后成像在主光轴上的 P' 点。P 到球面顶点 O 的距离称为物距，用 u 表示，P' 到球面顶点 O 的距离称为像距，用 v 表示。

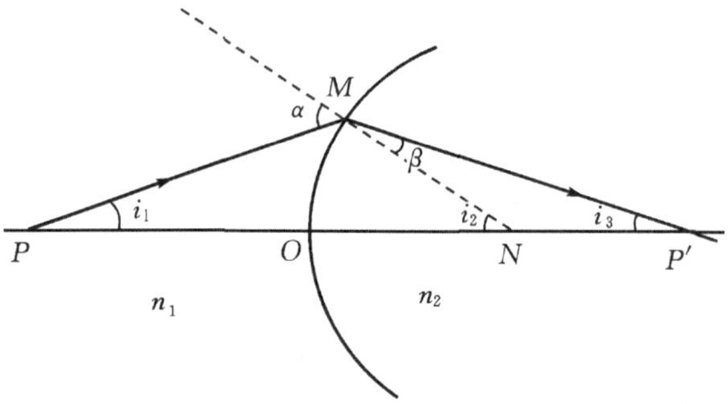

图 10 - 3　单球面折射

设 P 点发出的某条近轴光线 PM 交折射面于 M 点，过 M 点作法线 MN，则在 $\triangle PMN$ 和 $\triangle P'MN$ 中，有

$$\alpha = i_1 + i_2, \beta = i_2 - i_3$$

由折射定律

$$n_1 \sin\alpha = n_2 \sin\beta$$

因为 PM 是近轴光线，所以 α、β 都很小，因此

$$\sin\alpha \approx \alpha \qquad \sin\beta \approx \beta$$

所以，有

$$n_1 \alpha = n_2 \beta$$

将 $\alpha = i_1 + i_2, \beta = i_2 - i_3$ 代入上式，得

$$n_1(i_1 + i_2) = n_2(i_2 - i_3)$$

整理后，得

$$n_1 i_1 + n_2 i_3 = (n_2 - n_1) i_2$$

又因 i_1、i_2、i_3 都很小，因此

$$i_1 \approx \frac{MO}{PO} = \frac{MO}{u}, i_3 \approx \frac{MO}{P'O} = \frac{MO}{v}, i_2 \approx \frac{MO}{NO} = \frac{MO}{r}$$

将上三式代入 $n_1 i_1 + n_2 i_3 = (n_2 - n_1) i_2$，可得

$$\frac{n_1}{u} + \frac{n_2}{v} = \frac{n_2 - n_1}{r} \qquad (10-3)$$

式(10 - 3)就是单球面折射的成像公式，它适用于一切凸或凹的球形折射面。该式只适用于近轴光线条件下的物像关系。

式(10 - 3)的符号的规定为：实物、实像时 u 和 v 取正号，虚物、虚像时 u 和 v 取负号。凸球面迎着入射光线时 r 为正，凹球面迎着入射光线时 r 为负。

折射面把整个空间分成两个区域，物所在的区域叫做物方空间。如果折射后成实像，则像一定处于折射面的另一侧，该侧就叫做像方空间。物处在物方空间时为实物，物处在像方空间时为虚物。像处在像方空间时为实像，像处在物方空间时为虚像。

【例 10-2】 折射率为 1.5 的玻璃棒，一端为 $r=20$ mm 的抛光凸球面，如图 10-4 所示。那么，在其左侧 60 mm 处的物点经球面后会成像在哪里？

解： 已知 $n_1=1, n_2=1.5, r=+20$ mm, $u=+60$ mm，由式(10-3)得

$$\frac{n_1}{u}+\frac{n_2}{v}=\frac{n_2-n_1}{r}$$

代入数值即

$$\frac{1}{60}+\frac{1.5}{v}=\frac{1.5-1}{20}$$

解得

$$v=180\ \text{mm}$$

像距为正值，所以是实像点，在凸球面后 180 mm 处。

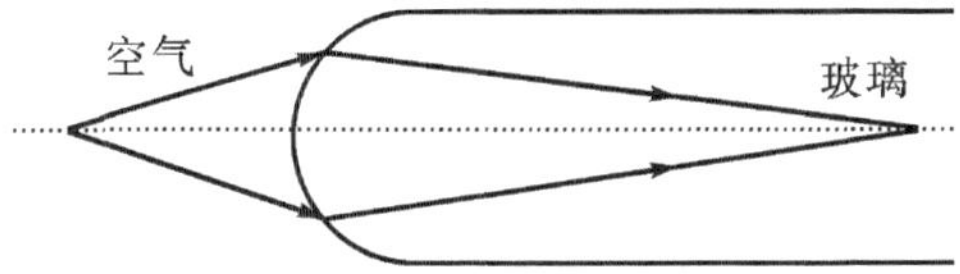

图 10-4 例 10-2 图

当点光源位于主光轴上某点 F_1 时，如果它发出的光束经折射后变成平行光(即成像于无穷远处)，那么 F_1 就称为第一焦点(也称物方焦点)，F_1 到 O 的距离称第一焦距(也称物方焦距)，用 f_1 表示，则

$$\frac{n_1}{f_1}+\frac{n_2}{\infty}=\frac{n_2-n_1}{r}$$

故

$$f_1=\frac{n_1}{n_2-n_1}r \tag{10-4}$$

f_1 为正时，F_1 为实焦点，折射面对光线起会聚作用；f_1 为负时，F_1 为虚焦点，折射面对光线起发散作用。如图 10-5 所示。

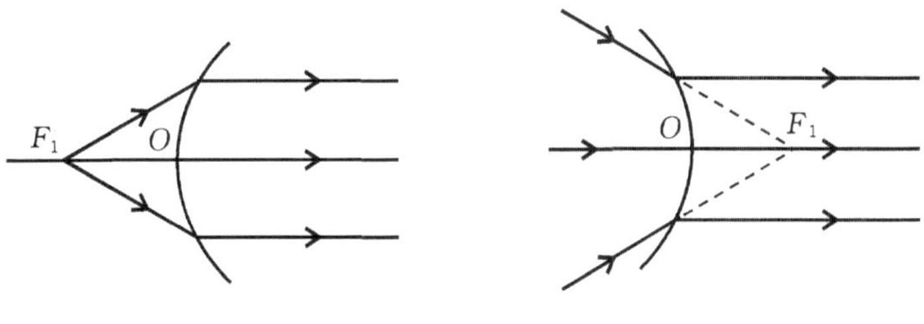

图 10-5 第一焦点(物方焦点)

(a)物方实焦点；(b)物方虚焦点

平行于主光轴的入射光(即物处于无穷远处)，经折射后成像于主轴上的点 F_2，那么 F_2 就称为第二焦点(也称像方焦点)，F_2 到 O 的距离称第二焦距(也称像方焦距)，用 f_2 表示。则

$$\frac{n_1}{\infty}+\frac{n_2}{f_2}=\frac{n_2-n_1}{r}$$

故

$$f_2=\frac{n_2}{n_2-n_1}r \tag{10-5}$$

若 f_2 为正时，F_2 为实焦点，折射面对光线起会聚作用；若 f_2 为负时，F_2 为虚焦点，折射面对光线起发散作用。如图 10-6 所示。

式(10-3)的右端仅与介质的折射率及球面曲率半径有关，因而对于一定的介质及一定的

表面来说是一个不变量，它表征球面的光学特征，称之为该面的光焦度，以 Φ 表示

$$\Phi = \frac{n_2 - n_1}{r} \tag{10-6}$$

当 r 以米为单位时，Φ 的单位称为屈光度，以字母 D 表示。

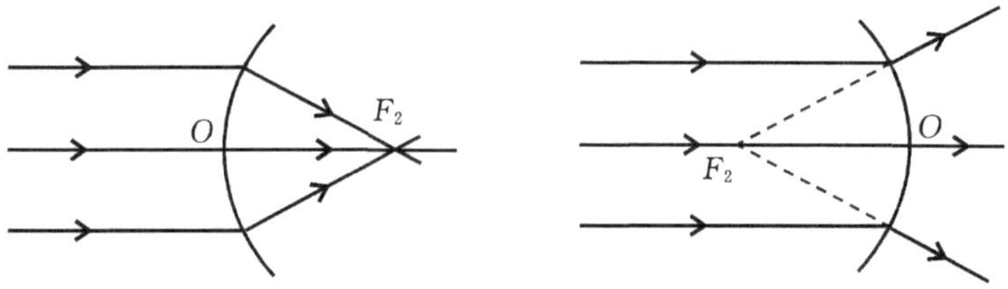

(a)　　　　(b)

图 10-6　第二焦点(像方焦点)
(a)像方实焦点；(b)像方虚焦点

三、共轴球面系统

如果折射球面不止一个，而且几个折射球面的曲率中心在一条直线上，它们就组成一个共轴球面系统。这几个折射球面的曲率中心所在的那条直线称为共轴球面系统的主光轴。

在共轴系统中求物体的像时，可采用逐次成像法，即先求出物体通过第一个折射面所成的像 P_1，再以 P_1 作为第二个折射面的物，求它经第二折射面后所成的像 P_2，依次类推，直到求出最后一个像为止。

【例 10-3】一玻璃砖($n = 1.5$)的左侧是半径为 10 cm 的球面，右侧是半径为 5 cm 的球面，两侧球面顶点间的距离是 60 cm，一个点光源放在玻璃砖左边 30 cm 处，求近轴光线通过玻璃砖后所成的像的位置。

解：如图 10-7 所示，对第一个折射球面而言，其凸球面对着入射光，u_1、r_1 均取正值，$n_1 = 1$，$n_2 = 1.5$，$u_1 = 30$ cm，$r_1 = 10$ cm。

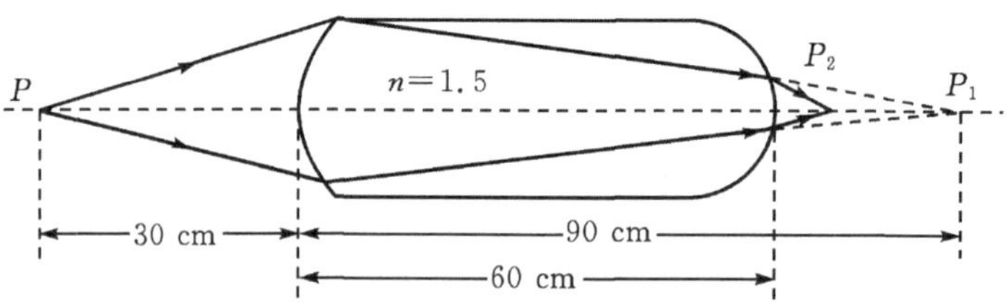

图 10-7　例 10-3 图

由　$$\frac{n_1}{u} + \frac{n_2}{v} = \frac{n_2 - n_1}{r}$$

可得　$$\frac{1}{30} + \frac{1.5}{v_1} = \frac{1.5 - 1}{10}$$

解得　$$v_1 = 90 \text{ cm}$$

因为像距为正值，说明是实像。若没有第二个折射球面，像 P_1 应在第一个折射球面后

90 cm 处。但本题还要通过第二个折射球面成像。对第二个折射球面来说，由于 P_1 在第二个折射球面的像方空间，所以是第二折射面的虚物，其物距取负值，

$$u_2=-(90-60)=-30\ \text{cm}$$

对第二个折射球面而言，其凹球面对着入射光，r_2 均取正值 $n_1=1.5$，$n_2=1$，$u_2=-30$ cm，$r_2=-5$ cm，所以

由
$$\frac{n_1}{u}+\frac{n_2}{v}=\frac{n_2-n_1}{r}$$

可得
$$\frac{1.5}{-30}+\frac{1}{v_2}=\frac{1-1.5}{-5}$$

解得
$$v_2=6.66\ \text{cm}$$

像距为正，所以是实像。

第二节 透镜成像

具有两个球面折射面的共轴系统叫做透镜。这两个折射面也可以有一个是平面，因为平面可以看成半径无穷大的球面。两个折射面之间的介质是玻璃或者其他光学性质均匀的透明物质。

一、薄透镜成像

为了研究透镜的成像规律，假设透镜中央部分的厚度与两个球面的半径相比可忽略不计，这样可以使很多问题简化，这种透镜叫做薄透镜。每一个薄透镜都是由两个共轴球面组成，所以可把薄透镜看做是一个共轴球面系统。

(一)薄透镜成像公式

如图 10-8 所示，假设 P 为一个点光源，光线从折射率为 n_0 的介质进入折射率为 n 的薄透镜，经过薄透镜后又进入折射率为 n_0 的介质，经过第一折射面成的像为 P_1，经过第二折射面后成的像为 P_2。用 u_1、v_1、r_1 代表第一折射面的物距、像距和曲率半径，用 u_2、v_2、r_2 代表第二折射面的物距、像距和曲率半径，u 表示透镜的物距，v 表示透镜的像距。第一折射面的物距就是整个透镜的物距，即 $u_1=u$；第二折射面的像距就是整个透镜的像距，即 $v=v_2$。又由于薄透镜的厚度可忽略，所以 $u_2=-v_1$。将单球面折射的成像公式

$$\frac{n_1}{u}+\frac{n_2}{v}=\frac{n_2-n_1}{r}$$

分别应用于第一和第二折射面，有

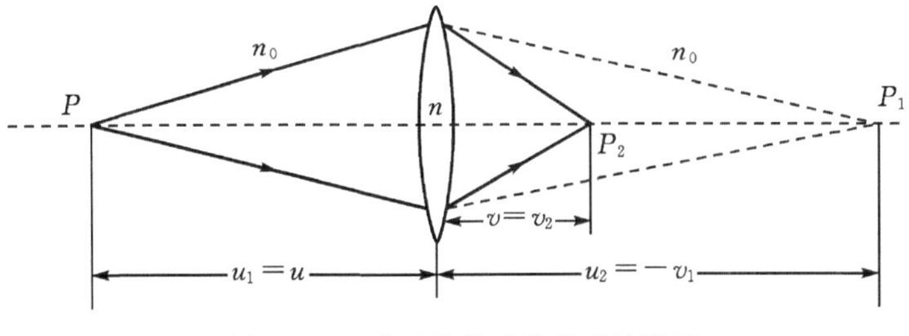

图 10-8 薄透镜的成像公式的推导

$$\frac{n_0}{u}+\frac{n}{v_1}=\frac{n-n_0}{r_1},$$

$$\frac{n}{-v_1}+\frac{n_0}{v}=\frac{n_0-n}{r_2}$$

可得

$$\frac{1}{u}+\frac{1}{v}=\frac{n-n_0}{n_0}\left(\frac{1}{r_1}-\frac{1}{r_2}\right) \tag{10-7}$$

若透镜置于空气中，则 $n_0=1$，式(10－7)可写为

$$\frac{1}{u}+\frac{1}{v}=(n-1)\left(\frac{1}{r_1}-\frac{1}{r_2}\right) \tag{10-8}$$

式(10－7)和式(10－8)都称为薄透镜的成像公式。只要遵守在球面折射系统中所提到的正负号规定，这些公式可适用于各种形状的凹、凸薄透镜。

(二)薄透镜的焦点、焦距与焦度

当点光源位于主光轴上某点 F_1 时，如果它发出的光束经折射后变成平行光(即成像于无穷远处)，那么 F_1 就称为第一焦点(也称物方焦点)，F_1 到透镜的距离称第一焦距(也称物方焦距)，用 f_1 表示。将像距 $v=\infty$ 代入式(10－7)可得第一焦距

$$f_1=\frac{1}{\frac{n-n_0}{n_0}\left(\frac{1}{r_1}-\frac{1}{r_2}\right)}$$

平行于主光轴的入射光(即物处于无穷远处)，经折射后成像于主轴上的点 F_2，那么 F_2 就称为第二焦点(也称像方焦点)，F_2 到透镜的距离称第二焦距(也称像方焦距)，用 f_2 表示。将物距 $u=\infty$ 代入式(10－7)，得第二焦距

$$f_2=\frac{1}{\frac{n-n_0}{n_0}\left(\frac{1}{r_1}-\frac{1}{r_2}\right)}$$

这两个焦距是相等的。若透镜置于空气中，焦距公式为

$$f=f_1=f_2=\frac{1}{(n-1)\left(\frac{1}{r_1}-\frac{1}{r_2}\right)}$$

将上式代入式(10－8)得

$$\frac{1}{u}+\frac{1}{v}=\frac{1}{f} \tag{10-9}$$

式(10－9)叫做薄透镜成像公式的高斯形式。

透镜的焦距反映了透镜的折光本领大小，焦距越长，它的会聚或者发散本领越弱，因此可以用焦距的倒数 $1/f$ 来表示透镜的会聚或者发散本领，叫做透镜的焦度，用符号 Φ 表示。

$$\Phi=\frac{1}{f} \tag{10-10}$$

焦度的单位是屈光度，用符号 D 表示。凸透镜的焦度为正，凹透镜的焦度为负。通常眼镜业中所说的“度数”等于屈光度的百分之一，即

1 屈光度＝100 度

例如，某个眼镜的焦度为 3 屈光度，则这个眼镜的度数是 300 度。

(三)透镜成像作图

利用透镜可以使物体成像,这是透镜的一个重要应用。利用光的折射定律和几何作图法,可以求得物体的像。

如图 10-9 所示,点光源 S 发出的近轴光线中有三条具有典型意义:

(1)平行于主轴的光线,经过透镜后通过焦点;

(2)通过焦点的光线,经过透镜后平行于主轴;

(3)通过光心的光线,经过透镜后不改变方向。

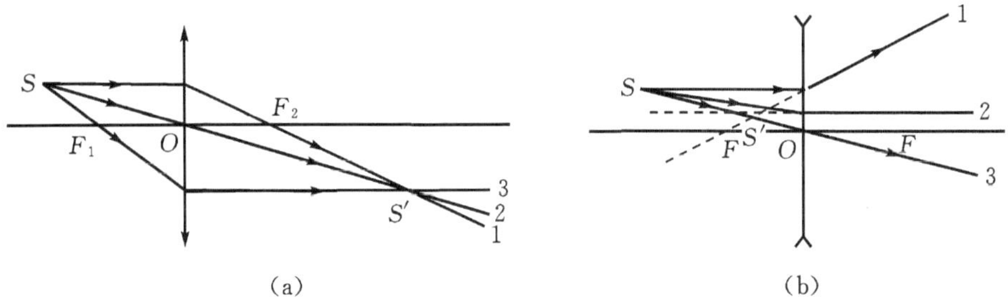

图 10-9 三条典型光线

点光源 S 发出的光线,经过透镜后的光线(或其反向延长线)相交于一点 S',就是 S 的像。一个物体可以看做是由许多点组成的,每个点发出的光线经过透镜后都形成一个像点,所有像点合在一起就是整个物体的像。而要由 S 的位置找到它对应的像点 S'的位置,选用三条典型光线中的任意两条即可。

图 10-10 中,$A'B'$是物体 AB 位于凸透镜两倍焦距以外时所成的实像。

图 10-11 中,$A'B'$是物体 AB 位于凸透镜焦点以内时所成的虚像。

图 10-12 中,$A'B'$是物体 AB 位于凹透镜的焦点以外所成的虚像。

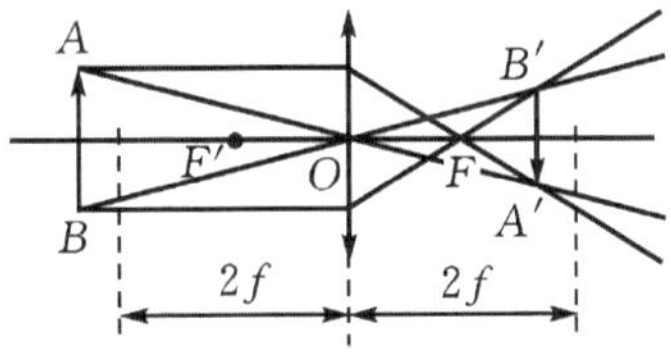

图 10-10 凸透镜成像作图法

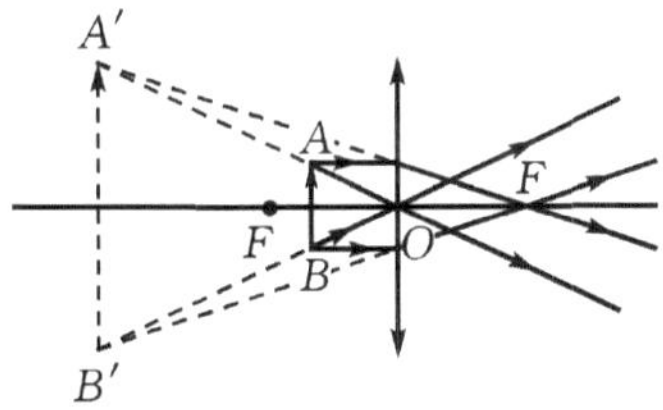

图 10-11 凸透镜成像法

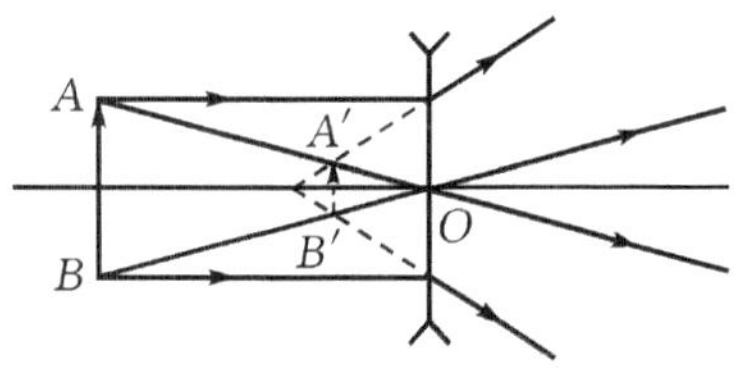

图 10-12 凹透镜成像作图法

像的长度和物的长度的比值叫像的放大率,一般用 K 表示

$$K=\frac{A'B'}{AB}=\frac{v}{u} \tag{10-11}$$

二、薄透镜的组合

很多光学仪器中所用的透镜往往是由两个或者多个薄透镜组成,由两个或者多个薄透镜组成的共轴系统叫做薄透镜组。薄透镜组的成像也可以采用逐次成像法求物体的像,即先求物体经第一个透镜折射后所成的像,然后将这个像作为第二个透镜的物,求出经过第二个透镜

折射后所成的像，依次类推，直到求出经最后一个透镜折射后所成的像为止。

(一)复合透镜

焦距分别为 f_1 和 f_2 的两个薄透镜紧密接触，如图 10－13 所示。第一个透镜的物距、像距和焦距为 u_1、v_1、f_1，第二个透镜的物距、像距和焦距为 u_2、v_2、f_2。由于是薄透镜，所以可认为两透镜的光心重合，即 $u_2=-v_1$。透镜组的物距、像距和焦距分别为 u、v 和 f，则 $u_1=u$、$v=v_2$，则

$$\frac{1}{u}+\frac{1}{v_1}=\frac{1}{f_1}\ ,\ \frac{1}{-v_1}+\frac{1}{v}=\frac{1}{f_2}$$

故有

$$\frac{1}{u}+\frac{1}{v}=\frac{1}{f_1}+\frac{1}{f_2}$$

如果用焦度表示焦距的倒数，则

$$\frac{1}{u}+\frac{1}{v}=\Phi_1+\Phi_2$$

用 Φ 表示透镜组各个透镜焦度的代数和，也就是令 $\Phi=\Phi_1+\Phi_2$，Φ 称为透镜组的焦度。即如果用 f 表示透镜组的等效焦距，则有

$$\frac{1}{f_1}+\frac{1}{f_2}=\frac{1}{f} \tag{10-12}$$

得到

$$\frac{1}{u}+\frac{1}{v}=\frac{1}{f} \tag{10-13}$$

上式与薄透镜高斯公式形式相同，所以可以把复合透镜看做是一个以等效焦距为焦距的透镜。

上式说明，复合透镜的焦度等于组成复合透镜的各透镜的焦度之和。

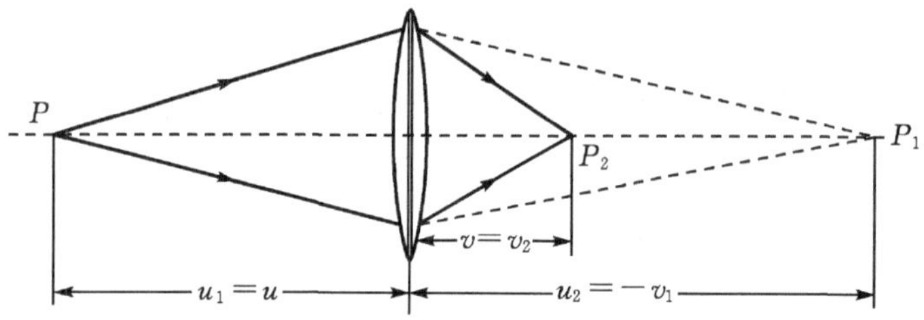

图 10－13 复合透镜

【例 10－4】 由两个放置在真空中，焦距分别为 $f=15.0$ cm 和 $f=-30.0$ cm 的透镜组成的透镜组，二透镜间紧密接触(图 10－14)。今有一物放在第一薄透镜前 60 cm 处，试求像的位置。

解： 凸透镜的焦度

$$\Phi_1=\frac{1}{f_1}=\frac{1}{15}$$

凹透镜的焦度

$$\Phi_2=\frac{1}{f_2}=\frac{1}{-30}$$

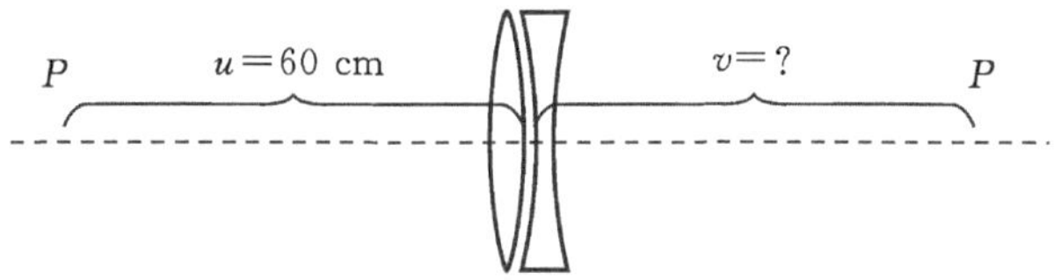

图 10-14　例 10-4 图

总的焦度　　$\Phi=\Phi_1+\Phi_2=\frac{1}{15}+\frac{1}{-30}=\frac{1}{30}$

故透镜组焦距　　$f=30\ \text{cm}$

由　　$\frac{1}{u}+\frac{1}{v}=\frac{1}{f}$

得　　$\frac{1}{60}+\frac{1}{v}=\frac{1}{30}$

$v=60\ \text{cm}$

(二)不密合的透镜

对于不密合的透镜组,仍旧可运用逐次成像法,求出透镜组的像。但是由于透镜是不密合的,透镜的光心间有一定的距离,所以前一个透镜的像距并不等于后一个透镜的物距。

【例 10-5】 由两个放置在真空中,焦距分别为 $f=15.0$ cm 和 $f=-10.0$ cm 的透镜组成的透镜组,如图 10-15 所示,二透镜间的距离为 12.0 cm。今有一物放在第一薄透镜前 60 cm 处,试求像的位置。

已知:$f_1=15$ cm,$f_2=-10$ cm,$d=12$ cm。

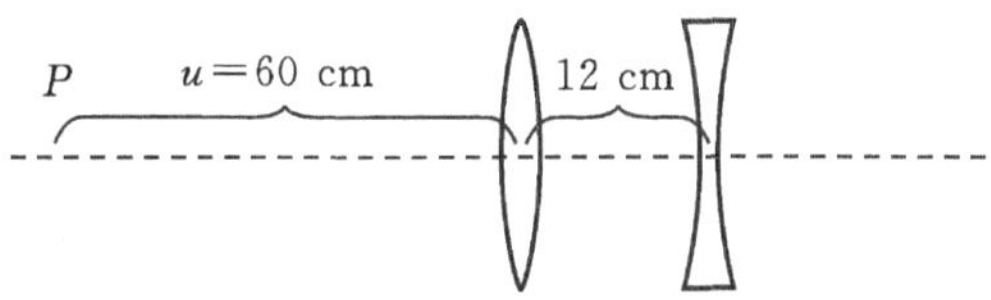

图 10-15　例 10-5 图

解: 按照逐次成像法:经过第一个透镜时,

$$\frac{1}{u}+\frac{1}{v}=\frac{1}{f_1},\frac{1}{60}+\frac{1}{v}=\frac{1}{15}$$

$$v=20\ \text{cm}$$

此像作为第二透镜的物,对第二透镜的物距为 $u_2=-(20-12)=-8$ cm,

$$\frac{1}{u_2}+\frac{1}{v_2}=\frac{1}{f_2},\frac{1}{-8}+\frac{1}{v_2}=\frac{1}{-10}$$

$$v_2=40\ \text{cm}$$

三、共轴球面系统的三对基点

实际光学仪器通常是多个透镜的组合系统。对任何组合透镜,只要具有同一主光轴,就可以被视为共轴光具组,物像之间的共轭关系完全可以由共轴球面系统的三对基点(两焦点、两主点、两节点)来确定,这样可以简化求像过程。

1. 两个主焦点

每个共轴系统的作用是使光会聚或者使光发散,与薄透镜类似,因此每个共轴系统也应该有两个等效焦点。如图 10-16 所示,物方空间经过主光轴上 F_1 点的光束①,通过系统折射后成为平行于主光轴的光,这一点 F_1 称为物方主焦点或第一主焦点。物空间平行于主光轴的光束③,经系统折射后在像方空间与主光轴的交点 F_2,称为像方主焦点或第二主焦点。

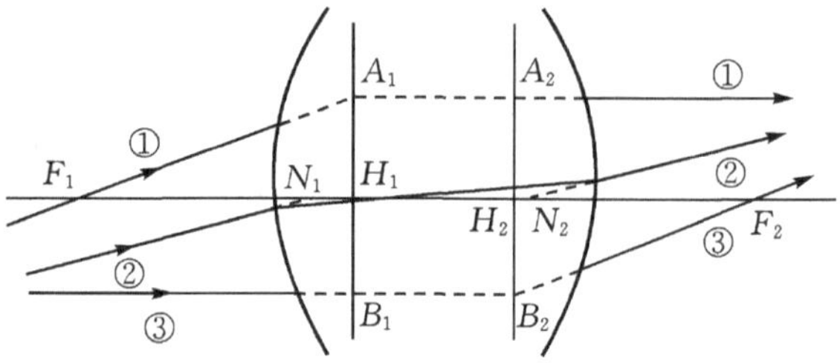

图 10-16 三对基点

2. 两个主点

在图 10-16 中,将物方空间通过焦点 F_1 的光线延长,与像方空间相应平行光的反向延长线相交于 A_1 点. 过 A_1 点垂直于主光轴的平面称为系统物方主平面或第一主平面,该平面与主光轴的交点 H_1,称为系统的物方主点或第一主点。同样,将物方空间平行于光轴的光线延长,与像方空间通过第二主焦点 F_2 的反向延长光线相交于 B_2 点,过 B_2 点垂直于主光轴的平面称为系统像方主平面或第二主平面,该平面与主光轴的交点 H_1,称为像方主点或第二主点。不管光线在折射系统中经过怎样曲折的路径,折射效果等效于在主平面上发生折射。因此将 F_1 到 H_1 的距离称为第一焦距 f_1,物到第一主平面的距离为物距 u;F_2 到 H_2 的距离为第二焦距 f_2,像到第二主平面的距离为像距 v。

3. 两个节点

在共轴光具组的主光轴上还存在两个特殊点 N_1 和 N_2,如图 10-16,其作用类似于薄透镜的光心,光线通过它们时不改变方向,只产生平移,从任意角度向 N_1 点入射的光线都将以相同角度从 N_2 射出。N_1 和 N_2 分别称为系统的物方和像方节点,或称第一和第二节点。

基点对光学系统很重要,有了系统基点后,系统成像才可采用高斯公式、简单作图法和相应的放大率公式,来求得光学系统像的位置与大小。

4. 用作图法求光学系统像的位置

根据三对基点的特性,只要知道它们在共轴系统中的位置,就可以利用下列三条特征光线中的任意两条求出物体通过系统后所成的像,如图 10-17 所示。

(1)平行于主光轴的光线①在第二主平面折射后通过第二主焦点 F_2。

(2)通过第一主焦点 F_1 的光线②在第一主平面折射后平行于主光轴射出。

(3)通过第一节点 N_1 的光线③从第二节点 N_2 平行于入射方向射出。

5. 用高斯公式求光学系统像位置

如果折射系统前后介质的折射率相同(例如光具组放在空气中),则 $f_1=f_2$,且 N_1 与 H_1 重合,N_2 与 H_2 重合。在这种情况下,共轴光具组的 u、v 和 f 的关系和薄透镜具有相同的形式,即 $\frac{1}{u}+\frac{1}{v}=\frac{1}{f}$,其中,$u$、$v$ 和 f 的值都是从相应的主平面算起。

下面以两个薄透镜的组合为例进行讨论。设两薄透镜的像方焦距分别为 f_1' 和 f_2',两透镜之间距离为 d,则透镜组的像方焦距 f' 可由下式求出:

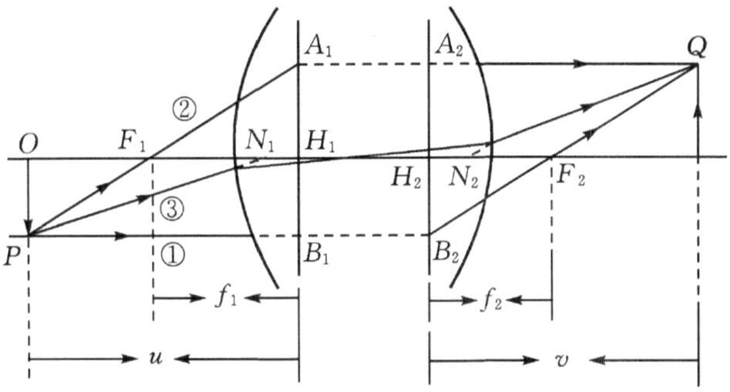

图 10－17　用作图法求物体经过共轴球面系统的成像

像方焦距

$$f'=\frac{f'_1\cdot f'_2}{(f'_1+f'_2)-d} \tag{10-14}$$

（物方焦距 $f=-f'$）

像方主点位置

$$L'=\frac{-f'_2\cdot d}{(f'_1+f'_2)-d}, \tag{10-15}$$

物方主点位置

$$L=\frac{f'_1\cdot d}{(f'_1+f'_2)-d} \tag{10-16}$$

需要注意的是，L'是从第二透镜光心算起，L 是从第一透镜光心算起。物体到物方主点的距离为物距 u，像到像方主点的距离为像距 v，可以运用高斯公式 $\frac{1}{u}+\frac{1}{v}=\frac{1}{f'}$。

【例 10－6】　由两个放置在真空中，焦距分别为 $f=15.0$ cm 和 $f=-10.0$ cm 的透镜组成的透镜组，两透镜间的距离为 12.0 cm。今有一物体放在第一薄透镜前 60 cm 处，试求这个薄透镜组的焦距和主点的位置及成像的位置（图 10－18）。

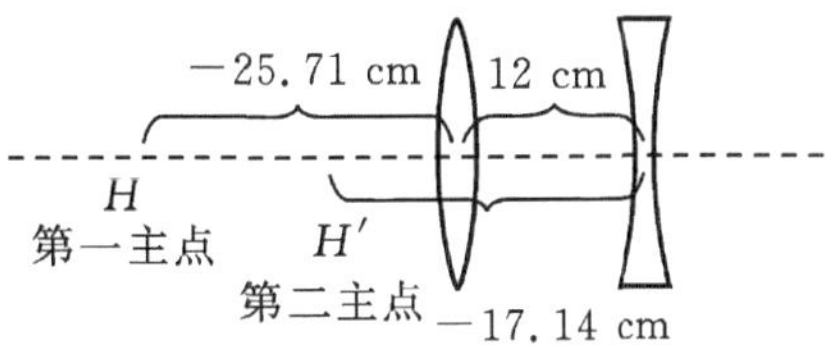

图 10－18　例 10－6 图

解：像方焦距

$$f'=\frac{f'_1\cdot f'_2}{(f'_1+f'_2)-d}=\frac{15\times(-10)}{(15-10)-12}=21.43\text{ cm}$$

像方主点位置（从第二透镜光心量起）

$$L'=\frac{-f'_2\cdot d}{(f'_1+f'_2)-d}=\frac{-(-10)\times 12}{-7}=-17.14\text{ cm}$$

物方主点位置(从第一透镜光心量)

$$L=\frac{f'_1\cdot d}{(f'_1+f'_2)-d}=\frac{15\times 12}{-7}=-25.71\ \text{cm}$$

物体到物方主点的距离为物距

$$u=60-25.71=34.29\ \text{cm}$$

由高斯公式

$$\frac{1}{u}+\frac{1}{v}=\frac{1}{f'}$$

$$\frac{1}{34.29}+\frac{1}{v}=\frac{1}{21.43}$$

$$v=57.14\ \text{cm}$$

这个像距是从像方主点算起,若从第二透镜算起,应在第二透镜后 57.14－17.14＝40 cm,与用逐次成像法求解的例 10－5 结果一致。

四、透镜的像差

光学元件或光学系统本身常常由于这样那样的物理原因,或者材料的、工艺的种种缺陷,使得实际的光学系统在成像上存在着种种误差,这种误差被称为像差。根据产生的原因,像差大致可以分为单色像差和色差两种。

(一) 单色像差

1. 球面像差

来自主光轴上物点 P 的一束单色光线,经透镜折射之后,交于主光轴上不同的位置。距离透镜中心越远的光线,折射后交于主光轴上的点 P' 离透镜中心点就越近;反之,距离透镜中心越近的光线,折射后交于主光轴上的点离透镜中心点 P'' 就越远,如图 10－19 所示。而 P' 和 P'' 之间的距离,叫透镜产生的球面像差,简称球差,可用 L_A 表示。当 $L_A=0$ 时,球差完全消除。由于球面像差的存在,使得物点经过透镜成像后得到的不是一个亮点,而是一个边缘模糊的亮斑,称为“弥散圆”。

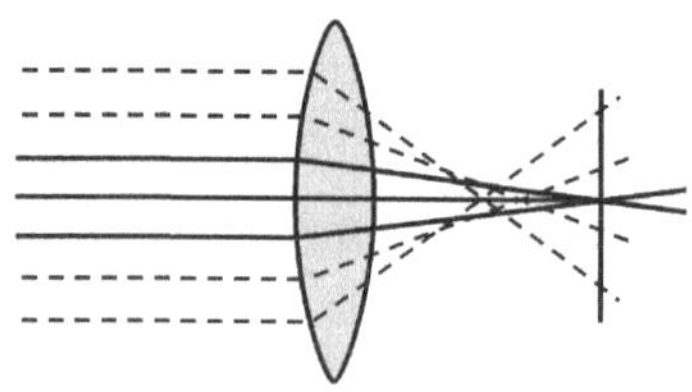

图 10－19　球面像差

矫正球面像差的最简单的方法是在透镜的前面加上一个光阑,将远轴光线滤掉。但是由于通过透镜的光能量减少,使得像的亮度减弱。减小像差的另外一种方法是在会聚透镜之后放置一个发散透镜,这是因为发散透镜对于远轴光线的发散作用强于对近轴光线的发散作用,这样组成的透镜组虽然降低了焦度,但是减小了球面像差。

2. 彗形像差

彗形像差也叫“彗差”,是指不在主光轴上的一个物点所发出的光线通过透镜的中央部分和边缘部分,不能同时造成同一像点,而是越近透镜中心的光线,所成的像也越近光轴,弥散率比较小,而离透镜中心较远的光线,所成的像离主光轴较远,弥散率也越大,从而使轴外物点以大孔径光束成像时,发出的光束通过透镜后,不再相交一点,则一光点的像便会得到一逗点状,形如彗星,故称“彗差”。如图 10－20 所示。

3.像散

透镜表面各方向弯曲程度不一致，而使经过透镜的平行光线不能会聚于同一焦点，如图10-21所示。水平面的光线会聚形成一个焦线，垂直面的光线会聚形成另一个焦线，两个焦线之间成像模糊，这种现象称为像散。

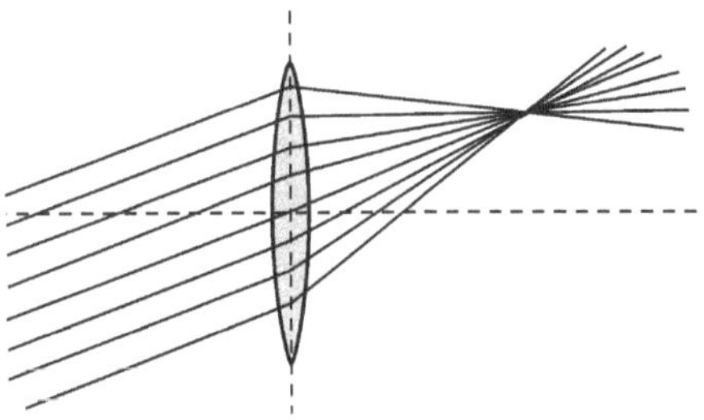

图10-20　彗差

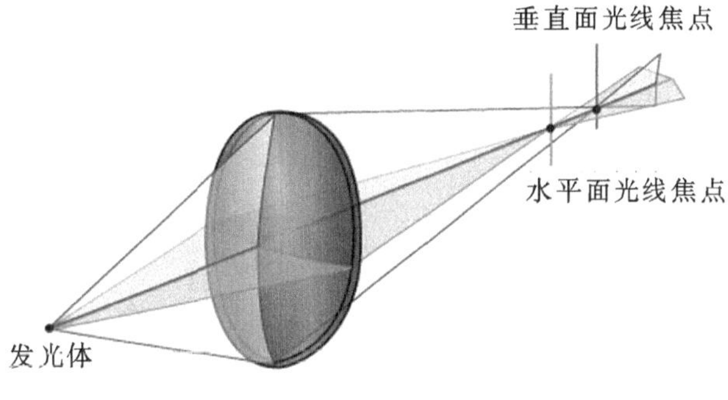

图10-21　像散

4.畸变

当一个垂直于主光轴方向的较大的物体，经光学系统成像以后，虽然物体各部分的像都很清晰，但物体像的各部分垂轴放大率(即垂直于主光轴上的像和垂直于主光轴上的物体长度的比)都不同，有的地方的放大率高一点，有的地方的放大率小一点，这种现象叫畸变。

(二)色差

色差又称色像差，是透镜成像的一个严重缺陷。色差简单来说就是颜色的差别，发生在多色光为光源的情况下，单色光不产生色差。

可见光的波长范围大约390～760 nm，不同波长的光，颜色各不相同，在通过透镜时的折射率也不同。这样，物方一个点在像方则可能形成一个色斑。色差一般有位置色差，放大率色差。位置色差使像在任何位置观察，都带有色斑或晕环，使像模糊不清。而放大率色差使像带有彩色边缘。

不同波长的光线在玻璃中折射率不同，所以各有不同的焦距，但是对不同种类的玻璃，这种焦距的差异程度是不同的。利用不同材料的搭配，一种材料造成的色差可以被另外一种材料所补偿，从而使整体色差降到最小。这种方法做成的透镜叫做消色差透镜。

第三节　眼的光学系统

一、眼的结构和光学性质

人的眼睛是一个复杂的光学系统，它近似球状，其主要结构如图10-22所示。眼球由坚韧的膜包着，这层膜在眼球前部凸出的透明部分称为角膜，其余部分称为巩膜。角膜后面是虹膜，虹膜的中央有一圆孔，叫做瞳孔。虹膜的收缩可以改变瞳孔的大小，以控制进入眼的光通量。虹膜的后面有一像双凸透镜的透明体，叫做晶状体，它的表面弯曲程度可靠睫状肌的收缩和放松来调节，从而改变晶状体的焦距，因而有调节作用。

角膜和晶状体之间充满了一种无色液体，叫做房水。正对角膜的眼球内层，叫做视网膜。

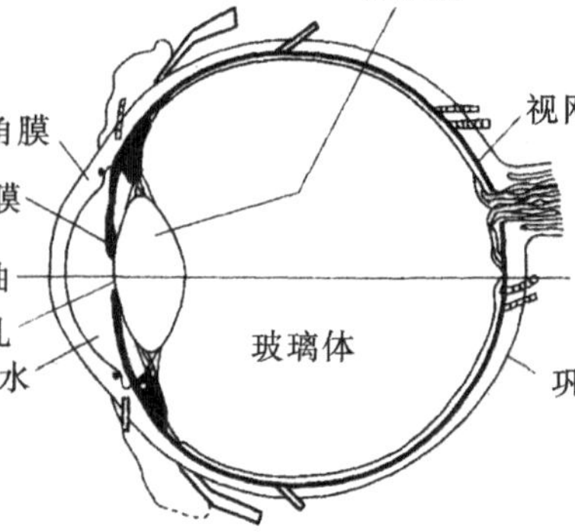

图 10 - 22 眼睛的结构图

视网膜上面布满了视觉神经,是光线成像的地方。视网膜上正对瞳孔的一小块地方,对光的感觉最灵敏,叫做黄斑。其上有一凹陷部分叫做中央凹,对光最敏感,眼睛在亮光下观察物体,像成在中央凹处最清晰。晶状体和视网膜之间充满了另一种无色液体,叫做玻璃体。角膜、房水、晶状体和玻璃体都对光线产生折射,它们的共同作用相当于一个焦距为 1.5 cm 的凸透镜,其焦距是可以调节改变的。

眼睛的光学系统可简化为能调节焦距的凸透镜和代表视网膜的一个屏幕。生理学把这种简化后的眼睛叫做简约眼。

用眼睛观察的物体,总是在眼睛的光学系统——凸透镜的 2 倍焦距以外。物体发出的光线进入眼睛,经眼睛折射后,在视网膜上生成倒立的、缩小的实像,刺激视网膜上的感光细胞,经视神经传给大脑产生视觉,看清物体。

远近不同的物体都能成像在视网膜上,这是睫状肌在起调节作用。睫状肌通过收缩和松弛来改变晶状体的曲率半径,也就改变了晶状体的焦距。当看近处物体时,晶状体变凸,焦距变短,能使近处物体的像落在视网膜上;当看远处物体时,晶状体变平,焦距变长,能使远处物体的像落在视网膜上。眼睛的这种能改变晶状体焦距的作用,叫做眼睛的调节作用。

眼睛的调节能力是有限度的。眼睛不作任何调节时,晶状体的弯曲程度最小,这时眼睛能够看清的最远距离称为眼的远点。平行光线或无限远物体发出的光射入正常的眼睛内,它们的像恰好能成在视网膜上,所以正常眼的远点在无穷远处。经过调节能看清楚的最近距离,称为眼睛的近点。青年人正常眼睛的近点约为 10 cm。老年人因眼睛的调节本领降低,近点约在 30 cm 以上。一般 70 多岁人的眼睛调节本领差不多等于零,所以眼睛看近距离的物体时,因为需要高度的调节,看久了就感到吃力。正常眼睛习惯看距离眼睛 25 cm 左右的物体,而且时间长也不易感到疲倦,我们把这个距离叫做明视距离,常用符号 d 表示。当人们在阅读或工作时,书刊或工作物跟眼睛的距离,应该经常保持在明视距离处。

眼睛观察物体受大脑控制,眼睛本身又具有调节功能。物体在视网膜上形成的倒置图像,通过视神经把这种倒置的图像传给大脑皮质的视觉中枢,然后通过视觉中枢的分析综合又把倒立的像调节成正立的像。

二、眼睛的分辨本领和视力

(一)眼睛的分辨本领

眼睛能否看清楚物体，不仅跟物体表面的亮度及能否成像在视网膜上有关，还跟视角大小有关。如图 10－23 所示，物体两端对于人眼光心所张的角度 α，叫做视角，单位为分。同一个物体，离眼睛近时视角大，离眼睛远时视角小。

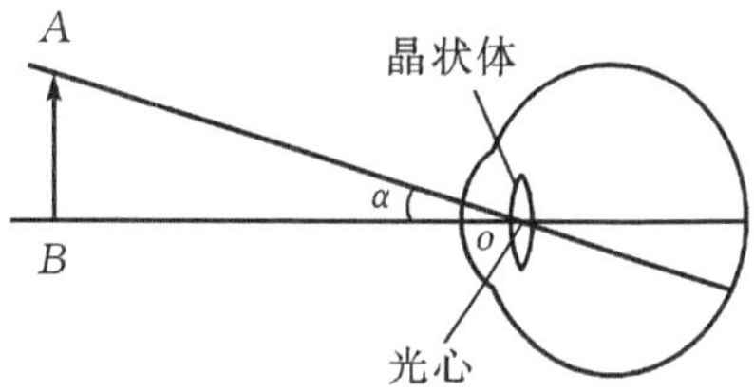

图 10－23　视角

观察物体时，如果视角过小，小于 $1'$ 时，眼睛就会把物体上的两点视为一点，物体看上去是模糊的。我们把眼睛所能分辨的最小视角叫做眼睛的分辨本领。

(二)视力

不同的人，眼睛所能分辨的最小视角是不同的，能分辨的最小视角越小，眼睛的视力越好。常用人眼所能分辨的最小视角的倒数来表征眼睛的视力。即

$$\text{视力} = 1/\alpha \qquad (10-17)$$

式中，α 为眼睛所能分辨的最小视角，单位为分。

由式(10－17)可知，眼睛所能分辨的最小视角分别为 $1'$、$2'$、$5'$、$10'$ 时，对应的视力为分别为 1.0、0.5、0.2、0.1，国际标准视力表就是根据这一原理制成的(图 10－24)。

1990 年以后，我国实行了国家标准对数视力表，采用 5 分记录法，以 5 分为正常值，视力用 L 表示，其计算公式为

$$L = 5 - \lg\alpha \qquad (10-18)$$

式中，α 为眼睛所能分辨的最小视角。当眼睛所能分辨的最小视角分别为 $1'$、$10'$ 时，由上式可以计算出其标准对数视力分别为 5.0、4.0。

眼睛的分辨本领、国家标准对数视力和国际标准视力的对应关系如表 10－2 所示。

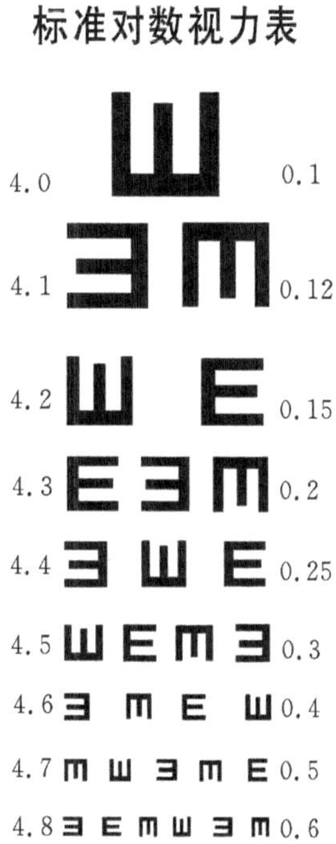

图 10－24　视力表

(三)视力测定

所谓视力测定，即通过视力表测量视力锐敏度高低的方法。测定中的测定条件，如不能保持恒定和统一，测定就会无法正确反映视力的实际情况，下面简要介绍测定条件。

(1)视距恒定为 5 m　我国现在使用的视力表设计距离为 5 m，这就要求被检查者的被测眼与视力表的距离必须为 5 m，这个数值必须准确。但在现实中以 5 m 净长作验光室的例子还是不多的，考虑现实条件及视力测定的视距要求，可采用设置反光镜的方法来解决这一问题：视力表与反光镜的距离和被测眼与反光镜的距离均为 2.5 m，两距离之和恰好为 5 m。视力检查箱约 10 cm 厚，人头颅的前后径约为 15 cm，照此计算，验光室的长度应在 2.625～2.65 m之间，加上反光镜厚度，验光室用于验光设置安装的实际长度应在 2.65±0.01 m。反光镜要选用质量优良的玻璃制作，最好是选用玻璃砖制成的镜子作反光镜，用于窗玻璃的薄平

表 10-2 眼睛分辨本领和视力的关系

分辨本领/(′)	国家标准对数视力	国际标准视力
10	4.0	0.1
7.943	4.1	0.12
6.310	4.2	0.15
5.012	4.3	0.2
3.981	4.4	0.25
3.162	4.5	0.3
2.512	4.6	0.4
1.995	4.7	0.5
1.585	4.8	0.6
1.259	4.9	0.8
1.0	5.0	1.0
0.794	5.1	1.2
0.631	5.2	1.5
0.501	5.3	2.0

玻璃不宜做反光镜用，有扭曲变形现象的镜子不能做反光镜。

(2)照度恒定　视力表标准照度应为 1000±250 lx，视力表必须有标准的照度。目前多数人认为视力表两侧各用一支 20 W 日光灯纵向照明是最理想的，这样可获得 800～1300 lx 的照度。这样的条件基本符合人的视觉生理要求。

(3)指示棒大小与颜色恒定　指示棒长短不限，以适用为度，其指示端直径应不小于 1.0(对数视力记录法为 5.0)的视标大小，以 0.75～1.5 cm 为宜，其手执端以 2～3 cm 为宜，最起码应将两端染为黑色，长 2～3 cm。应用时，以较细一端作常用指示端，遇个别人辨识不清指示时，也可用较粗一端。

(4)辨识视标的时间恒定为 3 s 以内　被测者对于指示的视标，必须在 3 s 之内做出反应判断，判断错误，不可立即再次辨认，更不宜给予暗示。确系需重新对判错的视标进行辨识，应间隔三个视标后再给予辨识。

(5)双眼测定顺序恒定　测定顺序为先右、后左。

(6)非检测眼的遮挡压力恒定为零　遮眼板的作用就是遮挡光线，没有遮眼板可用其他物品代用，但不能对眼球施加任何力度的压迫，受压可使其产生一过性变形，使视力的测定受到影响。

(7)被测眼的开合状态恒定为常态状况　屈光不正的人常有眯眼的习惯，通过眯眼使视力得到一定提高。在检查视力时，对眯眼现象必须予以制止。

以上是视力测定的 7 个恒定条件，当然视力测定时应注意的问题不只这些，如遮眼板使用应采用单人单用，用毕消毒后再用，又如指示指标应采用自上而下的方式进行等。

三、非正视眼的矫正

(一)近视眼

由于眼睛的会聚能力比正常的强或眼轴过长，眼不调节时来自远处物体的平行光射入眼睛，会聚在视网膜前，远处物体不能在视网膜上形成清晰的像，这种眼称为近视眼。近视眼看不清远处的物体，但若把物移近到某一位置，眼虽不调节也能看清楚，这一位置就是近视眼的远点。近视眼的远点和近点都比正常眼近。近视眼在观察它的远点与近点之间的物体时，经过眼适当的调节，都可以得到清晰的像。

近视眼矫正的方法，是在眼前配一焦度适当的凹透镜做成的眼镜，使入射光进入眼睛前先经过凹透镜适当发散，再经眼光学系统折射，使远处物体在视网膜上形成清晰的像，如图10-25所示。也可以这样说，就是要配一副眼镜，其凹透镜使来自远方物体的平行光成像在近视眼的远点，这个远点的像作为近视眼要观察的物就会在近视眼的视网膜上形成清晰的像，亦即能看清远处物体。

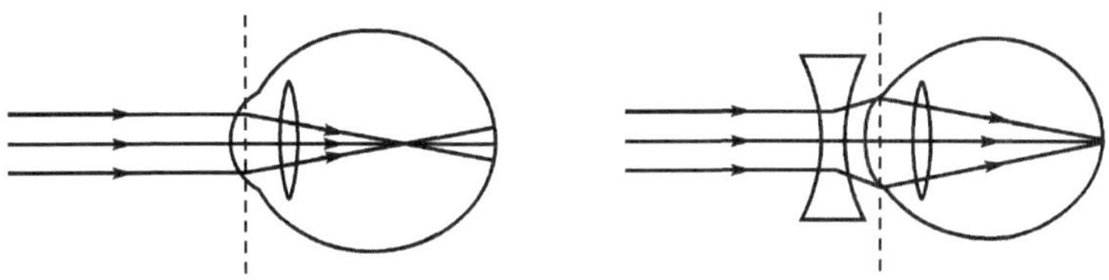

(a)　　(b)

图 10-25　近视眼及其矫正

【例 10-7】　一近视眼的远点在眼前 0.5 m 处，欲使其看清远方物体，问应配多少度的什么镜？

解：此近视眼的远点在眼前 0.5 m 处，如欲使其能看清远方物体，则所配的眼镜必须能使远方物体发出的平行光成像在眼前 0.5 m 处。所以其物距 $u=\infty$，像距 $v=-0.5$ m，代入薄透镜公式得

$$\frac{1}{u}+\frac{1}{v}=\frac{1}{f}$$

可得

$$\frac{1}{\infty}+\frac{1}{-0.5}=\frac{1}{f}$$

$$f=-0.5\ \text{m}$$

所以

$$\Phi=\frac{1}{f}=\frac{1}{-0.5}=-2\ \text{屈光度}=-200\ \text{度}$$

(二)远视眼

由于眼睛会聚能力比正常的差或眼轴过短，眼不调节时，来自远处物体的平行光射入眼以后，会聚于视网膜后，远处物体在视网膜上得不到清晰的像，这种眼称为远视眼。

远视眼矫正的方法如图 10-26 所示，是在眼前配一副适当焦度的凸透镜，使置于正常眼近点上的物体成像在远视眼的近点上，这时便可在视网膜上得到清晰的像。

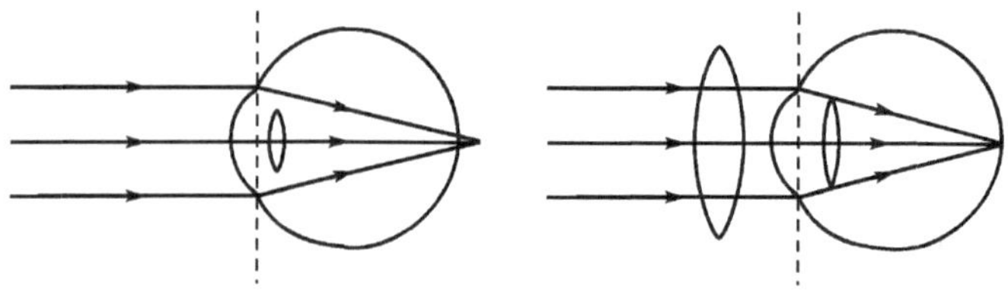

图 10-26　远视眼及其矫正

【例 10-8】 一远视眼的近点在 1.2 m 处，要使其看清眼前 12 cm 处的物体，问应配多少度的什么镜？

解： 此远视眼的近点在 1.2 m 处，欲使其看清 12 cm 处的物体，则所配眼镜应使 12 cm 处的物体成像在眼前 1.2 m 处，即其物距 $u=0.12$ m，像距 $v=-1.2$ m，代入薄透镜公式

$$\frac{1}{u}+\frac{1}{v}=\frac{1}{f}$$

可得

$$\frac{1}{0.12}+\frac{1}{-1.2}=\frac{1}{f}$$

式中，f 为应配眼镜透镜的焦距，其焦度

$$\Phi=\frac{1}{f}=7.5\ \text{屈光度}=750\ \text{度}$$

(三)老花眼

所谓“老花眼”，是指上了年纪的人逐渐产生近距离阅读或工作困难的情况。这是人体机能老化的一种现象，叫老花眼，又称老视，一般开始于 40 岁，表现为晶状体硬化，弹性减弱，睫状肌收缩能力降低，而导致调节能力减弱，眼睛的近点远移，故发生近距离视物困难。

绝大多数的人在 40 岁以后眼睛会慢慢出现老视，首先感到看细小字字迹模糊不清，必须要将书本、报纸拿远才能看清上面的字迹。老花眼是人体生理上的一种正常现象，是身体开始衰老的信号。随着年龄增长，晶状体逐渐硬化，使晶状体的弹性逐渐减低。另外，睫状肌也因年岁增长而衰弱，也影响一小部分调节。因此当看近物时，无法达到足够的聚焦程度，图像就会变得模糊不清。即使注意保护眼睛，眼睛老花的度数也会随着年龄增长而增加。一般是按照每 5 年加深 50 度，到了 60 岁左右，度数会增至 250 度到 300 度，此后眼睛老花度数一般不再加深。

老花眼常被当成年老的标志。不少四十刚出头的人，老花之后因为不服老而硬撑着不肯戴老花镜来矫正视力，这样反而加重眼睛负担，即使勉强看清近处目标，也会由于强行调节睫状肌，过度收缩而产生种种眼睛疲劳现象，如头痛、眉紧、眼痛、视物模糊等视力疲劳症状。

(四)散光眼

如果角膜或晶状体表面各子午线的屈光力不一致，而使进入眼内的平行光线，不能会聚于同一焦点，这种眼睛称为散光眼。散光可分为不规则散光和规则散光。

1. **不规则散光**

不规则散光一般是指晶状体的弯曲度不规则(或角膜外伤或溃疡愈合后表面凸凹不平)所引起的散光，其屈光力的不一致是毫无规则的，所以称为不规则散光。这种散光多为低度的，散光常很轻微。

2.**规则散光**

规则散光一般是指角膜性散光，是角膜弯曲异常所致，散光的度数一般较高。其特征是，一条子午线半径短，屈光力最强，另一条子午线半径长，屈光力最弱，且两子午线互相垂直，称为主要子午线。其他方向子午线的屈光力有规则地逐渐增减，所以称为规则散光。垂直子午线屈光力强于水平子午线屈光力时，其第一焦线为一横线，第二焦线为一竖线，如图 10－27(a)所示。若水平子午线屈光力强于垂直子午线屈光力时，则第一焦线为竖线，第二焦线为横线，如图 10－27(b)所示。这种规则散光常为先天的，能被镜片矫正。

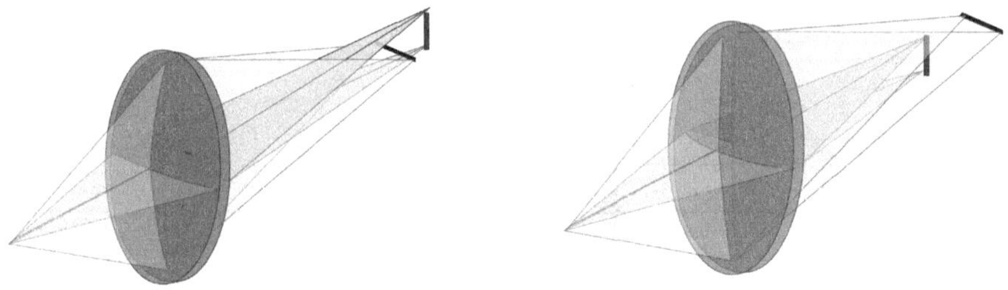

(a)　　　(b)

图 10－27　眼睛的两条子午线屈光力不同

(a)垂直子午线屈光力强于水平子午线；(b)水平子午线屈光力强于垂直子午线

规则散光又可分为五类：

(1)单纯性远视散光　当眼静止时，平行光线入眼后，在一条主要子午线上可聚焦于视网膜上，另一条主要子午线上则聚焦在视网膜后面，称为单纯性远视散光。即一条子午线具有正常性屈光，另一条子午线具有远视性屈光(图 10－28)。

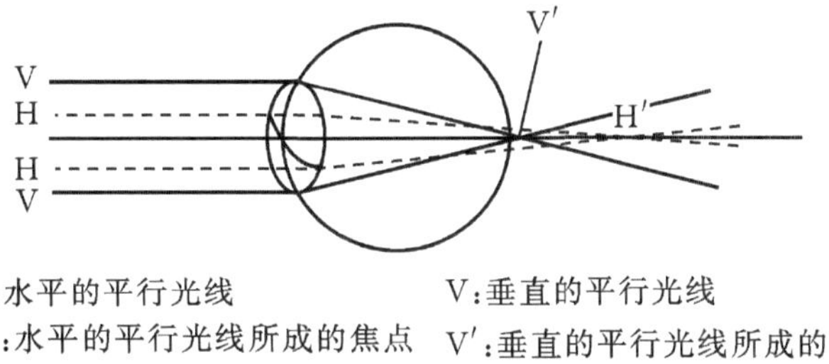

图 10－28　单纯性远视散光

(2)单纯性近视散光　当眼睛静止时，平行光线入眼后，一条主要子午线上可聚焦于视网膜上，另一条主要子午线上则聚焦在视网膜前面，称为单纯性近视散光。即一条主要子午线具有正常性屈光。另一条主要子午线具有近视性屈光(图 10－29)。

(3)复性远视散光　当眼静止时，平行光线入眼后，经两条主要子午线聚焦在视网膜的后面，但不聚焦在同一点上，称为复性远视散光。即两条主要子午线均具有远视性屈光，但屈光程度不同(图 10－30)。

(4)复性近视散光　当眼静止时，平行光线入眼后，经两条主要子午线聚焦在视网膜的前面，但不聚焦在同一焦点上，称为复性近视散光。即两条主要子午线均具有近视性屈光，但屈

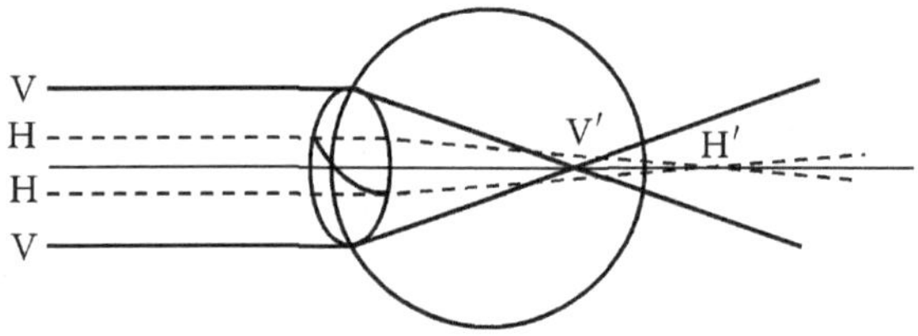

H:水平的平行光线　V:垂直的平行光线
H′:水平的平行光线所成的焦点　V′:垂直的平行光线所成的焦点

图 10－29　单纯性近视散光

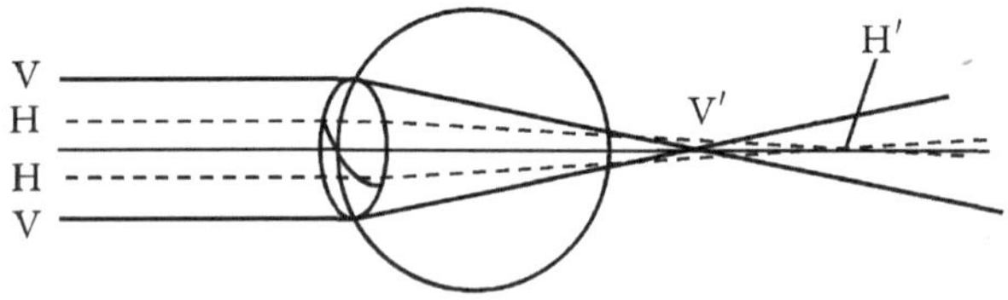

H:水平的平行光线　V:垂直的平行光线
H′:水平的平行光线所成的焦点　V′:垂直的平行光线所成的焦点

图 10－30　复性远视散光

光程度不同(如图 10－31)。

(5)混合性散光　当眼静止时,平行光线入眼后,经一条主要子午线聚焦在视网膜的前面,而在另一条主要子午线则聚焦在视网膜的后面,称为混合性散光。即一条主要子午线具有远视性屈光,而另一条主要子午线则具有近视性屈光(图 10－32)。

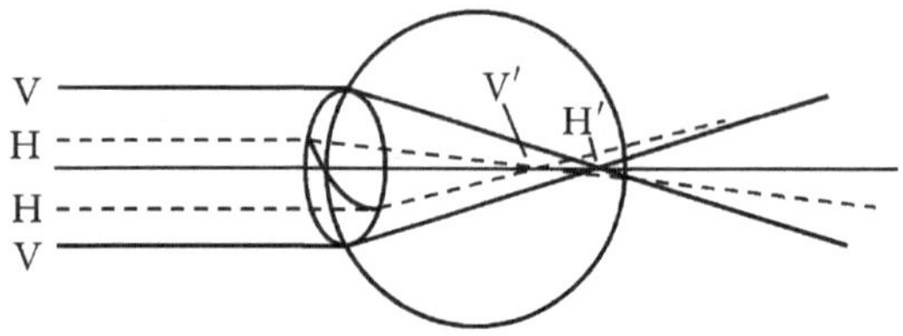

H:水平的平行光线　V:垂直的平行光线
H′:水平的平行光线所成的焦点　V′:垂直的平行光线所成的焦点

图 10－31　复性近视散光

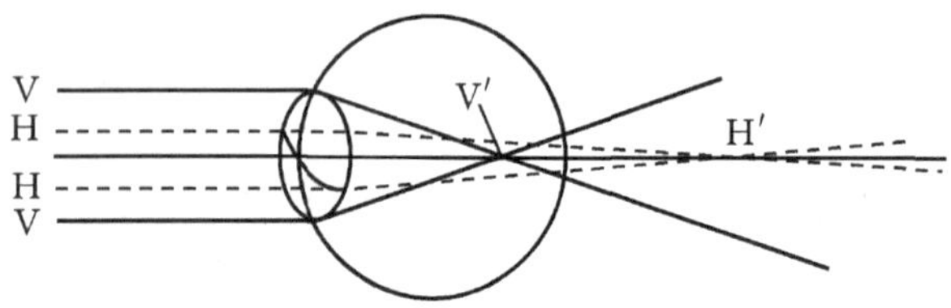

H:水平的平行光线　V:垂直的平行光线
H′:水平的平行光线所成的焦点　V′:垂直的平行光线所成的焦点

图 10－32　混合散光

3. **散光的症状**

一般轻度远视散光，其远视力可能尚好而近视力或稍差，轻度近视散光则相反。单纯轻度散光虽然仅仅稍有视物不清，但有时却引起过度调节而发生眼胀、头痛。其视力疲劳症状的轻重因人而异。高度散光者远、近视力均差。

4. **散光的治疗**

对症状明显的规则散光患者，应根据验光结果，配戴适当度数和轴向的圆柱镜片以矫正视力；对于因角膜表面凹凸不平所致的不规则散光，则可配戴接触眼镜。

第四节　医用光学仪器

一、光纤内镜

(一)全反射现象

在两种介质的分界面上，一般情况下光的反射和折射是同时发生的，但在某些特定条件下，会发生折射光线完全消失，只有反射光线的现象，这种现象叫做光的全反射。

当光线从光密介质射入光疏介质，折射角大于入射角，如图 10－33(a)所示。逐渐增大入射角，折射角也随着增大，当入射角增大到一定角度时，折射角等于 90°，折射光线位于两种介质的分界面上，如图 10－33(b)所示。这时的入射角称为临界角，即当折射角为 90°时对应的入射角，用 A 表示。此后继续增大入射角，折射光线消失，入射光线全部反射，即发生了全反射现象，如图 10－33(c)所示。

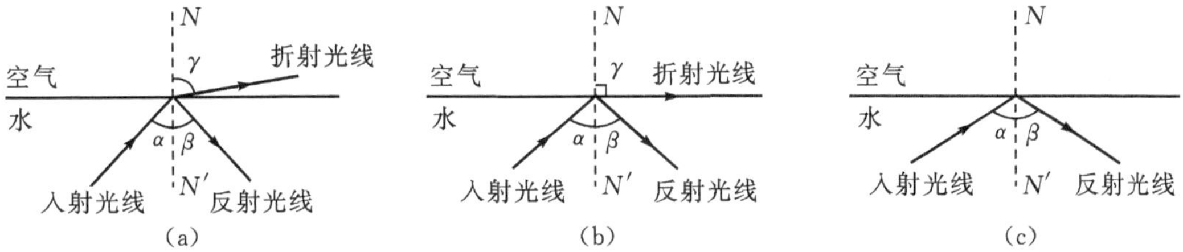

图 10－33　全反射现象

(二)光纤内镜

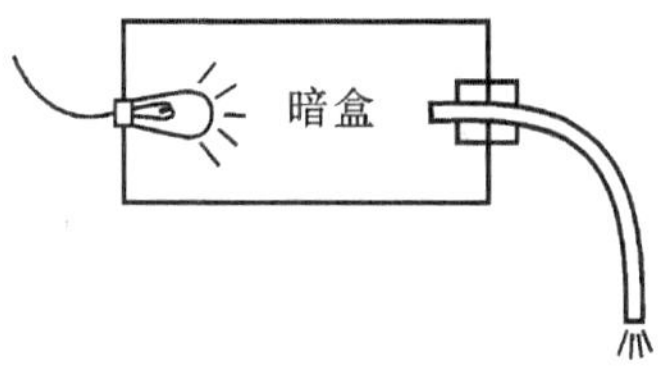

图 10－34　用玻璃棒传输光

如图 10－34 所示，把一根弯曲的玻璃棒插在暗盒的一边，打开盒里的电灯，可以看到从玻璃棒的下端有明亮的光传出来，如果照在纸上，就出现一个明亮的光斑。这是因为从玻璃棒上端进入棒内的光线，在棒的内壁发生全反射；经过多次全反射，光线最后从棒的下端传出来。

现代科学技术中用的光导纤维是将玻璃(或石英等)拉得很细后变成柔而刚的光学纤维丝。这种光学纤维丝比头发还要细得多，每根纤维丝分内外两层，内芯为光密介质，外包层为光疏介质。若光线以一定的入射角从一端射入，只要使光线射到纤维壁的入射角大于临界角，就会产生全反射。光线在内外层界面上经过多次全反射后沿着弯曲路径传到另一端，而不发生透射。这种用来传播光信号的玻璃纤维叫做光导纤维，简称光纤。

当光以不大的角度 φ 由折射率为 n_0 的介质射入纤维内，折射到纤维的侧壁，如图 10 - 35 所示。设折射角为 θ，在纤维内又以入射角 i 射到纤维上。由于覆盖层的折射率 n_1 比心部的折射率 n 小，当 i 为临界角时，光线在侧面上能发生全反射。下面分析能在光导纤维中发生全反射的入射角的最大值。

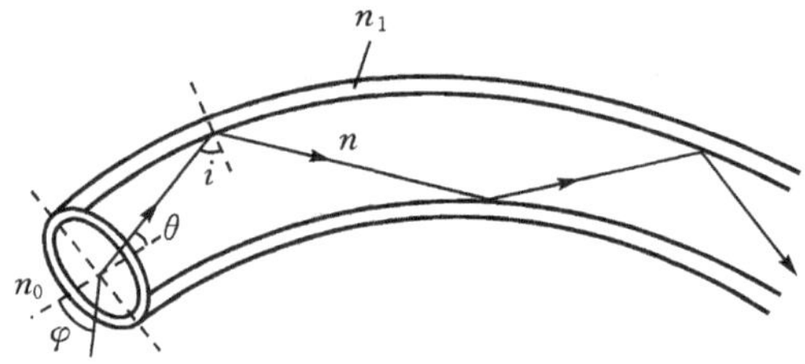

图 10 - 35　光导纤维

当弯曲不大时应有 $\theta+i=\pi/2$，又若光线在纤维内部刚好发生全反射，即 i 为临界角，有 $n\sin i=n_1\sin 90°$，即 $n\sin i=n_1$，故 $n\cos\theta=n_1$，当光由空气进入纤维心部时，应满足折射定律 $n_0\sin\varphi=n\sin\theta$，故 $n_0\sin\varphi=n\sqrt{1-\cos^2\theta}$

整理后，可得

$$n_0\sin\varphi=\sqrt{n^2-n_1^2} \tag{10-19}$$

式中，$n_0\sin\varphi$ 的值称为光学纤维的数值孔径。其中，φ 为光束沿光纤传播而不向外泄露的条件下，光束向光纤端面的最大临界入射角。

实际应用时，一般将许多根柔软可弯且具有一定机械强度的光学纤维有规则地排列在一起构成纤维束，它要求每根纤维都有良好的光学绝缘，能独立传光，在独立传光过程中都携带着一个像元，而纤维束两端的排列要一一对应，因此，从出射端射出的像与入射像完全一致，如图 10 - 36 所示，就可以用来传光导像。医学上利用这个原理，把光学纤维制成观察内脏的纤镜——内镜。医用内窥镜的作用：①导光，把外部的光线导入内部器官内；②导像，把内部器官的像导出体外，便可直接看到体内器官及状况，还可以用摄像机摄像。目前用光学纤维制成的胃镜、膀胱镜、食道镜、子宫镜等广泛地应用在临床诊断上。随着科学技术的发展，心脏血管、肾脏和胆道等纤镜将会出现。各类纤镜将为医学事业的发展开辟新途径。

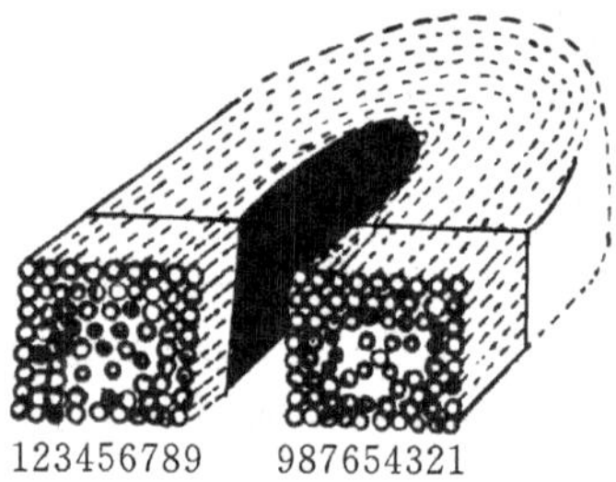

图 10 - 36　光纤导像

二、放大镜

物体发出的光进入人眼后，在眼的视网膜上成像。把从物体两端射到眼睛中节点的光线所夹的角称视角。物体在视网膜上所成像的大小由视角来决定，视角越大，所成的像也就越大，眼就越能看清物体的细节。为了观察微小物体或物体的细节，使物体在视网膜上成一较大的像，则需要增大物体对眼中节点所张的视角。增大视角的最简单方法是把物体移近人眼，但物体移近人眼而又使物体能在视网膜上成一清晰的像，单靠人眼的调节作用是达不到的，必须借凸透镜的会聚作用，这样使用的凸透镜称为放大镜。

利用放大镜观察物体时，正确的方法是把物体放在它的焦点内，靠近焦点的位置，使物体发出的光线，经过放大镜成平行光进入眼内。这样，人眼就可以不用调节而在视网膜上得到较大的清晰像。

人眼直接观察物体时，物体不能放在无限远，也不能放在很近的地方，最佳的距离是明视距离。设把物体放在明视距离直接观察，物体对人眼所张的视角为 α，而利用放大镜观察时视角为 β，如图 10－37 所示。用这两个视角的比值来衡量一个放大镜的放大本领，称为放大镜的角放大率，用 M 表示

$$M=\frac{\beta}{\alpha}=\frac{\tan\beta}{\tan\alpha}=\frac{\dfrac{AB}{f}}{\dfrac{AB}{d}}=\frac{d}{f} \quad (10-20)$$

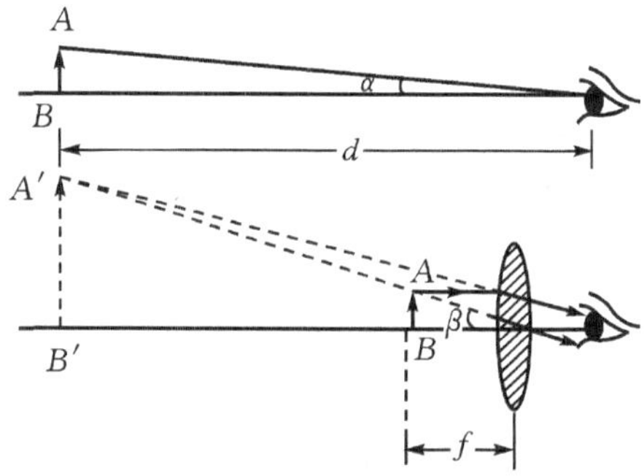

图 10－37 放大镜原理

式中，d 为明视距离。式(10－20)表明，放大镜的角放大率与其焦距成反比，即焦距越短，角放大率就越大。

但事实上放大镜的焦距也不能太短。由于焦距很短的透镜很难磨制、像差很大等种种原因，一个双凸透镜的放大率通常只有几倍，由透镜组构成的放大镜，角放大率也不过几十倍。

三、光学显微镜

显微镜是医学上常用的一种重要仪器，是一种用来观察非常细微的近物体或近物体的精细结构的光学仪器。图 10－38 为显微镜实物结构图，包括镜座(1)、镜柱(2)、镜臂(3)、载物台(4)、镜筒(5)、粗调节器(6)、细调节器(7)、目镜(8)、物镜(9)、聚光器(10)、反光镜(11)等部件。

显微镜的原理可用如图 10－39 所示的光路图来说明。物体(标本)AB 放在物镜前的一倍焦距以外靠近焦点处，就可以在物镜另一侧得到一个放大的倒立实像 A_1B_1；这一实像落在目镜的一倍焦距以内，又被目镜进一步放大成虚像 A_2B_2。从目镜中看到的虚像，是经过两次放大的像，所以视角增大的倍数比放大镜大得多，因此，显微镜的分辨本领更大。

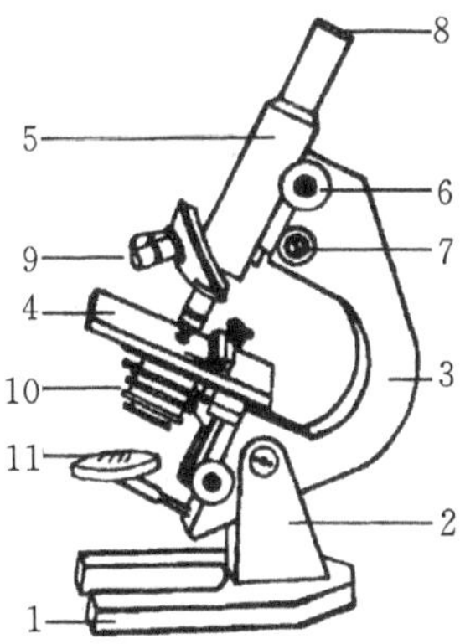

图 10－38 显微镜结构

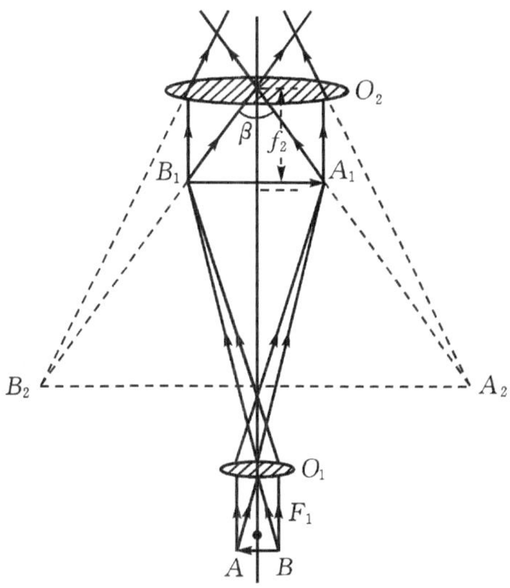

图 10－39 显微镜原理

设物镜和目镜的焦距分别为 f_1 和 f_2，显微镜的筒长为 L，则物镜 O_1 与目镜 O_2 间的距离可近似视为 L，明视距离为 d。物体放在物镜的焦点外附近，所以物体 AB 与物镜的距离近似地等于 f_1。

与放大镜的放大率一样道理，显微镜的放大率是用显微镜观察物体的视角 β 与用肉眼观察放在明视距离 d 处物体视角 α 的比值，即

$$M=\frac{\beta}{\alpha}=\frac{\tan\beta}{\tan\alpha}=\frac{\frac{A_1B_1}{f_2}}{\frac{AB}{d}}=\frac{A_1B_1}{AB}\frac{d}{f_2}=K_{物}M_{目} \tag{10-21}$$

式中，$K_{物}$ 是物镜的线放大率，$M_{目}$ 是目镜的角放大率。式(10－21)表明，显微镜的放大率，等于物镜的线放大率和目镜的角放大率的乘积。

由于

$$K_{物}=\frac{A_1B_1}{AB}=\frac{L-f_2}{f_1}$$

且显微镜目镜 O_2 的焦距 f_2 很短，因此，$L-f_2\approx L$，则有

$$M=\frac{L-f_2}{f_1}\frac{d}{f_2}\approx\frac{L}{f_1}\frac{d}{f_2}=\frac{0.25L}{f_1f_2} \tag{10-22}$$

式(10－22)表明，显微镜的镜筒越长，物镜和目镜的焦距越短，显微镜的放大率就越大。

人眼只能看清大小 0.1 mm 左右的细小物体，较高级的光学显微镜可以把物体放大 2000 倍，能够看清 0.2 μm 的结构，可以观察到细胞的构造，如细胞质、细胞核、细胞膜等。

【例 10－9】 显微镜的物镜与目镜的焦距分别为 1 cm 和 5 cm，物体调节到物镜前 1.05 cm处，像成在目镜焦点之内，且靠近焦点之处，再由目镜放大，最后落在人眼睛的明视距离处，求这个显微镜的放大率。

解： 由高斯公式

$$\frac{1}{u}+\frac{1}{v}=\frac{1}{f}$$

$$\frac{1}{1.05}+\frac{1}{v}=\frac{1}{1}$$

$$v=21\ \text{cm}$$

物镜放大率 $$K_{物}=\frac{v}{u_{物}}=\frac{21}{1.05}=20$$

目镜放大率 $$M_{目}=\frac{d}{f_2}=\frac{25}{5}=5$$

所以 $$M=K_{物}M_{目}=20\times5=100$$

光学仪器的放大率与选用透镜的焦距有关，因此只要选择适当焦距的透镜，就可以得到所需放大率，把任何微小的物体放大到清晰可见的程度，这种看法是不全面的。实际上，各种光学仪器都要受到光的衍射现象的限制，即使所成的像很大，像的清晰程度却并不增加。

根据光的衍射理论，当一个点光源所发出的光入射透镜时，经透镜会聚于屏上所得的像，不是一个理想的点，而是一个衍射图样。中央亮斑占有全部光量的 84%，周围圆环仅占有光量的 16%。

利用光学仪器观察物体时，物体上两个相互靠得很近的点，通过透镜后所成的衍射图样就

会彼此重叠得很多，从而分辨不出它们是两个点。图 10－40 为两个衍射像的强度分布曲线。如果这两个点的衍射图样分离得较开，即在其强度总和曲线(图中虚线)中可以看到，两个最大强度之间存在着最小强度，这将使我们能分辨出是两个点的衍射图像，如图 10－40(a)所示。随着两个衍射图像的靠近，总和曲线上最小值深度就愈来愈浅，最后消失，如图 10－40(c)所示，这时两个衍射像实际上已叠合，我们便无法分辨。根据瑞利的研究，两个衍射图样恰能被分辨的条件是：它们的总和曲线中间的最小强度为个别最大强度的 80%，如图 10－40(b)所示，此时恰能感觉到两个亮点间有间隔存在。两个衍射像刚能被分辨的位置，是一个像的亮圆中心恰好落在另一个像的第一暗环上。

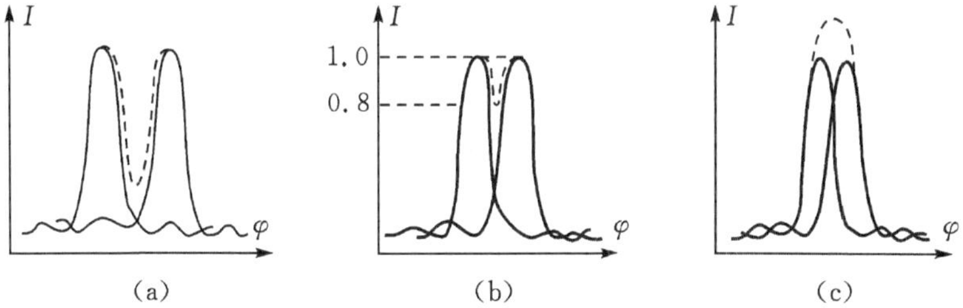

图 10－40 两个衍射图样恰能被分辨的条件

以显微镜为例，物体上的两点恰能被显微镜物镜分辨开的最短距离越短，表示显微镜的分辨本领越大，也就是表示显微镜能辨别细微结构的能力越强。根据阿贝研究的结果，显微镜能分辨两点的最小距离

$$Z=\frac{0.61\lambda}{n\sin\alpha} \tag{10-23}$$

式中，n 为物体与物镜之间介质的折射率，λ 为所用光的波长，α 为从被观察物体射到物镜边缘的光线与主光轴的夹角，如图 10－41 所示。$n\sin\alpha$ 称为物镜的数值孔径，常用 N. A. 表示。数值孔径越大，显微镜能分辨的两点间的距离越短，越能看清物体上的细节，分辨本领就越高。

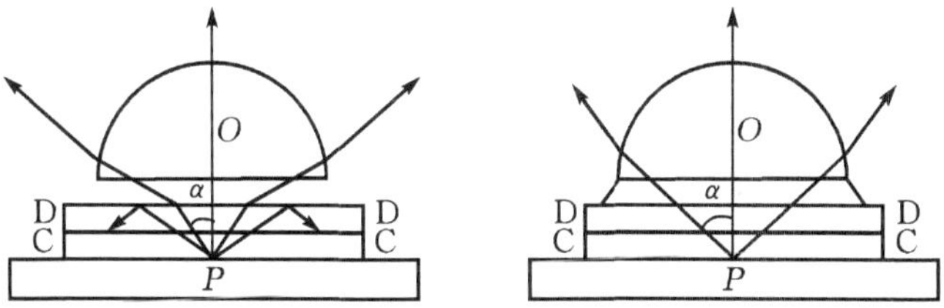

图 10－41 干物镜和油浸物镜

【例 10－10】 设人眼可分辨的最小距离为 0.1 mm，欲观察 0.25 μm 的细节，应选用放大倍数多少、数值孔径多大的显微镜。(设光源的波长为 600 nm)

解： 因为人眼可分辨的最小距离(像长)$d_1=0.1$ mm，被观察物体细节(物长)其 $d_2=0.25$ μm，

则角放大率为 $$M=\frac{d_1}{d_2}=\frac{0.1\ \text{mm}}{0.25\ \mu\text{m}}=\frac{100\ \mu\text{m}}{0.25\ \mu\text{m}}=400$$

显微镜的分辨距离至少要等于 0.25 μm，即 $Z=0.25$ μm，由式(10－23)，数值孔径应为

$$n\sin\alpha = \frac{0.61\times600\ \text{nm}}{0.25\ \mu\text{m}} = \frac{0.61\times0.6\ \mu\text{m}}{0.25\ \mu\text{m}} = 1.46$$

即应选用放大倍数不小于400、数值孔径大于1.46的显微镜。

显微镜的分辨本领和放大率是衡量显微镜成像质量的两个重要指标。放大率是指物体成像后放大的倍数,与物镜的线放大率和目镜的角放大率有关,而分辨本领则是分辨物体细节的能力,只决定于物镜的性能。例如用一个40×(N. A. 0.65)的物镜配一个20×的目镜和用一个100×(N. A. 1.30)的物镜配一个8×的目镜,虽然放大率都是800倍,但后者的分辨本领却较前者高一倍,能够看清物体更微小的细节。

显微镜的分辨本领限制了显微镜的放大率,如果物体两点间的距离小于显微镜能分辨的最短距离——鉴别距离,它们的衍射像就分不开,再放大也观察不到清晰的像。故要观察到更小的物体,就必须通过减小波长或增加孔径数来提高显微镜的分辨本领。减小波长在可见光范围内是有限的,若用紫外线代替可见光,可把分辨本领提高一倍。目前利用紫外线的显微镜,鉴别距离可达0.10 μm,放大率可达2000倍。增加孔径数的方法可用油浸镜头,也就是在显微镜物镜与物体或盖玻片之间充以油(例如香柏油)来代替空气介质,使孔径数达1.5左右,这样利用油浸镜头的显微镜,其鉴别距离可减小很多。

四、电子显微镜

德布罗意于1924年提出一种概念,认为波粒二象性并不限于光辐射,运动着的粒子(如电子、质子、原子、分子等)也同样具有波粒二象性。也就是说,运动着的粒子也表现出波动性,这种波称物质波或德布罗意波。

由光的波粒二象性,可得光子的动量 $p=mc=\dfrac{h}{\lambda}$

根据德布罗意的研究,运动着的粒子动量和它的物质波波长也应满足同样关系

$$p=mv=\frac{h}{\lambda}$$

即运动粒子对应的物质波波长

$$\lambda=\frac{h}{mv} \tag{10-24}$$

式(10-24)称为德布罗意公式。其中,m 为运动粒子的质量,v 为它的运动速度。

表10-3为一些不同能量运动粒子的物质波的波长。从表中可以看到,速度并不太快的电子,例如速度为 $5.9\times10^5\ \text{m}\cdot\text{s}^{-1}$、能量为1 eV的电子,其物质波波长为1.2 nm,已比紫外

表10-3 运动粒子的德布罗意波长

粒子与其能量	质量/kg	速度/(m/s^{-1})	波长/nm
电子 1 eV	9.1×10^{-31}	5.9×10^5	1.2
电子 100 eV	9.1×10^{-31}	5.9×10^6	1.2×10^{-1}
电子 10000 eV	9.1×10^{-31}	5.9×10^7	1.2×10^{-2}
氢离子 100 eV	1.67×10^{-27}	1.4×10^5	2.9×10^{-3}
镭的 α 粒子	6.6×10^{-27}	1.5×10^7	6.7×10^{-4}

线的波长还短。能量达 10 000 eV 的电子，其波长可以和 X 射线比拟。因此要提高显微镜的分辨本领，可以将光波换成电子波，使鉴别距离大大减小，提高显微镜的放大倍数，这种显微镜称电子显微镜。

电子显微镜是利用电子波来代替可见光制成的显微镜，简称电镜。目前电子显微镜所用的电子波的波长小于 0.0055 nm，比可见光要短得多，约为可见光波长的十万分之一。因此用电子射线作光源就能极大地提高显微镜的分辨本领。我国已经制成了最短分辨距离为0.144 nm、放大率高达百万倍的电子显微镜。

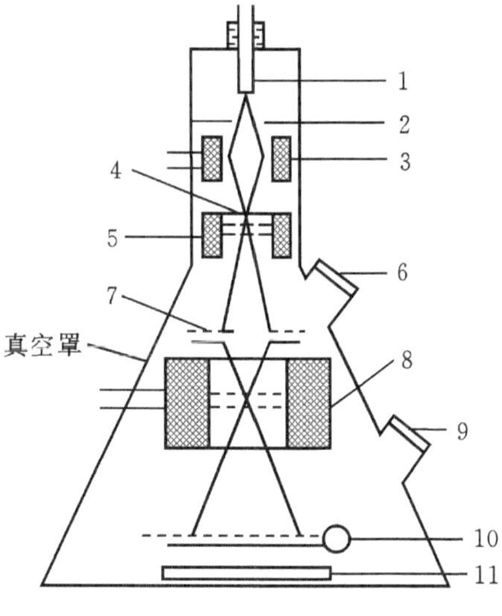

图 10 - 42 电子显微镜

电子显微镜的结构如图 10 - 42 所示。灯丝(1)与阳极(2)组成发射电子的电子枪，它相当于光学显微镜的光源。电子会聚透镜(3)相当于光学显微镜的聚光器，它能使电子射线集中投射到标本(4)上。(5)是一个电子透镜，相当于光学显微镜的物镜，它把通过标本的电子射线聚集在光屏(7)上，成一放大的标本像，叫中间像，可以通过观察孔(6)来观察中间像。屏(7)中央有孔，通过它的电子继续向下投射到电子放大镜(8)上，放大后成像在荧光屏(10)上，通过观察窗(9)看到这个最后的成像。若要记录这个最后的标本像，可把荧光屏(10)移开，插入照相底片(11)即可得到相片。

要提高电子显微镜分辨本领，就必须缩短电子波的波长。缩短波长的方法是升高电子枪的阴极与阳极的电压，增大电子的运动速度。需要在电子枪的阴极与阳极之间加 30～100 kV 的电压，有的甚至高达 500 kV～1 MV。电子显微镜的电子通道必须是高真空度的，否则气体分子会对电子产生阻碍作用，使电子的运动速度下降；此外在真空状态下，阴极与阳极间不至于放电，灯丝不会受到氧化或被阳离子轰击而减短寿命。

电子显微镜中用的透镜(电子透镜)有电磁透镜和静电透镜。电磁透镜是利用磁场对运动电子的洛仑兹力使电子会聚或发散；而静电透镜是利用静电场对电荷的作用力使电子射线会聚或发散。

医学上用电子显微镜可观察到细胞的超微结构、病毒、遗传密码核酸分子。这将使人类在认识人体结构与功能，病因以及疾病的诊断上发生重大的变革和突破。电子显微镜是人类探索微观世界奥秘的重要工具。

目标检测

1. 光线以 45°的入射角从玻璃射向空气，光线能否进入空气？为什么？

2. 用光的全反射现象说明纤镜的工作原理。

3. 圆柱形玻璃棒($n=1.50$)的一端是半径为 2 cm 的凸球面，求在棒的轴线上离棒端 8 cm

处的点物所成像的位置。若将此棒放入水中(n=4/3),像又在何处?

4. 某透镜用 n=1.5 的玻璃制成,它在空气中的焦距为 10 cm,在水中的焦距是多大?(水的折射率为 4/3)

5. 使焦距为 20 cm 的凸透镜与焦距为 40 cm 的凹透镜密接,求密接后的焦度。

6. 一近视眼的远点在眼前 2 m 处,今欲使其能看清远物,问应配什么样的眼镜?

7. 说出异常眼的种类,如何矫正? 为什么?

8. 显微镜的放大倍数越大,是否其分辨本领就越高?

9. 人眼可分辨的最短距离为 0.1 mm,欲观察 0.25 μm 的细节,对显微镜有什么要求?(所用光波的波长为 600 nm)

10. 电子显微镜与普通光学显微镜的主要区别是什么?

第十一章　激　光

激光是20世纪60年代出现的重大科技成果之一，它的出现标志着人类对光的掌握和利用进入到了一个新的阶段，并由此带动了通信技术、信息储存与显示技术的巨大进步，成为新技术革命的一支强劲的生力军。目前，激光技术已广泛渗透到国防建设、工农业生产、信息通讯、生物工程、医药等各个领域，在医学领域内的应用尤其广泛和活跃。本章将主要介绍激光的基本原理、激光的特性和生物效应以及激光在医学领域的一些应用。

第一节　激光的基本原理

一、原子能级

我们已经知道，原子核外的电子只能在一系列不连续的可能轨道上运动，相应地，原子具有一系列分立的、不连续的能量值，称之为原子系统的能级，简称为原子能级。

每一种原子(或分子、离子)都有自己的一系列可能的能级，每一个确定的原子在某一时刻只能处于一个确定的能级。原子对应的最低能级称之为基态，对应的较高能级称为激发态。基态是原子最稳定的状态，能级越高状态越不稳定。一般情况下，当原子从外界吸收一定能量时，将会从低能级跃迁到高能级，但原子处于高能级时是不稳定的，在极短时间内就会向外辐射出一定的能量而返回低能级。也就是说，对于一定量的原子，有些原子由于吸收了一定的能量由低能级向高能级跃迁，有些原子则辐射出一定的能量由高能级向低能级跃迁。对于组成物质的大量原子，在达到热平衡时，在各个能级上分布的原子数遵从玻耳兹曼能量分布定律，即处于低能级上的原子数总是比处于高能级上的原子数多，能级越高，分布在这个能级上的原子数越少。这种情况称为原子数在能级上的正态分布。

二、光辐射及其三种基本形式

原子在能级之间的跃迁，实际上是与外界进行能量交换的过程。在这一过程中，如果原子是以光能的形式吸收或辐射能量，即原子以吸收或辐射光子而发生跃迁，则这个过程就称为光辐射。根据波尔理论，光辐射时，原子吸收或辐射的光子的能量并不是任意的，总是等于跃迁前后所对应的两个能级间的能量之差。假设原子在能量分别为 E_2 和 E_1 的两个能级间跃迁，则吸收或辐射光子的能量

$$h\nu = E_2 - E_1 \tag{11-1}$$

光辐射有三种基本形式，即自发辐射、受激吸收和受激辐射。

(一)自发辐射

处于激发态的原子是不稳定的，在激发态存在的时间很短，一般不超过 10^{-8} s。在不受外

界影响的条件下，原子能够自发地由激发态向低能态跃迁，同时将多余的能量以光的形式释放出去，这种辐射就称为自发辐射，如图 11－1 所示。自发辐射中产生的光子频率符合式(11－1)的形式，即

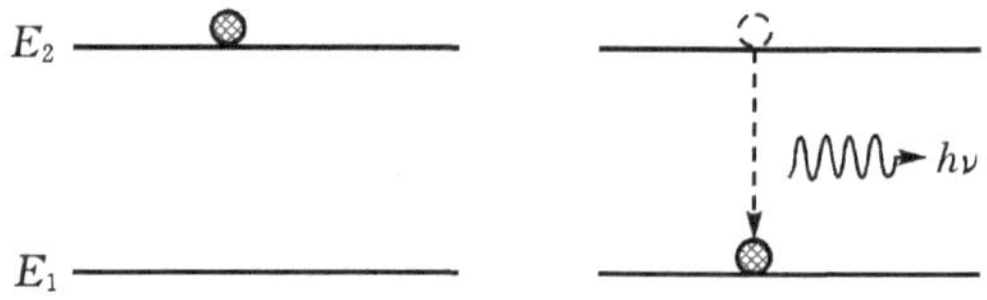

图 11－1　自发辐射示意图

$$\nu = \frac{E_2 - E_1}{h} \qquad (11-2)$$

普通光源的发光就是自发辐射的结果：通过对发光物质加热、放电等形式使原子(或分子)获得能量跃迁到高能级上，处于高能级上的原子自发辐射向低能级跃迁，同时放出光子，这就是物质的发光过程。

由于光源中各原子的跃迁是彼此独立、互不相干的，因此不同原子所发出的光波波列的振动方向、传播方向、相位等也是彼此独立、互不相干的，而且在不同能级间发生的跃迁所发光的频率也不相同，所以普通光源自发辐射产生的光是自然光。

(二)受激吸收

当光通过物质时，原子就有可能吸收光子的能量。如果光子的能量恰好为 $h\nu = E_2 - E_1$，原子吸收光子后就由低能级 E_1 跃迁到高能级 E_2，这个过程称为受激吸收，如图 11－2 所示。

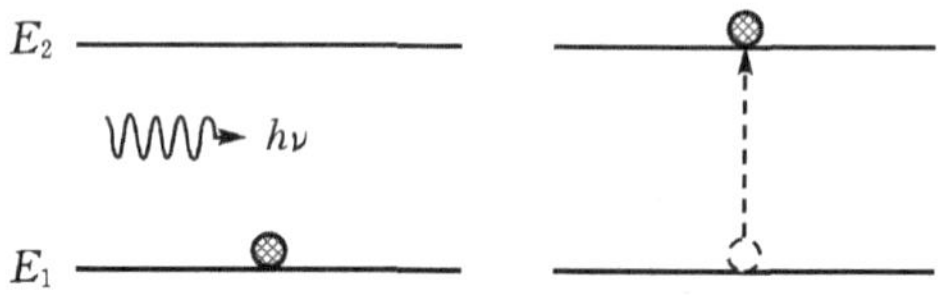

图 11－2　受激吸收示意图

应该注意的是，受激吸收是在外来光子的“激励”下发生的，外来光子的能量应恰好等于原子跃迁前后两个能级间的能量差，才会发生受激吸收。但受激吸收对激励光子的振动方向、传播方向及相位没有任何限制。

(三)受激辐射

处于高能级 E_2 的原子在自发辐射前，受到一个能量为 $h\nu = E_2 - E_1$ 的外来光子的“诱发”而跃迁到低能级 E_1，同时释放出一个与诱发光子特征完全相同的光子，这种辐射称为受激辐射。如图 11－3 所示。

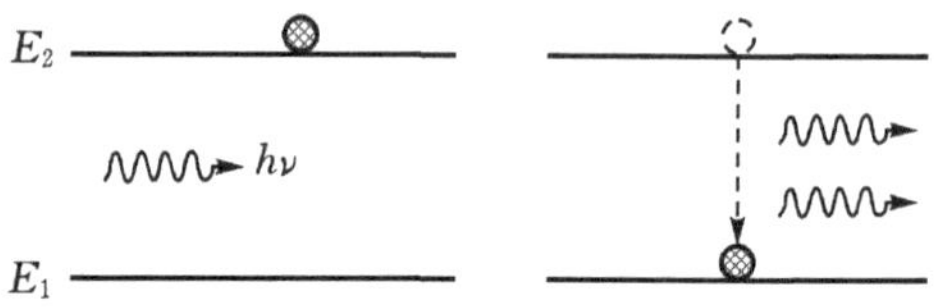

图 11－3　受激辐射示意图

受激辐射的特点是：第一，受激辐射对诱发光子的能量或频率有严格的要求，即光子的能量必须恰好等于原子跃迁前后两个能级间的能量差，才会发生受激辐射；第二，辐射出的光子与诱发光子的特征完全相同，即受激原子所发出的光波波列的振动方向、传播方向、频率、相位等与诱发光子完全相同；第三，受激辐射中的被激原子并不吸收诱发光子，在受激辐射发生后，一个光子变成了特征完全相同的两个光子。光子继续在物质中传播时，如果发光物质中有足够多的原子处于高能级 E_2，就会诱发更多的原子发生同样的跃迁而产生大量特征完全相同的光子，即光被放大了。这种由于受激辐射而得到放大的光就称为激光。

三、激光的产生

受激辐射光放大并不能自然发生，必须人为地创造一定的条件才能得到激光。

(一)激光产生的条件

1. **粒子数反转**

前面已提到,在正常情况下,处于高能级的原子数目总是少于处于低能级的原子数目。当光通过物质时,受激辐射与受激吸收总是同时存在的,受激辐射使光子数增加,可实现光放大;而受激吸收则使光子数减少,光减弱。因此,要实现光放大,就必须使处于高能级的原子数目远大于处于低能级的原子数目,即使受激辐射占绝对的优势。这种情况与原子数按能级的正态分布相反,称之为粒子数反转。实现粒子数反转是产生激光的必要条件之一。

2. **工作物质**

能实现粒子数反转产生激光的物质称为工作物质(或激励介质)。对于一般物质而言,处于高能态的原子是不稳定的,原子在高能态上存在的时间很短,约在 10^{-8} s 左右。被激励到此能态的原子在没有受到诱发之前就会自发地跃迁到低能态,这样的物质是无法实现粒子数反转的。但对于某一些物质,存在着一个比较特殊的能级,原子在此能级上存在的时间可以达到 10^{-3}～1 s,其稳定性仅次于基态,称之为亚稳态。粒子处于亚稳态能停留较长时间而不发生自发辐射,因而就有可能实现粒子数反转。所以,精心选择具有亚稳态的工作物质是产生激光的又一必要条件。

3. **光学谐振腔**

光学谐振腔实现了粒子的反转分布,可以产生光放大,但还不能输出稳定的激光,因为初始诱发工作物质发生受激辐射的光子来源于自发辐射。原子的自发辐射是随机的,在这样的光子激励下的受激辐射也是随机的,产生的光的频率、相位、偏振状态及传播方向并不相同,如图 11-4 所示。要产生具有实际应用价值的激光,还必须有一个能实现光的选择和放大的光学谐振腔。

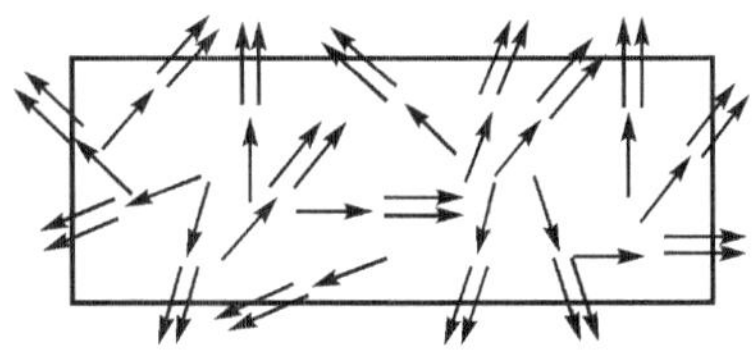

图 11-4 随机受激辐射示意图

图 11-5 是光学谐振腔的结构示意图。它是由两个放置在工作物质两端的平面反射镜组成,相互严格平行且与谐振腔的轴线垂直,其中一个是全反射镜(反射率 100%),另一个是部分透光反射镜(反射率 90%～99%)。在谐振腔内,因受激辐射产生的偏离谐振腔轴线方向运动的光子将逸出腔外,只有沿轴线方向运动的光,才能在腔内工作物质中来回反射,并参与光放大,使光子数滚雪球式的增多,从而获得很强的光,这种现象称为光振荡。当腔内的光增大到一定的程度,就可以从部分反射镜的窗口射出一束稳定的、有足够强度的激光。

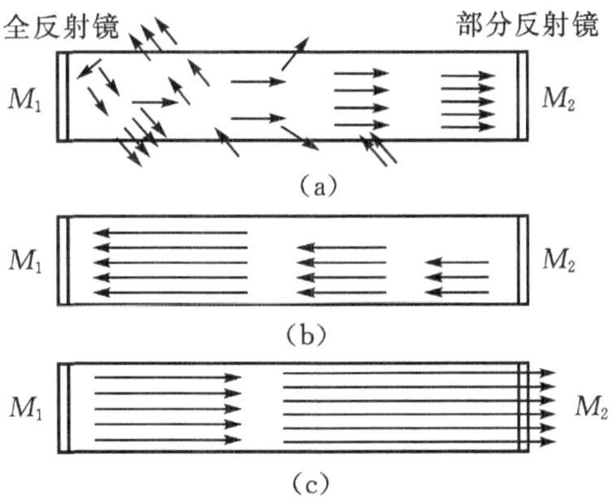

图 11-5 光学谐振腔的结构及作用

(二)激光器

能产生激光的装置称为激光器。激光器主要由激励装置、工作物质和光学谐振腔组成,如图 11-6 所示。

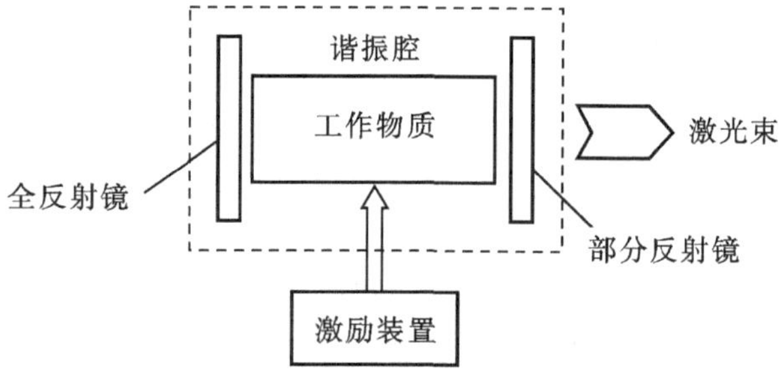

图 11-6 激光器的结构方框图

激励装置的作用是给工作物质提供能量,以实现粒子数的反转。激励方式主要有光照、气体放电、粒子碰撞、化学能、核能等。

工作物质的作用是从外界吸收能量,产生受激辐射。

光学谐振腔的主要作用是产生和维持光放大,并使产生的激光沿一定的方向射出。

第二节 激光的特性及生物效应

一、激光的特性

激光从本质上说和普通光并没有什么区别,它同样也受光的反射、折射、吸收、透射及干涉、衍射等物理规律的制约。但是由于激光的产生形式不同于普通光源的发光过程,故它还具有一些独特的性质。

1. 方向性好

方向性是指光能量在空间分布上的集中性,衡量方向性好坏的指标是光束的发散角。激光是非常理想的平行光源,发散角非常小,一般在 $10^{-2}\sim10^{-4}$ rad,是普通光源的 $10\sim10^4$ 倍,这一特性,可用于目标照射、准直、定位、通讯、导航、测距等。例如,将激光束发射到 38 万多千米的月球上,其散开的光斑的直径也不过只有两千多米。利用激光进行测距,从地球到月球之间的误差不超过 1.5 m。

利用透镜还可以对激光束高度聚焦,得到直径约 1 μm 的光斑,可方便地对组织、细胞及微小病灶施行切割、焊接等手术。

2. 亮度高、强度大

亮度是衡量光源发光强弱程度的指标,表明光能量对时间与空间方向的分布特征。激光器由于其输出光束发散角很小,故有很高的亮度,尤其是超短脉冲激光,其亮度可比普通光源的亮度高 $10^{12}\sim10^{19}$ 倍。因此,激光是目前世界上最亮的光源。如一台较大功率的红宝石激光器,输出激光束的亮度可比太阳表面光亮度高 100 亿倍。

对于同一光束,强度与亮度成正比。激光由于具有极高的亮度和优异的方向性,可以使能量在空间高度集中,因而具有很高的强度。目前,激光的功率可达 10^{13} W,能被聚焦到 $10^{-2}\sim10^{-3}$ mm 之内,强度可以达到 10^{17} W·cm^{-2}。这一特性,可用于制造激光武器以及工业上的打孔、切割、焊接等,利用高强脉冲激光加热氘和氚的混合物,可使其温度达到 $5\times10^7\sim2\times10^8$ K,有望用于受控热核聚变。医学上,利用激光的这一特性,可在极短时间内使组织凝结、碳化、汽化等,可被用作手术刀及用于体内碎石。

3. **单色性好**

单色性是指光能量在频谱分布上的集中性。衡量单色性好坏的指标是谱线宽度，谱线宽度越窄，颜色越纯，则单色性越好。通常所说的单色光其实并非是单一波长的光，而是有一定的波长范围。而受激辐射产生的光子频率相同，加之光学谐振腔的限制，使得只有确定波长的光才能形成振荡而被输出，因而激光具有很好的单色性。例如，从普通光源获得的单色光，谱线宽度是 10^{-2} nm，单色性最好的氪灯的谱线宽度是 4.7×10^{-3} nm，而氦-氖激光器发射波长为 632.8 nm 的激光，谱线宽度只有 10^{-9} nm。两者相差数万倍，所以，激光是目前世界上最好的单色光源。

激光的高单色性使其在精密测量、全息技术、激光通讯等方面得到了广泛的应用，在医学上业已成为基础医学研究、临床诊断和治疗的重要手段。

4. **相干性好**

激光是频率、偏振状态及传播方向都相同的光，具有良好的相干性，是目前最好的相干光源。这一特性为医学、生物学提供了新的诊断技术和图像识别技术。

5. **偏振性好**

受激辐射的特点表明激光束中各个光子的偏振状态相同，利用谐振腔输出端的布儒斯特窗在临界角时只允许与入射面平行的光振动通过，可输出偏振光，并可对其调整。因此，激光具有良好的偏振性。

激光在上述五个方面的特性是彼此相互关联的，可以概括为两大方面：第一，与普通光源相比，激光器所输出的光能量的特别之处不在于其大小而在于分布特性，即能量在空间、时间以及频谱分布上的高度集中，使激光成为极强的光；第二，激光是单色的相干光，而普通光源是非相干光。显然，这些特性的产生都源于激光特殊的发射机制与光学谐振腔的作用。

二、激光的生物效应

激光与生物组织相互作用，使得生物机体的活动及其生理、理化过程发生改变的现象，称为激光的生物效应。激光生物效应的微观机制比较复杂，至今还没有形成较为完整、系统的理论。目前，比较普遍的看法主要有以下几种。

（一）热效应

当激光照射生物组织时，被组织吸收后转化为内能，使组织的温度升高的现象，称为激光的热效应。研究发现，在一定条件下作用于生物组织的激光，在短时间内，就可以使组织的温度迅速升高，从而造成生物酶失活、蛋白质变性，引起细胞或组织损伤，甚至坏死。例如，使用一定类型和功率的激光照射生物组织时，在几毫秒内可产生 200～1000℃以上的高温，或者使温度维持在 45～50℃的状态持续一分钟左右。若后一种情况出现，将造成蛋白质变性；前一种情况出现，则生物组织表面会发生收缩、脱水，组织内部因水分急剧蒸发而受到破坏和断裂，造成组织凝固坏死，或者使受照部位碳化或汽化。

从现象上看，随着温度的升高，在皮肤与组织中将由热致温热（38～42℃）开始，相继出现红斑、水疱、凝固、沸腾、碳化、燃烧，甚至极高温度下的热致汽化等反应。在临床上，热致温热和红斑被用于理疗；沸腾、碳化、燃烧等被用于手术治疗；热致汽化被用于直接破坏肿瘤细胞与微量元素的检测等。

(二)光化效应

生物组织受到激光照射后产生受激原子、分子和自由基,并引起组织内一系列化学反应的现象,称为激光的光化效应。光化效应可导致酶、氨基酸、蛋白质和核酸变性失活、分子的高级结构也会有不同程度的变化等。根据光化反应的过程不同,光化效应可分为光致分解、光致氧化、光致聚合、光致敏化及光致异构等。

研究发现,特定的光化反应要有特定波长的激光来激发,生物医学上通常采用波长范围在350～700 nm 的激光。此外,组织的着色程度或称感光体(色素)的类型也起着重要的作用,互补色或近互补色的作用效果最明显。不同颜色的皮肤、不同颜色的脏器或组织结构对激光的吸收可有显著差异。在医疗和基础研究中,为增强激光对组织的光化效应,可采用局部染色法,并充分利用互补色作用最佳这一特点。另一方面,也可利用此法限制和减少组织对激光的吸收。

能加快光化反应进程的物质称为光敏剂,血卟啉衍生物(HPD)是医学应用上效果最为明显的光敏剂。细胞或组织内含有的内源性或外源性光敏物质,经适当波长的激光照射后,产生特定波长的荧光或细胞毒素,前者可作为恶性肿瘤的定位诊断,后者可用于恶性肿瘤的治疗,这种方法称为光动力学疗法,可以单独使用,也可以与激光汽化、手术、放疗、化疗等方法合并使用。如给人体注射 HPD 后,使用红光照射肿瘤组织,在其内部就会发生光敏反应或产生自由基,可有效杀死肿瘤细胞或破坏肿瘤中的微血管。国内外的医学实践结果表明,光动力学疗法是一种极有前途的恶性肿瘤治疗方法。

(三)压强效应

当一束光辐射到某一物体时,在物体上产生辐射压力,激光比普通光的辐射压力强的多。例如,用 107 W 巨脉冲红宝石激光照射人体或动物的皮肤标本时,产生的压强实际测定可达 175 $kg \cdot cm^{-2}$。激光束照射生物组织时,组织表面的压力将传入组织内部,即组织上辐射的部分激光的能量变为机械压缩波。如果激光束压力大到能使照射的组织表面粒子蒸发的程度,则喷出组织碎片,并导致同喷出的碎片运动方向相反的机械脉冲波(反冲击),这种冲击波可使活组织逐层喷出不同数量的碎片,最后形成圆锥形“火山口”状的空陷。

在医学上,压强效应适合进行一些精细手术,如激光冠状动脉成形术、激光角膜成形术、激光虹膜打孔术、激光碎石等。

(四)电磁场效应

在一般强度的激光作用下,电磁场效应并不明显;只有当激光强度极大时,才会产生比较明显的电磁场效应。将激光聚焦后,焦点上的光能量密度可达到 $10^6\ W \cdot cm^{-2}$,相当于 $10^5\ V \cdot cm^{-1}$ 的电场强度。电磁场效应可引起或改变生物组织分子及原子的量子化运动,可使组织内的原子、分子、分子基团等产生激励、振荡、热效应、电离,对生化反应有催化作用,生成自由基,破坏细胞,改变组织的电化学特性等。激光照射后究竟引起哪一种或哪几种反应,与其频率和剂量有重要的关系,例如电场强度只有高到 $10^{10}\ V \cdot cm^{-1}$ 以上时,才能形成自由基。激光照射肿瘤时,只是直接照射一部分组织,但对全部肿瘤可有良好的作用,其中可能的作用机理之一,有人认为就是电磁场作用的结果。

(五)弱激光的刺激效应

弱激光是指其辐照量不引起生物组织产生最小可检测的急性损伤而又有刺激或抑制作用

的激光。大量的基础医学研究和临床医学实践表明，弱激光的照射具有明显的生物刺激和调节作用。例如，采用小功率的氦-氖激光照射可影响细胞膜的通透性，影响组织中一些酶的活性，如激化过氧化氢酶，进而可调节或增强代谢，可加强组织细胞中核糖核酸的合成和活性，加强蛋白质的合成；可使成纤维细胞的数目增加，加快血管的新生和新生细胞的繁殖过程，促进伤口愈合，加快再植皮瓣生长，促进断离神经再生，加速管状骨骨折愈合，促进毛发生长等；可使被照射的部位中糖原含量增加；可使肝细胞线粒体合成三磷腺苷(ATP)的功能增强。能增强机体的细胞和体液的免疫机能；影响内分泌的功能，进而调节整个机体的代谢过程、改善全身状况等，此外还具有消炎、镇痛、脱敏、止痒、收敛、消肿等作用。

研究发现，弱激光多次照射过程中有累积效应，即在激光照射的前两次往往不出现效果，而在三、四次照射后才会出现疗效，因此要呈现激光照射的疗效，需经过一定作用的累积过程。另外，激光多次照射的生物学作用和治疗作用具有抛物线特性，即在照射剂量不变的条件下，机体的反应从第 3～4 天起逐渐增强，至第 10～17 天达到最大的限度，此后作用效果会逐渐减弱。

对于弱激光的生物学作用机理，有生物电场假说、光调节假说、细胞膜受体假说和偏振刺激假说等，这里不再赘述。

第三节　激光的医学应用

一、激光生物技术

(一)激光微光束技术

激光束经过透镜聚焦后可以形成功率密度高而光斑直径仅为微米量级的微光束，利用激光微光束可以对细胞进行俘获、打孔、融合、切断、转移和移植等操作，在细胞生物学的研究中形成了激光光镊术、激光显微照射术、激光细胞融合术以及激光细胞打孔术等激光微光束技术。

激光微光束技术的另一个重要应用是激光微探针分析术，即标本的微区在激光微光束照射下被汽化，用摄谱仪或质谱仪进行微量或痕量元素的定性或定量分析。此项技术被用于测定各种生理离子及微量元素在软组织中的分布、生物矿化结构中痕量元素的分析及矿化过程的研究、生物组织中有毒痕量元素的检测、体液中各种元素含量的分析及生物样品中有机化合物的定量测定等。

(二)激光光谱分析技术

激光光谱是以激光为光源的光谱技术。与普通光源相比，激光光源具有单色性好、亮度高、方向性强和相干性强等特点，是用来研究光与物质的相互作用，从而辨认物质及其所在体系的结构、组成、状态及其变化的理想光源。激光的出现使原有的光谱技术在灵敏度和分辨率方面得到很大的改善。由于已能获得强度极高、脉冲宽度极窄的激光，对多光子过程、非线性光化学过程以及分子被激发后的弛豫过程的观察成为可能，并分别发展成为新的光谱技术。这里介绍几种常用的激光光谱分析技术。

1. **激光原子吸收光谱技术**

原子吸收光谱分析法最早由澳大利亚学者瓦尔西提出，其基本原理是：对元素以一定频率的光照射，处于基态的原子吸收照射光的能量将向高能态跃迁，测出被吸收的光强，进而计算出样品中的原子数或样品中该元素的含量。激光用于吸收光谱，可取代普通光源，省去单色器或分光装置。激光的强度高，足以抑制检测器的噪声干扰，激光的准直性有利于采用往复式光路设计，以增加光束通过样品池的次数。所有这些特点均可提高光谱仪的检测灵敏度。除了通过测量光束经过样品池后的衰减率以对样品中待测成分进行分析外，由于激光与基质作用后产生的热效应或电离效应也较易检测到，以此为基础发展而成的光声光谱分析技术和激光诱导荧光光谱分析技术已获得应用。利用激光诱导荧光、光致电离和分子束光谱技术的配合，已能有选择地检测出单个原子的存在。

2. **激光荧光光谱分析技术**

荧光是一种辐射的去活化过程，其机理是原子受到某一合适波长的辐射的激发，接着辐射去活化而发出荧光。荧光的波长可能和激发的波长相同，也可能不同。荧光波长和激发波长相同的荧光称为共振荧光，反之则称为非共振荧光。以激光为光源的荧光光谱分析是一种新的微量分析方法，它的灵敏度非常高，视不同物质，其检测下限已达到 0.001～0.1 $\mu g \cdot ml^{-1}$，特别适用于痕量分析。对有标记的生物分子进行荧光显微镜检查，是研究许多细胞过程的重要技术。基本方法是用一定的方法将荧光染料分子加到某种微结构或有机化合物中，然后用合适波长的激光去激发它，进而观察活细胞所发生的生化变化及其过程。

3. **激光拉曼光谱技术**

拉曼散射是印度物理学家拉曼于 1928 年首次发现，并于 1930 年获得诺贝尔物理学奖。根据非线性光学理论，当单色光作用于试样时，散射光频率与激发光频率之差(称为拉曼位移)只取决于物质分子的振动和转动能级，与入射光波长无关。由于不同的物质具有不同的振动和转动能级，因此拉曼位移是表征物质分子振动、转动状态的一个特征量，适宜于对物质的分子结构分析和鉴定。激光的高强度、高单色性以及谱线范围宽广的特性，可以极大地提高包含双光子过程的拉曼光谱的灵敏度、分辨率和实用性，尤其是共振拉曼光谱法和相干反斯托克斯拉曼光谱法的应用，使灵敏度得到更大的提高。目前，此项技术已在核酸与蛋白质的高级结构、生物膜的结构和功能、药理学(特别是抗癌药物与癌细胞的作用机制)等的研究中得到应用。

4. **激光微区发射光谱技术**

其基本原理是用聚焦物镜将激光光束会聚在数百以至数十微米的微区内，使被分析物质汽化蒸发，配以火花放电，使汽化的物质电离而发光，并对此发射光进行分析。这种分析方法具有如下特点：一是可以对被分析物质的极微细的特定部位进行几乎无损的局部分析而不会引起被检测部位周围的基体效应；二是对导体和非导体均可分析，特别是对生物制品可以直接进行分析而无须对被测物质进行其他预先处理；三是可在空气中直接进行分析，操作方便。因此对微区、微量、微小颗粒以及薄层剖面的分析特别有意义。目前在材料科学、生物试样、刑事犯罪学、考古等领域均有极广泛的应用。

(三)激光多普勒技术

激光多普勒技术是利用激光照射运动物体所发生的多普勒效应进行速度检测的一项技

术，测速范围可以实现 $10^{-4} \sim 10^{3}\ m \cdot s^{-1}$。

激光多普勒血流计可用于对人体甲皱、口唇、舌尖微循环与视网膜微血管等的血流速度进行检测；利用激光多普勒效应与电泳技术结合形成的激光多普勒电泳分析技术，可以自动快速准确地测量生物细胞及大分子的电泳迁移率、表面电荷、扩散系数等重要参量。此外，激光多普勒技术还被应用于对巨细胞质流、精子活力、眼球运动、耳听力等的测定。由于此项技术具有极高空间分辨率、快速、灵敏、连续、非侵入等特点，被广泛应用于微循环、血液流变学、病理生理学、免疫学等方面的研究。

二、激光诊断方法

激光诊断一般有如下方法：激光光谱分析法（荧光光谱、微区光谱、拉曼光谱等）、激光干涉分析法（全息术、干涉条纹视力测定、视觉对比敏感度测量、散斑技术等）、激光散射分析法（多普勒技术、静态和动态散射技术、闪烁细胞计等）、激光衍射分析法（用于测定红细胞的变形能力）、激光透射分析法（用于检查软组织肿物）、激光偏振法（用于鉴别肿瘤细胞）、其他分析法（扫描检眼镜等）。与传统的其他诊断方法比较，激光诊断具有简便、快速、准确、无损伤，既可定性，又可定量等优点，是一种很有前途的诊断方法。激光诊断技术的应用，为诊断学向非侵入性、微量化、自动化及实时快速的方向发展开辟了新的途径。下面再简单介绍几种较新型的诊断设备。

（一）癫痫病灶区的检查定位

癫痫病灶区的位置通常是很难精确确定的。最近，日本研制成功世界上第一台可以探测大脑癫痫病灶区的激光仪器，其原理是用很弱的近红外光照射患者的头部，近红外光透过头皮和头盖骨，在大脑皮层反射后被探测，形成大脑皮层的二维图像；同时由于癫痫病期大脑血流增加，导致血红蛋白对光的吸收发生变化，可提供大脑血流量变化的实时信息。通过分析图像和血流量的变化，可以判断癫痫病病期大脑的活动类型和病灶区在大脑中的位置。

（二）婴儿脑组织氧含量监视仪

近红外光可以通过婴儿（包括早熟婴儿）的大脑组织传播。由于在脑组织中，对光的吸收和氧的浓度有关，因此可以用光在脑中的吸收特性来标记氧含量。该仪器是利用半导体激光器发射的近红外光来监视婴儿脑细胞氧的含量，它的基本结构由 4 只脉冲型半导体激光器组成，发射的近红外光波长分别为 775 nm、825 nm、850 nm、905 nm，重复频率 1.9 kHz，脉冲宽度 100 nm，总功率 3 mW。

该设备不适合成年人，因为成年人大脑周围有一层膜，使得光只能沿脑膜传播。

（三）光学层析干涉仪

光学层析干涉仪（OCT）是近年来发展起来的一种新型光学成像技术。它利用弱相干光干涉仪的基本原理，检测生物组织不同深度层面对入射弱相干光的背向散射信号，通过扫描，得到生物组织的二维或三维结构图像。它是一种非接触、无损伤成像技术，具有较高的分辨率，可达 1～15 μm，比传统的超声波探测高 1 到 2 个数量级，成像速率达 1 幅/秒，在高散射生物组织中成像深度可达 3 mm。在应用方面，OCT 对眼底结构观察的清晰程度远大于其他检查方法，可用于定量探测诸如青光眼、糖尿病水肿等引起的视网膜变化的疾病以及观察眼球前部的病变；在牙科可以对口腔的健康状况作定性与定量的分析。内窥 OCT 可用于执行对生物组织(如心脏、脑)的活检、监测人体器官的功能状态、引导手术或其他治疗、监测术后恢复过程等;在消化系统中,可用于诊断浅表组织层中早期的胃肠道癌等。

(四)光致荧光内窥镜系统

光致荧光内窥镜系统(LIFE)是自体荧光光谱诊断技术与内窥镜结合的产物,采用 20 mW、442 nm 的氦-镉激光器,与支气管内窥镜结合,可获取正常组织与非正常组织之间的荧光差别,实时显示图像或输出数字式静止图像,用于肺癌的早期诊断。临床实践表明,在肺癌的探测和定位方面,LIFE 系统准确效率比普通的内窥镜系统提高 171%。

三、激光治疗方法

激光治疗就是使用激光治疗仪所产生的激光对各种疾病进行治疗的方法。激光治疗仪的种类很多,目前有上百个品种;治疗用激光的波长包含了紫外、可见光及红外区域内的各种光线;激光的输出有连续、脉冲、巨脉冲及超脉冲等方式。治疗所涉及的范围很广,几乎涵盖了临床所有科室和专业,能够治疗的病种达数百种之多。概括起来,基本治疗方法主要有以下四大类。

(一)激光手术

激光手术是用一束细而准直的大能量激光束,经聚焦后,利用焦点处的高能、高温、高压的电磁场作用和烧灼作用,对病变组织进行分离、切割、凝固、黏合、汽化、打孔、截骨等,以祛除病灶及吻合组织、血管、淋巴、神经等。与传统的手术方法比较,激光手术具有手术时间短、精确度高、可选择性程度高、减少感染、防止肿瘤转移以及患者出血少或不出血、术后反应轻、副作用小等优点。

(二)弱激光治疗

弱激光治疗指以小功率激光直接照射病患部位的疗法,可用于治疗几十种疾病,可分为以下三种。

1. 激光理疗

激光理疗是以弱激光为物理因子,使用原光束或扩光束对人体组织进行照射的疗法,具有镇痛、止痒、消肿、促进创面愈合等作用,对关节炎、软组织扭伤、皮炎、疖肿、湿疹等有较好的疗效。

2. 激光针灸

低功率激光可以代替传统的针具和灸具,通过刺激穴位能够缓解疼痛和治疗疾病。由于激光是非接触式的,所以不会损坏患者的神经和血管,更为安全可靠。经过研究发现,激光针灸可以解除关节、肌肉和神经疼痛,对高血压、中风、偏瘫都有一定疗效。

3. 血管内照射

以弱激光光针插入静脉血管照射循环血液的疗法,称为血管内照射,具有抗缺氧、抗脂质过氧化、改善血液流变学性质和微循环障碍、增强免疫等功能。

(三)激光光动力学治疗

激光光动力学治疗(PDT)指在光敏剂血卟啉衍生物的参与下,激光照射到病变组织处(如肿瘤),或病毒、霉菌感染等处,使病变组织发生破坏、坏死,而正常组织则不受影响的一种治疗技术。有体表、组织间、体腔内照射及综合治疗四种方式。这种疗法已应用于治疗皮肤癌(基底细胞癌、鳞状上皮癌等)和配合内窥镜进行腔内肿瘤(肺癌、食道癌、胃癌、直肠癌、膀胱癌等)的治疗,其有效率可达85%。

(四)激光介入治疗

激光介入治疗是激光技术与先进辅助检查设备相结合的一项高新医疗技术,目前常用于下列治疗。

1. 内窥镜激光治疗

在内窥镜直视下,把激光束通过柔软细小的光纤传输,经内窥镜钳孔引入体腔内,对腔内相应器官进行激光治疗。如激光配合消化内窥镜治疗食道癌、胃癌、胃出血、胃肠息肉等消化道疾病,激光配合支气管镜治疗中心型肺癌、气道阻塞,激光配合膀胱镜治疗膀胱癌、前列腺增生,激光配合腹腔镜进行胆囊切除、阑尾切除、妇科手术等。

2. 穿刺下激光介入性治疗

在B超或CT的引导下,通过体表穿刺,把激光束引入相应的内脏器官,进行治疗。如肝癌在B超引导下经皮穿刺,把激光束引到病灶区进行热凝固(固化)治疗。

3. 导管介入性激光治疗

在X光血管造影术的引导下,通过血管导管术,把激光束经光纤引到病变血管内进行治疗。目前开展的有激光冠状动脉形成术治疗心肌梗死,激光外周血管形成术治疗体循环大血管栓塞。近年来,由于激光镜和冠脉血管镜的问世,使心血管激光介入性治疗的发展和应用进入了一个新阶段。

四、激光的其他应用

(一)基础医学研究

用激光做刺激源,可在分子水平上调节蛋白质和核酸的合成与活性,影响DNA的复制、各种酶的活性与功能等;利用激光的生物效应,对细胞的增殖、分化、遗传、发育、代谢及死亡等过程进行研究,对组织的损伤与修复进行研究;利用激光微光束技术对细胞进行俘获、转移、穿孔、移植、融合及切断等操作;利用激光微探针分析技术,使标本的微区在激光束的照射下汽化,用摄谱仪或质谱仪进行记录,实现对生物组织中的各种生理离子、痕量元素及有毒痕量元素进行定性、定量分析;利用激光多普勒技术,可对人的口唇、舌尖等微循环与视网膜微血管的血流速度进行检测,可用于血液流变学、病理学、免疫学等方面的研究;激光全息显微术可用于对细胞的观测分析;激光扫描共聚焦显微镜可用于形态学、分子与细胞生物学、遗传学、药理学、神经科学等领域的研究。此外还有激光流式细胞仪、激光荧光显微技术、激光漂白荧光恢复测量技术、激光扫描计等激光技术被用于医学的基础研究中。

(二)激光采血划痕器

早在20世纪90年代初,俄罗斯研制出激光验血划痕器。激光切口和金属划痕器切口基本一样,但前者造成的水肿小,伤口愈合快。用激光采血是非接触式的,可以避免患者紧张、疼痛,特别适合给小患者使用。更重要的是可以避免由于采血、注射引起的交叉感染,可以防止感染如艾滋病、肝炎等传染病。

(三)激光光钳技术

激光光钳是一种利用高斯激光光束的梯度压力将微粒移到激光束焦点附近的装置。微粒处于按高斯分布的激光束中时,由于光场强度的空间变化,光束对微粒产生一种梯度压力,驱使其移向光束中心,并稳定在那里。激光束如同“钳子”抓住微粒,随其移动,可以无损地操纵如细胞、细菌、病毒、小的原生动物等生物粒子,为微生物学家、医学工作者提供新的有力工具。为了减小对微粒的影响,多采用近红外激光。德国生物学家用激光在卵子细胞周围的保护层(蛋白质和碳水化合物)上打孔,利用光钳将精子抓住并送入卵细胞,从而可以帮助那些缺少尾巴或无法游动的精子与卵细胞结合,从而大大提高了体外受精的成功率。

(四)激光加速对 DNA 的研究

基因是生物遗传、突变的基本单位。人类基因组共有 3×10^9 个碱基对,弄清这些碱基对的序列情况是研究生命科学、了解生命奥秘的基础。利用人工方法识别这些碱基对需要 1000 年时间。但由于引入了光子学技术,大大促进了 DNA 的研究进程。美国加州大学采用激光毛细管列阵电泳法,在 7 分钟内读出 200 个碱基对,精度达 97%,比通常的板凝胶技术快得多。此外,日本东北大学、美国路易斯安那州立大学、艾奥瓦州立大学的研究人员都利用光子学技术采用不同的方法来实现对 DNA 的快速识别。加利福尼亚的 Affymetrix 公司已开发了基因芯片技术,它将照相平板印刷术和化学合成技术相结合,在不到 1.28 cm^2 的面积上产生高密度的 DNA 探头阵列,利用激光共焦扫描显微技术识别 DNA。

(五)激光挑选癌细胞

美国国家健康研究所研制出一种带有固体激光器的立式显微镜。在用显微镜观察肿瘤的病理样品时,病理学家可以用脉冲激光束激活罩在样品上的透明热塑膜,使之与它选择的癌细胞热熔在一起。这样在取出膜的同时可以取出被选的癌细胞,进行进一步分析研究。

(六)细胞快速分析识别

美国 Sandia 国家实验室成功地研制出一种含有细胞的生物微腔半导体激光器。以透明的细胞作为波导材料来改变激光横模结构,从而使激光光谱发生变化。由于每一种细胞都能使激光输出带有可识别的信号,可以根据光谱识别细胞而不需要成像,因此识别速度很高,每秒能识别 2 万个细胞。

(七)激光美容

利用激光照射皮肤后的选择性光热作用,即靶组织(病灶)和正常组织对光的吸收率的差别,使激光在损伤靶组织的同时避免正常组织的损伤这一原则,达到去皱、去文身、去毛和治疗各种皮肤病的目的。采用倍频 Nd:YAG 或 Ar^+ 激光有效凝固血红蛋白来治疗如鲜红斑痣等皮肤病;采用超短脉冲 CO_2 激光器(10.6 μm)进行去皱、去毛、头发移植等;在文身治疗中,根据文身颜色选择互补色激光治疗,如绿色文身采用红色激光,这时色素吸收率最高,容易实现选择性光热作用。利用不同波长和不同功率的光刀也可以进行皮肤肿瘤等切除性外科手术。

总之,由于激光的优异特性,使得激光在基础医学的研究、临床医学的诊断和治疗、社区医学的预防和保健等各个方面都得到了极为广泛的应用。目前,激光医学已成为一个专门的学科,相信随着激光技术的快速发展,对生物医学的发展必将产生更为深刻的影响。

第四节　医用激光器

自从1960年世界上第一台激光器诞生以来，发展非常迅速，目前激光器的种类已达数百种。一般按照激光器工作物质的形态（固体、液体、气体、半导体等）、发光粒子（原子、分子、离子、准分子等）、输出方式（连续、脉冲）等进行分类。表11－1列出了医学上常用的激光器和一些技术指标。

表11－1　医学上常用的激光器

工作物质	物质状态	输出方式	波长/nm	主要应用
红宝石(Ruby)	固体	脉冲	694.3	眼科、皮肤科、基础研究
掺钕钇铝石榴石(KTP/Nd:YAG)	固体	脉冲、连续	532	眼科、皮肤科、内镜手术显微外科、微光束技术
铒(Er:YAG)	固体	脉冲	2080;2940	耳科、眼科、口腔科、皮肤科
钕(Nd:YAG)	固体	脉冲、连续	1064	各科手术、内镜手术
钬(Ho:YAG)	固体	脉冲	2120	耳科、眼科、口腔科、胸外科、基础研究
氦-氖(He-Ne)	气体	连续	632.8	各科弱激光治疗、PDT、全息照相
二氧化碳(CO_2)	气体	脉冲、连续	10600	体表与前标腔各科手术、理疗
氩离子(Ar^+)	气体	连续	488;514.5	眼科、皮肤科、内镜手术、针灸、微光束技术、扫描聚焦显微镜、全息照相
氮分子(N_2)	气体	脉冲	337.1	肿瘤、理疗、基础研究
氦-镉(He-Cd)	气体	连续	441.6	肿瘤荧光诊断、针灸、理疗
氪-氟(Ar-F)	气体	脉冲	193	眼科PRK
氙-氯(Xe-Cl)	气体	脉冲	308	血管造形术
铜(Cu)	气体	脉冲	510.5;578	皮肤科、PDT
有机液体(Dye)	液体	脉冲、连续	300～1300	皮肤科、PDT、眼科、内镜手术、细胞融合术
半导体	半导体	脉冲、连续	330～3400	各科手术、内镜手术、弱激光治疗、基础研究

下面简要介绍几种典型的医用激光器。

一、红宝石激光器

红宝石激光器是最早研制成功而至今仍被经常使用的一种固体激光器。其工作物质为红宝石晶体，化学表示式为$Al_2O_3:Cr^{3+}$，是将作为发光中心的三价铬离子(Cr^{3+})掺入刚玉(Al_2O_3)基质中并经人工生长方法而成。整个晶体外观呈暗红色，并通常加工为圆棒状。通常情况下，是采用发光亮度较高的脉冲氙灯进行激励，室温下输出激光波长约为694.3 nm。可在较低重复频率下进行脉冲式运转；在某些特殊场合下，亦可采用连续光源激励而实现连续运转。

红宝石激光器的主要优点是输出可见光波段的激光，可在室温下运转，工作晶体抗激光破坏能力强，器件尺寸可做得比较小，能获得较大功率的脉冲激光输出等。这种激光器主要用于激光测距、激光加工、激光全息技术、激光医学及实验室基本研究等方面。

二、氦-氖激光器

氦-氖激光器是一种典型的原子气体激光器，也是人们最早研制成功而且目前仍然应用最广的一种气体激光器。工作物质为惰性气体氦(He)与氖(Ne)的混合物，通常采用直流气体放电进行激励，其中氦原子起能量转移作用，而氖原子起粒子数反转和发射激光的作用，输出为 632.8 nm 的红色可见激光，也可制成近红外波段的激光输出，工作状态为连续运转。

氦-氖激光器的主要优点是装置简单、成本低廉、操作简便、可长时间稳定运转以及输出单色性较好的可见激光等；其主要不足之处是连续输出的激光功率水平较低(通常在毫瓦量级)。这种激光器主要用于激光准直、激光显示、精密测量与计量标准、全息照相与激光通信等方面。在医学上主要进行弱激光治疗、PDT 等。

三、二氧化碳激光器

二氧化碳激光器是一种典型的分子气体激光器，工作物质为二氧化碳(CO_2)分子气体，通常情况下采用气体放电进行激励，输出激光主要为波长在 10.6 μm 附近的远红外光。

二氧化碳激光器的主要优点是器件的能量转换效率较高(可达 30%)，在脉冲运转情况下可获得大能量(几千焦以上)脉冲激光输出。这种激光器主要用于激光加工、激光手术、激光通信及激光等离子体研究等方面。

四、准分子激光器

准分子激光器是 20 世纪 70 年代发展起来的一种特殊类型的气体激光器，工作物质为准分子气体。准分子是一种不稳定的处于激发状态的复合分子，通常情况下它从产生到消失所经历的时间很短(几十纳秒量级)。可产生激光作用的准分子气体大体可分为三类：惰性气体准分子(如 Xe_2、Ar_2 等)，惰性气体原子与卤素气体原子结合而成的准分子(如 XeF、KrF、XeCl 等)，以及金属原子与卤素原子结合而成的准分子 (如 HgCl、CuF 等)。这种激光器采用快放电激励或脉冲电子束注入激励，输出多条激光谱线且主要分布在光谱波段的近紫外区和真空紫外区。

准分子激光器的主要优点是输出激光位于近紫外与真空紫外区，可获得较高功率和较大能量的脉冲激光输出，器件的能量转换效率较高。这种激光器主要应用于激光荧光分析、制造集成电路、激光育种、激光治疗以及用于非线性光学方面的基础研究等。

第五节 激光的安全性

随着激光技术的发展，它在医学上为临床诊治疾病提供了新的手段，同时也带来了激光潜在的危害。因此，了解激光可能产生的危害，采取必要的防护措施，是安全、有效使用激光所必需的。

一、激光的危害

激光辐射可能造成的危害，主要有以下几种情况。

(一)直接危害

直接危害主要是指激光诊治时的辐照量超过安全阈值，对患者的疾病组织或器官造成损伤；以及直接的或反射的激光，可能会对患者或激光从业人员的眼睛或皮肤等非治疗区域造成损伤。

在激光的伤害中，以对眼睛的伤害最为严重。激光的波长不同，对眼球作用的程度不同，其后果也不同。远红外激光对眼睛的损害主要以角膜为主，可引起角膜炎和结膜炎，患者感到眼睛痛、异物样刺激、怕光、流眼泪、眼球充血、视力下降等；紫外激光对眼的损伤主要是角膜和晶状体，可致晶状体及角膜混浊；波长在可见光和近红外光的激光，透射率高，经眼屈光系统后会聚于视网膜上，致视网膜的感光细胞层温度迅速升高，可使感光细胞凝固变性坏死而失去感光的作用。

损伤程度取决于激光的功率和照射的时间。

(二)间接危害

间接危害主要是指激光汽化产生的含碳汽、组织分解产生的烟雾以及大功率激光引起的组织碎片的迸射，被吸入人体肺部。据报道，病原微生物，包括人乳头瘤病毒(HPV)、人免疫缺陷病毒(HIV)和乙型肝炎 DNA，都曾经在烟雾中分离出来，同时也能分离出活的细菌；产生的组织碎片中含有完整的、有活力的、有感染力的细胞等。此外，烟雾中的颗粒会引起实验动物出现肺炎、支气管炎、肺气肿，对人类也可能具有相同的危害。

(三)周围环境

激光可引起麻醉剂的起火和爆炸，也可引起易燃物品像干纱布、酒精，患者的私人物品如香水、指甲油、发胶等着火；激光机的高压电源，可能造成电击；许多激光器的工作物质是具有毒性的有机染料，外泄导致人员中毒等。

二、激光的安全防护

(一)安全防护标准

1960 年诞生激光器以后，1963 年就有人根据测得的视网膜和皮肤的损伤阈值，提出了激光器最大允许照射量，随后世界上多个国家都制定了相应的安全标准。我国从 1987 年开始，先后发布了四个标准，分别对激光设备的电气安全、实验室和作业场所的激光辐射安全，做出了具体的要求和规定。

(二)一般防护措施

激光使用单位要根据实际情况制定严格的安全工作制度，落实激光安全防护措施，必要时设置安全监视系统；激光工作人员要经过激光安全教育和必要的培训，提高安全意识；激光器运转场所，如实验室、治疗室应具有高度的照明度，室内采用白色或浅色粗糙墙壁，减少镜面反射；室内通风良好，禁放易燃易爆物品，配备必要的报警设备；使用高流量的烟雾吸引器并及时更换吸引器的过滤器及吸管；在激光器的面板、激光室内或门口等醒目位置设立必要的警示标志;诊治疾病时,使用能达到目的的最低辐射水平;术区应用湿纱布与周围隔离保护,避免烧伤周围组织等。

(三)个人防护措施

工作人员均应佩戴与激光输出波长相匹配的防护眼镜;穿戴工作服和手套,尽量减少身体的裸露部位;避免直接或间接的激光照射;严禁直视激光束;激光手术时戴能过滤 0.3 μm 颗粒的口罩等。

目标检测

1. 什么是激光? 它与普通光有什么区别?
2. 产生激光应满足什么条件?
3. 激光有哪些主要特性和生物效应?
4. 激光在医学上有哪些主要应用?

第十二章　X 射线

1895 年，德国物理学家伦琴（W. K. Röntger）在用真空放电管研究稀薄气体放电时，发现一种用肉眼看不见、但可使荧光物质发出荧光、穿透能力很强的射线。通过进一步的研究和实验发现，这种射线不但可以穿透纸板、木板、衣服、厚书，还可以穿透手掌而将骨骼影像显示在涂有荧光的纸板上。由于当时尚不明了这种射线的性质和产生的原因，所以伦琴将它称为 X 射线（X-rays），即未知射线的意思。科学界为了纪念伦琴把它命名为伦琴射线。1912 年，劳厄（M. Von Laue）用晶体衍射实验，证明 X 射线类似于光波，是一种波长比紫外线更短的电磁波。X 射线的发现，对物质微观结构理论的深入研究和技术上的应用，特别是对医学科学领域的不断创新和突破都有十分重大的意义。X 射线被发现后不久就成功地应用于放射治疗，现在已经是医学诊断和治疗疾病的主要手段之一，也早已成为现代医学不可缺少的工具。本章将主要介绍 X 射线的产生、X 射线的性质、X 射线的吸收、X 射线的医学应用等知识。

第一节　X 射线的产生及基本性质

一、X 射线的产生

（一）X 射线的产生条件

高速微观粒子轰击某些物质而突然受阻时，通常都能产生 X 射线。医学上是利用高速电子流轰击靶物质而产生 X 射线的。因此，X 射线的产生必须具备两个条件：①有高速运动的电子流；②有接受高速运行的电子流轰击的障碍物（阳靶）。

要获得高速电子流需要具备两个条件：首先要有一个由高电压产生的强电场，用以加速电子，使之获得足够大的动能；其次是要有一个高真空度的空间，以保证高速电子流免受空气分子的阻挡而降低能量，同时又可保证灯丝不至因氧化而被烧毁。阳靶的作用是用以阻挡高速电子流，使其所具有的能量转变成 X 射线（X 光子）的能量。

（二）X 射线的产生装置

X 射线的产生装置（X 光机）主要包括 X 射线管、低压电源和高压电源三个部分，如图 12－1所示。其中 X 射线管是装置的核心部件，是由硬质玻璃管内部抽成高度真空，并封装阴极和阳极两个电极构成，如图 12－2 所示。

阴极（灯丝、电子源）由卷绕成螺旋形的钨丝做成，单独由低压电源（一般为 2～18 V）供电，能通过 2～10 A 的可调电流，使灯丝灼热而发射电子。灯丝电流越大，温度越高，单位时间内所发射的热电子数就越多。

阳极（阳靶）正对着阴极，通常是铜制成的圆柱体，在柱端斜面上嵌有一小块钨板，作为高速电子冲击的目标，称其为阳靶。阴、阳两极间所加的几十千伏到几百千伏的直流电压称为管

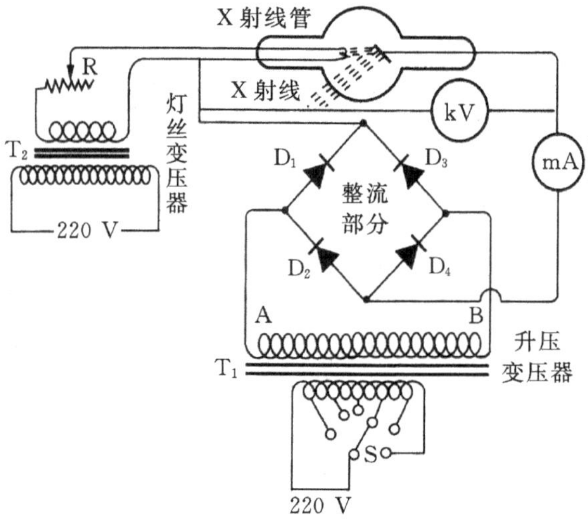

图 12-1 X射线产生装置原理图

电压，阴极所发射的热电子在强大的电场作用下高速奔向阳极，形成管电流。这些高速电子流突然被阳极靶阻止时，就有X射线向四周辐射。

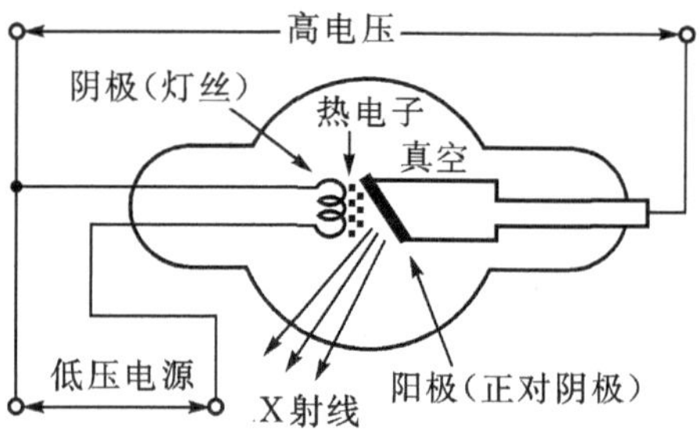

图 12-2 X射线管

X光机由交流供电，结构较为复杂。图12-1是较为典型的全波整流X射线产生装置原理示意图。图中降压变压器T_2是供给灯丝的加热电流，变阻器R用来调节灯丝电流，以改变灯丝发射热电子的数量，从而控制管电流。升压变压器T_1用来获得所需的交流高压，四个整流二极管$D_1 \sim D_4$组成桥式整流电路，把T_1输出的交流高压转变成直流高压，作为X射线管的管电压。

X射线管中，加速阴极射线所消耗的电能，全部转变为电子流高速运动的动能，高速电子流轰击阳靶时产生X射线，同时也产生大量的热能。转变成X射线的辐射功率（即X射线的总强度）与高速电子流功率之比，称为X射线的产生效率。实验研究证明，X射线管产生X射线的效率极低。表12-1列出了钨靶X射线管在不同加速电压下产生X射线的效率。

表 12-1 钨靶X射线管产生X射线的效率

加速电压/kV	X射线能/%	热能/%	加速电压/kV	X射线能/%	热能/%
40	0.4	99.6	100	0.8	99.2
70	0.6	99.4	150	1.3	98.7

从表12-1中所列数据可以看出，X射线的产生效率随着管电压的升高而增高；X射线管工作时，仅有不足1%的电子动能转变为X射线，其余99%以上的电子动能都转变成热能，从而使阳极靶面温度急剧升高。为了避免阳极靶面因高温而熔化，通常采用熔点高达3370℃的

钨板作为电子直接轰击的阳极靶面，并把它嵌在导热性能好的铜制圆柱体中，使阳极靶面产生的热量可被铜块吸收并尽快散发出去。在大功率的 X 射线管中，为了防止电子流总是轰击靶面上某一固定地方，阳极都设计制作成可旋转式，使高速电子流的轰击部位不断改变，将产生的热量分散在较大的面积上，便于散热。尽管如此，阳极仍不能连续工作时间太久，工作一段时间后都要关机待冷却后方可再次使用。

另外，在 X 射线的诊断和治疗中，从 X 射线窗口射出供使用的那部分 X 射线，仅占阳极靶面产生 X 射线总量的不足 10%，其余的 90%都被阳极靶、管壳、管壁等吸收了。可见，X 射线的实际利用率也是很低的。

二、X 射线的基本性质

X 射线是一种波长很短的电磁波，也是一种能量较高的光子流，其波长范围约在 10^{-9}～10^{-7} m 之间。它具有光的一切通性，如反射、折射、衍射等。在电磁波谱中 X 射线介于紫外线和 γ 射线之间，肉眼看不见，波长短，能量大，除具有电磁波的一系列性质外，还具有如下特性。

1. 穿透本领

X 射线波长短、能量较大且不带电，故在穿透物质的过程中，与物质的相互作用小，具有很强的穿透能力，在穿透过程中会受到一定程度的吸收。X 射线的穿透力与 X 射线管电压密切相关，管电压高，产生的 X 射线波长短，穿透力强。反之，管电压愈低，产生的 X 射线波长越长，则穿透力越弱。X 射线对不同物质都具有程度不同的贯穿本领。同一 X 射线，对原子序数低、密度小的物质，如空气、水、纤维、肌肉等，被吸收小，贯穿本领较强；对原子序数高、密度大的物质，如铅、铜、铝、骨骼等，被吸收多，贯穿本领较弱。我们常用“硬度”来表示 X 射线的贯穿本领，贯穿本领越强，我们就说这种 X 射线越硬。

人体不同组织的原子序数和密度有差别，因而 X 射线的穿透性不同。X 射线对人体组织穿透性的差别是 X 射线透视、摄影和 X-CT 检查的基础。X 射线对不同物质穿透性的差别也是选择屏蔽材料和过滤板材料的依据。

2. 荧光效应

X 射线能使被照射物质的原子和分子处于激发态，当它们回到基态时发出荧光。有些激发态是亚稳态，在停止照射后，能在一段时间内继续发出荧光。如磷、硫化锌、钨酸钡等荧光物质，当受到 X 射线照射时，其原子被激发或电离，在原子跃迁回基态时，发出可见荧光。透视用的荧光屏，摄影用的增感屏，都是利用 X 射线对屏上物质的荧光作用这一特性制造的。

3. 光化学作用

与可见光一样，X 射线能引起许多物质发生光化学反应，例如 X 射线能使照相胶片感光，用来记录 X 射线照射情况。这一特性被广泛应用于医学上人体的 X 射线摄影检查。

4. 电离作用

X 射线能使一些物质的原子或分子电离，因此在 X 射线照射下气体能被电离而导电。因为空气的电离程度，即其所产生的正负离子量同空气所吸收的 X 射线量成正比，所以可以根据空气中电离电荷的多少，来间接测定 X 射线的照射量。X 射线的电离作用可以在有机体上诱发各种生物效应，这也是 X 射线损伤和治疗的理论基础。

5. 生物效应

X 射线通过生物体，同体内物质产生相互作用，在体液和细胞内部引起一系列的化学变化，使机体和细胞产生生理和病理方面的改变。X 射线对机体细胞、组织的生物效应主要是损害作用，其损害的程度依吸收 X 射线量的多少而定。微量或少量的 X 射线对机体产生的影响不明显，过量的 X 射线则导致严重的不可恢复的损害，即具有破坏细胞的作用。例如，生物细胞，特别是增殖性强的细胞，经一定量的 X 射线照射后，可产生抑制、损伤甚至坏死等。X 射线的生物效应是放射治疗的理论基础，也是放射工作者应注意防护 X 射线的原因。

三、X 射线的强度和硬度

X 射线应用于医疗实践时，为适应诊断和治疗的不同要求，就要选用不同的量和不同波长的 X 射线。为此，引入 X 射线的强度和硬度这两个物理量就十分必要。X 射线的强度和硬度可以通过加在管子上的管电压、管电流和照射时间来控制。

(一)X 射线的强度

X 射线的强度是指单位时间内通过与射线方向垂直的单位面积的 X 射线的辐射能量，单位为 $W \cdot m^{-2}$。这是对 X 射线的量的度量。若用 I 表示 X 射线的强度，则有

$$I = N_1 h\nu_1 + N_2 h\nu_2 + \cdots + N_n h\nu_n \tag{12-1}$$

式中，N_1、N_2、…、N_n 分别表示单位时间内通过垂直于射线方向的单位横截面积的能量为 $h\nu_1$、$h\nu_2$、…、$h\nu_n$ 的光子数目。由式(12-1)可知，有两种方法可使 X 射线的强度发生变化：一是改变管电流，使单位时间内轰击阳靶的高速电子数目改变，从而改变所产生的 X 射线的光子数目 N_i；二是改变管电压，使每个光子的能量 $h\nu_i$ 发生改变。由于光子数不易测出，故通常采用管电流的毫安数(mA)间接表示 X 射线的强度大小，称为毫安率。

在一定的管电压下，X 射线管灯丝电流越大，灯丝温度越高，单位时间内发射的热电子数就越多，管电流就越大，则高速电子轰击阳靶而产生 X 射线束的光子数也就越多，产生的 X 射线量就越大。因此，常用调节灯丝电流的方法改变管电流，以达到控制 X 射线强度的目的。

由于 X 射线通过任意一个截面积的总辐射量不仅与管电流成正比，而且还与照射时间成正比。因此常用 X 射线管的管电流的毫安数(mA)与照射时间(s)的乘积表示 X 射线的总辐射量，单位为毫安·秒(mA·s)。

(二)X 射线的硬度

X 射线的硬度是指 X 射线光子的能量，它表示 X 射线的穿透本领，是对 X 射线的质的度量。对于一定的吸收物质，X 射线被吸收愈少则穿透的量愈多，X 射线就愈硬，或者说硬度愈大。X 射线管的管电压越高，则轰击阳极靶面时的电子动能就越大，由此产生的 X 射线光子的能量也就越大，波长越短，越不易被物质吸收，穿透力越强，X 射线的质就越硬。因此，X 射线的硬度由 X 光子的能量(取决于管电压)决定，而与光子数目(取决于管电流)无关。

X 射线的硬度还与过滤物质的厚度有关。过滤物质越厚，低能 X 射线被吸收的越多，高能 X 射线所占的比例越大，X 射线的硬度越高。由于 X 射线的能量不易用简单方法测出，所以，在医学上通常用管电压的千伏数(kV)来表示 X 射线的硬度，称为千伏率，并通过调节管电压来控制 X 射线的硬度，管电压愈高则 X 射线愈硬。在医学上常根据用途把 X 射线按线质的软硬分为四类。表 12-2 列出了按 X 射线硬度的分类，以及相应的管电压、最短波长和主要用途。

表 12-2 X射线按硬度的分类

名 称	管电压/kV	最短波长/(10^{-10} m)	主要用途
极软X射线	5～20	2.5～0.62	软组织摄影、表皮治疗
软X射线	20～100	0.62～0.12	透视和摄影
硬X射线	100～250	0.12～0.05	较深组织治疗
极硬X射线	250以上	0.05以下	深组织治疗

第二节 X射线衍射与X射线谱

一、X射线衍射

晶体是原子有规则排列起来的结构，晶体中两个相邻微粒(原子、分子、离子)的距离也在1Å($=10^{-1}$nm)的数量级。普通X射线的波长范围约为0.001～10 nm，晶体中相邻微粒间距的数量级与此相仿，所以晶体微粒有规则排列起来的结构可以用作X射线很合适的三维衍射光栅。1912年劳厄等人根据理论预见，并用实验证实了X射线与晶体相遇时能发生衍射现象，如图12-3所示，证明了X射线具有波动性，从而揭示了X射线的本质，成为X射线衍射学科的第一个里程碑。

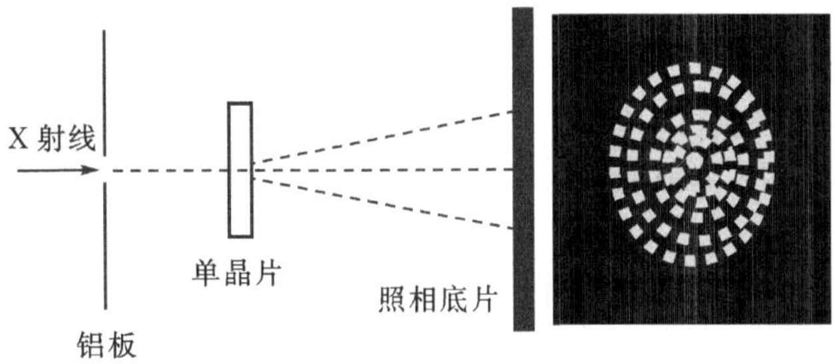

图 12-3 劳厄X射线衍射实验

在晶体中有规则地排列起来的原子形成各组平面，也就是说，原子的位置都落在各组几何平面上。当X射线照射在这组平面上，每一个平面上都会有微粒受到照射，而且组成晶体的每一个微粒都相当于发射子波的中心，并向各个方向发出子波，称为散射。经晶体微粒散射的X射线会叠加干涉而使得某些方向的光束加强，形成衍射束。X射线衍射现象实质上是X射线照射到晶体上被晶体散射的一种特殊表现。

联系X射线衍射方向与晶体结构之间关系的方程有两个：布拉格方程和劳厄方程。前者基于平面点阵，而后者基于直线点阵，这两个方程实际上是等效的，下面我们重点介绍布拉格方程。

设有一块晶体，内部微粒空间点阵排列如图12-4所示，图中黑点代表晶体中的微粒，它们按等间距d整齐排列着。当一束X射线以θ角掠射到晶体的某一晶面族上时，由于X射线能穿过许多微粒层，并在每一层发生散射，虽然散射X射线强度很弱，但当这些散射X射线满足相干条件时，将相互加强而形成干涉图样。现在考虑这束射线中两条射线①和②，分别照射在两个邻近平面的两个微粒 C 和 M 上，入射线会以微粒 C 和 M 为中心再向四面射出。由图 12-4 可知，从微粒 C 和 M 射出的、也和平面成 θ 角的两条射线 ①′ 和 ②′ 是入射线 ① 和 ② 的反射线，且 ①C①′ 和 ②M②′ 两条路径长度的差也就是光程差为

$$AM + BM = 2AM = 2d\sin\theta \quad (12-2)$$

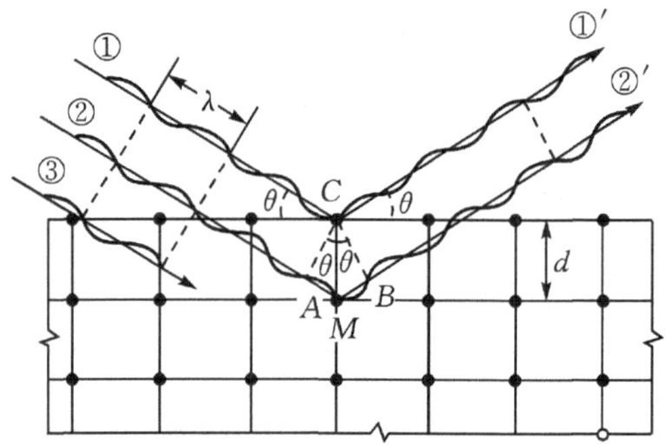

图 12-4　X 射线衍射原理

如果这个光程差恰好等于波长 λ 的整数倍时，①′和②′两条射线就会互相加强从而产生衍射。因此可得晶面族产生衍射的条件为

$$2d\sin\theta = k\lambda \qquad (k = 1,2,3,\cdots) \qquad (12-2)$$

式(12-2)称为布拉格定律。式中 θ 为相应某一束入射 X 射线的衍射角，d 是晶面中微粒层间的距离，k 则称衍射级数。这是晶体学中最基本的方程之一，也称为布拉格方程。

如果入射的是单色 X 射线束，以任意掠射角 θ 投射到晶面上时，一般不能满足式(12-2)的条件。但是由于通常入射 X 射线的波长是连续的，则对于波长值 $\lambda = 2d\sin\theta/k(k = 1,2,3,\cdots)$ 的入射 X 射线束就可以产生加强反射。

由上述可知，用结构已知的晶体作为光栅，式中 d 为已知，利用式(12-2)可以计算出入射 X 射线的波长 λ。反之，利用已知波长的 X 射线照射晶体，则可测出晶体点阵上微粒的位置和间隔。因此，X 射线衍射是研究晶体结构的主要方法之一。利用同样的方法也可用在生物医学上研究有机体如细胞和蛋白质等的精细结构。现在这种研究已经发展成一门独立学科，叫做 X 射线结构分析。DNA 的双螺旋结构就是用 X 射线衍射发现的。

【例 12-1】 X 射线投射在 KCl 晶体上，二级布拉格反射角 θ 为 30°，若 X 射线的波长为 0.157 nm，KCl 晶体晶面间距是多少？

解： 由(12-2)式知，KCl 晶体晶面间距为

$$d = \frac{k\lambda}{2\sin\theta} = \frac{2\times 0.157}{2\sin 30^\circ} = 0.314\ \text{nm}$$

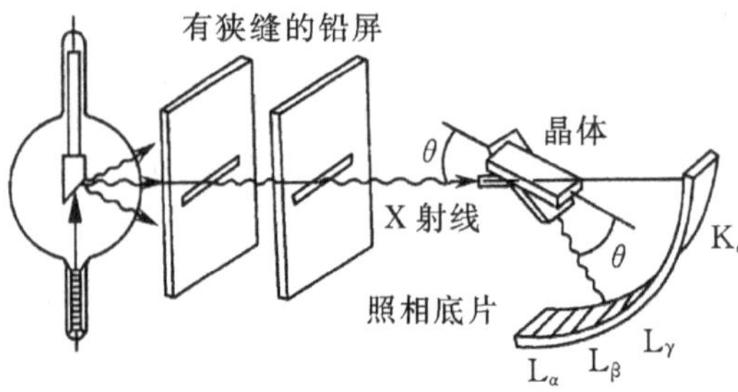

图 12-5　X 射线摄谱仪原理图

利用 X 射线衍射的基本原理，布拉格父子设计了既能观察 X 射线衍射，又可摄取 X 射线

谱的实验装置，即 X 射线摄谱仪。如图 12－5 所示，X 射线束先后通过两个铅屏上的狭缝射到晶体光栅上，转动晶体，当入射 X 射线的方向相对于晶体为某一角度时，入射 X 射线中某一波长刚好满足式(12－2)的关系，这时，将有一束反射 X 射线从晶体射到放置在其附近的圆弧形胶片上。波长愈短的射线，掠射角 θ 愈小。改变 θ 角，就可以使不同波长的 X 射线在不同的方向上得到加强并射向胶片。当晶体往复转动时，反射 X 射线束就在胶片上从一端到另一端反复感光，取下胶片冲洗后就可获得图 12－6 所示的 X 射线谱。利用摄谱仪还可获得单色 X 射线。

二、X 射线谱

通常从 X 射线管发出的 X 射线不是单色的，它包含许多不同的波长成分，将其强度按照 X 射线波长的次序排列开来的图谱，叫做 X 射线谱。

图 12－6 是钨靶 X 射线管所发射的 X 射线谱，(a)是照在底片上的射线谱，(b)是谱线强度与波长关系的曲线。从图中可以看出，X 射线谱包含两部分：①曲线下划斜线的部分对应于照片上的背景，它包含各种不同波长的射线，叫做连续 X 射线；②曲线上凸出的尖端，具有较大的强度，对应于照片上明显谱线，这相当于可见光中的明线光谱，叫做标识 X 射线，简称为连续谱和标识谱，它们产生的机制是不同的。

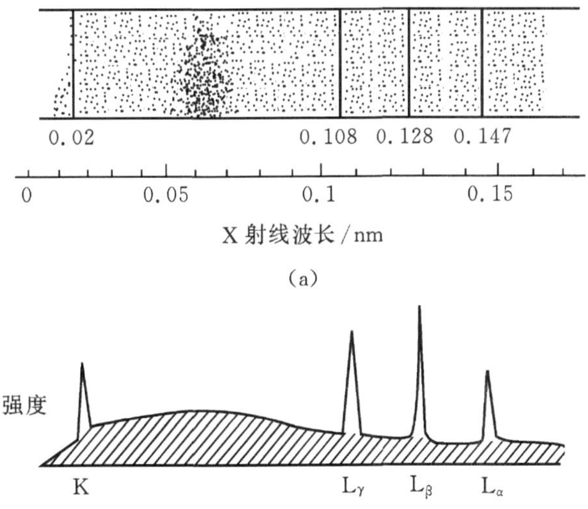

图 12－6 X 射线谱

(一)连续 X 射线谱

连续 X 射线谱的发生是轫致辐射过程。电磁学的经典理论指出，当带电体在外电场中运动的速度发生变化，不论速度的方向变化还是大小变化，即只要有加速度时，带电体将以电磁波的形式向外辐射能量。X 射线管中，当高速电子流撞击到阳靶上受到制动时，电子在原子核的强电场作用下，速度的大小和方向都发生急剧变化。按上述理论，电子的一部分动能 ΔE 转化为光子的能量 $h\nu$ 并以电磁辐射的形式发射出 X 射线，X 射线的频率由 $\Delta E=h\nu$ 确定。电子的这种能量辐射叫轫致辐射，也叫刹车辐射。

由于每个电子与靶原子作用时的相对位置不同，而且每个电子与靶原子作用前具有的能量也不同，速度变化情况不一致，所以损失的动能 ΔE 有不同的数值，因此发射的 X 光子的频率互不相同，这样就形成了在一定范围内频率（或波长）连续分布的 X 射线谱。

实验表明，当 X 射线管管电压较低时，它只发射连续 X 射线谱。图 12－7 绘出了钨靶 X 射线管在四种较低的管电压下的 X 射线谱。由图可见，在不同管电压作用下连续 X 射线谱的位置并不一样，谱线的强度随波长的变化而连续变化，具有以下特点：①每条曲线都有一个相对强度的最大值；有一个最短的波长 λ_{min}，叫做短波极限；②随着管电压增大，各波长对应的相对强度都增大，而且相对强度最大值和短波极限都向短波方向移动；③短波极限 λ_{min} 与阳靶材料无关，仅由管电压决定。

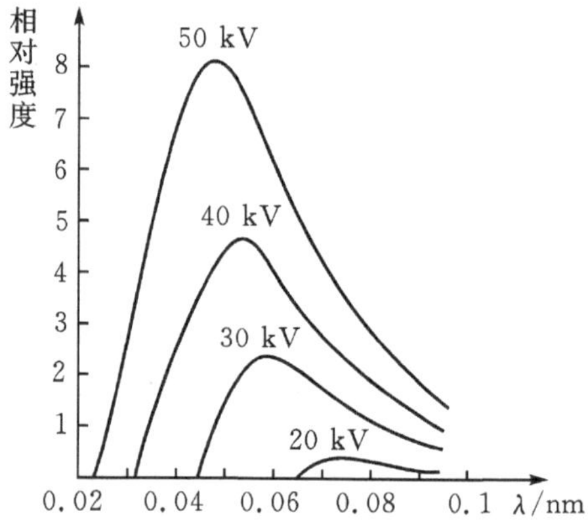

图 12－7　钨的连续 X 射线谱

设管电压为 U，电子电量为 e，则电子在管电压加速下获得的动能为 eU，并将其动能全部转变为 X 光子的能量 $h\nu_{max}$，ν_{max} 是与短波极限波长 λ_{min} 对应的最高频率，由此得到

$$E_{max} = eU = h\nu_{max} = \frac{hc}{\lambda_{min}} \quad 或 \quad \lambda_{min} = \frac{hc}{e}\frac{1}{U} \tag{12-3}$$

式(12－3)表明，连续 X 射线谱的短波极限与管电压成反比，管电压愈高，则最短波长愈短。这个结论与图 12－7 的实验结果完全一致。把 h、c、e 的值代入式(12－3)，并取电压单位为 kV，波长单位为 nm，可得

$$\lambda_{min} = \frac{1.242}{U\ (\mathrm{kV})}\ \mathrm{nm} \tag{12-4}$$

连续 X 射线谱的强度同时受到靶原子序数、管电流及管电压影响。在管电流、管电压一定的情况下，靶原子序数愈高，连续 X 射线谱强度愈大，这是因为每一种靶原子核的核电荷数等于它的原子序数，原子序数大的原子核电场对电子作用强，电子损失能量多，辐射出来的光子能量大，X 射线的强度就大。

【例 12－2】 如果要得到连续谱中最短波长为 0.05 nm 的 X 射线，加于 X 射线管的电压为多少？电子到达阳极时的动能为多少？

解：(1)由(12－4)式知，加于 X 射线管的电压为

$$U = \frac{1.242}{\lambda_{min}} = \frac{1.242}{0.05} = 24.9\ \mathrm{kV}$$

(2)电子到达阳极时的动能为

$$E_k = eU = 1.60 \times 10^{-19} \times 2.49 \times 10^4 = 3.98 \times 10^{15}\ \mathrm{J}$$

【例 12－3】 X 射线管的管电压为 100 kV 时，产生的 X 射线的最短波长是多少？X 光子的最大能量是多少？

解：(1) 由(12－4)式知，产生 X 射线谱的最短波长为

$$\lambda_{min} = \frac{1.242}{U} = \frac{1.242}{100} = 0.01242 \text{ nm}$$

(2) 由式(12-3)知，光子的最大能量为

$$E_{max} = \frac{hc}{\lambda_{min}} = \frac{6.626 \times 10^{-34} \times 3 \times 10^{8}}{0.01242 \times 10^{-9}} = 1.600 \times 10^{-14} \text{ J}$$

(二)标识 X 射线谱

图 12-7 绘出的钨靶 X 射线管管电压在 65 kV 以下 X 射线谱，波长在 0.1 nm 的范围内只出现连续 X 射线。当管电压增高到 65 kV 以上时，连续谱在 0.02 nm 附近叠加了 4 条谱线，在曲线上出现了 4 个尖锐高峰，如图 12-8 所示。当管电压继续增高时，只能引起辐射强度增加和整个连续谱向短波方向移动，而 4 条谱线的位置始终不变，即它们的波长不变。图 12-8 中四条谱线就是图 12-6 中未曾分开的 K 系。

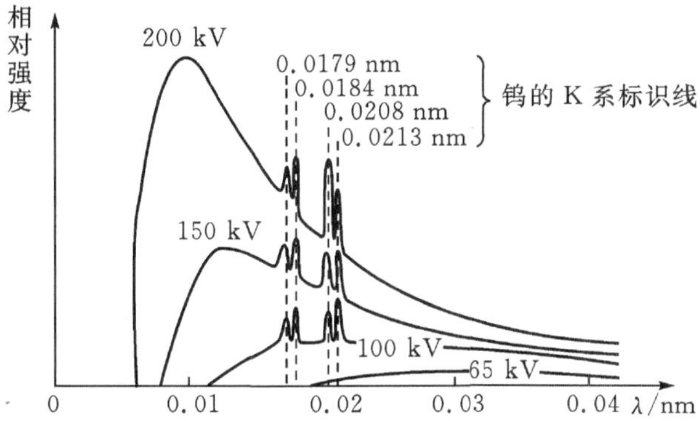

图 12-8　钨在较高管电压下的 X 射线谱

注：0.0213 nm 和 0.0208nm 的谱线由 L 层下不同能级的电子跃迁到 K 层空位时发生；0.0184nm 的谱线来自 M 层电子；0.0179nm 的谱线来自 N 层和 M 层电子向 K 层空位的跃迁

标识 X 射线的产生与原子光谱的产生相似，区别在于原子光谱是原子外层电子受激跃迁后所产生的辐射，而标识 X 射线是内层电子受激跃迁的结果。当高速电子进入阳极靶物质后，有可能与某个原子的内层电子发生强烈相互作用，就把一部分动能传递给这个电子，使内层电子获得能量而从原子中脱出，在原子的内层电子中出现一个空位。此时较外层的电子就会跃迁到这一层来填补空位，并在跃迁过程中损失能量而辐射出光子，形成标识 X 射线。

如果脱出的是 K 层电子，则空出来的位置就会被 L、M 或更外层电子填补，并在跃迁过程中发出一个光子，这样发出的几条谱线，通常以符号 K_α、K_β、K_γ、…表示，这就是 K 线系。如果空位出现在 L 层(这个空位可能是由高速电子直接把一个 L 层电子撞击出去，也可能由 L 层电子跃迁到了 K 层留下的空位)，那么这个空位就可能由 M、N、O 层的电子来补充，并在跃迁过程中发出一个光子，形成 L 线系，以符号 L_α、L_β、…表示。由于距离原子核越远的电子，能级差越小，所以 L 系各谱线的波长比 K 系长些。同理，M 系的波长又更长些。图 12-6 中画出了钨的 K 和 L 线系。图 12-8 中没有出现 L 线系，因为它已在图中的波长范围以外。图 12-9画出了这种跃迁的示意图，当然这些跃迁并不是同时在同一个原子中发生的。

原子中各个内层轨道的能量是随着原子序数增加而增加的。因此，原子序数越高的元素，各条标识 X 射线系的波长越短。

因为标识 X 射线是伴随原子内层电子跃迁所发射出来的，而各种元素的原子内层电子具有相同的结构，但能级差彼此不同。因此，标识 X 射线谱为线状谱，波长分布不连续。在标识 X 射线谱中，电子由不同能级跃迁到同一壳层的空位时辐射出的 X 射线组成标识谱的一个线系，每个线系都有一个最短波长边界，这就是一个自由电子(或近似地认为最外层价电子)跃迁到这个空位时，辐射出的光子的波长。此外，原子中各个内层轨道的能量是随着原子序数增加的，因此，原子序数越高的元素，它的各条标识 X 射线系的波长也越短。标识谱线的另一个特性表现在波长仅决定于阳极靶原子两个电子层能级的能量差，而与管电压的大小无关。因此，不同原子序数的阳极靶材料，具有不同的特征 X 射线系，就像人的“指纹”一样，可用来标识这些元素，这就是“标识 X 射线谱”或“特征 X 射线谱”名称的由来。需要指出，X 射线管需要加几千伏的电压才能激发出某些标识 X 射线系。

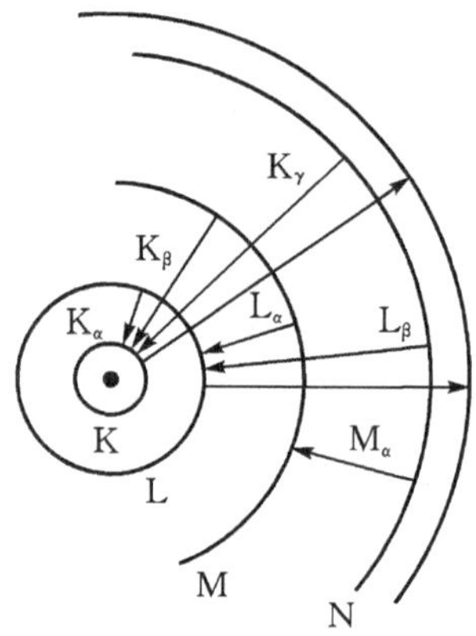

图 12－9　标识 X 射线发生原理示意图

医用 X 射线管中发出的 X 射线，主要是连续 X 射线，而标识 X 射线在全部 X 射线中所占的分量很少。但是，标识 X 射线的研究，对于认识原子的壳层结构是很有帮助的，对于化学元素的分析也是非常有用的。近年来发展的微区分析技术就是用很细的电子束打在样品上，根据样品发出的标识 X 射线，可以鉴定各个微区中元素成分。这种技术已开始在医学研究中得到应用。

第三节　X 射线的吸收

当 X 射线通过物质时，X 光子与物质中的原子发生多种相互作用。在相互作用过程中，一部分光子被吸收并转化为其他形式的能量，一部分光子被物质的原子散射而偏离原方向，这样在 X 射线进行方向上的强度随着 X 射线深入物质而减弱，也就是说物质对 X 射线有吸收作用。

一、线性吸收系数与质量吸收系数

(一)线性吸收系数

理论和实验均证明，一束单色平行的 *X* 射线通过密度均匀的物质时，其强度 I 是随着深入物质的厚度 x 按指数规律衰减的，即

$$I = I_0 e^{-\mu x} \tag{12-5}$$

式中，I_0 是入射 X 射线的强度，I 是通过厚度为 x 的物质层后的 X 射线的强度，μ 应该是物质对入射 X 射线的散射和吸收作用之和。但由于因散射而引起的衰减远小于因吸收而引起的衰减，故通常忽略散射的部分，而称 μ 为该物质的线性吸收系数。如果厚度的单位为 cm，则 μ

的单位为 cm^{-1}。

由上式可以看出，μ 越大，则 X 射线强度在物质中衰减越快、吸收本领越强，μ 越小，则衰减越慢、吸收本领越弱。

(二)质量吸收系数

显然，对于同一种物质，线性吸收系数 μ 与其密度 ρ 成正比。因为同一种吸收体的密度越大，单位体积内可能与 X 光子发生相互作用的原子数就越多，光子在通过单位路程时，被吸收或散射的可能性增大，X 射线被吸收得也就越多。定义线性吸收系数 μ 与物质密度 ρ 的比值，称为物质的质量吸收系数，记作 μ_m，即

$$\mu_m = \frac{\mu}{\rho} \tag{12-6}$$

质量吸收系数 μ_m 与物质的密度无关，它是物质固有的特性，对于一定波长的入射 X 射线，每种物质都具有一定的值。在理想情况下，一种物质，不论是液态、气态还是固态，虽然它的密度相差很大，但 μ_m 值都是相同的。

由两种元素以上组成的化合物、混合物、溶液等物质的质量吸收系数，可以由各组成元素的质量吸收系数进行线性加和得到。假定物质的各组成元素的质量吸收系数分别为 μ_{m1}、μ_{m2}、…，其质量百分数分别为 x_1、x_2、…，则物质的 μ_m 可表示为

$$\mu_m = x_1\mu_{m1} + x_2\mu_{m2} + \cdots \tag{12-7}$$

所以引入质量吸收系数后，可以比较各种物质对 X 射线的吸收本领。可以将式(12－5)改写为

$$I = I_0 e^{-\mu_m x_m} \tag{12-8}$$

式中，$x_m = x\rho$ 称为物质的质量厚度，它等于单位面积、厚度为 x 的吸收层的质量。x_m 的常用单位为 $g \cdot cm^{-2}$，μ_m 的相应单位为 $cm^2 \cdot g^{-1}$。

二、半价层

X 射线穿过物质时，强度被衰减一半所对应的厚度(或质量厚度)，称为该物质的半价层。根据式(12－5)和式(12－8)，可得到半价层与吸收系数之间的关系为

$$x_{1/2} = \frac{\ln 2}{\mu} = \frac{0.693}{\mu} \tag{12-9}$$

$$x_{m1/2} = \frac{\ln 2}{\mu_m} = \frac{0.693}{\mu_m} \tag{12-10}$$

也可以用半价层来表示物质对 X 射线的吸收规律。只要将式(12－9)和式(12－10)分别代入式(12－5)和式(12－8)就可得到

$$I = I_0 \left(\frac{1}{2}\right)^{\frac{x}{x_{1/2}}} \tag{12-11}$$

$$I = I_0 \left(\frac{1}{2}\right)^{\frac{x_m}{x_{m1/2}}} \tag{12-12}$$

各种物质的吸收系数都与 X 射线的波长有关，因此，以上各式仅适用于单色 X 射线束。由于 X 射线束主要为连续谱，所以 X 射线在穿过物质时的总强度并非严格按照指数规律衰减。在实际问题中，可以近似地应用指数衰减规律，但公式中的吸收系数应当用各种波长的吸

收系数的平均值来代替。

X 射线通过物质时强度按指数规律衰减，其微观机制是 X 射线与物质发生多种相互作用，并将其能量传递给所通过的物质，以致使 X 射线束在物质中逐渐衰减。X 射线与物质相互作用的方式有下列几种。

1. **光电效应**

X 光子与散射体中的原子相互作用时，将其全部能量传递给原子中内层电子，使之脱离原子的束缚而成为自由电子，称为光电子，而 X 光子整个被吸收，这种作用过程叫做光电效应。光电子吸收的能量一部分用于克服电离能，其余能量就作为光电子的动能。理论证明，X 射线与高原子序数的物质作用时，光电子效应是占有主导作用的。

产生光电效应后，放出光电子的原子所处的状态是不稳定的，内壳层的空位很快会被较外层电子所补充，放射出标识 X 射线。所以伴随光电效应的同时，有光电子和标识 X 射线发射。

2. **康普顿散射与经典散射**

入射 X 光子与原子核外的电子(多为外层电子)发生弹性碰撞后改变原来进行的方向，叫做散射。当能量较大的入射 X 光子和散射体相互作用时，若与自由电子碰撞或原子中束缚不太紧密的电子碰撞，并将其一部分能量传递给电子，转化为电子的动能，使之脱出原子成为反冲电子，而散射光子的能量和运动方向发生变化，这种作用过程叫做康普顿效应，或康普顿散射。康普顿散射也叫散射吸收，由于入射 X 光子能量被电子吸收而转化为电子动能，使得散射光子能量小于入射光子能量，因而频率减小，波长增大。由于散射而波长增加的光子，仍可以通过多次康普顿散射逐渐损失能量，直到最后以光电效应的形式把全部余留能量转移到光电子上去。

当入射 X 光子与散射体原子中束缚紧密的内层电子碰撞时，由于内层电子被原子束缚紧密，这种碰撞实际上是入射 X 光子与整个原子的碰撞，原子质量远大于光子质量，所以发生弹性碰撞时光子的能量几乎没有损失，只是改变了行进方向，因而频率不变，波长也不变，从而散射光中仍有原波长的成分，这种散射叫做经典散射，也叫不变散射。轻原子中电子束缚较弱，重原子中内层电子束缚很紧，因此，原子序数越小的散射物质其康普顿散射强度越大。因康普顿散射而导致 X 射线被吸收，理论证明，其线性吸收系数与散射物质无关。康普顿效应在医学领域中常被用来诊断骨质疏松等病症。

3. **电子对效应**

当入射 X 光子的能量大于 1.022 MeV 时，光子从原子核旁经过时可在原子核的库仑场作用下，自身消失而转化为一个正电子和一个负电子，这种作用过程称为电子对效应。入射光子的能量，一部分转化为正-负电子对的静止质量(1.022 MeV/c^2)，剩余的能量则转化为正-负电子对的动能。

因电子对的生成而导致 X 射线的吸收，理论证明，其线性吸收系数与原子序数成正比。

正电子在物质中能量损失后，与物质中的电子结合而“湮灭”，同时发出两个发射方向相差 180°、能量各为 0.511 MeV 的光子，这些光子也将通过康普顿散射或光电效应而损失其能量。

X 射线透过物质时，通过上述三种过程与物质发生作用，表 12 - 3 列出了不同能量的光子在软组织中的作用情况。

表 12-3　不同能量的光子在软组织中的作用情况对照

光子能量	光子在软组织中的作用情况
50 keV 以下	光电效应为主
60～90 keV 以下	光电效应和康普顿散射同样重要
200 keV～2 MeV 以下	康普顿散射为主
5～10 MeV 以下	电子对生成开始变得重要
50～100 MeV 以下	电子对生成是最主要的作用方式

总之，能量较小的 X 光子与散射体发生相互作用时，起主要作用的是光电效应；中等能量的 X 光子与散射体发生相互作用时，起主要作用的是康普顿散射；能量大的 X 光子与散射体发生相互作用时，起主要作用的是电子对的生成。对原子序数 Z 来说，光电效应正比于 Z^3，电子对生成正比于 Z，而康普顿散射与 Z 几乎无关。此外三种线性吸收系数都正比于密度，这一特点在 X－CT 中得到应用。

以上是 X 射线与散射体的几种相互作用，但在这些作用过程中伴随着次级射线和次级带电粒子的产生。这些带电粒子与物质作用时会产生电离作用。

三、质量吸收系数与波长和原子序数的关系

对于医学上常用的低能 X 射线，光子能量在几十到几百 keV 之间，各种元素的质量吸收系数有如下经验公式

$$\mu_m = kZ^{\alpha}\lambda^3 \tag{12-13}$$

式中，k 近似为常数，Z 是吸收物质的原子序数，λ 是 X 射线的波长，常数 α 通常约在 3 与 4 之间，与吸收物质和射线波长有关。当吸收物质为水、空气、人体组织时，对于医学上常用的 X 射线，α 可取 3.5。吸收物质中含有多种元素时，它的质量吸收系数按照式(12-7)计算。从式(12-13)可以得出下面两个有实际意义的结论。

(1)当波长一定时，物质的质量吸收系数与其原子序数的 3～4 次方成正比；若吸收物质含有多种元素时，则总的质量吸收系数等于组成该物质的各种元素的原子所占比例的质量吸收系数之和。可见，原子序数越大的物质，其吸收本领越大。人体肌肉组织的主要成分为 C、H、O 等，对 X 射线的吸收和水(H_2O)相近；而骨的主要成分是 $Ca_3(PO_4)_2$，其中 Ca 和 P 的原子序数比肌肉组织中的主要成分的原子序数都高，因此骨骼的质量吸收系数比肌肉组织的质量吸收系数大得多，两者的吸收系数之比为

$$\frac{\mu_{骨骼}}{\mu_{肌肉}} = \frac{3\times 20^{3.5} + 2\times 15^{3.5} + 8\times 8^{3.5}}{2\times 1^{3.5} + 8^{3.5}}$$

当 X 射线穿过人体时，因为骨的吸收本领远大于肌肉的吸收本领，所以用荧光屏或照相底片摄影时，就可以显示出明显的阴影。在胃肠透视时服食钡盐也是因为钡的原子序数较高($Z=56$)，吸收本领较大，可以显示出胃肠的阴影。铅的原子序数很高($Z=82$)，因此铅板和铅制品被广泛地用来做防护材料。

(2)当吸收物质一定时，物质的质量吸收系数与波长的 3 次方成正比。波长越长的 X 射线越易被吸收，而波长越短，则贯穿本领越大，即硬度越大。因此，在用 X 射线作浅部组织治疗时，应采用较低的管电压，获得长波成分较多的 X 射线，以利于浅部组织吸收；在深部照射

时，则宜采用较高的管电压，以增加短波成分。

根据上述结论可知，当X射线管发出的含有各种波长成分的X射线进入吸收体后，因为长波成分比短波成分的衰减快得多，所以短波成分所占的比例愈来愈大，而平均吸收系数则愈来愈小。也就是说，X射线进入物体后愈来愈硬了，称之为X射线硬化。利用这一原理，我们常常让X射线通过铜板或铝板，使软X射线成分被强烈吸收，这样得到的X射线不仅硬度较高，而且X射线谱的范围较窄，这种装置称为滤线板。实际的滤线板往往由铜板和铝板合并组成。在使用时，铝板应当放在X射线最后出射的一侧。这是因为各种物质在吸收X射线时都发出自己的标识X射线，铝板可以吸收铜板发出的标识X射线，而铝板发出的标识X射线波长约在0.8 nm以上，很容易在空气中被吸收。

第四节　X射线的医学应用

X射线在医学上的应用可分为诊断和治疗两个方面。X射线诊断和治疗已成为医学中不可缺少的重要技术，X射线机也已成为现代医院中不可缺少的重要医用仪器设备之一。特别是在诊断方面，应用X射线来获取医学影像已成为一个十分有效的手段。

一、X射线诊断

X射线在诊断方面的应用主要用于检查。X射线检查方法可分为普通检查和特殊检查两类。普通检查包括X射线透视、摄影和造影，是X射线检查中最早和最基本的应用。后来，在普通检查方法的基础上又创造了多种特殊摄影和各种造影检查方法，如X射线计算机断层摄影成像以及近几年出现的数字减影技术等，已是医学影像诊断中使用最普遍的检查手段。

（一）X射线透视

X射线透视检查是医学上常用的方法之一。其基本原理是：当一束强度均匀的X射线穿过人体时，由于体内不同组织或器官对X射线的吸收本领不同，因此X射线透过人体不同部位后的强度也不相同，透过人体后的X射线就携带了人体内部解剖结构的信息，投射到荧光屏上，就可以显示出肉眼可见的明暗不同的荧光影像。观察和分析这种影像，就能诊断人体组织器官的正常和异常。

传统的X射线透视，医生和受检者都在暗室近台操作，致使工作人员和受检者都受到过多的X射线的照射。采用影像增强器后，可把荧光亮度增强数千倍，用闭路电视在明室观察，视觉灵敏度高，提高了透视的准确性；同时，透射的X射线强度大幅度降低，受检者被X射线照射的量大大减少，医生隔室操作，基本不受X射线的照射。

X射线透视不仅可以观察器官的形态，如果延长X射线透视时间，还可以观察脏器的活动情况，因此X射线透视是胃肠道造影检查、骨折复位手术、断定体内异物、导管和介入性放射学等采用的基本方法。由于人体器官透视影像产生重叠、组织密度或厚度差别小等原因，形成的影像存在分辨率不高、不能记录等局限性。

（二）X射线摄影

X射线摄影是X射线检查的另一种基本方法。其原理是：让透过人体的带有解剖结构信息的X射线投射到照相胶片上，使胶片感光，然后经过显影、定影等处理过程，便在X射线照片上形成人体组织和脏器的影像。

在X射线摄影时，由于X射线的贯穿本领大，致使胶片上乳胶吸收的X射线量不足。如果在胶片前后各放置一个紧贴着的荧光屏，就可以使摄影胶片上的感光量增加许多倍，这个屏称为增感屏。使用增感屏进行X射线摄影，可以降低摄影时X射线的强度或缩短摄影时间，从而减少患者所接受的照射量。测试表明，一次拍片的照射量不到荧光透视的八分之一。

X射线胶片的分辨率比透视荧光屏的分辨率高。因此，X射线摄影比透视能发现更多有诊断价值的影像，而且可以长期保存，便于会诊和复查对比。

(三)造影检查

人体某些脏器或病灶对X射线的衰减本领与周围组织相差很小，在荧光屏或照片上就不易显示出来。一种解决办法就是给这些脏器或组织注入吸收系数较大或较小的物质，来增加它与周围组织的对比度，这些物质称为对比剂，即造影剂。例如，在检查消化道时，让受检者吞服吸收系数很大的“钡餐”(医用硫酸钡)，使其陆续通过食管和胃肠，并同时进行X射线透视或摄影，就可以把这些脏器显示出来。在做关节检查时可以在关节腔内注入密度很小、对X射线吸收很弱的空气，然后进行X射线透视或摄影，从而显示出关节周围的结构。这种利用引入造影剂进行X射线检查的方法，称为X射线造影检查。

全身有空腔和管道的部位都可以做造影检查。造影检查扩大了X射线的检查范围，但需精心操作，以保证获得满意的检查结果，并保证患者的安全。

(四)数字减影技术

虽然使用造影剂，能使要观察的器官或病灶的影像与周围其他组织的影像区分开，但得到的影像仍是重叠的。若将使用造影剂前后的两幅图像相减，去掉没有造影剂部分的图像，得到只有有造影剂部分的图像，这就是减影。利用计算机进行这种图像的减影处理，就是数字减影。

数字减影技术在临床上常用于血管造影，即数字减影血管造影(DSA)。其基本过程是：将未造影的图像和造影图像，分别经过影像增强、摄影机扫描、数字化转换，然后通过图像处理器将这两幅数字化图像相减，得到DSA图像。其结果是：使含造影剂的血管保留下来，而骨髓等无关组织的影像被消除，最后将减影处理后的数字图像转变为视频输出，获得实时血管图像。DSA是一种理想的非损伤性的血管造影检查技术，它取代了危险性较大的动脉造影检查。DSA不仅用于血管疾病的检查诊断，如观察血管梗阻、狭窄、畸形及血管瘤等，而且还可以为血管内插管进行导向，从而施行一些“手术”和简易治疗，如吸液、引流、活检和化疗及阻断肿瘤的血供等。

(五)X射线计算机体层摄影

1972年，英国工程师豪斯费尔德发明了X射线计算机体层摄影(X-CT)，简称CT。CT的发明，在放射医学领域引起了一场深刻的技术革命，使医学成像技术出现了一个崭新面貌，是X射线在医学领域应用以来，在医学放射诊断学上最重大的成就之一。与普通X射线透视和摄影相比，CT能获得更清晰的人体解剖图像。CT成像技术，无论从成像原理、成像装置和图像重建，还是从图像处理和图像的诊断上，都与传统的X射线有很大不同。下面简要介绍一下CT成像的主要工作过程和成像的物理机制，从而对CT成像技术有一个初步了解。

1. X-CT 装置

CT 成像方法与传统的 X 射线摄影方法不同。一般 CT 成像装置主要由 X 射线管、准直器、检测器、扫描机构、测量电路、计算机、监视器等部分组成，如图 12－10 为 CT 基本的扫描和成像系统示意图。

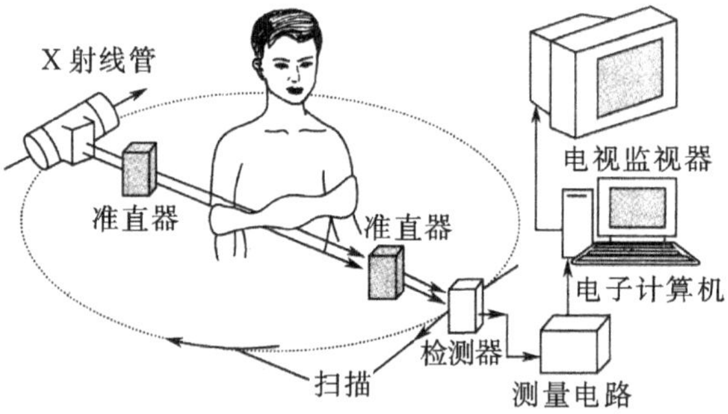

图 12－10　CT 成像示意图

X 射线首先经过准直器，形成一束准直线的很细的射线束，用以穿透人体被检测的体层平面。X 射线束经人体薄层内的器官和组织衰减后，射出到达检测器，检测器将含有该组织和器官的图像信息的 X 射线转变为相应的电信号。然后通过测量电路将电信号放大，再由 A/D 转换器转换为数字信号，送给计算机处理系统。计算机系统按照预先设计好的图像重建方法，对这些数字信号进行一系列的计算、处理、存储等，最后在屏幕上依据不同器官或组织的密度表示出不同的灰度，即显示人体这一体层平面上的器官或组织的图像。这就是 CT 成像的主要工作过程。

CT 成像与传统的 X 射线摄影相比，具有以下特点。

(1)X 射线利用率高　传统的 X 射线摄影，X 射线束的照射面积大，有较多的散射线作用于胶片，使影像变得模糊；CT 成像由于采用窄 X 射线束，散射线成分少，并且在检测器前用栅网进一步滤除窄 X 射线束内的散射线，从而大大提高了 X 射线的检测能力和利用率。

(2)能显示人体某一体层平面上的器官或组织的结构　由于 CT 成像中消除了人体内器官或组织结构间的影像的相互重叠，故能准确地反映体层平面上的器官和组织的解剖结构。

(3)能分辨人体内器官或组织密度的细小变化　CT 在获取图像信息时，克服了影像重叠和散射线干扰两大难题，又采用了高精度的图像重建技术，从而提高了图像的分辨率，使传统的 X 射线摄影难以区分的低对比度的软组织的结构清晰可见，能分辨出器官或组织内密度分布上的细小差异，提高和扩大了对病灶的识别和诊断能力。

2. X-CT 成像的物理基础

当 X 射线束通过人体时，因各种吸收和散射原因而衰减。设一定波长的单色 X 射线束通过密度均匀的介质之后，透射的 X 射线的强度 I 与介质层的厚度 x 的关系为

$$I = I_0 e^{-\mu x} \tag{12-14}$$

式(12－14)中 I_0 为入射线强度，μ 为该介质的吸收系数。经数学变换后 μ 值为

$$\mu = \frac{1}{x}\ln\frac{I_0}{I} \tag{12-15}$$

当 X 射线束通过人体时，因人体组织的密度和组成是不均匀的，为研究方便，可将目标分

割为许多厚度为 l 的小块，每一小块(称为体积元)可视为均匀介质，体积元中的 μ 值相同。该体积元称为体素。如图 12-11 所示。

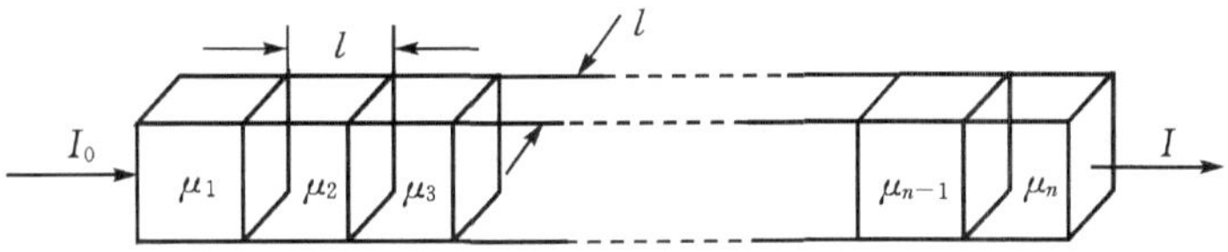

图 12-11　X 射线穿过 n 个厚度为 l 的体素的衰减

对第一个体素有　　$I_1 = I_0 e^{-\mu_1 l}$

对第二个体素有　　$I_2 = I_1 e^{-\mu_2 l} = (I_0 e^{-\mu_1 l}) e^{-\mu_2 l} = I_0 e^{-(\mu_1+\mu_2)l}$

对第 n 个体素有　　$I_n = I_{n-1} e^{-\mu_n l} = I_0 e^{-(\mu_1+\mu_2+\cdots+\mu_n)l}$

I_n 与 I 值可以测量，I_0 和 l 值可视为常量，类似于式(12-15)可求出吸收系数之和为

$$\mu_1 + \mu_2 + \cdots + \mu_n = \frac{1}{l}\ln\frac{I_0}{I_n} \tag{12-16}$$

式(12-16)是 X-CT 建立层面图像的主要依据。

如果测得 X 射线束的入射强度 I_0、透射强度 I 以及每一小体素的厚度 l，则上式右边可以计算，即在此透射路径上的人体组织的总吸收系数是可以计算出来的。可见上式为一个 n 元一次方程。显然仅此一个方程不能解出每一个体素的吸收系数 μ_1、μ_2、…、μ_n。

为了求得被检测体层面上每一个体素的吸收系数，可以设想将该体层分成许多厚度为 l 的小体素，因为每块体素的体积很小，其吸收系数可认为是常量，如图 12-12 中所示。

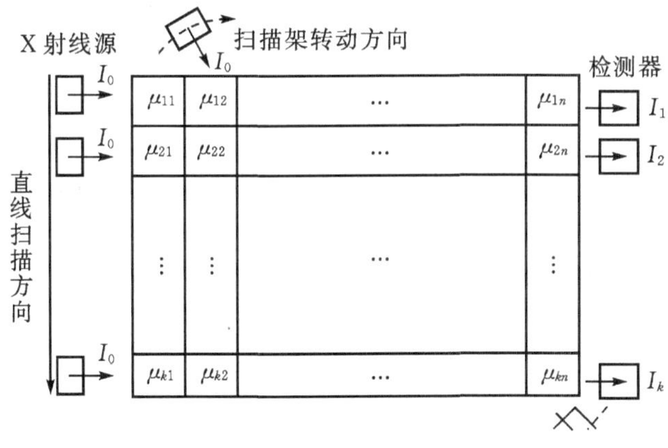

图 12-12　CT 工作原理图

当强度为 I_0 的 X 射线束从断层面第一行左侧进入断层，在右侧用探测器测得 X 射线的强度为 I_1，则根据式(12-16)，可得方程

$$\mu_{11} + \mu_{12} + \cdots + \mu_{1n} = \frac{1}{l}\ln\frac{I_0}{I_1} = C_1$$

式中，C_1 为计算出来的常数。

如果 X 射线源与探测器沿直线同步向下移动，进行直线扫描。在每一次直线扫描的各次测量中，X 射线束沿着不同的相互平行的路径通过断层，可以测得对应的若干个通过断层后的

X 射线的强度值,可建立类似于上述的若干个方程

$$\mu_{21}+\mu_{22}+\cdots+\mu_{2n}=\frac{1}{l}\ln\frac{I_0}{I_2}=C_2$$

$$\cdots$$

$$\mu_{k1}+\mu_{k2}+\cdots+\mu_{kn}=\frac{1}{l}\ln\frac{I_0}{I_k}=C_k$$

在此假定一次直线扫描测得 k 个 X 射线的强度值,于是可建立以某些体素的吸收系数为未知数的 k 个方程。

一次直线扫描之后,将整个扫描架(其上有 X 射线源和探测器)旋转 1°,又进行一次直线扫描,又可建立 k 个方程。直到旋转 180°,共可建立 $180\times k$ 个方程。由于每次直线扫描时,X 射线束是从不同方位穿过体层面的,显而易见,每个体素至少被扫描一次。从图 12 - 12 可知,体层面分为 kn 个体素,对应有 kn 个吸收系数,如果 $180\times k>kn$,则可从 $180\times k$ 个方程中找出 kn 个独立的方程组成方程组,解这个数目巨大的方程组,就可求出 kn 个体素的吸收系数。例如设人的头部断层取面积为 25 cm × 25 cm,层厚为 10 mm,每个体素为 1.56 mm ×1.56 mm×10 mm,则此体层面共有 $160^2=25\ 600$ 个体素。若一次直线扫描可探测 240 个 X 射线强度值,当旋转 180°后,就可得到 240×180=43 200 个强度值,可列出 43 200 个方程,从中找出 25 600 个独立方程组成方程组,解方程组即可得到对应各体素的吸收系数。显然,此方程组不可能靠人工求解,用高速计算机可迅速求解,并且把所求得的各体素的吸收系数值按照一定的图像重建方法,转换成不同灰度等级的像素,构成平面图像的"点",即构成影像的最小基本单元,在荧光屏上显示出该断层相应的影像。可见断层平面有多少个体素,在影像平面中就有多少个像素,划分的体素越多,影像越清晰。体素的多少根据实际需要和计算机的计算能力等选取,一般头部 CT 图像采用 160×160 或 256×256 个像素即可满足要求,全身 CT 图像可选用 256×256 或 320×320 个像素,如需要显示脊椎等结构的细节,则可选用 512×512 或 640×640 个像素。

X-CT 从根本上解决了常规摄影、透视及体层摄影中存在的影像重叠问题,医生可看到人体各种器官和骨骼的断层影像及形态,并能分辨出密度相差很小的组织,从而判断病变的部位、形态和性质。为了使病变和正常组织的密度吸收区别更明显,可使用造影剂(碘类化合物)进行增强扫描。目前使用多排螺旋 X-CT 机几乎能诊断人体各个部位的疾病,尤其对识别良性或恶性肿瘤具有较高的诊断价值。X-CT 是临床诊断的重要设备之一。

二、X 射线治疗

X 射线在临床上主要用于治疗癌症,其治疗机制是:X 射线通过人体组织时,能产生光电效应、康普顿散射及生成正负电子对,由此可诱发出一系列生物效应。研究表明,X 射线对生物组织细胞有破坏作用,尤其是对于分裂活动旺盛或正在分裂的细胞,其破坏力更强。组织细胞分裂旺盛是癌细胞的特征,由此,用 X 射线照射可以抑制癌细胞的生长或使它坏死。由于各种细胞对 X 射线的敏感性不同,因此放射治疗方案的设计就显得尤其重要,不仅要根据肿瘤位置及细胞种类计算出给予患者肿瘤的照射量,还要及时测定和调节治疗设备输出的射线量。

用于治疗的 X 射线设备有两种,即普通 X 射线治疗机和 X-射线刀。普通治疗机与常规

摄影 X 射线机的结构基本相同，只是 X 射线管采用了大焦点，常用来治疗皮肤和浅表组织的肿瘤。X-射线刀是以 X-CT、磁共振和血管造影图像为诊断依据，用计算机进行三维图像重建、立体定位，制定精确的照射方案，然后利用医用电子直线加速器产生的高能 X 射线做放射源，进行大剂量窄束定向集中照射的技术。X-射线刀不用手术开颅就能对颅内肿瘤或病灶进行准确无误的定向照射治疗，并能最大限度地减少正常组织的损伤，是一种高效、精确、无创无血无痛的非手术治疗方法。

介入性放射治疗是近十多年发展起来的一门新技术。它把 X 射线诊断与治疗相结合，在 X 射线电视、X-CT 等导向下，将穿刺针或导管插入人体某部位进行 X 射线诊断，同时还能采集病理学、细胞学、细菌学、生物化学等检查诊断资料，也可施行简易治疗。

三、X 射线的防护

X 射线对机体具有生物作用，当照射剂量在允许范围以内时，不致对人体造成损伤。但过量的照射或个别机体的敏感，都会产生积累性反应，导致器官组织的损伤及生物功能的障碍。可能出现的损害有：皮肤斑点状色素沉着，头痛，健忘，白细胞减少，毛发脱落等。因此在利用 X 射线进行诊断或治疗时，都必须注意加强防护。

通常用的防护物质有铅、铜、铝等金属和混凝土、砖等。铅的原子序数较高，对 X 射线有较大的吸收作用，且加工容易，造价低廉，故 X 线管套遮线器、荧光屏上的铅玻璃、铅手套、铅眼镜、铅围裙等都用不同厚度的铅或含有一定成分的铅橡皮、铅玻璃等来做防护。铜和铝的原子序数分别为 29 和 13，对 X 射线吸收能力较铅差得多，但适当增加其厚度也能达到同铅相当的防护功能。混凝土作为 X 射线室四周墙壁的建筑材料，在一定厚度下，完全可以达到对室外的防护目的。拌有钡剂的混凝土，其防护效能会大大提高。砖在具有一定厚度和密度时，同样具有防护效能，但其接缝必须用混凝土灌注，否则 X 射线会通过接缝而向室外散射。

（一）透视中的防护

虽然 X 射线到达荧光屏上的铅玻璃及周围的铅橡皮后几乎全被吸收，但由于透视工作的特点是断续工作时间较长，特别是胃肠造影检查，所以要注意利用遮线器尽量缩小视野。在能看清病变达到诊断目的时，管电压和管电流越小越好，X 射线管与患者间的距离不少于 40 cm。荧光屏应尽量靠近患者，这样才能使有用射线完全局限于荧光屏上铅玻璃吸收范围内。透视时需要戴铅制手套和铅围裙，脚不要太往前伸，以减少小腿部对 X 射线的吸收。每一个患者连续透视时间不应过长，要利用脚闸（或手闸）来控制，尽量使 X 射线断续发生。

（二）摄影时的防护

摄影时使用的管电压、管电流值较高而实际照射时间很短，但在照射单位时间内 X 射线量很多，而且 X 射线管的位置经常变化，散乱线分布的区域也较广，所以要注意，不要让 X 线管窗口与控制台、邻室或走廊直对，以避免射线的直接照射；在照射时，医生最好避于屏风之后，通过铅玻璃观察患者。X 射线管窗口应有 1～3 mm 铅过滤板，以便吸收穿透力不强、不能透过患者组织、对感光效应不起作用、却能损害患者和产生散乱线的软 X 射线。要利用遮线筒使照射视野局限于被摄的病灶部分，否则视野过大，散乱线将增多。

只要按照上述要求，认真做好防护工作，加上定期检查身体，加强营养，X 射线的损害是完全可以避免的。

目标检测

1. 名词解释

X 射线的强度；X 射线的硬度；X 射线衍射；半价层；X 射线谱；短波极限

2. 产生 X 射线的必要条件是什么？

3. X 射线有哪些重要性质？各有什么应用？

4. X-CT 成像与传统的 X 射线摄影相比具有哪些特点？

5. X 射线在医学上有哪些主要应用？

6. 若 X 射线管管电压为 50 kV。(1)连续 X 射线谱最短波长 λ_{min} 为多少？(2)从阴极发射的电子(初速度为 0)到达阳靶时的速度为多大？

7. 设某 X 射线连续谱的短波极限为 0.1 nm，求加于 X 射线管的管电压。

第十三章　原子核与放射性

核医学是研究放射性核素和核射线的医学理论及应用的科学，核医学的物理学基础是原子核的性质、放射性核素及其衰变规律等。放射性物质应用于医学领域，不仅使人们能够对人体内存在的各种放射性物质进行超微量分析，还可以定量和动态的观察体内脏器的形态、功能和组织的生理、生化过程，对帮助人类认识生命现象的本质、弄清疾病的病因和药物作用的机理起着巨大的推进作用。同时，它也为基础医学的研究提供了灵敏、特异、快速和方便的研究手段，为临床医学的检查、诊断和治疗开辟了新的途径。核医学及其发展成果是医学现代化的重要标志之一。

本章主要介绍原子核的组成及基本性质、核衰变类型和衰变规律，并在此基础上简要讨论与放射性物质及放射线相关的各种医学问题。

第一节　原子核的基本性质

我们已经知道，原子核是原子的一个组成部分，它体积很小，半径约为$10^{-15}\sim10^{-14}$ m，但却集中了整个原子的绝大部分质量和全部的正电荷。很长一段时间，人们一直认为原子核就是组成物质的最小单元了。1919 年英国物理学家卢瑟福发现质子，1932 年英国物理学家查德威克从原子核中发现了中子。同年，由俄国物理学家伊凡宁柯和德国物理学家海森伯创立了原子核的质子-中子结构学说，使人们对原子核有了更深一步的认识。

一、原子核的组成

(一)原子核的组成

原子核由质子和中子组成，质子和中子统称为核子。质子常用符号 p 表示，它实质上就是氢原子核，带一个基本单位的正电荷(即带电量为$+e$)，质量 $m_p=1.6724\times10^{-27}$ kg，约为电子质量的 1836 倍；中子是不带电的中性粒子，常用符号 n 表示，质量 $m_n=1.6748\times10^{-27}$ kg，比质子的质量略大。自由中子在自然界不能长期存在，它是在核变化时从原子核内释放出来的，并很快衰变成质子和其他粒子。

质子和中子及其他微观粒子的质量都很小，国际上选用原子质量单位来量度。规定以自然界普遍存在的$^{12}_{6}$C 原子质量的$\frac{1}{12}$作为一个原子质量单位，记为 u。根据计算

$$1\ \text{u}=1.660\ 566\times10^{-27}\ \text{kg}$$

(二)原子核的质量数和电荷数

采用原子质量单位 u 来表示电子、质子、中子及原子核的质量时，可以发现有一个极为明显的特征，表 13-1 列出了一些粒子和核素的质量值。从表中可以看出，用原子质量单位表示

的质子、中子及原子的质量，其数值都很接近于某一整数，我们把这个整数称为原子核的质量数，通常用字母 A 表示。由于原子核的质量是由质子和中子共同提供的，所以质量数实际上就是该原子核内核子的总数，即核内质子数与中子数的总和。

表 13-1 几种粒子和核素的质量

名称	符号	质量 ($\times10^{-27}$)kg	质量 u	质量数
电子	e	9.108×10^{-4}	0.000549	0
质子	p	1.6724	1.007276	1
中子	n	1.6748	1.008665	1
氢原子	$^{1}_{1}H$	1.6736	1.007825	1
氦原子	$^{4}_{2}He$	6.6466	4.002603	4
碳原子	$^{12}_{6}C$	19.927	12.000000	12
氧原子	$^{16}_{8}O$	26.561	15.994915	16

原子核带正电，其所带的正电荷量是基本单位电荷量的整数倍，我们把这个整数称为原子核的电荷数，通常用字母 Z 表示。显然，电荷数实际上是原子核内的质子数目，它等于元素的原子序数。若用 N 表示核内的中子数，则有

$$A = Z + N \tag{13-1}$$

(三)核素与同位素

在物理学中，把含有一定数量的质子和中子的原子核称为核素，用$^{A}_{Z}X$表示。其中 X 表示该元素的化学符号，上标 A 表示核内的质量数，下标 Z 表示核内的电荷数(或质子数、原子序数)。例如，$^{238}_{92}U$ 表示铀原子核，核内有 238 个核子，其中 92 个质子、146 个中子。又如，$^{1}_{1}H$ 表示氢原子核或质子，$^{0}_{-1}e$ 表示电子，$^{1}_{0}n$ 表示中子等。对于某种确定的核素来说，质子数是已知的，所以核素也可以简记为^{A}X，如$^{238}_{92}U$ 可以简记为^{238}U 等。

目前已知的元素有百余种，而核素却有两千余种之多，因此一种元素往往包含多种核素。我们把具有相同质子数，而中子数不同的一组核素称为该种元素的同位素。例如氢有$^{1}_{1}H$、$^{2}_{1}H$、$^{3}_{1}H$ 三种核素，核内均有一个质子，而中子数分别为 0、1、2，所以它们的质量数不同。同位素在化学元素周期表中占据同一位置，属于同一种元素，化学性质相同而物理性质不同。各种元素都有各自的同位素，如氦有$^{3}_{2}He$、$^{4}_{2}He$、$^{5}_{2}He$ 三种同位素，氧有$^{16}_{8}O$、$^{17}_{8}O$ 两种同位素等。

自然界存在的元素往往是由几种同位素所组成，并且各种核素的含量有一定的比例关系，这种比例关系称为同位素的丰度。质子数和中子数相同但处于不同能量状态的核素称为同质异能素，^{A}X 的同质异能素记为^{Am}X，如$^{99m}_{43}Tc$ 就是$^{99}_{43}Tc$ 的同质异能素。质量数相同而质子数不同的核素称为同量异位素，如$^{40}_{18}Ar$ 和$^{40}_{20}Ca$ 互为同量异位素，$^{14}_{6}C$、$^{14}_{7}N$、$^{14}_{8}O$ 互为同量异位素等。

二、原子核的结合能

(一)质量亏损与结合能

原子核是由若干个核子紧密结合在一起组成的。但精确的计算和测量表明，原子核的质量总是比构成这一原子核的核子质量之和要小，二者的差值称为原子核的质量亏损。若用 m_x、m_p 和 m_n 分别表示原子核 ${}_Z^AX$、质子和中子的质量，则质量亏损 Δm 可表示为

$$\Delta m = (Zm_p - Nm_n) - m_x \tag{13－2}$$

根据爱因斯坦相对论的质能关系可知，核子结合成原子核时发生了 Δm 的质量亏损，相应地有 $\Delta E=\Delta m \cdot c^2$ 的能量释放出来。核子结合成原子核的过程中释放出的能量称为原子核的结合能。结合能愈大，核子结合成原子核时释放的能量就愈多。

(二)原子核的稳定性

在原子物理学中常用平均结合能来表示原子核的稳定性。原子核的结合能 ΔE 与核子总数 A 的比值 $\bar{\varepsilon}$ 称为核子的平均结合能，即

$$\bar{\varepsilon} = \frac{\Delta E}{A} \tag{13－3}$$

平均结合能又称为比结合能。比结合能越大，原子核分解为单个核子所需要的能量越大，原子核就越稳定。图 13－1 是不同原子核的比结合能与核子数的关系曲线，从中可以看出：中等质量的核，比结合能较轻核和重核的比结合能大，所以最为稳定；轻核的比结合能与核子数间有一定的周期性关系，且核子数为 4 的倍数时与邻近核相比有较大的比结合能。当比结合能较小的原子核变为比结合能较大的原子核时，有结合能释放出来。轻核聚变和重核裂变时释放出原子能，就是这一原因。

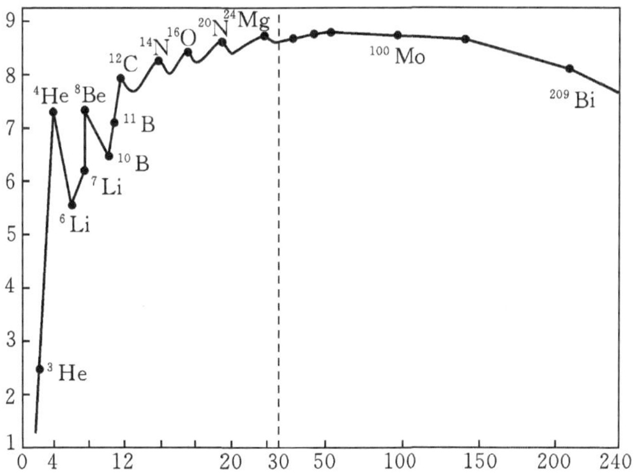

图 13－1　比结合能与核子数的关系

重核($A>209$)的不稳定性主要是由于核内质子数增多，静电斥力增大而造成核子间的结合比较松散。所以一些天然放射性核素都是原子序数较大的重核，它们能够自发地放出射线直至最终衰变为较稳定的原子核。

【例 13-1】 试计算氦原子核的质量亏损和比结合能。

解： 已知$^4_2$He 的 $A=4, Z=2, m_{He}=4.002\ 603\ u, m_p=1.007\ 276\ u, m_n=1.008\ 665\ u$。

则质量亏损　$\Delta m=Zm_p+Nm_n-m_{He}=2m_p+2m_n-m_{He}=0.030\ 377\ u$

结合能　$\Delta E=\Delta m\cdot c^2=0.030\ 377\cdot c^2=28.30\ MeV$

比结合能　$\bar{\varepsilon}=\frac{\Delta E}{A}=\frac{28.30}{4}=4.75\ MeV$

第二节　原子核的衰变类型

人们对原子核的研究是从研究放射性现象开始的。1896 年法国物理学家贝可勒尔在研究铀盐的性质时，发现这些含铀的矿物能够不断地自发放射出一些看不见的射线，这些射线的穿透力很强，还能使分子或原子电离。1898 年居里夫妇又发现镭和钋也能放射出类似的射线。像这种物质在没有外界能量供给时，能自发地辐射出射线的现象称为天然放射现象，物质具有的这种性质称为放射性。研究发现原子序数在 83 以上的所有重元素都具有放射性，具有放射性的元素称为放射性元素。

放射性元素辐射出的射线通常有三种。一种射线是由氦($^4_2$He)原子核组成的粒子流，称为 α 射线。α 粒子带正电，具有很强的电离作用，但其穿透能力却很差，在空气中只能穿透几厘米的距离。另一种射线是由高速的电子流组成，称为 β 射线。β 粒子带负电，运动速度接近光速，有很强的穿透本领，也具有电离作用但弱于 α 粒子。第三种射线是一种中性的光子流，称为 γ 射线。γ 射线是波长比 X 射线更短的电磁波，贯穿本领最强，可穿透几厘米厚的铅板，但其电离作用却很弱。无论哪种射线都可使荧光物质发光，还可对生物组织细胞产生作用，产生一定的生物效应。

放射性核素的原子核自发地辐射出射线而转变为另一种核素的现象，称为原子核的衰变，原子核衰变并放出射线的过程称为核辐射。核衰变过程遵守质量数、电荷数及动量、能量的守恒定律。下面讨论原子核的几种主要衰变方式。

一、α 衰变

原子核在衰变过程中放出 α 粒子后变成另一种原子核的过程称为 α 衰变。α 粒子是由 2 个质子和 2 个中子组成的氦原子核($^4_2$He)。

通常把衰变前的原子核称为母核，用 X 表示，衰变后的原子核称为子核，用 Y 表示。发生 α 衰变后形成的子核较母核的质量数减少 4，电荷数(质子数)减少 2，所以在元素周期表中的位置较母核移前两位，这种规律称为 α 衰变的位移定则。这一衰变过程可以用下式加以表示

$$^A_ZX\rightarrow{}^{A-4}_{Z-2}Y+{}^4_2He+Q$$

式中，Q 是衰变过程中释放出的能量，称为衰变能，主要表现为子核和 α 粒子的动能。原子序数大于 82 的天然核素绝大部分都作 α 衰变。

例如，镭经 α 衰变后转变为氡，则可表示为

$$^{226}_{88}Ra\rightarrow{}^{224}_{86}Rn+{}^4_2He+4.784\ MeV$$

通常情况下，由于子核的质量远大于 α 粒子的质量，所以衰变能的绝大部分实际为 α 粒子所有。当 α 粒子以很高的速度从母核中飞出时，受物质作用而失去动能，最终在俘获两个电子

后变为一个中性的氡原子。

实验表明，在发生 α 衰变的核素中，只有少数几种核素放射出单能的 α 粒子，大多数核素可以放射出几种不同能量的 α 粒子并伴随 γ 射线。这是由于 α 衰变后的子核可以处于基态，也可以处于激发态，处于激发态的子核自发地向基态跃迁而放射出 γ 粒子。所以，α 射线的能谱是分立的线状谱，且常伴有 γ 射线。图 13－2 是镭核（$^{226}_{88}Ra$）的 α 衰变图。

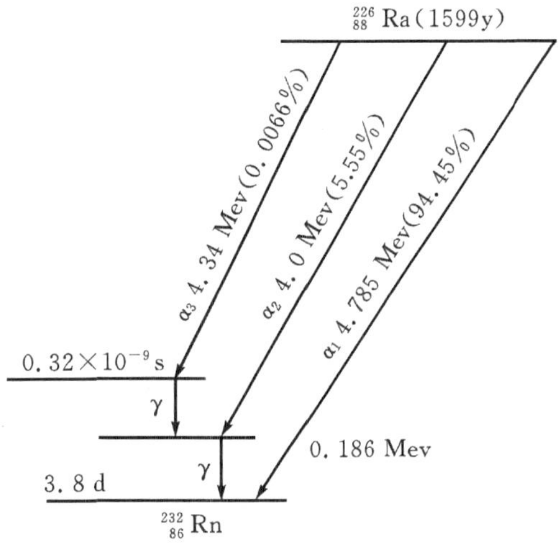

图 13－2　$^{226}_{88}Ra$ 的 α 衰变图

二、β 衰变

β 衰变包括 $β^-$ 衰变和 $β^+$ 衰变以及电子俘获三种类型。

（一）$β^-$ 衰变

原子核放出一个 $β^-$ 粒子而转变为另一种原子核的过程，称为 $β^-$ 衰变。$β^-$ 粒子实际是高速运动的电子。其衰变规律为：子核的电荷数比母核增加 1，而质量数相同，子核在元素周期表中的位置比母核后移一位，这一规律称为 $β^-$ 衰变的位移定则。衰变过程可表示为

$$^{A}_{Z}X \rightarrow ^{A}_{Z+1}Y + ^{0}_{-1}e + ^{0}_{0}\bar{\nu} + Q$$

式中，$^{0}_{0}\bar{\nu}$ 称为反中微子，它是一种不带电的中性粒子，质量比电子质量小得多，静止质量几乎为零。它与其他粒子的相互作用极其微弱，如沿地球直径穿过，能量几乎没有损失。$β^-$ 衰变的子核与母核是相邻的同量异位素，如

$$^{32}_{15}P \rightarrow ^{32}_{16}S + ^{0}_{-1}e + ^{0}_{0}\bar{\nu} + 1.71\ MeV$$

$β^-$ 衰变的原因是母核中的中子数过多，通过 $β^-$ 衰变使母核中的一个中子转变为一个质子，同时放出一个电子和一个反中微子。$β^-$ 衰变在医学上有重要的应用价值，一般所说的 β 放射性核素就是指 $β^-$ 放射性核素。医学上常用的这类核素有 ^{32}P、^{3}H、^{14}C 等。

同 α 衰变类似，发生 $β^-$ 衰变的核素，有些只放射出 $β^-$ 粒子，有些在放射出 $β^-$ 粒子的同时还伴随 γ 粒子，有些会放射出两种或多种能量的 $β^-$ 粒子。图 13－3 是 ^{60}Co 的 $β^-$ 衰变图。

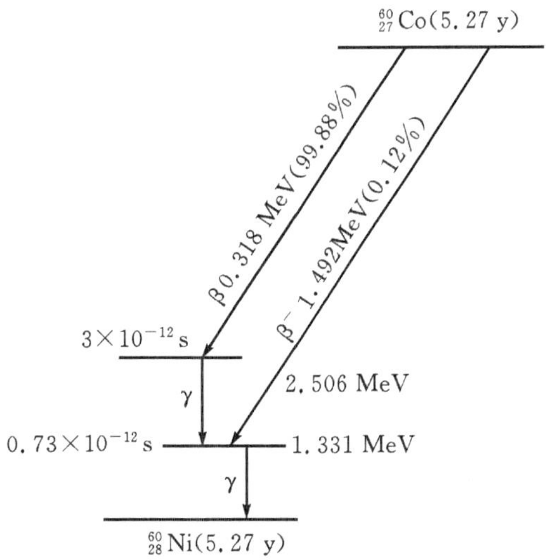

图 13－3　^{60}Co 的 $β^-$ 衰变图

（二）$β^+$ 衰变

原子核放出一个 $β^+$ 粒子而转变为另一种原子核的过程，称为 $β^+$ 衰变。$β^+$ 粒子就是正电子，它是电子的反粒子，质量与电子的质量相等，带一个单位的正电荷，用 $^{0}_{1}e$ 表示。$β^+$ 衰变的

规律是:子核的电荷数比母核减少 1,质量数相同,子核在元素周期表中的位置比母核向前移动一位,这一规律称为 β^+ 衰变的位移定则。其衰变过程可表示为

$$_{Z}^{A}X \rightarrow _{Z-1}^{A}Y + _{1}^{0}e + _{0}^{0}\nu + Q$$

$_{0}^{0}\nu$ 叫做中微子,子核与母核也是相邻的同量异位素,如

$$_{7}^{13}N \rightarrow _{6}^{13}C + _{1}^{0}e + _{0}^{0}\nu + 1.24\ \text{MeV}$$

β^+ 衰变的原因是由于母核中的一个质子转变为一个中子,同时放出一个中微子。通常中子数过少的原子核会发生这种衰变。

β^+ 衰变只有在少数人工放射性核素中发现,在天然放射性核素中尚未发现。医学上常用的这类核素有 ^{11}C、^{13}N、^{15}O、^{18}F、^{52}Fe 等。图 13-4 是 $_{26}^{52}Fe$ 的 β^+ 衰变图。

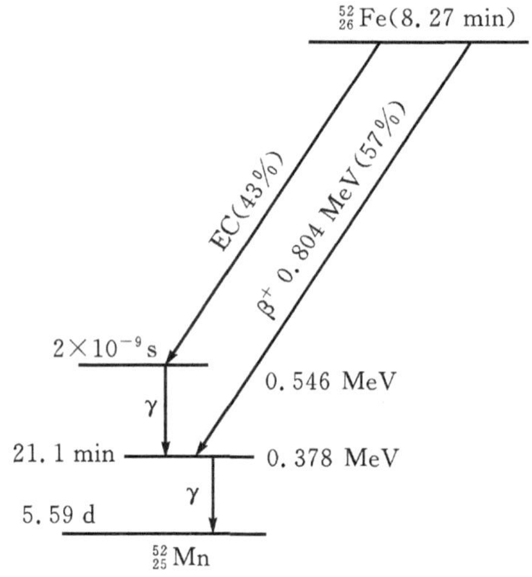

图 13-4 $_{26}^{52}Fe$ 的 β^+ 衰变图

β^+ 粒子是不稳定的,只能存在短暂的时间,当它被物质阻碍失去动能后,可与电子结合而转化为一对沿相反方向飞行的 γ 光子,这一过程称为湮没辐射。核医学诊断所用的正电子 ECT 影像设备(简称 PET)就是根据这一原理而成像的。

(三)电子俘获

原子核俘获一个核外电子,使核内的一个质子转变为中子,同时放出一个中微子的过程,称为电子俘获,简记为 EC。其衰变的规律是:子核的电荷数比母核减少 1,质量数相同,子核在元素周期表中的位置比母核前移一个位置,这一规律称为电子俘获的位移定则。其衰变过程可表示为

$$_{-1}^{0}e + _{Z}^{A}X \rightarrow _{Z-1}^{A}Y + _{0}^{0}\nu + Q$$

子核与母核也是相邻的同量异位素。例如

$$_{-1}^{0}e + _{26}^{55}Fe \rightarrow _{25}^{55}Mn + _{0}^{0}\nu + Q$$

电子俘获也是发生在中子数过少的核素中。电子俘获后,核外缺少一个内层电子,当外层电子填补这个空位时,便会发出子核的标识 X 射线。

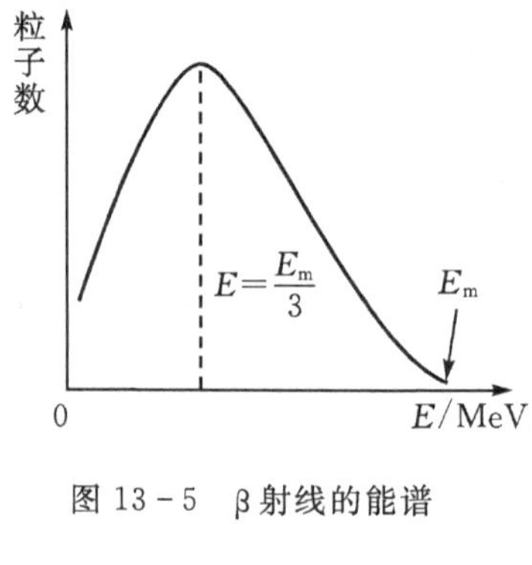

图 13-5 β 射线的能谱

β 衰变所发出的能量主要由 β 粒子和中微子共有,但能量在它们之间的分配并不固定。因此,同一种核素放出的 β 粒子的动能不是单值的,而是包括从零到最大值 $E_m = Q$ 的所有数值,形成一个连续的能谱,如图 13-5 所示。一般来说,各种核素放出的 β 射线能谱的 E_m 并不相同,但能谱的形状大致相同,其中能量接近 $E_m/3$ 的 β 粒子最多。一般图表中给出的 β 射线的能量是指最大值 E_m。

三、γ 衰变和内转换

处于激发态的原子核可以通过发射 γ 光子跃迁到低激发态或基态，这种现象称为 γ 衰变，或 γ 跃迁。γ 射线是由处于激发态的原子核跃迁到低激发态或基态时发出的光子流，它往往是伴随着 α 或 β 衰变而产生的。在这种衰变过程中，原子核的质量数和电荷数都没有改变，只是原子核的能量状态发生了变化，故属于同质异能跃迁，其衰变过程可表示为

$$^{Am}_{Z}X \rightarrow ^{A}_{Z}X + \gamma + Q$$

其中衰变能 Q 几乎全部被 γ 光子所携带。

在有些情况下，原子核从高能态向低能态跃迁时，不是通过放出 γ 光子的方式，而是将能量通过电磁作用直接传递给核外的某个电子，使其脱离原子核的束缚成为自由电子飞出，这一过程称为内转换，发射的电子称为内转换电子。因此，γ 光子和内转换电子是激发态子核跃迁至较低激发态或基态时释放能量的两种基本方式。

参与内转换的主要是 K 层电子，偶尔也有 L 层或其他层电子。内转换发生后，在原子的 K 层或 L 层留下空位，因此还会有标识 X 射线或俄歇电子出现。

第三节　原子核的衰变规律

放射性核素衰变时，虽然所有的原子核最终都因衰变而转变成另一种原子核，但它们并不是同时发生的，而且不同种类的放射性核素衰变的快慢也存在着很大的差异。就某一个原子核来说，发生衰变是随机的，我们无法预知它将在什么时候衰变，但对于由大量放射性原子核组成的整体而言，其衰变情况在数量上服从统计规律。下面就主要从这一角度来研究原子核的衰变规律。

一、衰变规律

一定量的某种放射性原子核，在 t 时刻的原子核数目为 N，经 $\mathrm{d}t$ 时间后，有 $\mathrm{d}N$ 个核发生了衰变。理论和实验表明，放射性核素的衰变率与现有的原子核的数目成正比，即

$$-\frac{\mathrm{d}N}{\mathrm{d}t} = \lambda N \tag{13-4}$$

上式中负号表示母核的数目随时间的增加而减少。比例系数 λ 称为衰变常数，其物理意义是放射性核素在单位时间内发生衰变的概率。衰变常数是表示放射性核素发生衰变快慢的物理量，单位是 s^{-1}，其值越大，核素随时间增加而减少得越快。它的数值大小取决于原子核的种类及发生衰变的类型，而与原子核的数量无关。

设 $t=0$ 时刻原子核的数目为 N_0，将式(13－4)积分，可得

$$N = N_0 \mathrm{e}^{-\lambda t} \tag{13-5}$$

上式即为放射性核素的衰变规律。可见，放射性原子核的数目是随时间按指数规律减少的。

二、半衰期和平均寿命

习惯上，人们也常用与衰变常数 λ 有关的两个物理量——半衰期和平均寿命来表示放射性核素衰变的快慢。

(一)半衰期

放射性核素的衰变有一定的快慢,如氡-222在经过α衰变成为钋-218的过程中,会发现大约每隔3.8 d的时间,就会有一半的氡发生了衰变,也就是说,经过第一个3.8 d后剩下原来一半的氡,再经过第二个3.8 d后,剩下原来的1/4的氡,以此类推。所谓半衰期就是指放射性核素有半数原子核发生衰变所需要的时间,常用符号T表示。半衰期越长,衰变越慢,半衰期越短则衰变越快。

由于$t=T$时,$N=\frac{1}{2}N_0$,代入式(13-5),可得

$$T=\frac{\ln 2}{\lambda}=\frac{0.693}{\lambda} \tag{13-6}$$

可见,T与λ成反比。显然,衰变常数λ越大,则半衰期T越短,衰变就越快。将式(13-6)代入式(13-5),得到用半衰期表示的衰变规律

$$N=N_0\left(\frac{1}{2}\right)^{\frac{t}{T}} \tag{13-7}$$

各种放射性核素的半衰期长短不一,最短的仅有10^{-10} s,最长的可达10^{10} y。表13-2列出的是医学上常用的几种放射性核素的主要衰变类型和半衰期。

表13-2 几种放射性核素的主要衰变类型和半衰期

核素	符号	衰变类型	半衰期	核素	符号	衰变类型	半衰期
碳-11	${}^{11}_{6}C$	β^+	20.4 min	碘-131	${}^{131}_{53}I$	β^+、γ	8.04 d
碳-14	${}^{14}_{6}C$	β^+	5730 y	汞-203	${}^{203}_{80}Hg$	γ	46.8 d
氟-18	${}^{18}_{9}F$	β^+	15 h	铋-210	${}^{210}_{83}Bi$	β^-、γ	5 d
钠-24	${}^{24}_{11}Na$	β^-、γ	15 h	钋-212	${}^{212}_{84}Po$	α、γ	3×10^{-7} s
磷-32	${}^{32}_{15}P$	β^-	14.3 d	氡-222	${}^{222}_{86}Rn$	α、γ	3.8 d
钴-60	${}^{60}_{27}Co$	β^-、γ	5.27 y	镭-226	${}^{226}_{88}Ra$	α、γ	1600 y
碘-125	${}^{125}_{53}I$	γ	60 d	铀-238	${}^{238}_{92}U$	α、γ	4.5×10^{9} y

(二)有效半衰期

当放射性核素引入人体时,其原子核的数量一方面按自身的衰变规律递减,另一方面还要通过人体的代谢排泄而递减。假设人体的代谢排泄作用而使放射性核素也按指数规律衰减,与之对应的生物衰变常数为λ_b,则体内放射性核素的有效衰变常数λ_e应等于其物理衰变常数λ与生物衰变常数λ_b之和,即

$$\lambda_e=\lambda+\lambda_b \tag{13-8}$$

由式(13-6)得

$$\lambda_e=\frac{\ln 2}{T_e},\ \lambda=\frac{\ln 2}{T},\lambda_b=\frac{\ln 2}{T_b}$$

代入式(13-8),可得

$$\frac{1}{T_e}=\frac{1}{T}+\frac{1}{T_b} \tag{13-9}$$

式中，T_e、T、T_b 分别为有效半衰期、物理半衰期、生物半衰期。可以看出，有效半衰期比物理半衰期和生物半衰期都要短。表 13－3 是几种医用放射性核素的三种半衰期。

表 13－3　几种医用放射性核素的三种半衰期

核素	T/d	T_b(全身)/d	T_e/d
^{32}P	24.3	257	13.5
^{51}Cr	27.7	616	26.5
^{64}Cu	0.529	80	0.526
^{99}Mo	2.75	5	1.8
^{99m}Tc	0.25	1	0.2
^{195}Au	2.7	120	2.64
^{203}Hg	46.76	10	8.4

(三)平均寿命

放射性原子核在衰变前平均存在的时间，称为放射性核素的平均寿命，用符号 τ 表示。可以证明，平均寿命、半衰期和衰变常数三者间有如下关系

$$\tau=\frac{1}{\lambda}=\frac{T}{0.693} \tag{13-10}$$

从上式可以看出，表示衰变快慢的三个物理量 λ、T 和 τ 并不是相互独立的，只要知道了其中一个，另外两个也就完全确定了，它们中的任何一个都可以作为放射性核素的特征量。实验表明，原子核的放射性是原子核自身性质的反应，其特征量以及所遵从的规律不受外界条件(如温度、压强、磁场等)的影响，也不会由于核是处于单质中还是处于化合物中而有所改变。

三、放射性活度

放射源在单位时间内衰变的原子核数称为放射源的放射性活度，简称活度。显然，放射性活度是表示放射源放出射线强弱的物理量，活度大，单位时间内衰变的原子核数多，放出的射线就越强。用符号 A 表示放射性活度，则有

$$A=-\frac{dN}{dt}=\lambda N=\lambda N_0 e^{-\lambda t}=A_0 e^{-\lambda t} \tag{13-11}$$

式中，$A_0=\lambda N_0$ 是放射源 $t=0$ 时的放射性活度。该式表明，放射性活度也是随时间按指数规律衰减的。如果用半衰期表示，则

$$A=A_0\left(\frac{1}{2}\right)^{\frac{t}{T}} \tag{13-12}$$

放射性活度的 SI 制单位是贝克(勒尔)，符号为 Bq，1 Bq ＝ 1 次核衰变 · s^{-1}。这个单位太小，常用 MBq(兆贝克)、GBq(吉贝克)和 TBq(太贝克)做单位。曾经用过的单位名称为居里(Ci)。1 Ci＝3.7×10^{10} Bq 或 1 Bq＝2.703×10^{-11} Ci。此外还有毫居里(mCi)和微居里(μCi)。

由式(13－11)可以看出：

(1)当核素一定，即 λ 一定时，有 $A\propto N$，即对于确定的放射性核素，核素数目越多，放射性活度越大；

(2)当核素的数目一定，即 N 一定时，有 $A\propto\lambda=\frac{1}{\tau}$，即对于两种数目相等的不同核素，短寿命的核素活度大；

(3)当 A 一定时，有 $N\propto\frac{1}{\lambda}=\tau$，即在放射性活度一定的情况下，核素的寿命越短，所需的数量越少，这就是临床上大都选用短寿命核素的原因。

【例 13－2】 设一台 ^{60}Co γ 刀初装时的总活度为 6040 Ci，使用 5 年后，钴源活度还剩相当于多少 Bq？其平均寿命为多少年？

解： 已知 ^{60}Co 的半衰期 $T=5.27$ 年，$A_0=6040$ Ci≈224 TBq，$t=5$ 年，

代入式(13－12)得

$$A=A_0\left(\frac{1}{2}\right)^{\frac{t}{T}}=224\times\left(\frac{1}{2}\right)^{\frac{5}{5.27}}\approx 116\ \text{TBq}=1.16\times 10^{14}\ \text{Bq}$$

平均寿命由式(13－10)得 $\tau=\frac{T}{0.693}\approx 7.6$ 年

四、放射平衡

放射性核素衰变后生成的子核，如果仍具放射性，则子核在产生之后立即按自己的衰变方式和衰变规律进行衰变。这一现象可以一直延续下去，直到最后生成稳定的核素为止。这种衰变过程称为递次衰变。

在递次衰变中，母核和各代子核是共存的，各代子核的衰变过程也具有一定的规律性。为了说明这种规律，我们考查一个三代衰变，即 $A\rightarrow B\rightarrow C$ 的简单情况。对于母核 A，其数量随时间减少的快慢仅取决于其自身的衰变常数，与其后代的存在及数量的多少无关。对于子核 B，则同时存在着两个过程：子核 B 按照自身的规律衰变变成 C 核和母核 A 衰变生成子核 B。这样子核 B 在数量上的变化不仅与它自己的衰变常数有关，还与母核 A 的衰变常数有关。假设母核的半衰期远大于子核的半衰期，则随着母核的衰变而使子核 B 的数量逐渐增加的同时，子核 B 每秒钟衰变的个数也不断增多。经过一段时间之后，子核每秒钟衰变的个数与母核每秒钟衰变的个数相同，此时子核的数量不再变化(与时间无关)，子核的放射性活度等于母核的放射性活度，这一现象称为放射平衡。不难想象，当达到放射平衡时，在远小于母核半衰期的时间内，子核的放射性活度可看做是保持不变的。如果此时把子核分离出来，那么经过一定时间之后，母核与子核将重新达到放射平衡。

放射平衡在放射性核素的应用中具有重要意义。短半衰期的核素在医学上应用很广泛，但在供应上有很多困难。根据递次衰变的规律，当母核与子核达到或接近放射平衡时，子核的放射性活度等于或接近母核的放射性活度。如果用物理或化学的方法把子核从母核中分离出来，经过一定时间后，子核与母核又会达到或接近放射平衡，可以再次把子核分离出来。这样就可以由长寿命的核素不断地获得短寿命的核素。用来生产短寿命核素的装置称为同位素发生器俗称母牛。

第四节　射线与物质的相互作用

原子核在衰变过程中发出的各种射线，在通过物质时，将与物质发生一系列的相互作用。射线与物质相互作用的规律是射线探测、射线防护、射线诊断和治疗的基础，因而具有十分重要的意义。

一、带电粒子与物质的相互作用

(一)电离和电离比值

α 射线与 β 射线都是由高速运动的带电粒子组成的。当它们通过物质时，由于静电力的作用，会使轨道电子获得足够的能量，甚至脱离原子或分子束缚，成为自由电子和正离子，这个过程称为直接电离。这样电离出来的自由电子通常具有较高的动能，又可引起其他的原子或分子电离，称为间接电离。电离出来的电子损失动能后，最后附着在原子或分子上，使之成为负离子。这样，在带电粒子通过的路径周围就会留下很多正负离子对。

电离比值是指带电粒子通过的每厘米路径中产生的离子对的数目。电离比值大，离子对物质的电离作用强；反之，则电离作用弱。电离比值的大小决定于带电粒子的电量、速度和被照射物质的密度。带电粒子所带的电量较多、速度较小、被照射物质的密度较大，则电离作用较强；反之，则电离作用较弱。例如，能量为 1 MeV 的 α 粒子在空气中的电离比值为 4×10^4 离子对/厘米，而能量为 1 MeV 的 β 粒子的电离比值约为 50 离子对/厘米，产生这种差别的主要原因是速度的不同。1 MeV 的 β 粒子速度是光速的 94%，而 1 MeV 的 α 粒子的速度远小于光速；其次是 α 粒子的带电量为 β 粒子的两倍。所以两种粒子的电离比值不同，其生物效应也有明显差别。

(二)激发、散射和轫致辐射

带电粒子通过物质时，高速带电粒子可以使原子或分子处于激发状态，这些受激原子或分子又将发射光子或将激发能转变为热运动的能量，这种现象称为激发。当带电粒子通过物质时，会受到原子核的静电力作用而改变运动方向，这种现象称为散射，若作用过程没有能量损失，则称为弹性散射。β 粒子质量比 α 粒子小得多，更容易受原子核的散射而改变运动方向。此外，带电粒子受到原子核电场的作用而突然减速，它的一部分能量以光子的形式发射出去，这种现象称为轫致辐射。与电离作用相比，粒子在激发、散射和轫致辐射中所损失的能量要小得多。

(三)吸收

带电粒子在通过物质时，由于电离、激发、散射和轫致辐射，其能量不断减小，最后停止在物质层内，即穿出物质的粒子数减少了，这种现象称为粒子吸收。能量耗尽后的 α 粒子将俘获两个自由电子，变成中性的氦原子；β 粒子则成为一般的电子；而 β^+ 粒子则与自由电子结合，转化为两个能量各为 0.511 MeV 的光子。粒子在被吸收前所通过的距离称为射程。电离比值越大，粒子的能量损失越快，射程就越短。β 粒子的电离比值比 α 粒子小得多，所以 β 粒子的射程远比 α 粒子大得多。例如，α 粒子在空气中的射程为 2～10 cm，在生物体内的射程只有几毫米到几十毫米。因此在外照射的情况下，α 粒子的危险性不大，也易于保护，而 β 粒子的危害就大得多。至于内照射，则由于 α 粒子的电离比值大，伤害很集中，应特别注意防护。

二、光子与物质的相互作用

光子与物质的相互作用主要有光电效应、康普顿效应和电子对生成三种形式。

(一)光电效应

如图 13-6(a)所示，能量为 $h\nu$ 的 X(γ)光子与原子的轨道电子发生相互作用时，将其全部能量传递给原子中的一个电子，使电子脱离原子，而光子本身消失，这种作用称为光电效应，脱离出来的电子称为光电子。当光子的能量等于或略高于电子的脱出功时，发生光电效应的概率最大。按照光子的能量不同，可见光和紫外光的光电效应主要发生在价电子或外壳层电子，而 X 射线的光电效应则主要发生在内壳层电子。发生光电效应后，放出光电子的原子便处于激发状态，它将通过发射标识 X 射线或俄歇电子的形式很快回到基态。

(二)康普顿效应

当能量较高的光子与自由电子或原子中的外层电子碰撞时，光子损失一部分能量，并改变运动方向，电子获得能量脱离原子而成为反冲电子，这种作用称为康普顿效应，又称为康普顿散射，如图 13-6(b)所示，发生康普顿效应的概率大约与原子中电子数目成正比。对于一束射线来说，由于这种散射作用，在原传播方向上的射线强度将会减弱。

(三)电子对生成

当入射光线的能量大于 1.022 MeV 时，光子在原子核电场的作用下会转化为一个电子和一个正电子，这种现象称为电子对生成，如图 13-6(c)所示。这时光子的能量除了转化为两个电子的静止质量外，其余的转化为这两个电子的动能。正电子在物质中的射程很短，它与物质的原子碰撞而很快失去动能，并与一个电子结合而转变为两个光子，此过程为电子对湮没。一般诊断和治疗用的 X 射线，由于光子能量低，出现电子对生成的概率很小。

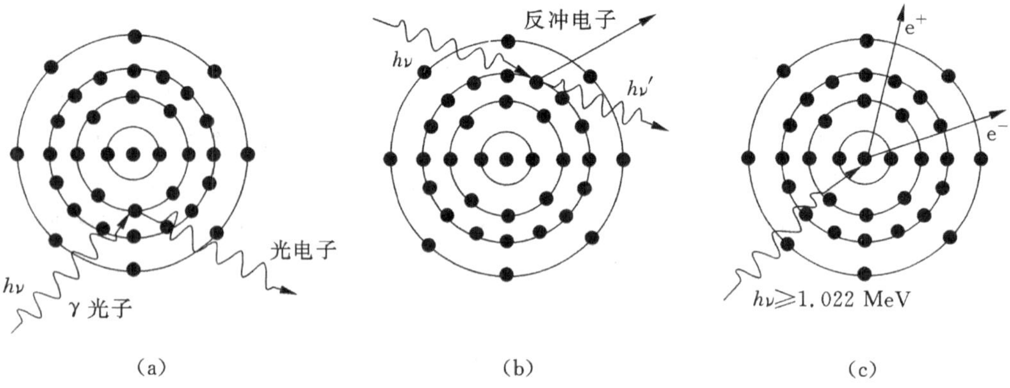

图 13-6 光子与物质的作用

(a)光电效应；(b)康普顿效应；(c)电子对生成

三、中子与物质的相互作用

中子是不带电的粒子，由加速器产生的中子一般是单能中子，而由反应堆和放射性中子源产生的中子则具有连续能谱。根据中子的能量，又可将中子分为：高能中子($E>10$ MeV)、快中子(10 keV$<E<$10 MeV)、中能中子(100 eV$<E<$10 keV)、慢中子(0.03 eV$<E<$100 eV)、超热中子($E<$0.03 eV)等。

中子通过物质时，不像带电粒子那样直接产生电离作用而损失能量，因此，它可以在物质中穿行很长的距离，中子与物质的作用形式有如下几种。

(一)弹性碰撞

由于中子不带电，低能中子容易与质量小的原子核发生弹性碰撞。在弹性碰撞中，中子只是在运动方向上发生改变，该作用过程满足能量守恒定律和动量守恒定律。

(二)非弹性碰撞

中子与原子核发生非弹性碰撞时，中子除运动方向有所改变外，还把一部分能量传递给原子核，引起核能级的激发，随后由于原子核的退激或返回基态而发出 γ 射线。

(三)核反应

由于中子和物质原子核间没有库仑力的作用，所以它比带电粒子更容易接近原子核，如果中子被物质的原子核所俘获，就会引起各种核反应。进入机体内的慢中子与组织的氢、氮、钠、磷等作用发生的核反应为

$$^{1}_{1}\mathrm{H}+^{1}_{0}\mathrm{n}\rightarrow^{2}_{1}\mathrm{H}+\gamma \qquad ^{14}_{7}\mathrm{N}+^{1}_{0}\mathrm{n}\rightarrow^{14}_{6}\mathrm{C}+^{1}_{1}\mathrm{H}$$

$$^{23}_{11}\mathrm{Na}+^{1}_{0}\mathrm{n}\rightarrow^{24}_{11}\mathrm{Na}+\gamma \qquad ^{31}_{15}\mathrm{P}+^{1}_{0}\mathrm{n}\rightarrow^{32}_{15}\mathrm{P}+\gamma$$

在核反应中，中子能量大于 20 MeV，则原子核可能被中子击碎，放出若干粒子或核碎片。此外核反应产生的 α、β、γ 射线以及质子和反冲核都可能使物质发生电离作用，故用中子照射肿瘤时要特别注意防止对正常组织的伤害。

第五节 射线的剂量与防护

放射性射线(包括带电粒子、中子射线和光子射线)在与物质发生作用时，都会直接或间接地产生电离作用，称为电离辐射。电离辐射会使人体发生相应的物理、化学和生物变化，导致生物组织的损伤，称为放射性生物效应。其效应的强弱与照射量和生物体吸收的剂量多少有关。下面从应用的角度出发，介绍反映各种电离辐射大小的物理量以及所引起的生物效应所面临的防护问题。

一、照射量

照射量只适用于 X 射线和 γ 射线，由它们对空气的电离能力来定义。射线辐射使空气电离所产生的正离子或负离子的总电量 $\mathrm{d}Q$ 与被照射空气质量 $\mathrm{d}m$ 之比，称为该处的照射量，用 E 表示，则

$$E=\frac{\mathrm{d}Q}{\mathrm{d}m} \tag{13-13}$$

在国际单位制中，照射量的单位是库/千克，符号 $\mathrm{C\cdot kg^{-1}}$。曾经用过的单位是伦琴(R)和毫伦琴(mR)，它们之间的换算关系是 $1\ \mathrm{R}=2.58\times10^{-4}\ \mathrm{C\cdot kg^{-1}}$。

单位时间内的照射量称为照射率，国际单位是 $\mathrm{C\cdot kg^{-1}\cdot s^{-1}}$。

二、吸收剂量

被照射物质吸收的辐射能 dE 与该物质的质量 dm 之比，称为该物质的吸收剂量，用 D 表示，即

$$D=\frac{\mathrm{d}E}{\mathrm{d}m} \tag{13-14}$$

在国际单位制中，吸收剂量的单位是戈瑞，符号是 Gy，1 Gy=1 J·kg^{-1}。

吸收剂量适用于任何类型和任何能量的电离辐射以及受照射的任何物质。由于在同样照射条件下，不同物质吸收辐射能量的本领有差异，所以在谈及吸收剂量时，应该说明辐射类型、是什么物质和照射位置。

单位时间内的吸收剂量称为吸收剂量率，单位是 Gy·s^{-1}。

三、剂量当量

吸收剂量是用来说明生物体受照射而产生的生物效应的重要物理量。人体受到照射时，常常是多个器官同时受到照射，器官不同产生的效应也不同。除此之外，辐射类型也能影响生物效应。对不同类型的辐射即使具有相同的吸收剂量，产生的生物效应也不同，即辐射对生物体的伤害程度与能量的分布及电离程度有关。例如能量在 20 MeV 以下的 1 mGy 快中子射线对人体造成的伤害是 1 mGy 的 γ(或 β)射线的 10 倍，1 mGy 的 α 射线对人体造成的伤害是 1 mGy 的 γ 射线的 20 倍。故在此引入一个描述不同类型辐射所引起的同类生物效应强弱的物理量，称为品质因数，用 Q 表示。这是一个无量纲的修正因子，用它可以表示在吸收剂量相同的情况下，各种射线对生物体的伤害程度。Q 越大，该种射线被生物体吸收的单位辐射能量所产生的生物效应越强，伤害也越大。表 12-4 列出了一些射线的品质因数。

表 13-4　一些放射性射线的品质因数

射线种类及能量范围	Q 近似值	射线种类及能量范围	Q 近似值
X(γ)射线	1	中子，能量<10 eV	5
β^-(β^+)射线	1	100 eV～2 MeV	20
质子，能量>2 MeV	5	2 MeV～20 MeV	10
α 射线，重核	20	>20 MeV	5

在辐射防护中，常用生物组织受射线伤害的程度来修正单纯的吸收剂量，这就是剂量当量，用符号 H 表示。剂量当量等于吸收剂量与放射性射线的品质因数的乘积，即

$$H=D\times Q \tag{13-15}$$

在国际单位制中，剂量当量的单位是希沃特，符号是 Sv。

【例 13-3】 有甲、乙两人，甲的肺部组织受 α 射线照射，吸收剂量为 2 mGy；乙的肺部同时受 X 射线和 β 射线照射，吸收剂量各为 1 mGy。试比较这两人所受射线影响的大小。

解： 仅靠吸收剂量是无法对此作出判断的。参照表 13-4 的数据

甲肺部受到的剂量当量是

$$H_{甲}=D_{\alpha}\times Q_{\alpha}=2\times10^{-3}\times20=40\times10^{-3}\ \mathrm{Sv}$$

乙肺部受到的剂量当量是

$$H_{乙}=D_X\times Q_X+D_\beta\times Q_\beta=1\times10^{-3}\times1+1\times10^{-3}\times1=2\times10^{-3}\ \text{Sv}$$

显然，甲受到的辐射影响明显要比乙大。

四、辐射的防护

放射性射线对人体可产生一系列不良效应，如皮肤红斑、毛发脱落、肺纤维变性、白细胞减少等，它还可以诱发生殖细胞突变，引起遗传性变异及引发肿瘤等。随着放射性核素在包括医学等领域的广泛应用，使接触射线的人也日益增多，为了安全有效地使用放射性核素，必须采用一定的防护措施。

(一)辐射防护标准

人在自然条件下会受到各种射线的照射，如来自宇宙空间的各种宇宙射线、地球上存在的各种天然放射线以及来自人体自身的天然放射性物质(主要是^{40}K)产生的射线等，这些统称为自然辐射或本底辐射。一般情况下，人体受到一定剂量的射线照射并不会影响健康，但超出一定剂量的辐射必然会对机体产生明显的损害。国际上规定：经过长期积累或一次性照射后，对机体既无损害又不发生遗传危害的最大容许剂量，称为最大允许剂量。不同组织、器官和部位的最大允许剂量是不同的，各国规定的最大允许剂量也不尽相同。我国现行规定的最大允许剂量如表 13－5 所示。

表 13－5　我国现行规定最大允许剂量(年)　　单位：Sv

受照射部位	放射工作者	放射工作场所附近居民	一般居民
全身、性腺、红骨髓、眼晶体	0.05	0.005	0.0005
皮肤、骨、甲状腺	0.30	0.03	0.01
手、前臂、足踝	0.75	0.075	0.025
其他器官	0.15	0.015	0.015

上述数据不包括自然辐射，医疗辐射也不受此限制。

(二)外照射防护

外照射防护有距离防护、时间防护和屏蔽防护三个基本原则。即在不影响工作的前提下，工作人员采用具有不同功用的长柄器械或机械手进行远距离操作，保持控制室、操作台与放射源有足够的距离；熟练技术，尽快完成操作，尽量减少在放射源旁停留的时间；放射源与工作人员之间加入适当材料和厚度的屏蔽层，减少射线的强度。

射线的性质、类型、输出量大小不同，采用的屏蔽方法也不相同。对 γ 射线和 X 射线，因穿透能力强，主要采用密度大、原子序数高的物质，如铅、混凝土等做屏蔽材料；对于 β 射线，因其穿透能力较强，采用双层屏蔽，内层采用中等原子序数的物质(如铅和有机玻璃)做屏蔽材料，外层采用高原子序数的物质来吸收由轫致辐射所产生的 X 射线；对于 α 射线，由于其射程短，穿透本领弱，很容易被防护，工作时只需戴上手套即可；对于中子的屏蔽，原则是先使中子减速，然后再用铁、铅等材料和含硼或锂的材料吸收这些中子，以达到防护的目的。

外照射防护除了以上基本措施外，还应做好工作人员的防护培训，进行工作环境和个人剂量的监测，及时屏蔽或移走暂时无用或多余的放射性物质等。

（三）内照射防护

放射性核素进入人体后，会对机体造成一定的伤害，α 射线在体内具有高电离比值，造成的伤害比 β、γ 射线更要严重。因此，除了介入疗法等治疗和诊断的需要，必须向体内引入放射性核素外，要尽量防止放射性物质由呼吸道、食道及外伤部位进入人体。一旦进入人体，应采取措施，加速核素的排出。

内照射防护的基本原则是采取各种措施，尽可能地隔断放射性物质进入人体内的各种途径，减少放射性核素进入人体的一切机会，在“可以合理做到”的限度内，使摄入量减少到尽可能低的水平。这就要求使用放射性核素的单位要有严格的规章制度，对接触人员的一切行为进行严格规范，以达到安全使用放射性核素的目的。

第六节　放射性核素在医学上的应用

放射性核素及其放射出的射线，在生物医学的研究和临床医学的检查、诊断和治疗等方面有许多重要的应用，而且应用技术也在不断地发展着。放射性核素在医学上的应用，大体上可以分为诊断和放射治疗两个方面。

一、示踪原理

我们知道，一种元素的各种同位素都具有相同的化学性质，它们在机体内的分布、吸收、代谢和转移过程都是相同的。由于放射性核素能够放射出容易被探测的射线，无形中就具有了一种特殊的标记，使得它的踪迹容易被放射性探测仪器观测出来。因此，如果要研究某一种元素在机体内的情况，只要在这种元素中混入少量该元素的放射性同位素，并将其引入体内，这些放射性核素在参与机体内的各种变化时就会不断地放射出射线，借助于这些具有贯穿能力的射线，我们很容易在体外用放射性探测仪器探测出它们的踪迹。这种方法称为示踪原子法，被引入的放射性同位素称为示踪原子或标记原子。

放射性核素做为示踪原子，广泛应用于基础医学的研究中。将放射性核素特异地标记在核酸分子的链节上，通过超微量分析方法，可以进行结构分析。应用这种技术，已阐明了几十种不同来源的转运核糖核酸的排列，弄清了某些核糖核蛋白体的结构。在肿瘤病因的研究中，应用放射性核素技术研究病变与正常核酸结构上表现的差异，从分子生物学角度探讨肿瘤细胞的起因的工作也取得了成果。用原子示踪法探讨中医理论、研究针刺麻醉的镇痛机理以及研究中草药的作用机理、筛选中草药和寻找新药等等，都产生了十分重要的作用。

二、放射诊断

以放射性核素放出的射线为标志，可以起到“指示踪迹”的作用，这种作用称为示踪原子作用，它可用于追踪体内代谢物质变化、体内微量物质测定、组织功能测定及脏器扫描显像等，为临床医学的快速、准确诊断提供了十分重要的方法和手段。例如，用 ^{131}I 标记的马尿酸做为示踪剂，静脉注射后通过肾图仪描记出肾区的放射性活度随时间的变化，可以反映肾动脉血流、肾小管分泌功能和尿路的排泄情况等。又如，甲状腺功能亢进患者在吞服放射性碘剂后，可在甲状腺处测出 30％～80％的碘含量，据此可诊断甲状腺功能亢进疾病。由于磷比较容易集中在增殖迅速的组织上，在有肿瘤的部位，放射线强度要较附近正常组织为高，因此可用它来寻找某些肿瘤的位置。

（一）体外标本测量

体外标本测量是指将放射性药物引入体内，然后取其血、尿、粪或活体组织等样品，测量其放射性活度。例如口服维生素 B_{12} 做为示踪剂后，通过测量排出尿液的放射性活度，可以间接测得胃肠道对维生素 B_{12} 的吸收情况。

（二）放射自显影

放射性核素放出的射线能使胶片感光，利用胶片来探测和记录放射性的方法称为放射自显影，它是追踪标记药物或代谢物在体内去向的一种有效方法。如把细胞培养在含有放射性脱氧核糖核酸的水中，就可以把细胞内的染色体标记上放射性核素，通过放射自显影，可观察到染色体分裂过程中 DNA 的变化细节。

（三）放射性核素显像

放射性核素显像是一种利用放射性核素示踪方法显示人体内部结构的医学影像技术。由于人体内部不同组织和脏器对某些化合物具有选择性吸收的特点，故选用不同的放射性核素制成的标记化合物注入体内后，可以使体内各部位按吸收程度进行放射性核素的分布。再根据核素放出射线的特性，在体外用探测器追踪，以获得反映放射性核素在体内的浓度分布及其随时间变化的图像。借助这种影像技术可以了解各组织和脏器的形态、结构和功能变化，以及各组织和脏器对药物的选择性吸收、正常组织与病变组织的吸收差异、血液循环情况及对药物吸收的影响等，如消化道出血定位、骨显像、淋巴显像、脑血流灌注显像、心功能测定、肾功能测定等。核素成像仪早期有闪烁扫描仪和 γ 照相机，目前临床上大多使用的是发射型计算机断层成像（ECT）。

三、放射治疗

放射性核素发出的射线在机体组织中能够产生一系列的生物效应，导致细胞增殖能力被抑制、活性降低、代谢紊乱失调，细胞衰老或死亡等，可以用来治疗某些疾病。由于正常细胞和病变细胞群体对射线的敏感性不同，一般来说，细胞分裂活性越大对射线越敏感，浓聚放射性核素的能力也越强，因而对病变组织和细胞具有较强的抑制和破坏作用。选用适当的放射性核素可以在治疗的同时对正常的组织不产生或仅产生轻微的损伤。

常用的治疗方法主要有以下几种。

（一）体外照射治疗

体外照射治疗指将放射源置于人体外一定距离处集中照射某一病变部位，主要用于深部肿瘤，如颅脑内、纵隔及鼻咽部肿瘤的治疗。例如利用钴-60 产生的 γ 射线对深部肿瘤及恶性肿瘤部位进行照射，可以杀死癌细胞或抑制其生长。钴-60 治疗的特点是放射性活度大，所辐射的 γ 射线能量高，射线单纯，设备简单等。

（二）内照射治疗

内照射治疗指将放射源直接引入人体需治疗的组织内器官腔内进行照射。如将碘-131 引入体内，随代谢过程，碘-131 会很快聚集在甲状腺中，它放出的 β 射线将杀伤部分甲状腺组织，对甲状腺功能亢进和部分甲状腺癌有一定的疗效。用磷-32治疗骨、肝、脾及淋巴的病变和肿瘤组织，可以破坏和抑制病变组织的生长。

(三)中子治疗

中子治癌技术已使用半个世纪之久，以往主要是用快中子治疗唾液腺癌、前列腺癌等恶性肿瘤，适用范围有限，近几年出现了中子刀和硼中子俘获治癌技术。中子刀是一种后装治疗机，利用遥控后装技术将中子源送入肿瘤内部，借助中子射线近距杀死癌细胞。中子射线的生物作用比直线加速器和钴-60机产生的射线强2～8倍，适用于敏感性较差的肿瘤或复发性肿瘤。硼中子俘获疗法的原理是把含硼元素的肿瘤亲和药物注入人体，该种药物能迅速浓聚于病灶部位，此时用超热中子射线照射，可以在靶区引起核反应，所释放的高能射线只杀死肿瘤细胞而对周围组织几乎没有损伤。该疗法被认为是目前治疗脑胶质瘤的最好方法。

(四)敷贴治疗

一些能产生β射线的核素，如磷-32、锶-90等可制成敷贴剂，敷贴于患部，对治疗眼部和皮肤病变有一定的作用。将放射性核素制成的胶体注入体腔，放射性胶体敷于体腔表面，对该处局部组织肿瘤进行照射而达到控制肿瘤的目的。

(五)γ刀治疗

用高能γ射线代替传统意义上的手术刀，简称γ刀，主要是利用高精度的立体定向装置对病灶进行三维定位，然后用高能量的γ射线一次多方向地聚集于病灶，使组织发生坏死，而病灶外的组织因放射线剂量的迅速减少不受损伤，其效果类似于外科手术。目前，γ刀不仅可以治疗像脑部、肺部、纵隔、盆腔等部位的肿瘤，还可以治疗颅内血管畸形、癫痫、帕金森病等良性疾病。

目标检测

1. 已知$^{32}_{15}P$的半衰期是14.3 d，求：(1)它的衰变常数和平均寿命；(2)1.0 μg $^{32}_{15}P$的放射性活度。

2. 某医院有一台^{60}Co治疗机，装有活度为1200 Ci的^{60}Co源，预定在活度衰减到300 Ci时更换^{60}Co源，问这个^{60}Co源可使用多少年？(^{60}Co的半衰期为5.27 y)

3. 甲、乙两人肝区做放射性内照射。甲为α射线照射，吸收剂量为1.5 mGy，乙为γ射线照射，吸收剂量为15 mGy，问哪一位所受辐射的伤害大？大多少？

4. 利用^{131}I的溶液做甲状腺扫描，在溶液出厂时只需注射1.0 ml就够了，若出厂后存放了4 d，则做同样扫描需要注射的溶液为多少毫升？(^{131}I的半衰期取8 d)

5. 表示放射性核素衰变快慢的三个物理量之间的关系是什么？

6. 什么是放射性核素？为什么放射性核素可以做为“示踪原子”？它在医学上有哪些应用？

7. 为什么临床上愿意使用短寿命的放射性核素？

8. 什么是原子核衰变？原子核衰变有哪些类型？原子核衰变的规律是什么？

9. 什么是剂量当量？为什么要引入剂量当量的概念？

10. 为什么要进行辐射防护？如何进行辐射防护？

下　篇

实验指导

实验绪论

一、开设医用物理实验课的意义、目的与要求

(一)开设医用物理实验课的意义

科学实验是人们认识自然界、改造自然界、找出规律不可缺少的重要手段。而医用物理学是一门以实验为基础的学科,其概念的建立和规律的发现,都是科学家们从实验中不断地探索、归纳和总结,并经过实践检验得出的结果。可以说医用物理实验是医用物理学的不可缺少的重要组成部分,对医用物理学的发展起到了巨大的推动作用。因此开设医用物理实验课具有非常重要的意义。

(二)开设医用物理实验课的目的

1.通过医用物理实验,更好地理解医用物理学的概念,掌握医用物理规律

在学习医用物理学的过程中,通过实验,可以启发我们的思维,使感性认识上升到理性认识,帮助我们建立和理解物理概念,掌握物理规律,从而更好地学习医用物理学。

2.通过医用物理实验,培养动手能力、创新能力、就业能力

通过医用物理实验,对学生进行实验方法和技能的培训,学会一些常用仪器的使用,掌握与医学关系密切的物理量的测量方法,培养学生的动手能力、分析及解决问题的能力、从而培养学生的创新能力,就业能力。

3.通过医用物理实验,培养学生的科学素质

通过医用物理实验,培养学生崇尚科学、崇尚实践、追求真理的唯物主义世界观,使学生养成实事求是、认真、严谨的科学态度,养成爱护仪器、遵守纪律的良好品质,培养团结协作的能力,增强团队意识。实验室是培养高素质专门人才的重要基地,它具有其他课程无法替代的作用,因此要认真做好物理实验。

(三)医用物理实验课的要求

1.课前预习

通过认真阅读实验教材和相关资料(包括网上信息),明确实验内容、实验目的、实验原理、实验方法、实验步骤,了解实验器材,设计好实验表格等,为实验作好准备,做到有的放矢。

2.积极动手,仔细观察,作好实验记录

上实验课时,严格按照实验操作规程进行实验,特别重视老师讲的注意事项,积极动手,认真仔细观察实验现象,对实验数据应核对无误后,再记录于实验报告的表格中。

3.认真完成实验报告

认真填写实验数据,并按要求对实验数据进行数据处理,计算测量结果。分析误差原因,得出实验结论。实验报告要求字迹清楚,内容完整,分析有条理,图表规范,必须用学校统一印制的实验报告纸书写,按时上交。

二、测量和误差

(一)测量

将待测量与一个公认的同类标准量进行比较的过程称为测量。测量又分为直接测量和间接测量。直接用仪器测量某一量的过程称为直接测量。例如用米尺测量桌子的长度,用天平测量物体的质量,用电流表测电流,用伏特表测电压等。但有很多物理量并不能直接测量,而是通过直接测量与待测量有关的量,然后利用数学方法把待测量计算出来,这种测量称为间接测量。例如物体的面积、体积,液体的黏滞系数,固体的密度等。

(二)误差

1. 误差的定义

在测量中,无论所用测量仪器如何精密,测量方法如何科学,其测量结果都与被测量的真实值有一定的差异。我们将测量值与真实值之间的差值称为测量误差,简称误差。

2. 误差的分类

误差是不可避免,客观存在的。要提高测量精度,就要分析产生误差的原因、性质以及正确处理测量数据,以便减小误差的影响,从而提高测量精度。根据误差产生的原因,可分为系统误差和偶然误差两类。

(1)系统误差

1)定义　在一定条件下,对同一个对象进行测量时,如出现的误差的大小与正负恒定不变或遵循某一规律,这种测量误差称为系统误差。

2)产生的原因

①测量仪器不够精确　如刻度的偏差、仪表的零点偏移或指针安装偏心等。

②环境因素　如测量时环境温度、湿度及其他外界干扰引起的误差等。

③实验方法不够科学　近似的测量方法以及在间接测量中所引起的误差。

(2)偶然误差

1)定义　同一个实验者用同一台仪器在相同实验条件下,对同一个物理量进行多次测量时,每次测量结果都可能不同,这种误差称为偶然误差,也称为随机误差,即误差的大小随机改变而无法控制。

2)产生的原因

①外界因素的变化　例如环境温度的变化,电源电压的频繁波动,电磁场的干扰等。

②读数误差　测量人员读数的无规律,视线偏左、偏右等。

3. 减小误差的方法

尽量减少测量误差是准确测量的条件之一。在进行测量之前,必须预先估计产生误差的原因,有针对性地采取相应的措施,尽量减小误差,使测量值更接近真实值,从而提高测量的精度。减少误差的方法有以下两种。

(1)消除系统误差

1)消除仪器误差　在测量之前,应对测量所用仪器和仪表用更高一级标准仪器进行校准,确定其修正值,利用修正值消除仪表误差,即:实际值=测量值+修正值。

2)消除误差来源　测量之前,应对整个测量过程及测量装置进行必要的分析与研究,找出可能产生系统误差的原因，采取一些必要的措施，如选用更精确的测量仪器、设计更科学的实验方法等。

(2)减小偶然误差

1)多次测量求算术平均值　偶然误差的特点是在多次测量中，误差绝对值的波动有一定的界限，正负误差出现的机会相同。根据统计学原理可知，当测量次数足够多时，偶然误差的算术平均值趋近于零。因此，采用多次测量求算术平均值的方法可以减小偶然误差。在相同条件下，对某量进行了 n 次重复测量，则其算术平均值

$$\bar{x} = \frac{1}{n}(x_1 + x_2 + \cdots + x_n) = \frac{1}{n}\sum_{i=1}^{n} x_i \qquad \text{(实验绪-1)}$$

2)认真观察，剔除偏差大的异常值，仔细计算　对于明显偏离实际值的异常值，在进行数据处理时将其剔除，计算时仔细认真。

4.误差的表示方法

(1)偏差

各次测量值(x_i)与平均值的差值称为偏差(Δx)，即

$$\Delta x = x_i - \bar{x} \qquad \text{(实验绪-2)}$$

当 $\Delta x > \bar{x}$ 时，Δx 为正值；当 $\Delta x < \bar{x}$ 时，Δx 为负值，所以偏差是可正可负的。它的数字和符号分别表示测量值偏离平均值的大小和方向。

(2)算术平均偏差

当对某量进行了 n 次重复测量，则偏差的绝对值的算术平均值称为算术平均偏差，即

$$\overline{\Delta x} = \frac{|x_1 - \bar{x}| + |x_2 - \bar{x}| + \cdots + |x_n - \bar{x}|}{n} = \frac{1}{n}\sum_{i=1}^{n} |x_i - \bar{x}| = \frac{1}{n}\sum_{i=1}^{n} |\Delta x_i| \qquad \text{(实验绪-3)}$$

当测量的次数趋于无穷大时，算术平均偏差就趋近于误差。

(3)相对误差

在测量值大小不同的被测量中，不能简单地用偏差来判断测量的准确程度。若用电压表1测量真实值为10 V的电压时，其偏差 $\Delta U_1 = 0.5$ V；用电压表2测量真实值为100 V的电压时，其偏差为 $\Delta U_2 = -1$ V，从偏差的大小来看电压表2大于电压表1。但相对于被测量言，电压表1对结果影响较大，其误差占被测量值的5%，而电压表2的误差却只占被测量值的1%。可见只有偏差，还不能确切地反映测量的准确度，为此引入相对误差的概念。

将算术平均偏差与平均值比值的百分数，称为相对误差(E)，也称百分误差，即

$$E = \frac{\overline{\Delta x}}{\bar{x}} \times 100\% \qquad \text{(实验绪-4)}$$

5.测量结果的表示方法

(1)直接测量结果的表示方法

由于测量的次数趋于无穷多次时，算术平均偏差就趋近于误差。因此直接测量的结果可表示为

$$x = \bar{x} \pm \overline{\Delta x} \qquad \text{(实验绪-5)}$$

(2)间接测量结果的表示方法

在间接测量中，由于直接测量的值存在误差，将其代入函数式进行计算，必然会引起误差

的传递。常用函数的误差传递公式见实验表绪-1。利用函数的误差传递公式可求出间接测量的相对误差 E,将其代入式(1-4)可得间接测量的算术平均偏差$\overline{\Delta x}$,即

$$\overline{\Delta x} = E\bar{x} \qquad \text{(实验绪-6)}$$

于是间接测量的结果可表示为

$$x = \bar{x} \pm E\bar{x} \qquad \text{(实验绪-7)}$$

实验表绪-1　常用函数的误差传递公式

函数关系式	平均绝对误差$\overline{\Delta N}$	相对误差 $E=\dfrac{\overline{\Delta N}}{\bar{N}}\times 100\%$
$N=x+y+\cdots$	$\overline{\Delta x}+\overline{\Delta y}+\cdots$	$\dfrac{\overline{\Delta x}+\overline{\Delta y}+\cdots}{\bar{x}+\bar{y}+\cdots}$
$N=x-y$	$\overline{\Delta x}+\overline{\Delta y}$	$\dfrac{\overline{\Delta x}+\overline{\Delta y}}{\bar{x}-\bar{y}}$
$N=x\times y$	$\bar{y}\cdot\overline{\Delta x}+\bar{x}\cdot\overline{\Delta y}$	$\dfrac{\overline{\Delta x}}{\bar{x}}+\dfrac{\overline{\Delta y}}{\bar{y}}$
$N=x\times y\times z$	$\bar{y}\cdot\bar{z}\cdot\overline{\Delta x}+\bar{x}\cdot\bar{z}\cdot\overline{\Delta y}+\bar{x}\cdot\bar{y}\cdot\overline{\Delta z}$	$\dfrac{\overline{\Delta x}}{\bar{x}}+\dfrac{\overline{\Delta y}}{\bar{y}}+\dfrac{\overline{\Delta z}}{\bar{z}}$
$N=x^n$	$n\bar{x}^{(n-1)}\cdot\overline{\Delta x}$	$n\dfrac{\overline{\Delta x}}{\bar{x}}$
$N=x^{\frac{1}{n}}$	$\dfrac{1}{n}\bar{x}^{(\frac{1}{n}-1)}\cdot\overline{\Delta x}$	$\dfrac{1}{n}\dfrac{\overline{\Delta x}}{\bar{x}}$
$N=\dfrac{x}{y}$	$\dfrac{\bar{y}\cdot\overline{\Delta x}+\bar{x}\cdot\overline{\Delta y}}{\bar{y}^2}$	$\dfrac{\overline{\Delta x}}{\bar{x}}+\dfrac{\overline{\Delta y}}{\bar{y}}$
$N=kx$	$k\cdot\overline{\Delta x}$	$\dfrac{\overline{\Delta x}}{\bar{x}}$

三、数据处理与分析

实验中,对记录的数据进行适当的处理和计算,找出事物的内在规律的过程称为数据处理。在进行测量数据处理时,应对有效数字进行正确取舍,那什么是有效数字呢?

(一) 有效数字

1. 有效数字的定义

在测量中,从仪器上直接读出的可靠数字和一位估读的可疑数字组成的数字称为有效数字。例如,用天平称量物体的质量为 2.682 g,“2.68”是可靠数字,“2”是可疑数字,“2.682”为有效数字。

2. 有效数字的记录

(1)最前一位非零数字前面的“0”不是有效数字。例如 0.0579 m=5.79 cm=57.9 mm,0.00272 g=2.72 mg,都是三位有效数字。

(2)小数点后面的“0”是有效数字。例如 65.02 m,36.00 kg,都是四位有效数字。

(3)在非零数字后边,用来表示数字位数的零不是有效数字。对于很大和很小的数可用科学计数法表示,例如 2900 g$=2.9\times10^3$ g$=2.9$ kg,0.00078 m$=7.8\times10^{-4}$ m,都只有两位有效数字。

3.**有效数字的运算**

对测量结果进行运算时,有效数字的位数对运算结果影响较大,正确选定运算数据是实现高精度测量的保证。若有效数字位数保留太多,则计算变得复杂,太少又可能影响测量精度。究竟应保留多少位有效数字,原则上取决于参与运算的各数中精度最差的那一项。一般有下列几种情况。

(1)加减运算　有效数字加减运算,其运算结果小数点的位数保留到与参与运算的数中可疑数字最高的那一位,即有效数字写到开始可疑的那一位为止。

【实验例绪-1】 62.5 加 1.265,其结果是几位有效数字?

解:62.5+1.265=63.8 是 3 位有效数字。

$$\begin{array}{r} 62.\underline{5} \\ +\ 1.26\underline{5} \\ \hline 63.\underline{765} \end{array}$$

【实验例绪-2】 42.06 减 3.483,其结果是几位有效数字?

解:42.06−3.483=38.58 是 4 位有效数字。

$$\begin{array}{r} 42.0\underline{6} \\ -\ 3.48\underline{3} \\ \hline 38.5\underline{77} \end{array}$$

(2)乘除运算　有效数字乘除运算,其运算结果与参与运算的数中有效数字位数最少的相同。

(3)乘方及开方运算　进行乘方与开方运算,其运算结果的有效数字的位数与原数据的有效数字位数相同。

(4)三角函数、对数运算　进行三角函数运算,其运算结果的有效数字的位数与角度的有效数字位数相同。进行对数运算,其运算结果的有效值的位数与原数据有效值位数相同。

注意:计算结果只保留一位可疑数字,计算过程中可以保留两位可疑数字,多余的数字根据舍入原则处理。

4.**有效数字运算的舍入原则**

在有效数字的运算中,对多余的数字的处理原则是:四舍六入尾留双。

(1)当被舍去的多余数字大于 5,则进 1;小于 5,则舍去不进(四舍五入原则);

(2)当被舍去的多余数字等于 5,而 5 之后的数字不为 0,则进 1;

(3)当被舍去的多余的有效数字等于 5,而 5 之后的数字全部都为 0,则要看 5 前面的一位数是奇数还是偶数,若 5 前面一位是偶数,则只舍不进,若 5 前面为奇数,则舍 5 进 1(凑偶原则)。

(二)实验数据分析的基本方法

1. 列表分析法

实验数据列表分析法，可以清楚表示待测量与已知量的对应关系，有助于找出它们之间的规律，发现问题。表格的设计，力求能简明清楚地反映待测量与已知量的对应关系，并标明物理量及单位，若表中不能说明的问题，应在表的下面给予说明。

2. 作图分析法

作图分析法是根据测量数据画出一条尽可能反映真实情况的曲线，并对该曲线进行定量分析。这种分析方法直观简便，可求得平均值，及时发现某些测量误差，把复杂的函数直观化，可求出某些量的值。熟练掌握作图规则是正确进行作图分析的关键，作图方法如下：

(1) 确定坐标轴　一般用横坐标代表自变量，纵坐标代表因变量。根据数据正负、大小选好坐标轴的方向和比例，将箭头和比例值及单位标在坐标轴上。

(2)根据实验数据作图　根据测量数据，在坐标中找出各对应的实验点，并作鲜明的标记，如打上"·"符号。实验点不一定都落在曲线上，只要均匀地分布在曲线的两侧即可，切忌连成折线或多弯线。另外，在测量数据时就应该注意观察，当曲线出现弯曲时，取测量点尽量密集些，在平直部分可以稀疏一些。有条件时，可以一边测量一边描一个草图，发现可疑之处，以便重新测量。

(3)图解分析　利用作出的图来分析实验数据，比如求斜率或截距，取平均值等，但不要取个别实验点，以免出现较大的偏差。

最后对实验结果进行评价，得出结论。

实验一　游标卡尺和螺旋测微仪的使用

一、实验目的

1. 了解游标卡尺、螺旋测微仪的构造及原理。
2. 会用游标卡尺测量金属管的内径、外径、高度和深度。
3. 会用螺旋测微仪测量小钢球的直径。

二、实验器材

游标卡尺，螺旋测微仪，金属管，小钢球。

三、实验原理

(一)游标卡尺

如实验图 1-1 所示，主尺和游标的上下都有测量脚。上面的两个测量脚用于测量内径，叫做内测脚；下面的两个测量脚用于测量外径，叫做外测脚。游标在主尺上滑动时，在主尺的尾端会相应地出现一个细尺，称为尾尺(又叫深度尺)，尾尺与游标连在一起，可测深度。游标上有一紧固螺旋，避免游标意外滑动。

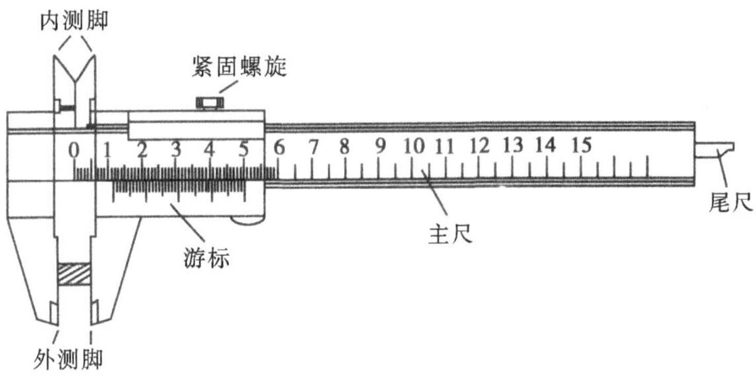

实验图 1-1

主尺的最小刻度为 1 mm。不同精度的游标卡尺，其游标的刻度不同。

实验图 1-2 所示的游标有 10 个刻度(称为 10 分游标卡尺)，总长等于 9 mm，即游标的每一刻度长为 0.9 mm，比主尺的最小刻度相差 0.1mm，该游标卡尺的精确度为 0.1 mm。

当两测脚闭合，游标和主尺的“0”刻度线对齐；在两测脚之间放入厚度为 0.1 mm 的物体，游标将向右移动 0.1 mm，游标的第 1 条刻度线与主尺的第 1 条刻度线对齐；在两测脚之间放入厚度为 0.2 mm 的物体，游标将向右移动 0.2 mm，游标的第 2 条刻度线与主尺的第 2 条刻

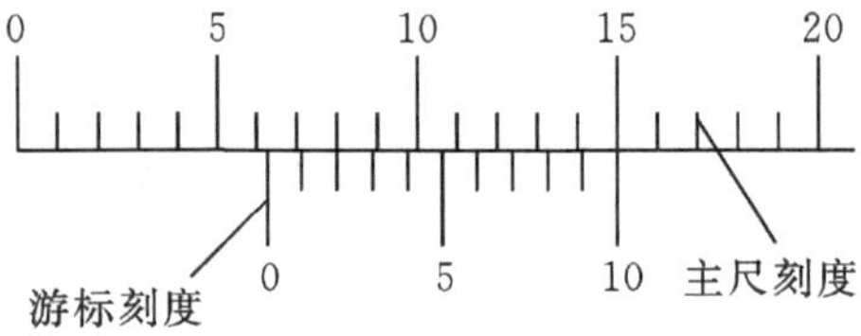

实验图 1－2

度线对齐……依次类推，当被测物厚度不超过 1 mm 时，游标的第几条刻度线与主尺的刻度线对齐，就表明物体的厚度是 0.1 mm 的几倍。

当被测物体厚度超过 1 mm 时，整毫米数可以从游标“0”刻度线与主尺相对应的刻度线读出，小于 1 mm 的数值可以从游标上读出。如实验图 1－2 所示，游标的“0”刻度线在 6 mm 和 7 mm 之间，读出整毫米数是 6；游标的第 2 条刻度线与主尺的刻度线对齐，读出小于毫米的数值为 0.2；则物体的长度为 6＋0.2＝6.2 mm。

若游标上有 50 个刻度(称为 50 分游标卡尺)，总长 49 mm，则每一刻度长为 0.98 mm，与主尺的 1 mm 相差 0.02 mm，因此精确度为 0.02 mm。使用时，整的毫米数由主尺读出，毫米以下的小数部分，应找到游标上的第几条刻度与主尺的某刻度对齐，毫米以下长度就是 0.02 mm的几倍。

经推导，可得到不同精确度游标卡尺的读数公式：$L=k+ny$。式中，k 表示游标的“0”刻度线所对应主尺刻度的整毫米数，n 是游标的第 n 条线与主尺的某一条刻线对齐，y 为游标卡尺的精确度。

在游标上直接标出数值，实际测量中就不必再用上边的公式计算，而可以直接读数。比如实验图 1－3 是 50 分游标卡尺测量某物体的示意图，可以直接读出它的读数是

$$23\ \text{mm} + 0.38\ \text{mm} = 23.38\ \text{mm}$$

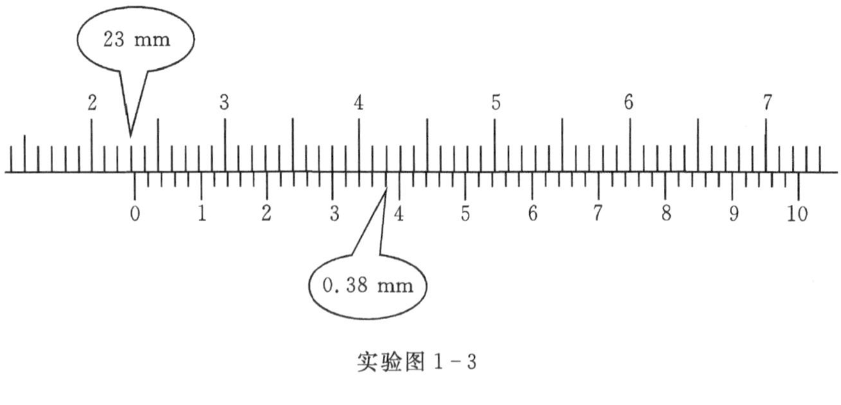

实验图 1－3

(二)螺旋测微仪

如实验图 1－4 所示，螺旋测微仪的主尺与 U 形部分相连固定在一起，主尺的最小刻度为 0.5 mm。螺旋杆可在主尺上旋转移动，螺旋杆上固定有螺旋柄 A 和小螺旋柄 C，A 的边缘一周刻有 50 格。接触面 a 和可动小砧 b 用来卡测物体，a 与 U 形部分固定在一起，小砧 b 可以伸缩移动。A 旋转一周，小砧 b 前进或后退 0.5 mm，若 A 旋转一小格，则小砧 b 将前进或后

退 0.5 mm÷50=0.01 mm，所以最小刻度值是 0.01 mm。还可以再估计一位，因此可记录到 0.001 mm。

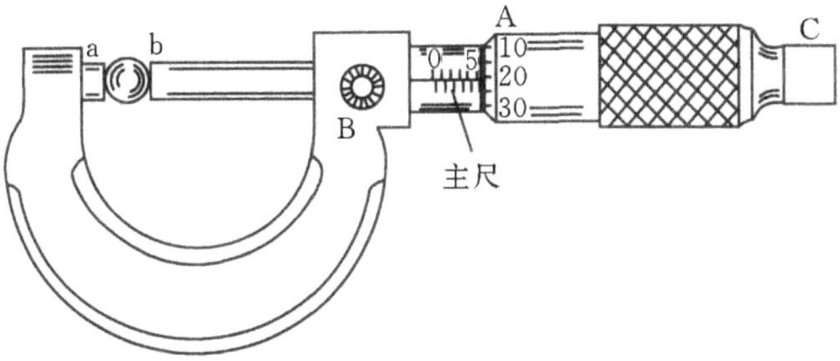

实验图 1-4

测量时，先将开关 B 扳开，旋转 A 使小砧 b 与 a 分离到略大于待测物体的长度，然后把物体放在 a 和 b 之间，并使物体靠紧 a。旋转 A，使可动小砧 b 向物体靠近，待小砧 b 将要接触到物体时，停止旋转 A，改旋转用于微调的 C，使小砧 b 继续靠近物体，听到响声后立即停止旋转，此时，a 和小砧 b 都与物体紧密接触。

读数时，先读主尺露在 A 边缘外的数值，即固定刻度(注意主尺上方的刻度是整毫米数，下方是 0.5 mm 刻度)，再加上螺旋柄 A 边缘刻度与主尺中心线对齐的可动刻度，就是测量结果。

如实验图 1-5(a)所示，主尺露在 A 边缘外的数值为 4 mm，A 边缘刻度与中心线对齐的刻度数为 7.8 格(8 为估计值)，则有 7.8× 0.01=0.078 mm，两数相加，最后的测量值为 4.078 mm。同理，实验图 1-5(b)所示的测量值为 3.5+0.458=3.958 mm。

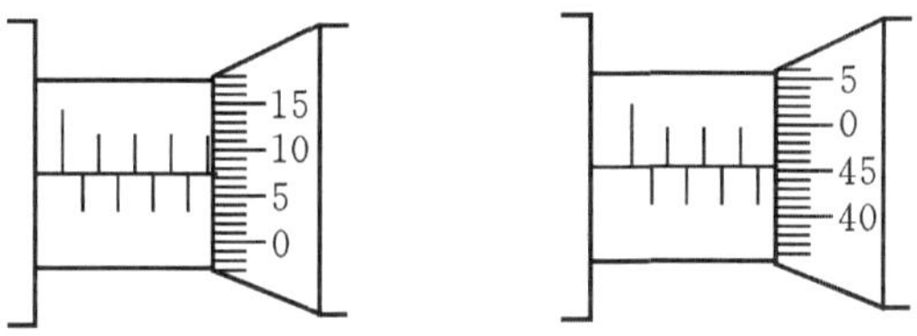

(a) (b)

实验图 1-5

四、实验内容及步骤

1. 游标卡尺的使用

(1)将两测脚并拢，观察是否存在初始误差，记下相应读数(注意正负)。

(2)用内、外测脚分别测量金属管的内、外径及高度，用尾尺测深度，各三次，方位互为 120°左右，数据填入实验记录表 1-1。

(3)计算平均值。

2. 螺旋测微仪的使用

(1)将 a 和 b 并拢，观察是否存在初始误差，记下相应读数(注意正负)。

(2)沿不同的方位测小钢球直径三次，数据填入实验记录表 1-2。

(3)计算平均值。

五、实验数据和计算

实验记录表 1-1

	内径/mm	外径/mm	高度/mm	深度/mm
1				
2				
3				
平均				

实验记录表 1-2

	直径/mm
1	
2	
3	
平均	

六、思考题

1. 为什么每次测量要改变测量角度，而且互为 120°？

2. 使用游标卡尺时，首先将两测脚并拢，此时读数为 0.02 mm，如果把某物体卡在两测脚之间进行测量时，直接读出的数据是 16.24 mm，则此物体的实际长度应该为多少？

实验二　多用电表的使用

一、实验目的

1. 了解多用电表的结构和用途。
2. 学会用多用电表测量电阻、电压和电流。

二、实训器材

MF47 型多用电表，低压交直流电源，几个未知阻值的电阻，电容，晶体二极管，电键，导线等。

三、实验原理

(一)多用电表的结构

指针式万用表的测量过程是通过一定的测量电路，将被测量转换成电流信号，再将电流信号去驱动磁电式表头指针偏转，在刻度盘上指出被测量的大小。

指针式万用表的型号很多，MF47B 型万用表功能较多，价格低廉，得到了广泛的应用，MF47B 型万用表外形图如实验图 2－1 所示。

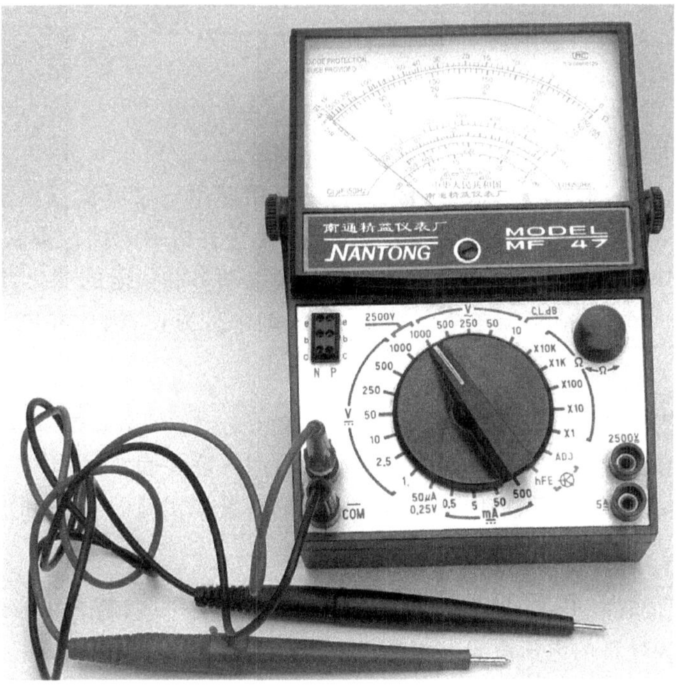

实验图 2－1　MF47B 型指针式万用表外形

(二)多用电表测电阻的原理

将转换开关拨到欧姆档,则可测量电阻。当红黑表笔接触,如实验图 2-2(a)所示,被测电阻 $R_x=0$,$\mathscr{E}$ 表示多用电表的电源的电动势,r 表示电源的内阻,R_g 为表头内阻,R_0 为电阻档的调零旋钮。调节 R_0 的阻值,使表头的指针指到满刻度,$I_g=\frac{\mathscr{E}}{r+R_g+R_0}$,满偏电流的位置为欧姆表的零位。每次测量前,都要先调 R_0 的值,使欧姆表的指针指到零位,将欧姆表校准后,再测量。

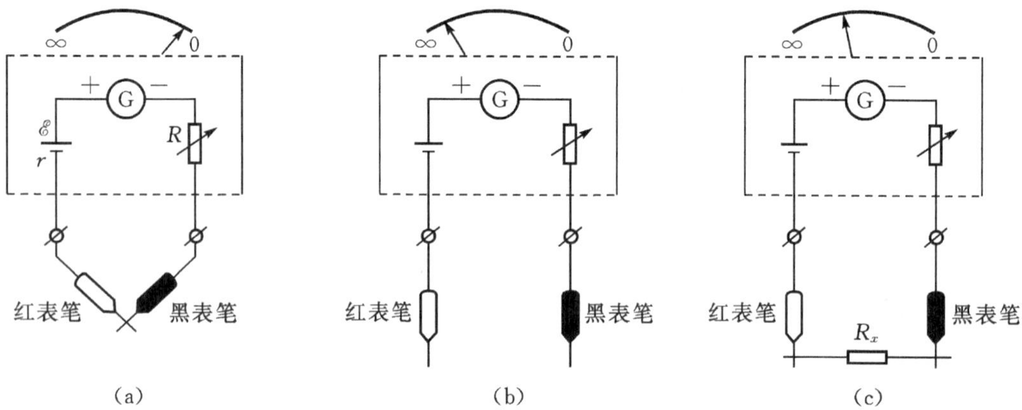

实验图 2-2 测电阻的原理

当红黑表笔不接触,如实验图 2-2(b)所示,电流表读数为零,表示待测电阻 R_x 为无穷大。

在红黑表笔间接入某一电阻 R_x,表头、被测电阻、欧姆挡的调零电阻和电池组成闭合电路,如实验图 2-2(c)所示,由欧姆定律可知,电路的电流为

$$I_x=\frac{\mathscr{E}}{R_g+r+R_0+R_x}$$

由上式可知,电流值 I_x 与待测电阻值 R_x 一一对应。

将表头的电流值 I_x 的位置刻成电阻值 R_x,于是用多用电表可测量电阻的阻值。用多用电表测电阻时,被测电阻值为表头读数乘以倍率(转换开关指示的挡位数)。测量电阻的精度与电源的电动势和内阻等有关,由于多用电表的电源电动势和内阻的变化,所以其测量精度不高。但对电阻一般的测量或检测电气线路的通、断却十分方便,因此在电工和无线电中经常使用。

(三)多用电表测电流的原理

利用多用电表的转换开关,将不同阻值的分流电阻并联在表头两端,将表头改装成不同量程的电流表,从而实现多种量程的电流测量。电流的测量如实验图 2-3(a)所示。

(四)多用电表测电压的原理

利用多用电表的转换开关,把不同阻值的大电阻与表头串联,将表头改装成不同量程的电压表,从而实现多种量程的电压测量。电压的测量如实验图 2-3(b)所示。

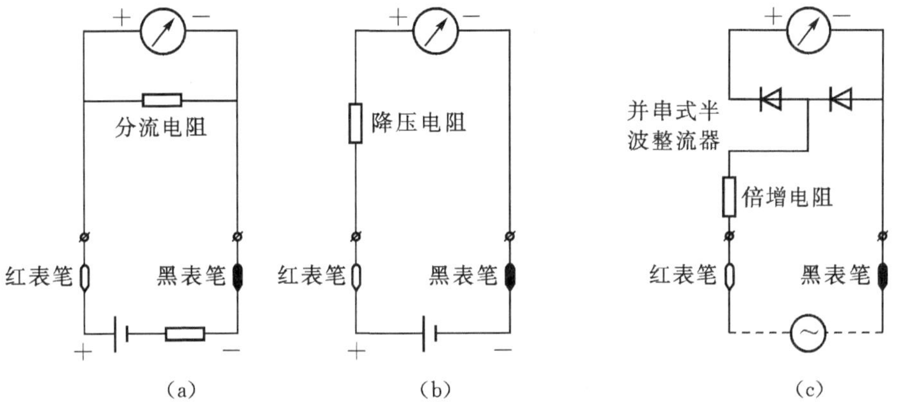

实验图 2-3　测电流、测电压的原理

(五)多用电表测交流电压的原理

因为表头是直流表，所以测交流电压时，需接一个并串式半波整流电路，将交流电压整流成直流电压后，再通过表头，因此可以利用直流电压的大小来测量交流电压。利用转换开关，将表头改装成不同量程的交流电压表，从而实现多种量程的交流电压测量。电流电压的测量如实验图 2-3(c)所示。

(六)检测电容的原理

1. 电容的漏电流

由于电容器中的介质材料不是绝对的绝缘体，因此在一定的工作电压和温度的条件下，有一定的电流通过，这种电流称为漏电流。通常，电解电容的漏电流较大，而其他电容的漏电流比较小。

2. 电容的漏电阻

由欧姆定律可知，在电压一定时，漏电流越小，其漏电阻(或绝缘电阻)越大。因此通过检测电容器的漏电阻大小，可以判断电容器的好坏，漏电阻越大越好。小容量的电容器漏电阻很大，为几百兆欧或几千兆欧，而电解电容的漏电阻一般较小。

3. 电容的检测

电容器是基本的电子元件。对于电容的检测，应根据电容量的大小，分别采用多用电表的 $R\times10$、$R\times100$、$R\times1$ k 档进行测试判断。

(1)对于电容量小于 10 pF 的小电容器，只能用 $R\times10$ 档检测。测量时，将多用电表量表笔分别与电容器的两个极接触，电阻值应为无穷大。若电阻值为零或电阻值很小，说明电容器已被击穿或存在漏电，该电容器不能使用。

(2)检测电解电容时，将转换开关拨到 $R\times1$ k 档。红表笔接电容负极，黑笔接电容正极。若电容器正常，表针迅速向右偏转到最大角度，然后表针向左偏转，即向“∞”方向移动，并稳定下来，这时表针的示数为电解电容器的正向漏电阻。一般电解电容器正向漏电阻约为几十千欧或几百千欧。

电解电容器的好坏，不但要测漏电阻，而且还要根据检测时表针摆动幅度来判断。指针向右移动的幅度大，电容器的容量就越大。如果漏电阻虽然有几百千欧，但指针根本不摆动，说明该电容器的电解液已干涸，不能再使用。如果表针指零，并不返回，则表明该电容器已击穿或短路。如果表针停在“∞”处不动，则说明电容开路。

为了防止损坏多用电表，在测量电容量大于 10 μF 的电容之前，应用一短导线将电容器短路，释放电容器中储存的电荷后再测量。

(七)检测晶体二极管的原理

晶体二极管具有单向导电性，其正向电阻小，反向电阻大。通过测定晶体二极管的正、反向电阻，可判断其好坏。

把万用表的量程转换开关拨到欧姆档 $R\times100$ 或 $R\times1$ k 档，将红黑表笔分别与二极管两级接触，记录两次测量值，两者相差越大越好。读数小的一次，与黑表笔接触的是二极管的阳极，与红表笔接触的是阴极。好的二极管正向电阻为几百欧，反向电阻在几百千欧数量级。若两次测量的示数均为零，则二极管已击穿(短路)。若两次测量的示数均为无穷大，则表示二极管已断路。若两次测量的示数接近，则二极管质量差。

对晶体二极管的检查不能用 $R\times10$，$R\times10$ k 档。这是因为前者通过晶体二极管的正向电流较大，可能会烧坏晶体二极管；后者加在晶体二极管的反向电压高，容易击穿耐压较低的二极管。因此使用这两档测量，都容易损坏二极管。

四、实验内容及步骤

(一)实验内容及步骤

1. 准备工作

(1)检查表针是否停在左端的“0”位置，如果没有停在该位置，则用小螺丝刀轻轻地转动表盘下边的机械调零螺丝，使表针指“0”。

(2)将红、黑表笔分别插入正(+)、负(−)插孔内。

2. 测量电阻

(1)选择量程。估计待测电阻的阻值，将转换开关拨到欧姆档的量程合适的位置。

(2)调欧姆档的零位。将红、黑表笔的尖端的金属部分接触，调整欧姆档的调零旋钮 R_0，使指针指在电阻档的零刻度线上。注意，电阻档的零位在刻度盘的右端。

(3)如实验图 2-4 接好电路，将红、黑表笔分别与待测电阻 R_1 的两端接触。

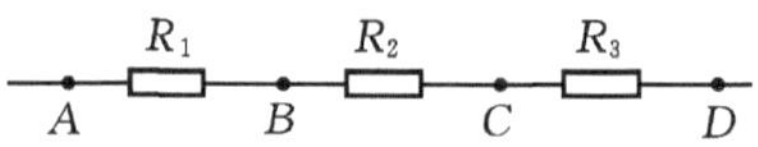

实验图 2-4

(4)若表针处于整个表面刻度的 20%～80%的范围内，则可读出指针示数。读数时将指针示数乘以所选的量程的倍数，即可得到被测电阻的值，并记录在实验表 2-1 中。若改变电阻档的量程，需重新调电阻档的零位后，再测量。

(5)重复(1)到(4)的步骤，分别测出 R_2、R_3、R_{AD} 的值，将测量结果记录在实验表 2-1 中。

3. 测量直流电压

(1)选择量程。将转换开关置于直流电压档合适的量程位置(根据被测电压来选择)。

(2)将多用电表并联在被测电路中，如图 2-5 所示(红表笔接高电势点，黑表笔接低电势点)。

(3)用多用电表分别测出直流电压 U_{AB}、U_{BC}、U_{CD}、U_{AD} 的值，并将测量结果记录在实验表2-1中。

4. **测量直流电流**

(1)选择量程。将转换开关置于直流电流档量程合适的位置(根据被测电流来选择)。

(2)将多用电表串联在被测电路中，如实验图 2-6 所示(红表笔接高电势点，黑表笔接低电势点)。

(3)用多用电表分别测出 A、B、C、D 点的直流电流值，并将测量结果记录在实验表 2-2 中。

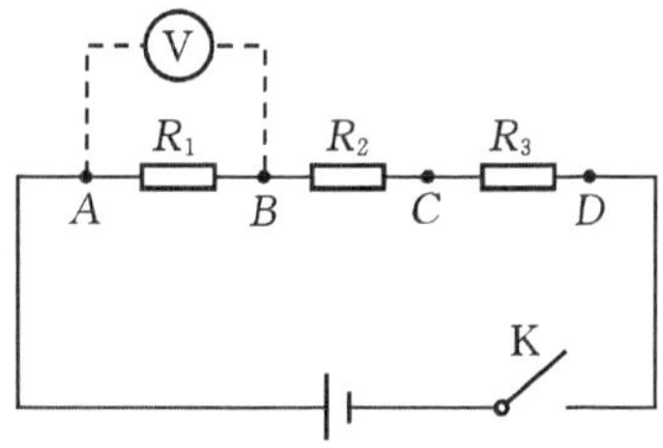

实验图 2-5

5. **测交流电压**

(1)选择量程。将转换开关置于交流电压档量程合适的位置(根据被测交电压来选择)。

(2)将实验图 2-5 中的直流电源换成交流电源，把多用电表并联在被测电路两端，分别测出 U_{AB}、U_{BC}、U_{CD}、U_{AD} 的交流电压值，并将测量结果记录在实验表 2-1 中。

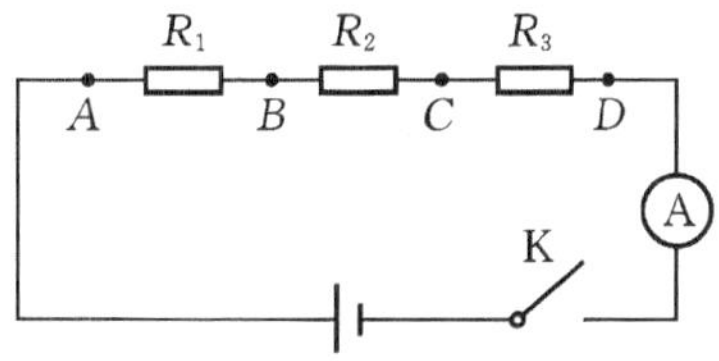

实验图 2-6

6. **检测固定电容**

(1)用欧姆档的 $R\times10$ 档，检测 10 pF 电容器。

(2)用欧姆档的 $R\times1$ k 档，检测 1 μF 的电解电容器。

7. **测量晶体二极管**

用多用电表欧姆档的 $R\times100$ 或 $R\times1$ k 档来测量二极管。

(二)注意事项

(1)由于用多用电表测量的电学量较多，量程也多，因此在测量前，应根据估计被测量的大小来选择量程。若无法估计被测值的大小，则选用较大的量程去试测，直到表针处于整个表面刻度的 20%～80%的范围内，便可读数。

(2)测量电阻时，每次变换了欧姆档的量程，都须重新调欧姆档的零位，否则测量不准确。另外，待测电阻要与别的元件和电源断开。

(3)测电压时，多用电表与被测电路并联，测电流时，多用电表与被测电路串联。测直流电压和直流电流时，红表笔应接高电势点，黑表笔应接低电势点。

(4)测量时，手不能接触表笔的金属部分，否则测量不准确。

(5)测量结束，把转换开关拨到交流电压的最高档或关的位置。如长期不使用，应把电池取出，以防电池漏电损坏多用电表。

(6)为了防止损坏多用电表，在测量电容量大于 10 μF 的电容之前，用一短线将电容器短路，释放电容器中储存的电荷后再测量。

(7)测量晶体二极管时，不能用 $R\times10$，$R\times10$ k 档，否则会损坏晶体二极管。

五、数据记录与分析

1. 测量数据

实验表 2-1 直流电压、交流电压、电阻的测量数据

	表档	*AB* 段	*BC* 段	*CD* 段	*AD* 段
直流电压					
交流电压					
电阻					

实验表 2-2 直流电流的测量数据

	表档	*A* 点	*B* 点	*C* 点	*D* 点
直流电流					

2. 结论

六、思考题

1. 测量电阻时，若表针只偏转了整个刻度的 5%，应该怎么办？
2. 为什么每次变换了欧姆档的量程，都须重新调欧姆档的零位？
3. 在测量电容器时，什么现象说明电容器已击穿？
4. 在测量晶体二极管时，若两次测量的示数接近，说明什么问题？

附：

数字式万用表的使用

数字万用表由于具有数字显示，读数直观、准确，性能稳定，测量范围宽、速度快，分辨率高，输入阻抗高，测试功能全，功耗小，保护电路齐全等优点，现已经得到了越来越广范的使用。

数字万用表是在直流数字电压表的基础上扩展而成的。数字电压表主要有模数转换器、译码显示器、控制电路等组成。

下面以 DT890B 型数字万用表为例，介绍其使用方法，万用表外观图如实验图 2-7 所示。

(一)DT890B 型数字万用表的技术特性

1. 测量范围

直流电压(DCV)：200 mV，2 V，20 V，200 V，1000 V。

交流电压(ACV)：200 mV，2 V，20 V，200 V，750 V。

直流电流(DCA)：2 mA，20 mA，200 mA，10 A。

交流电流(ACA)：2 mA， 200 mA，10 A。

电阻(Ω)：200 Ω，2 kΩ，20 kΩ，200 kΩ，2MΩ，20 MΩ，200 MΩ。

电容(F)：2 nF，20 nF，200 nF，2 μF，200 μF。

二极管及声响的通断测试。

三极管放大系数 h_{FE}测试：0～1000。

2. **一般特性**

显示：1999($3\frac{1}{2}$)位 LCD 显示。

极性：自动显示“－”极性。

调零：自动调零。

超量程显示：最高位显示“1”或“－1”。

工作频率：40～400 Hz

过载保护：交直流电压峰值 1000 V(200 mV 档最大有效值为 250 V)；交直流电流 0.2 A/250 V 保险丝。

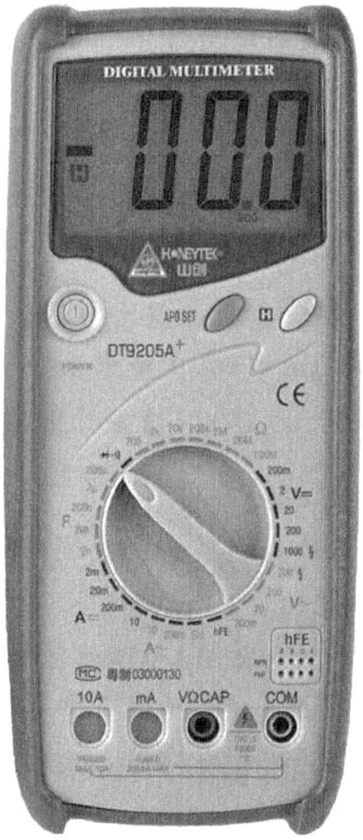

实验图 2－7　DT890B 型数字万用表

(二)使用方法

1. **交、直流电压测量**

将旋钮至于 DCV 或 ACV 所需量程范围，然后将黑表笔插入 COM 插孔，红表笔插入 VΩ 插孔，表笔并接在被测负载或信号上，显示器即会显示电压的大小和红表笔端的极性。若只有最高位显示“1”或“－1”，表示超过量程，需调高档位再测。若量程开关置于“200m”档，显示数值以“mV”为单位；置于其他各档时，显示数值以“V”为单位。

2. **交、直流电流测量**

将旋钮至于 DCA 或 ACA 所需量程范围，然后将黑表笔插入 COM 插孔，当被测电流在 200 mA 以下时红表笔插入 mA 插孔，当被测电流在 200 mA～10 A 之间，则红表笔插入 10 A 插孔。将表笔串接在被测电路中，显示器即会显示电流的大小和红表笔端的极性。由于 10 A 档没有保险丝，在该档位测大电流时，测量时间不能超过 15 s。

3. **电阻测量**

将旋钮置于所需的 Ω 量程档，将黑表笔插入 COM 插孔，红表笔插入 VΩ 插孔，测试表笔跨接在被测电阻两端，显示屏将显示被测电阻值。检测在线电阻时，务必确认电路已断开电源，同时电容已经放完电。若电阻损坏开路，将始终显示“1”；短路时显示零。

4. **电容测量**

将旋钮置于所需电容量程档，待显示自动调零后再接上电容。将已经彻底放电完全的电容插入“＋CX－”插孔，用表笔测量时，将黑表笔插入 COM 插孔，红表笔插入 VΩ 插孔，被测电容接到红黑表笔两端。电容有极性时，按电容极性连接(数字万用表红表笔是表内电池正极，黑表笔是电池负极)。

5. **二极管测量**

将量程开关置于“▶|”档，将黑表笔插入 COM 插孔，红表笔插入 VΩ 插孔(注意红黑表笔

极性)，并将测试笔跨接在被测二极管两端。正向接通时，显示屏显示二极管正向压降伏特值，反接时，显示屏显示“1”。

6. 三极管放大倍数 h_{FE} 测量

将量程开关置于“h_{FE}”档，先确定三极管是 PNP 型还是 NPN 型，然后将被测管的 E、B、C 三脚分别插入面板指示对应的插孔内，显示屏显示 h_{FE} 近似值。

7. 通断测试

将量程开关置于“”位置，将黑表笔插入 COM 插孔，红表笔插入 VΩ 插孔，测量前先将被测回路断电，大电容放电完全。然后将测试表笔可靠接触在被测元件或回路两端，当电阻小于 70±30 Ω 时，内置蜂鸣器发声。

(三)注意事项

(1)测试笔插孔旁边的红色“MAX”标识后标注的电流或电压值，为输入电压或电流不应该超过的值。

(2)测量前，务必检查量程开关是否在恰当的位置，并注意红表笔所在的插孔是否与量程开关范围一致，并且可靠接触。

(3)测量电路时，手指或人体其他部位不要接触到表笔金属笔尖；转换功能和量程时，表笔应离开测试点。

(4)切勿用电流、电阻、二极管和电容档去测量电压。

实验三　示波器的使用

一、实验目的

1. 熟悉信号发生器各旋钮、开关的作用及使用方法。
2. 初步掌握用示波器观察电信号波形，测量正弦信号和脉冲信号的波形参数。
3. 初步掌握信号发生器和示波器的使用方法。

二、实验器材

UTD2062CE 型双综示波器，B1620 调幅函数信号发生器，B2173B 交流毫伏表等。

三、实验原理

UTD2062CE 双通道数字示波器的面板如实验图 3-1 所示。

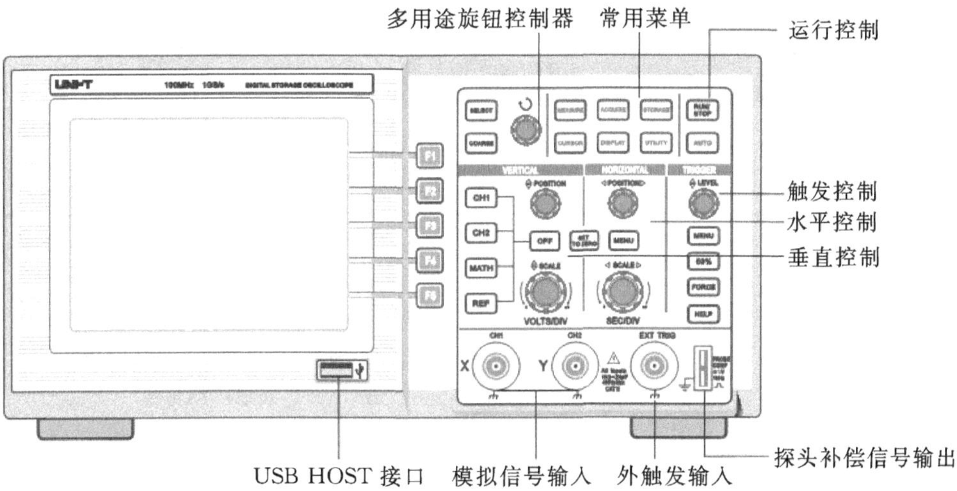

实验图 3-1　示波器的面板示意图

(一)示波器的控制面板结构

1. 显示界面见实验图 3-2。

常用系统控制区见实验图 3-3。

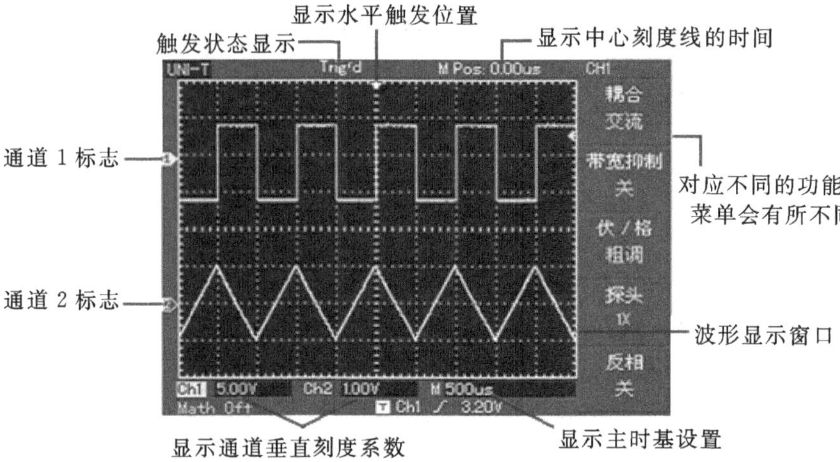

实验图 3-2 显示界面

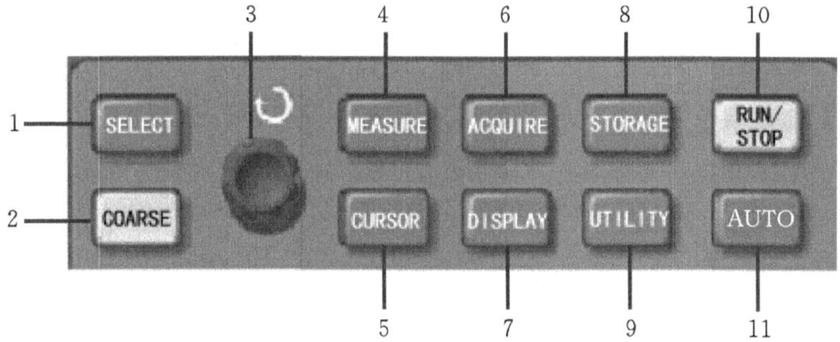

序号	面板标志	名称	作用
1	SELECT	选择键	对光标进行选择
2	COARSE	粗调键	调节移动光标的速度
3	↻	多用途旋钮控制器	在光标测量模式，旋转该旋钮可移动光标，进行测量，并显示测量值
4	MEASURE	自动测量功能按键(测量键)	按该键则显示参数测量菜单
5	CURSOR	光标键	使用该键显示测量光标和光标菜单
6	ACQUIRE	采样系统功能键(获取键)	按该键可获得显示采样设置菜单
7	DISPLAY	显示系统功能键(显示键)	按该键则显示设置菜单
8	STORAGE	存储系统功能键(存储键)	按该键则显示存储设置菜单
9	UTILITY	辅助功能键	按该键则显示辅助系统功能设置菜单
10	RUN / STOP	运行/停止键	按下该键有绿灯亮时，表示运行状态，如果按键后出现红则为停止状态
11	AUTO	自动设置键	按下此键，示波器能自动根据波形的幅度和频率，调整垂直偏转系数和水平时基档位，使显示的波形稳定

实验图 3-3 常用系统功能键

垂直控制区见实验图 3－4。

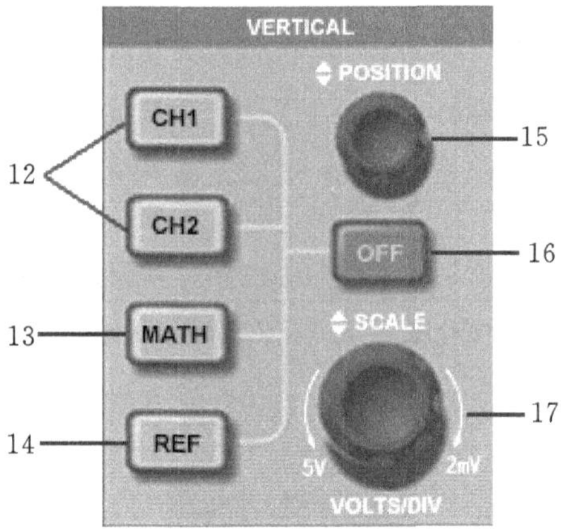

序号	面板标志	名称	作用
12	CH1、CH2	垂直通道功能键	按该键，则显示 CH1 或 CH2 通道的操作菜单
13	MATH	数学运算功能键(数学键)	使用后显示数学运算菜单，可显示两个通道波形相加减、相乘除运算的结果以及快速傅立叶变换(FFT)，进行频谱分析
14	REF	参考键	使用该按键，可以调出或关闭参考波形
15	⬍ POSITION	垂直位移旋钮	调整信号的垂直位置
16	OFF	关闭键	用于关闭当前选择的通道
17	⬍ SCALE	垂直标度旋钮	控制垂直方向“伏／格”的档位旋钮

实验图 3－4　垂直控制区功能键

水平控制区见实验图 3－5。

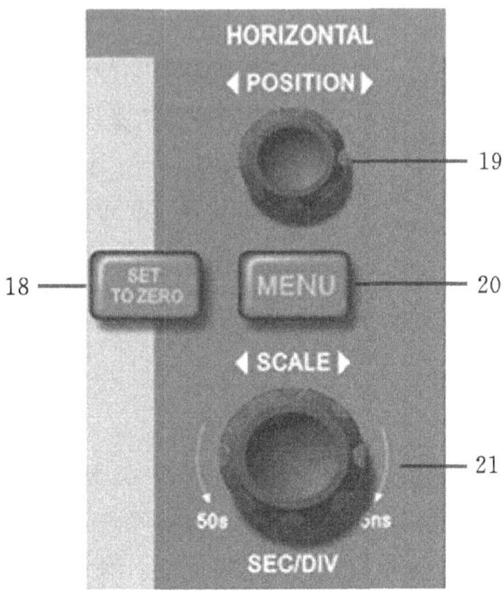

序号	面板标志	名称	作用
18	SET TO ZERO	置零键	用于将垂直位移、水平位移、触发释抑的位置回到零点
19	◀ POSITION ▶	水平位移旋钮	调整波形的水平位置
20	MENU	菜单键	显示 ZOOM 菜单。此菜单下按 F3 开启视窗扩展，再按 F1 则关闭
21	◀ SCALE ▶	水平标度旋钮	改变水平时基“秒/格”档位旋钮

实验图 3－5　水平控制区功能键

触发控制区见实验图 3－6。

22
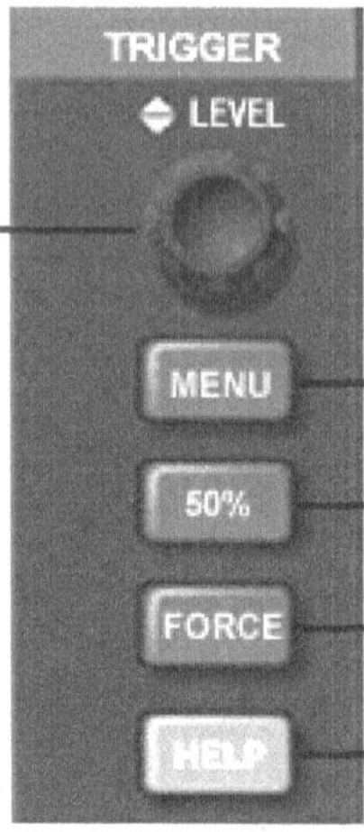

23
24
25
26

序号	面板标志	名称	作用
22	LEVEL	触发电平调整旋钮	旋转该旋钮可设定触发点对应的信号电压
23	MENU	菜单键	显示触发设置菜单
24	50%	50%键	将触发电平设定在触发信号幅值的垂直中点
25	FORCE	强制触发键	强制产生一触发信号，主要应用于触发方式中的“正常”及“单次”模式
26	HELP	帮助键	按该键可以设置触发类型、触发源、触发斜率

实验图 3－6　触发控制区功能键

(二)示波器的使用方法

1. 探头补偿

在首次将探头与任一输入通道连接时，需要进行调节，使探头与输入通道相配。将探头菜单衰减系数设定为 10×，探头上的开关置于 10×(实验图 3－7)，将探头与 CH1 连接。探头端部与探头补偿器的信号输出连接器相连，接地夹与探头补偿器的地线连接器相连，打开 CH1，按 AUTO。观察显示的波形，如实验图 3－8 所示，若显示“补偿不足”或“补偿过度”，则用非金属手柄的改锥调整探头上的可变电容。

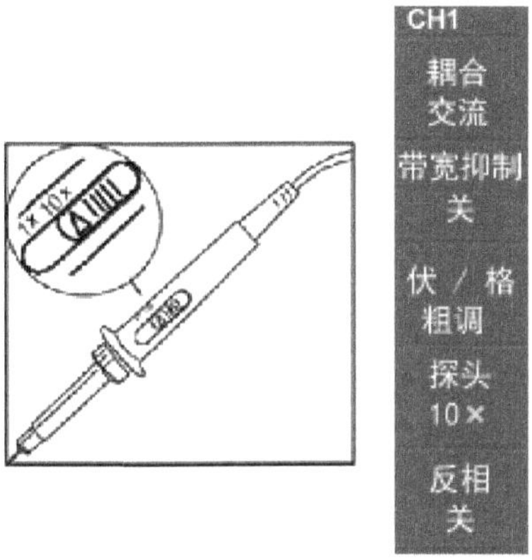

实验图 3-7 探头偏转系数设定

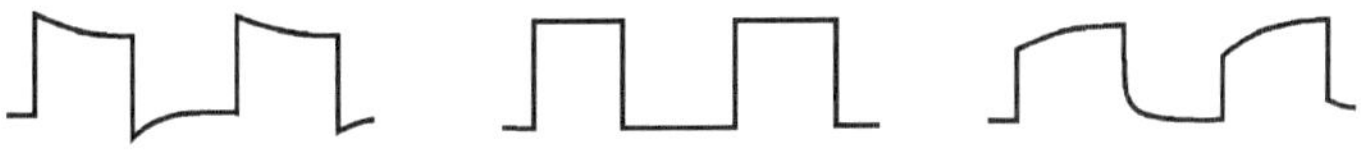

（补偿过度） （补偿正确） （补偿不足）

实验图 3-8 探头补偿校正

2. 波形的自动设置

将被测信号连接到信号输入通道，按下 AUTO 键。示波器将自动设置垂直偏转系数、扫描时基以及触发方式。

3. 垂直系统

在实验图 3-4 中，垂直位移旋钮控制信号的垂直显示位置。当旋动垂直位移旋钮时，指示通道地(GROUND)的标识跟随波形而上下移动。可以通过波形窗口下方的状态栏显示的信息确定任何垂直档位的变化。旋转垂直标度旋钮改变“伏 / 格”垂直档位，可以发现状态栏对应通道的档位发生了相应的变化。按 CH1、CH2、MATH、REF 键，屏幕显示对应通道的操作菜单、标志、波形和档位状态信息。按 OFF 键关闭当前选择的通道。

4. 水平系统

在实验图 3-5 中，转动水平 SCALE 旋钮改变“秒 / 格”时基档位，状态栏对应通道的时基档位发生相应变化。使用水平 POSITION 旋钮调整信号在波形窗口的水平位置。按 MENU 按钮，显示 Zoom 菜单。在此菜单下，按 F3 可以开启视窗扩展，再按 F1 可以关闭视窗扩展回到主时基。此菜单下还可以设置触发抑制时间。

5. 触发系统

在实验图 3-6 中，使用触发电平调整旋钮改变触发电平，可以看到触发电平线上下移动，屏幕下方的触发电平的数值相应变化。

使用 TRIGGER MENU 改变触发设置。按 F1，选择“边沿”触发，如实验图 3-9 所示；按 F2，选择“触发源”为 CH1；按 F3，设置“边沿类型”为上升；按 F4，设置“触发方式”为自动；按 F5，设置“触发耦合”为直流。

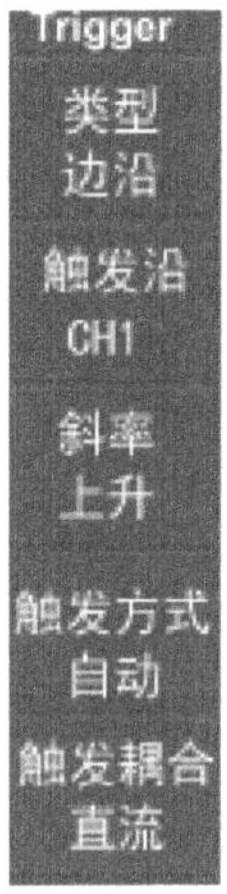

实验图 3-9 触发菜单

按 50%按钮，设定触发电平在触发信号幅值的垂直中点。

按 FORCE 按钮，强制产生一触发信号，主要应用于触发方式中的正常和单次模式。

四、实验内容及步骤

(一)实验内容及步骤

1. 练习用毫伏表测量低频信号电压

(1)检查表针。当电源关时，检查毫伏表的指针是否指在机械零点，如有偏差，请将其调至机械零点。

(2)设定交流毫伏表各个控制键。电源开关(POWER)：电源开关键弹出；量程旋钮：设定在最大量程处；方式开关(MODE)：方式开关键弹出；接地开关：接地开关拔向下方。

(3)接通毫伏表、信号发生器电源，将仪器预热 5 min。

(4)将毫伏表量程旋钮调至最大量程处，将信号发生器频率调到 100 Hz。

(5)按电路图将毫伏表和低频信号发生器连接，输入信号就由输入端口(INPUT)送入交流毫伏表。

(6)调节量程旋钮，使表头指针位置在大于或等于满刻度 30%又小于满刻度值时读出示值。

2. 练习用双踪示波器测量正弦波信号电压

(1)将探头菜单衰减系数设定为 10×，并将探头上的开关设定为 10×。将 CH1 的探头连接到电路被测点。

(2)按下 AUTO 键，调整水平、垂直。

(3)接通信号发生器的电源，选择正弦波输出，使输出频率 50 Hz，再调节电压输出旋钮，使输出的有效值 0.5 V，(由交流毫伏表读得)。

(4)通过电缆线，将信号发生器的正弦波输出口与示波器的 Y 输入相连。

(5)自动测量信号电压的设置：

1)将示波器的 MEASURE 按键按下，显示自动测量菜单。

2)按 F1，进入测量菜单种类选择。

3)按 F3 选择电压。

4)按 F5 翻至 2/4 页，再 F3 选择测量类型，峰-峰值。

5)按 F2，进入测量菜单，选择测量类型，再按 F2 选择频率，若按 F4 则选择时间。

(6)从荧光屏右侧读出电压的峰-峰值及频率。记录在表 3 - 1 中。

(7)改变信号发生器的频率，使输出频率分别为 500 Hz、1 kHz 和 10 kHz，其输出电压的有效值分别为 1 V，2 V，3V，重复(3)～(6)的步骤，将其测量值记录在实验表 3 - 1 中。

(二)注意事项

(1)调节仪器旋钮时，动作不要过快、过猛。

(2)调节示波器时，要注意触发开关和电平调节旋钮的配合使用，以使显示的波形稳定。

(3)为防止外界干扰，信号发生器的接地端与示波器的接地端要相连(称共地)。

五、数据记录与分析

实验表 3-1　测量信号电压

测量仪器 \ 测量值 U/V \ 信号源输出信号 F/Hz		50	500	1000	10000
		0.5	1	2	3
示波器	峰-峰值　U_{p-p}/V				
	有效值/V				
	周期/ms				
	频率/Hz				
毫伏表	量程旋钮				
	读数				

六、思考题

在电子线路中，为什么常用毫伏表测量交流信号电压，而不用万用电表？

实验四　电容器的充电与放电

一、实验目的

1. 用示波器观察 RC 电路的暂态过程，了解电路参数 R 和 C 对电路充、放电过程的影响。

2. 用示波器测定电路的时间常数 τ，熟悉时间常数的意义。

二、实验器材

HZ4338 型双踪示波器，16610 信号发生器，ZX94 直流电阻箱，RX7 型十进位电容箱，连接导线。

三、实验原理

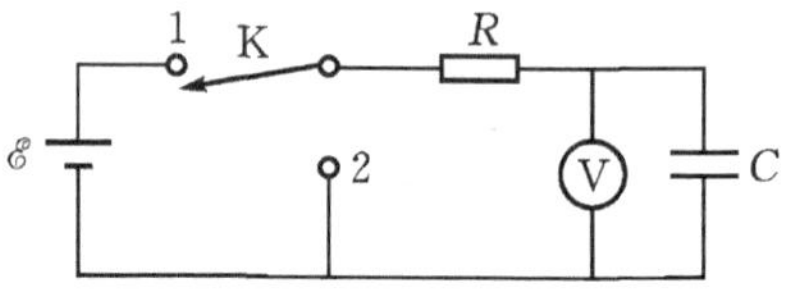

实验图 4－1　*RC* 电路

如实验图 4－1 所示，由直流电源、电阻 R 和电容器 C 组成的电路中。当开关 K 置 1 时，电源通过电阻对电容器充电，直到电容器两端的电压等于电源电动势 $\mathscr{E}$ 为止；当开关置 2 时，电容器将通过电阻放电。电容器充、放电曲线如实验图 4－2 所示，这一过程称为 RC 电路的暂态过程。

充电过程中，电容器 C 两端电压随时间 t 的变化规律为

$$u_C = \mathscr{E} - \mathscr{E}e^{-\frac{t}{RC}} \quad （实验 4－1）$$

放电过程则为

$$u_C = \mathscr{E}e^{-\frac{t}{RC}} \quad （实验 4－2）$$

式中，R 与 C 的乘积称为时间常数，用 τ 表示，$\tau = RC$。时间常数决定了电路充、放电过程的快慢。

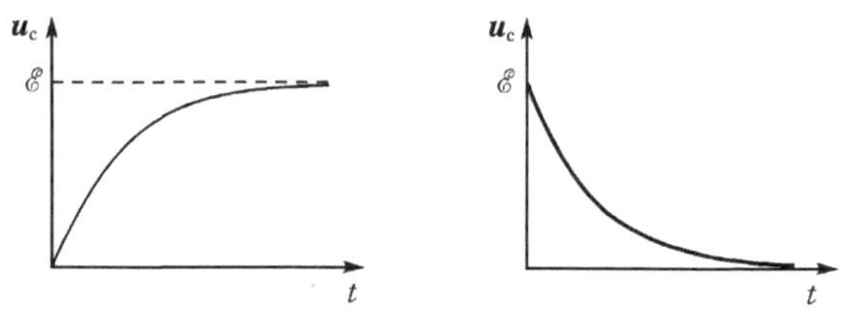

实验图 4－2　电容器充、放电曲线

(a)充电曲线；(b)放电曲线

在充电过程中，当时间 $t=\tau$ 时，由实验式(4－1)可知，电容器两端电压上升到

$$u_C = \mathscr{E} - \mathscr{E}e^{-\frac{\tau}{RC}} = \left(1 - \frac{1}{e}\right)\mathscr{E} = 0.63\mathscr{E} \quad （实验 4－3）$$

所以，从充电过程来看，时间常数 τ 就是 u_c 从零值上升到 $0.63\mathscr{E}$ 所需要的时间。在放电过程中，当 $t=\tau$ 时，由实验式(4－2)可知，电容器两端电压下降为

$$u_C = \mathscr{E}e^{-\frac{\tau}{RC}} = \frac{1}{e} \cdot \mathscr{E} = 0.37\mathscr{E} \quad （实验 4－4）$$

所以，从放电过程来看，时间常数 τ 就是 u_C 从 $\mathscr{E}$ 下降到 $0.37\mathscr{E}$ 所需要的时间。

在工作实际中，一般认为当 $t=(4\sim5)\tau$ 时，电容器充电或放电过程结束，电路达到稳定状态。

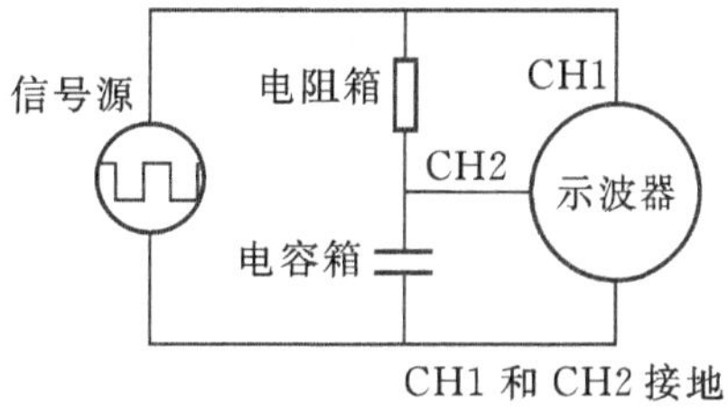

实验图 4－3　实验 RC 电路

四、实验步骤

1. 按实验图 4－3 接好实验电路

信号源输出方波，幅度为 3 V。当信号源输出方波高电压信号时，相当于提供一个稳恒直流电源，电容器处于充电状态；当信号源输出方波低电压信号时，相当于无电源输出，电源短路，电容器处于放电状态。为了使电容器充、放电过程进行得充分，要求方波周期不小于 10 倍时间常数 τ，此时电容器充、放电时间都不少于 5τ。

示波器置于双通道方式，两个输入通道的正极接线位置如实验图 4－3 所示。示波器各微调旋钮都置于校正位置，各推拉开关都不放大或不扩展，双通道输入的负极（接屏蔽线）鳄鱼夹都接信号源负极。

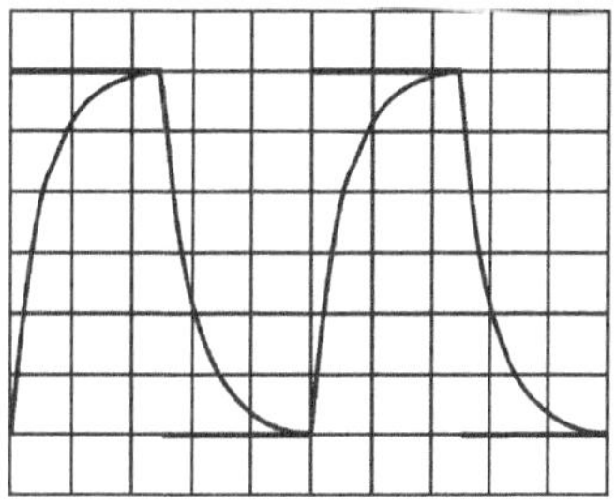

实验图 4－4　充、放电波形

注：图中上升曲线是充电波形，下降曲线是放电波形，水平平行粗线是方波波形

2. 测量

双通道示波器的 CH1 通道输入方波信号作为参考，CH2 通道输入电容器两端的电压 u_C 信号。CH1 和 CH2 灵敏度档位都置于 0.5 V/div。在双通道工作方式分别观察波形，然后调节波形上下位置，使它们的基线（波形的最低位置）重合在示波器屏幕靠下方的一条横线上（图 4－4）。

在电路中置 $C=0.1\ \mu\text{F}$，$R=50\ \Omega$，方波频率 f 从 100～20 000 Hz 选择不同的值，观察电容器两端电压 u_C 的波形变化。

方波频率 $f=10$ kHz（$T=0.1$ ms），水平扫描灵敏度为每格 0.2 倍方波周期，0.2 T/div。由于示波器显示屏在水平方向有 10 格，则水平扫描周期为方波周期 T 的 2 倍，这时示波器上出现两个稳定的方波波形和电路充、放电波形。将示波器显示的方波波形和充、放电波形一起，按 1∶1 比例尺描记在毫米分格直角坐标纸上（实验图4－5）。

依据描记在坐标纸上的充、放电波形，分别测量充、放电时间常数 $\tau_{充}$、$\tau_{放}$（测量方法参考后面的说明），并求出其算术平均值 $\tau_{平均}$。根据 $\tau_{理论}=(R+r)\cdot C$ 计算时间常数的理论值，其中 r 为信号源内阻，由实验室给出（可取 $r=50\ \Omega$）。估算 $\tau_{平均}$ 的相对误差

$$E=\frac{\tau_{平均}-\tau_{理论}}{\tau_{理论}}\times100\%\qquad（实验 4－5）$$

按照实验表 4－1 要求，选择电容器 C、电阻箱 R、方波频率 f 的数值，设置示波器水平扫描时间，分别在坐标纸上记录各次 RC 电路的充放电波形，计算时间常数和相对误差，填写在表格里。

五、数据记录与测量

实验表 4-1 实验记录表

实验次序	实验条件	示波器水平扫描	τ的测量	τ的理论值 $\tau=(R+r)\cdot C$	相对误差 $E=\frac{\tau_{平均}-\tau_{理论}}{\tau_{理论}}\times100\%$
1	$C=0.1\ \mu F, R=50\ \Omega$ 方波频率 $f=10$ kHz ($T=0.1$ ms)	扫描时间置 20 μs/div	$\tau_{充}=$ $\tau_{放}=$ $\tau_{平均}=$	$\tau_{理论}=$	
2	$C=0.05\ \mu F, R=1000\ \Omega$ 方波频率 $f=2$ kHz ($T=0.5$ ms)	扫描时间置 0.1 ms/div	$\tau_{充}=$ $\tau_{放}=$ $\tau_{平均}=$	$\tau_{理论}=$	
3	$C=0.5\ \mu F, R=350\ \Omega$ 方波频率 $f=400$ Hz ($T=2.5$ ms)	扫描时间置 0.5 ms/div	$\tau_{充}=$ $\tau_{放}=$ $\tau_{平均}=$	$\tau_{理论}=$	
4	$C=0.02\ \mu F, R=1200\ \Omega$ 选用方波频率 $f=$____ Hz (自行确定)	扫描时间置 ______	$\tau_{充}=$ $\tau_{放}=$ $\tau_{平均}=$	$\tau_{理论}=$	

六、思考题

1. 在测量 RC 电路的时间常数 τ 时，方波的周期 T 为什么要不小于 τ 的 10 倍？
2. 实验时如果 $T<\tau$，充放电波形是什么情况？记录此时的充放电波形还能不能求出 τ？

附：

时间常数 τ 的测量方法

(一)方法 1

由式(实验 4-3)式可知，电容器充电时，充电到电容器稳定电压的 0.63 倍的时间就是 $\tau_{充}$。实验图 4-5 中充电波形对应上升曲线，高度是 6 格，从最低处上升到 $6\times0.63\approx3.8$ 格的时间就是 $\tau_{充}$，上升曲线水平方向经历 0.5 格。若水平方向时间每格 0.1 ms，则 $\tau_{充}=0.1\times0.5=0.05$ ms。

电容器放电时，由式(实验 4-4)式可知，放电到最大电压的 0.37 倍的时间就是 $\tau_{放}$。实验图 4-5 中放电波形是高度 6 格的下降曲线，从最高处下降到 $6\times0.37\approx2.2$ 格的时间就是 $\tau_{放}$，下降曲线水平方向经历 0.5 格，则 $\tau_{放}=0.1\times0.5=0.05$ ms。

(二)方法 2

还可以使用下面这个方法测量时间常数。

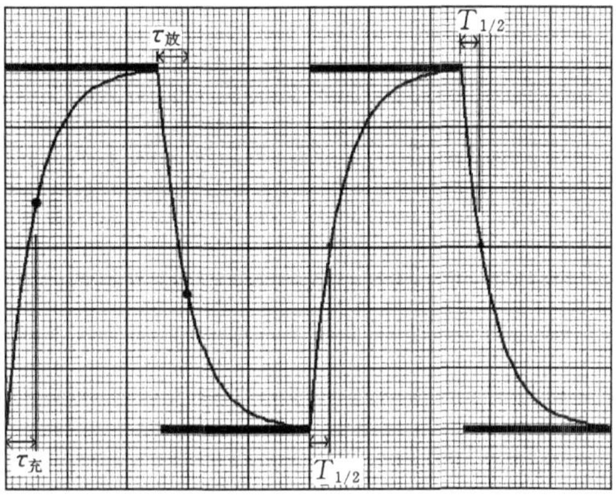

实验图 4－5　记录在坐标纸上的充、放电波形

注:曲线左侧两个点分别用于计算充放电时间常数 τ,右侧两个点分别用于计算充放电的半衰期 $T_{1/2}$

由式(实验 4－1)可知,当 u_C 上升到 $\mathscr{E}$ 一半时,经历的时间 t 称为半衰期 $T_{1/2}$,$T_{1/2}=\ln 2\cdot\tau$,则

$$\tau=\frac{T_{1/2}}{\ln 2}=\frac{T_{1/2}}{0.693} \quad (实验\ 4-6)$$

利用式(实验 4－2)也可以得到这个结果。

由实验图 4－5 可得充电半衰期水平方向经历 0.34 格,则 $T_{1/2}=0.1\times0.34=0.034$ ms,则

$$\tau_{充}=0.034/0.693=0.049\ \text{ms}$$

放电半衰期 $T_{1/2}=0.1\times0.35=0.035$ ms,则

$$\tau_{放}=0.035/0.693=0.051\ \text{ms}$$

实验五　用衍射光栅测定光的波长

一、实验目的

1. 学会调节分光计。
2. 能用分光计观察光的衍射现象。
3. 学会用衍射光栅测量光的波长。

二、实验器材

分光计，透射光栅，汞灯等。

三、实验原理

(一)分光计的结构

分光计的结构如实验图 5－1 所示，它主要由平行光管、望远镜、读数装置和载物台组成。

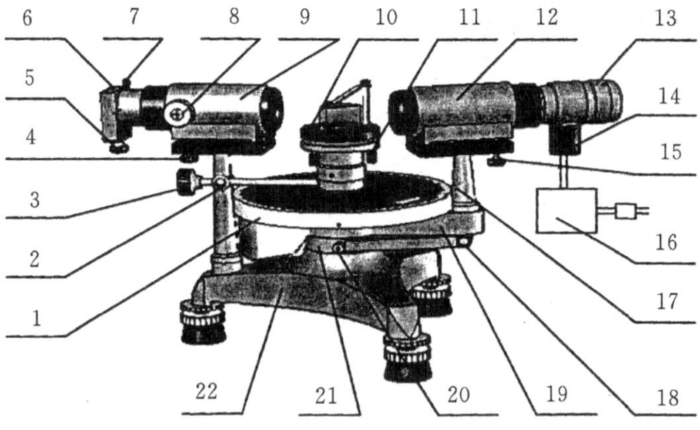

1—度盘；2—游标盘微调手轮；3—游标盘上动螺钉；4—平行光管俯爷螺钉；5—狭缝宽度调节手轮；6—狭缝体；7—狭缝体锁紧螺钉；8—调焦手轮；9—平行光管；10—载物台；11—载物台调平螺钉；12—望远镜；13—目镜视度调节手轮；14—光源；15—望远镜俯爷螺钉；16—直流稳压源；17—望远镜支臂；18—望远镜微调螺钉；19—转座；20—止动螺钉；21—制动架；22—底座

实验图 5－1　分光计的结构

1. 平行光管

平行光管由狭缝和透镜组成。平行光管的位置可以通过立柱上的调节螺丝(4)进行微调。平行光管带有可调狭缝，旋转调焦手轮(8)，可前后移动狭缝体(6)，当狭缝位于透镜的焦平面时，平行光管就射出平行光。旋转狭缝宽度调节螺钉(7)，可在 0～4 mm 范围内改变狭缝的宽度。

2. **望远镜**

望远镜装在支臂上，可以绕其光轴转动，也可以固定在度盘上，绕仪器中心轴旋转。当松开止动螺钉(20)时，推动望远镜支架，度盘与转座相对转动；当旋紧螺钉时，推动望远镜支架，度盘随望远镜绕仪器中心轴旋转。望远镜的光轴可以通过望远镜的俯仰螺钉(15)进行调节，望远镜微调螺钉(18)可对望远镜水平位置进行微调。旋转目镜视度调节手轮(13)可改变望远镜目镜的位置，使图像清晰。

望远镜的内部结构，如实验图 5－2 所示，由物镜、阿贝式自准直目镜和分划板(或叉丝)组成。在分划板下方装有一个小棱镜，棱镜的直角面上，有一个"十"字形通光孔。小灯泡发出的光线经棱镜全反射，其传播方向改变90°，从十字形透光孔射出，如实验图 5－3(a)所示。旋转目镜视度调节手轮(13)至合适位置，若分划板处于物镜的焦平面上时，"十"字通光孔射出的光线经过透镜后成为平行光，平行光被垂直于望远镜光轴的平面镜反射回来，可在望远镜的目镜中观察到亮"十"字的清晰像，如实验图 5－3(b)所示。若亮"十"字的像不在分划板的十字叉丝上，则需调整望远镜。

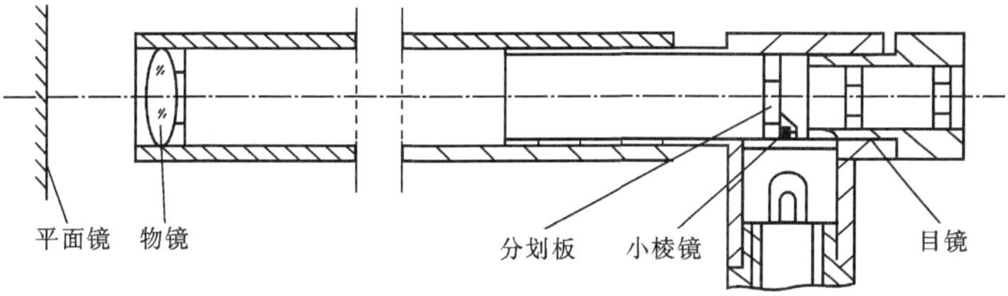

实验图 5－2　分光计望远镜的结构

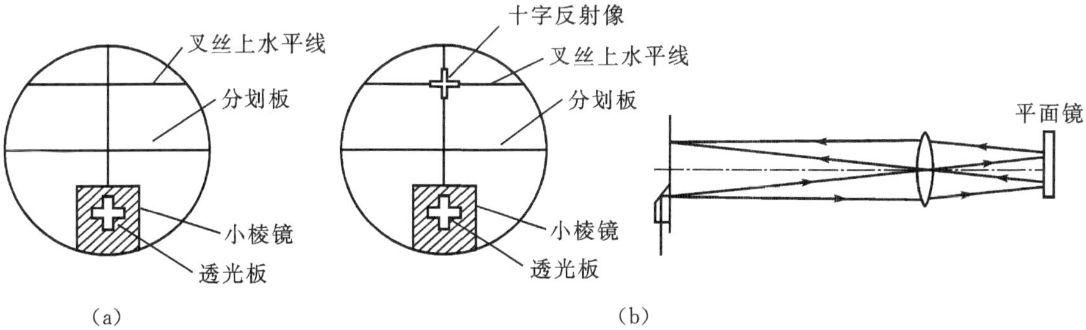

实验图 5－3　分光计望远镜的视野

3. **载物台**

载物台用来放置光学元件，它可以绕仪器中心轴转动和升降。当拧紧载物台调平螺钉(11)和制动架(21)与游标盘止动螺钉(3)后，借助立柱上的微调螺钉(2)可对载物台进行微调(旋转)。放松载物台锁紧螺钉，可调节载物台的高度，然后再把载物台锁紧螺钉旋紧。载物台下面还装有三个调平螺钉，用来调节载物台面与旋转中心线垂直。

4. **读数装置**

读数装置由刻度盘和游标盘组成。刻度盘上刻有 720 等分的刻线，最小刻度值为 30′。游标盘上刻有 30 个小格，其分度值为 1′。读数方法和游标卡尺相似。在实验图 5-4 中，其读数为$116°+12'=116°12'$。

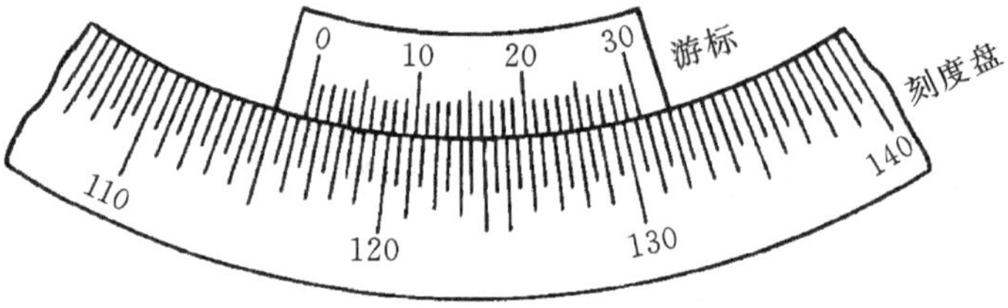

实验图 5-4　分光仪的读数装置

为了消除偏心差，在刻度盘同一直径的两端分别装有游标读数装置，以便在测量时读出两个值，然后取平均值消除偏心差。

(二)分光计的原理

分光计是一种精密测量角度的光学仪器。其原理是让光通过狭缝和聚焦透镜形成一束平行光，平行光经过光学元件的反射、折射或衍射后，进入望远镜物镜，并成像在望远镜的焦平面上，通过目镜进行观察和测量各种光线的偏转角度，经过计算得到折射率、波长、衍射角等。

(三)用衍射光栅测光的波长的原理

光栅是一种由平行、等宽、等间隔的多个狭缝组成的光学元件，见实验图 5-5(a)。用 a 表示每一狭缝的宽度，用 b 表示相邻两狭缝之间的距离，$a+b$ 称为光栅常数，即 $d = a+b$。

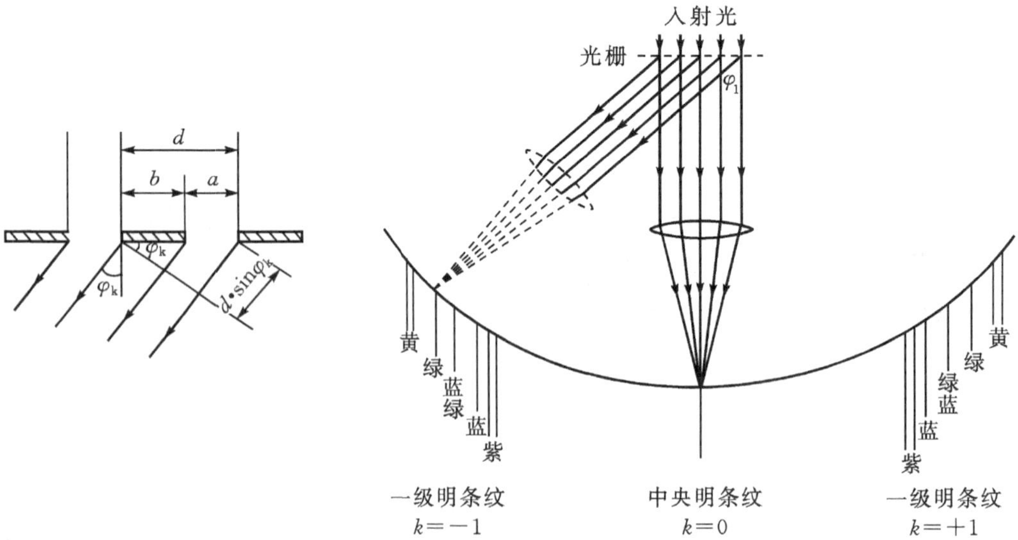

(a)　　　　(b)

实验图 5-5　光栅衍射光谱示意图

当用平行光垂直照射光栅的狭缝时，如实验图 5-5(b)所示。光栅的衍射，经透镜会聚在

其焦平面上形成衍射光谱。根据夫琅禾费衍射理论，衍射光谱明条纹满足的条件

$$d\sin\varphi = \pm k\lambda \qquad (k = 0,1,2,3,\cdots) \qquad \text{(实验 5-1)}$$

式中，d 为光栅常数，φ 称为衍射角，λ 为入射光的波长，k 为明纹级数。$k=0$ 的谱线称为零级谱线，其他谱线对称分布在零级谱线两侧。如果照射光含有各种波长，则除中央明纹外，对同一级谱线，由于不同波长的光，其衍射角不同，光线出现的位置也不同，并按波长对称分布在中央明纹两侧，形成衍射光谱。

如果已知光栅常数 d，通过实验测量某谱线的衍射角和对应的明条纹级数，利用式(实验 5-1)即可算出照射光的波长。反之，如果已知光的波长，可求出光栅常数。

四、实验内容及步骤

(一) 实验内容及步骤

调节分光计目的是实现平行光管与望远镜“同轴等高”，载物台与仪器主轴垂直，平行光管发出平行光，望远镜能接收平行光。分光计调节的原则是“先外后内，先粗后细，各半调节”。

1. 载物台平面与仪器主轴垂直

把仪器放在水平的桌面上，先用目视法将望远镜和平行光管调到与仪器主轴垂直的位置，使平行光管和望远镜光轴大致水平；再调载物台调平螺钉，使载物台平面与仪器主轴垂直。

2. 使望远镜能接收平行光

(1)插好目镜的电源插头，开目镜的电源开关，照明小灯亮。然后旋转目镜视度调节手轮，使目镜中的分划板刻度线清晰。

(2)将平面反射镜放到载物台的中央，其反射面对着望远镜的物镜，并与望远镜的光轴垂直。

(3)松开游标盘止动螺钉，转动载物台，然后调节载物台的调平螺钉和转动载物台，并从目镜中观察，使望远镜的反射像亮“十”字与分划板的十字叉丝重合。

3. 调节望远镜光轴与仪器转动轴垂直

(1)调节望远镜垂直调节螺丝，使亮“十”字精确成像在分划板的十字叉丝上。如实验图 5-3(b)所示。

(2)将游标盘连同载物台一起转过 180°，若亮“十”字有垂直位移，则调节载物台调平螺钉 S_1、S_3，如实验图 5-6所示，使亮“十”字向分划板的十字叉丝移动一半的距离，然后调节望远镜俯仰螺钉，使亮“十”字与分划板上的十字叉丝重合。

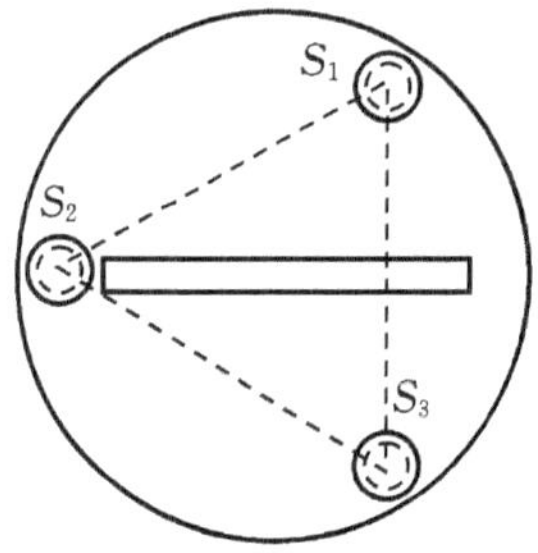

实验图 5-6 平面反射镜的放置

(3)重复(2)的步骤，反复调整，直到亮“十”字像与分划板上的十字完全与叉丝重合。

(4)如果亮“十”字与分划板的十字叉丝不平行，则水平移动望远镜支臂，目镜水平移动，使其平行，但不要改变目镜的焦距。

4. 调节平行光管产生平行光

(1)取下平面反射镜，关闭目镜照明器的光源，开钠灯光源，使平行光管的狭缝正对钠灯光。

(2)在平行光管的物镜前放一张白纸，然后调节光源位置，使物镜的孔径照明均匀。

(3)将白纸拿开，使望远镜正对平行光管，从望远镜中观察，调节望远镜的微调螺钉和平行光管俯仰螺钉，使狭缝像位于视场中心。

5. 调整平行光管光轴与仪器主轴垂直

(1)调节狭缝的高低位置和平行光管高低调节螺钉，使狭缝像位于目镜视场中心。

(2)旋转狭缝，使狭缝像与叉丝竖直线重合，然后拧紧狭缝体锁紧螺钉。

至此，分光计主轴分别与望远镜和平行光管垂直，望远镜与平行光管等高。平行光管能够发出宽窄合适的平行光，望远镜能接收平行光，分光计处于工作状态。

6. 调节光栅

(1)如实验图 5-7 所示，将光栅安装在载物台上，使光栅平面与平行光管轴线垂直，如实验图 5-8 所示。

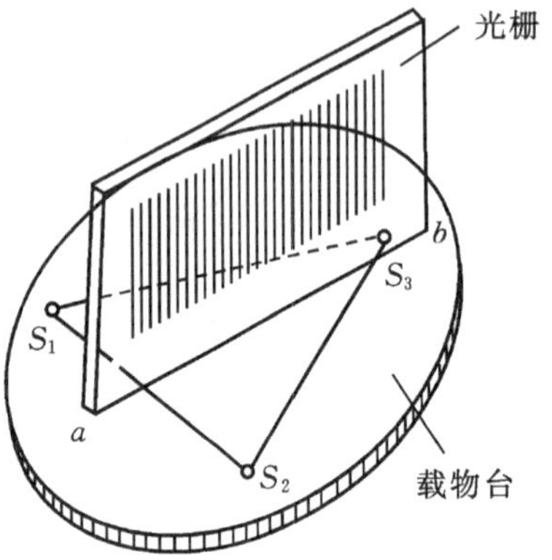

实验图 5-7　光栅的位置

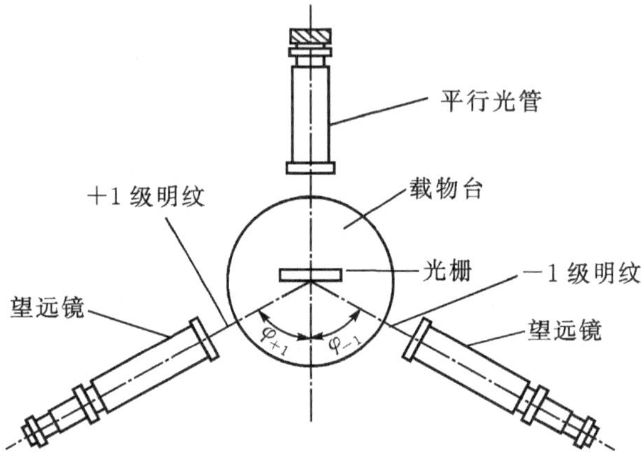

实验图 5-8　测量衍射谱线

(2)调节平行光管的狭缝与光栅刻痕平行。转动望远镜，观察衍射光谱的分布情况，注意中央明纹两侧的衍射光谱是位于同一水平面。如果有高低的变化，说明狭缝与光栅刻痕不平行。调节与光栅在一条直线上的载物台调平螺钉，直到中央明纹两侧的衍射光谱在同一水平面上。

7. 测汞灯光谱中紫色、蓝色、绿色、黄色谱线的衍射角

(1)观察汞灯的衍射光谱，找准紫色、蓝色、绿色、黄色谱线±1 级明纹的位置。

(2)如实验图 5-8 所示，将望远镜分别对准紫色、蓝色、绿色、黄色谱线的±1 级明纹(调节望远镜微调螺钉，找准谱线位置)，读出左右两个游标的示数，并将数据记录在实验表5-1 中。

(二)注意事项

(1)分光计是较精密的光学仪器，调节螺钉比较多，在不清楚这些螺钉的作用和用法以前，请不要乱动，也不要随意拧动狭缝，以免损坏分光计。

(2)使用游标盘或望远镜的微调焦机构，若需再转动载物台或望远镜，则必须拧松转座与度盘止动螺钉、游标盘微调手轮、望远镜微调螺钉后再转动，以免损坏仪器。

(3)狭缝机构制造精细，调整精密，没有必要，不宜拆卸调节，以免调节不当影响测量精度。

若需调节，只能在望远镜目镜中看到狭缝像后，边看边调，千万不要损坏刀口。

(4)操作时，手不要摸刻度盘上的刻度，以免磨损刻度。

(5)光栅是精密光学器件，严禁用手触摸刻痕，注意轻拿轻放，以免弄脏和损坏。

(6)在测量数据前，务必检查分光仪的几个制动螺钉是否锁紧，若未锁紧，测量数据不可靠。

(7)汞灯紫外线很强，不能直视，以避免伤害眼睛。

(8)汞灯关闭后不能立即打开，等其温度下降后(约 10 min)再开，否则，将损坏汞灯。

五、数据记录与分析

1. **数据记录**

实验表 5-1　一级明纹衍射角的测量数据

谱线＼数据＼项目		游标尺的示数				$\theta_1=\lvert\theta_左-\theta'_左\rvert$ $\theta_2=\lvert\theta_右-\theta'_右\rvert$	$\varphi=\frac{1}{2}(\theta_1+\theta_2)$
		$\theta_左$	$\theta_右$	$\theta'_左$	$\theta'_右$		
紫光	望远镜在+1			/	/	$\theta_1=$	
	望远镜在−1	/	/			$\theta_2=$	
蓝光	望远镜在+1			/	/	$\theta_1=$	
	望远镜在−1	/	/			$\theta_2=$	
绿光	望远镜在+1			/	/	$\theta_1=$	
	望远镜在−1	/	/			$\theta_2=$	
双黄线	望远镜在+1			/	/	$\theta_1=$	
	望远镜在−1	/	/			$\theta_2=$	

2. **计算光栅常数**

已知绿光的公认值 $\lambda_绿=546.07$ nm，则光栅常数 $a+b=$ ________

3. **计算波长**

(1)则紫光的波长 $\lambda_紫=$ ________

(2)蓝光的波长 $\lambda_蓝=$ ________

(3)黄光的波长 $\lambda_黄=$ ________

六、思考题

1. 若使相邻谱线分得更开，该实验应如何改进？
2. 若用白光照射光栅，能观察到什么现象？为什么？

实验六　超声声速的测定

一、实验目的

1. 了解超声波的产生及接收原理。
2. 熟悉示波器的使用。
3. 理解共振干涉法、相位比较法测声速的原理。
4. 掌握用共振干涉法、相位比较法测声速的方法。
5. 学会用逐差法进行数据处理。

二、实验器材

超声声速测定仪，低频信号源，双踪示波器，毫伏表。

三、实验原理

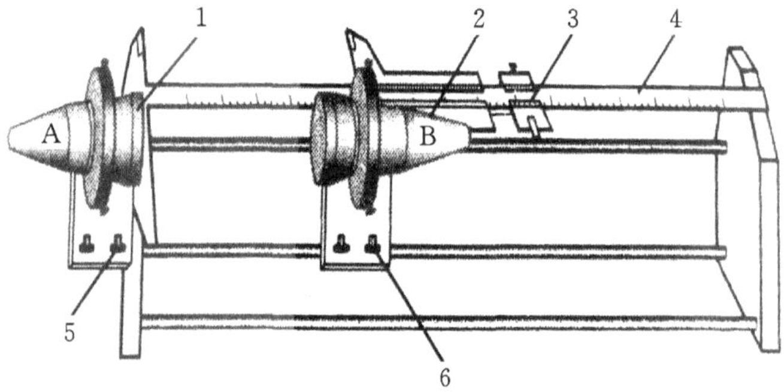

1—声波信号发生器；2—声波信号接收器；3—游标尺附尺；
4—游标尺主尺；5—信号输入插孔；6—信号输出插孔

实验图 6－1　超声声速测定仪

(一)实验装置及原理

实验装置如实验图 6－3 所示，图中 A 和 B 为压电陶瓷换能器。A 作为声波发射器，它由信号源供给频率为数十千赫的交流电信号，由逆压电效应发出一平面超声波；而 B 则作为声波的接收器，通过压电效应将接收到的声压转换成电信号，将这个电信号输入示波器，就可看到一组由声压信号产生的正弦波形。由于 B 在接收声波的同时还能反射一部分超声波，接收的声波、发射的声波二者周期相同且在同一线上沿相反方向传播，二者在 A 和 B 区域内产生了波的干涉，形成驻波。在示波器上观察到的实际上是这两个相干波合成后在声波接收器 B

处的振动情况。移动B位置(即改变A和B之间的距离),从示波器显示上会发现,当B在某些位置时振幅有最小值。

根据波的干涉理论可以知道:任何两个相邻的振幅最大值的位置之间(或两相邻的振幅最小值的位置之间)的距离均为$\lambda/2$。为了测量声波的波长,可以在一边观察示波器上声压振幅值的同时,一边缓慢地改变B位置。示波器上就可以看到声波振动幅值不断地由最大变到最小再变到最大,两相邻的振幅最大之间的距离为$\lambda/2$;B移动过的距离亦为$\lambda/2$。超声换能器B至A之间的距离的改变可通过游标卡尺读出。通过以上方法可以测出声波波长,而超声波的频率又可由声速测试仪信号源频率显示窗口直接读出,这样就可以计算出波速。

(二)驻波的形成及超声波波长的测定

根据机械波的传播特性,在同一种介质中波速大小由介质的物理性质决定,其波长、频率、波速间的关系为

$$c = \nu\lambda$$

同一频率的波在同一种均匀介质中的速度是一定的,因此我们可以用间接的方法测出超声波在空气中的频率和波长,就可以计算出超声波在空气中的声速。

1.驻波共振干涉法测定超声波的波长

某一频率的平面简谐波在介质中沿x轴方向传播,当碰到较大的障碍物时,就在障碍物的表面以相同的振动方向、相同的振幅和频率沿反方向反射回去,反射波与入射波叠加,在一定的条件下会形成驻波

$$y_1 = A\cos 2\pi\left(\nu t - \frac{x}{\lambda}\right) \qquad (实验6-1)$$

$$y_2 = A\cos 2\pi\left(\nu t + \frac{x}{\lambda}\right) \qquad (实验6-2)$$

两列波叠加后的波函数为

$$y = y_1 + y_2 = A\cos 2\pi\left(\nu t - \frac{x}{t}\right) + A\cos 2\pi\left(\nu t + \frac{x}{t}\right) \qquad (实验6-3)$$

式(实验6-3)化简后得

$$y = \left(2A\cos 2\pi\frac{x}{\lambda}\right)\cos 2\pi\nu t \qquad (实验6-4)$$

从上式看出,合成波在介质中的各点都做同频率的简谐振动。各点的振幅为$2A\cos 2\pi\frac{x}{\lambda}$,各点的振幅大小与时间无关,仅是位置$x$的余弦函数。在$\cos 2\pi\frac{x}{\lambda}=\pm 1$的某些点振动始终加强,振幅最大,这些点称为波腹,在$\cos 2\pi\frac{x}{\lambda}=0$的某些点的振动减弱,振幅最小,这些点称为波节。波腹和波节的位置不变(由x决定),形成了稳定的驻波。空气中形成的驻波如实验图6-2所示,A端为声波发射器,B端为声波接收器。

要使$\cos 2\pi\frac{x}{\lambda}=\pm 1$,则

$$2\pi\frac{x}{\lambda} = \pm n\pi \quad (n = 0,1,2,3,\cdots) \qquad (实验6-5)$$

发射器和接收器两端面的距离为以下数值时

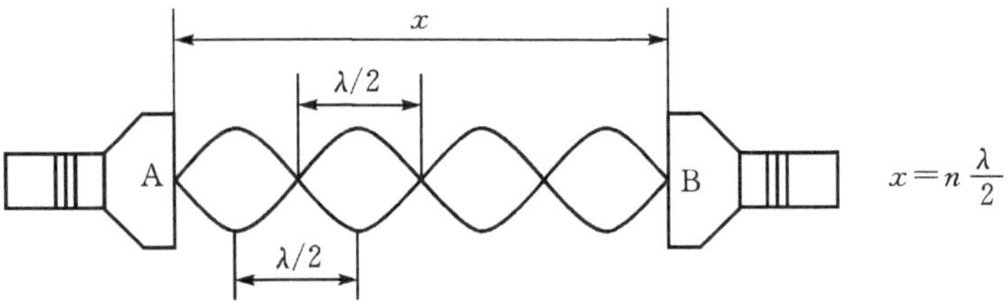

实验图 6-2 空气中形成的驻波

$$x = \pm n\frac{\lambda}{2} \qquad (n = 0,1,2,3,\cdots) \qquad \text{(实验 6-6)}$$

声波在 A、B 两端间形成驻波，反射界面 B 处是波节，相邻两波腹间的距离为$\frac{\lambda}{2}$。

同理可求出波节的位置 x

$$x = \pm(2n+1)\frac{\lambda}{4} \qquad (n = 0,1,2,3,\cdots) \qquad \text{(实验 6-7)}$$

在驻波中，波腹处的声压最小，波节处的声压最大，所以可从 B 处波节的声压变化来判断驻波是否形成。当 A、B 间的距离为半波长的整数倍时，B 点的声压最大(用毫伏表来观察)，此时 A、B 间形成驻波。移动 B 端接收器，增大 A、B 间的距离，B 处的声压将变化，直到再次声压达到最大，此时 A、B 间又形成驻波，A、B 间的距离增大到 $x_{n+1}=(n+1)\lambda/2$，所以相邻的两个波节和相邻两个波腹间的距离就是半个波长，因此测出相邻的不间断的各个波节(或波腹)的位置 x_1、x_2、x_3…、x_{12}，用逐差法处理数据

$$\begin{aligned} x_2 - x_1 &= \Delta x_1 \\ x_3 - x_2 &= \Delta x_2 \\ x_4 - x_3 &= \Delta x_3 \\ \vdots \quad & \quad \vdots \\ x_{12} - x_{11} &= \Delta x_{11} \end{aligned}$$

求出 Δx 的平均值

$$\overline{\Delta x} = \frac{\Delta x_1 + \Delta x_2 + \Delta x_3 + \cdots + \Delta x_{11}}{11} = \frac{\Delta x_{12} + x_1}{11} \qquad \text{(实验 6-8)}$$

即可得到超声波波长

$$\lambda = 2\overline{\Delta x} \qquad \text{(实验 6-9)}$$

2. 相位比较法测定超声波的波长

设有同频率、同振幅的两列波在介质中某点相遇

$$x = A\cos(\omega t + \varphi_1)$$
$$y = A\cos(\omega t + \varphi_2)$$

两式合并，消去时间 t，得出合振动的轨迹方程

$$x^2 + y^2 - 2xy\cos(\varphi_2 - \varphi_1) = A^2\sin^2(\varphi_2 - \varphi_1) \qquad \text{(实验 6-10)}$$

这是一个椭圆方程，可用实验图 6-3 来表示方程中某些特殊值时的图形。在两个振动合成时，可以表示两个合振动的轨迹，如合振动在直线、椭圆或圆上进行时，显示的这些轨迹就是李萨如图形。轨迹的形状和运动方向由分振动振幅的大小和相位差决定。

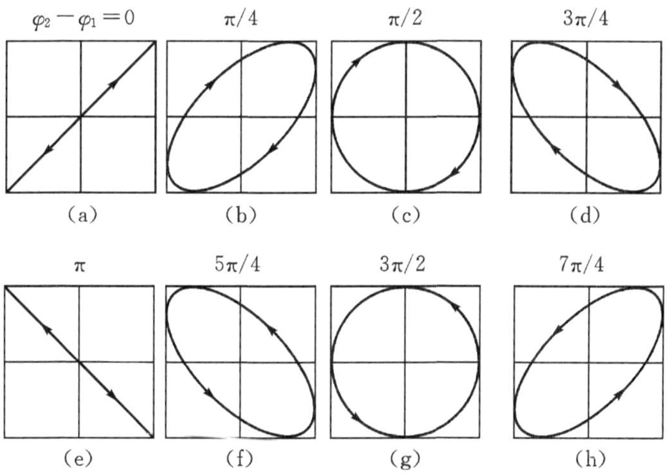

实验图 6-3 两个同频率、同振幅、互相垂直的谐振动的合成

由波动理论知，若发射器 A 与接收器 B 的距离为 L，则发射器 A 与接收器 B 处的相位相差以下条件时

$$\Delta\varphi = 2\pi\frac{x}{\lambda} = n\pi \qquad (实验\ 6-11)$$

形成驻波，此时接收器的位置即 x 则满足以下关系式

$$x = n\frac{\lambda}{2} \quad (n=1,\ 2,\ 3,\ \cdots) \qquad (实验\ 6-12)$$

则

$$\Delta\varphi = n\pi \quad (n=1,\ 2,\ 3,\ \cdots)$$

实验时通过改变 B 端的位置，即改变 x 的大小，用示波器观察李萨如图形的变化，当相位差每变化 π 时，相应 x 就改变半个波长。这就是相位比较法，通过这种方法，可以求出 λ，再根据波长、频率与波速间的关系，可以求出波速。

四、实验步骤

(一)共振干涉法

(1)按实验图 6-1 连接各仪器。用屏蔽导线将系统 A 的输入接线柱与低频信号源的输出端连接，用屏蔽导线将系统 B 的输出接线柱与毫伏表的输入端连接。连接时注意极性。

(2)调整系统 A 并固定，使系统 A 的端面与卡尺游标滑动方向垂直。锁定后，再将系统 B 移近系统 A，使系统 B 的端面与系统 A 的端面严格平行。调整两个换能器后，拧紧螺丝，并保持整个系统固定。缓慢移动游标，使两个换能器端面接近，但不接触，否则会改变发射换能系统的谐振频率。

(3)合上仪器电源开关，调节频率调节旋钮，同时观察系统 A 的谐振指示灯，当指示灯亮度最大时，系统 A 处于谐振状态，输出声波。读出此时显示的信号源的频率即声波的频率。毫伏表的量程开关置于 3 V 档，然后根据需要再作适当的调节。

(4)缓慢移动游标卡尺的游标，使系统 B 慢慢离开系统 A，同时观察毫伏表上的指示数。每当出现一个最大的指示数时，记下 B 的位置即波节的位置 x_1、x_2、x_3、…、x_{12}，不间断地测量

12 个数据，用逐差法求出 Δx。

(5)按步骤(2)、(3)、(4)重做两次，记录好各次的测量数据，并求出 Δx 的平均值。

(6)根据 $\lambda = 2\overline{\Delta x}$ 和 $c = \nu\lambda$ 计算波速。

(二)相位比较法

(1)在共振干涉法中的前三步的基础上，用屏蔽线将系统 A 和 B 的输出端连接到示波器的 X 轴和 Y 轴的输入端，接通示波器电源，调节 X、Y 轴的增益旋钮，使示波器上显示谐振动合成的李萨如图形。为了准确判断相位关系，将系统 A 和 B 调整到相位差是 0 或 π 的位置。

(2)缓慢地旋转低频信号源频率微调旋钮或调节游标卡尺的附尺，此时系统 B 缓慢离开系统 A，当形成驻波时，相位差为 $n\pi$。观察示波器，李萨如图形为一条直线，此时 B 处是波节位置，继续移动游标，依次记下波节的位置 x_1、x_2、x_3、…、x_{12}，不间断地测量 12 个数据，用逐差法求出 Δx。

(3)根据 $\lambda = 2\overline{\Delta x}$ 和 $c = \nu\lambda$ 计算声速。

(三)注意事项

(1)保证整个系统在实验过程中稳定，避免振动。

(2)闭合电源之前，一定要仔细检查电路，防止短路现象发生。

(3)A、B 两端面不能接触，而且要严格平行。

(4)操作要轻而缓慢，尤其在移动 B 端时。

(5)使用过程中要保持电源电压及输入信号电压不变，最好用电源稳压器。

五、思考题

1. 驻波是怎么产生的？

2. 声速测量中共振干涉法、相位法有何异同？

3. 为什么要在谐振频率条件下进行声速测量？如何调节和判断测量系统是否处于谐振状态？

4. 为什么发射换能器的发射面 A 与接收换能器的接收面 B 要保持相互平行？

5. 超声波是怎么产生的？

附录

附录 A 中英文名词对照

第一章

刚体 rigid body
平动 translation
转动 rotation
转轴 axis of rotation
角位移 angular displacement
角速度 angular velocity
角加速度 angular acceleration
转动惯量 moment of inertia
力臂 force arm
力矩 moment of force
角动量 angular momentum
进动 precession
回转效应 gyroscopic effect
应力 stress
内力 internal force
应变 strain
泊松比 Poisson ratio
切应力 shear stress
切应变 shear strain
弹性 elasticity
塑性 plasticity
切变模量 shear modulus
杨氏模量 Young modulus
角动量定理 law of angular acceleration
角动量守恒定律 law of conservation of angular momentum
弹性模量 modulus of elasticity

第二章

理想流体 ideal liquid
稳定流动 steady flow
流线 streamline
层流 laminar flow
流管 tube of flow
湍流 turbulent flow
黏度 viscosity
流阻 flow resistance
脉压 pulse pressure
黏性力 viscous force
雷诺数 Reynolds number
红细胞 red blood cell,RBC
沉降率 sedimentation rate
收缩压 systolic Pressure
舒张压 diastolic pressure
内摩擦力 internal friction
速度梯度 velocity fluid
牛顿流体 Newtonian liquid
沉降速度 sedimentation velocity
连续性方程 continuity equation
泊肃叶定律 Poiseuille's law
斯托克斯定律 Stock's law

第三章

微观量 microscopic quantity
宏观量 macroscopic quantity
分子动理论 molecular kinetic theory
非平衡态 nonequilibrium state
平衡态 equilibrium state
态参量 state parameter
物态方程 equation of state
理想气体 ideal gas

自由度 degree of freedom
能量均分定理 equipartition theorem
道尔顿分压定律 Dalton's law of partial pressure
最概然速率 most probable speed
归一化条件 normalization condition
平均速率 mean speed
方均根速率 root-mean-square speed
平均自由程 mean free path
平均碰撞频率 mean collision frequency
玻耳兹曼能量分布定律 Boltzmann energy distribution law

第四章

表面能 surface energy
表面张力 surface tension
肺泡 pulmonary alveolus
附加压强 additional pressure
附着力 attraction
内聚力 cohesion
毛细现象 capillarity
气体栓塞 air embolism
表面张力系数 coefficient of surface tension
二棕榈酰卵磷脂 dipalmitoylphosphatidyl choline, DPPC

第五章

机械振动 mechanical
波 wave
机械波 mechanical wave
简谐振动 simple harmonic motion
振动 vibration
波动 undulation
波动性 undulatory property
周期 period
振幅 amplitude
角频率 angular frequency
频率 frequency
初相位 initial phase
相位 phase
共振 resonance
阻尼振动 damping vibration
弹性介质 elastic medium
横波 transversal wave
波长 wavelength
波速 phase velocity
波前 wave front
波面 wave surface
波线 wave ray
子波 wave let
惠更斯原理 Huygens principle
波的衍射 diffraction of energy
能流 energy flux
能量密度 volume density of energy
能流密度 energy flux density
波的干涉 interference of wave
相干波 coherent wave
声压 sonic pressure
声强 intensity ofsound
声阻抗 acoustic impedance
声强级 intensity level of sound
响度 loudness
响度级 loudness level
听阈 threshold of hearing
痛阈 threshold of feeling

第六章

超声波 ultrasonic wave
冲击波 shock wave
探头 probe/scan head
压电效应 piezoelectric effect
脉冲幅度调制 amplitude modulation
空化作用 cavitation
多普勒效应 Doppler effect
多普勒频移 Doppler shift
频谱 frequency spectrum
超声波扫描 sonography
多普勒彩色血流成像 Doppler color flow imaging

第七章

玻耳兹曼分布定律 Boltzmann distribution law
玻耳兹曼常量 Boltzmann constant
磁场 magnetic field
电偶层 electric double layer
电偶极子 electric dipole
电偶极矩 electric dipole moment
静息电位 esting potential
扩散 diffusion
库仑定律 Coulomb law
能斯特方程 Nernst equation
特斯拉 tesla
高斯 gauss
心电图 electrocardiogram,ECG
心电偶 cardio-electricdipole

第八章

稳恒电流 steady current
电流 electric current
载流子 carriers
电流强度 current intensity
容积导体 volume conductor
电流密度 current density
电导率 electrical conductivity
电阻率 electrical resistivity
电解质 electrolyte
离子迁移率 ionic mobility
电源 power supply
电源电动势 electromotive force
接触电势差 contact potential difference
温差电动势 thermo-electromotive force
浓差电动势 concentration E. M. F.
流动电势 streaming potential
电势差计 potentiometer
惠斯通电桥 Wheatstone bridge
电桥平衡 bridge balance
补偿法 compensation method
充电过程 charge process
放电过程 discharge process
暂态过程 transient process
电泳 electrophoresis
制备电泳术 preparation electrophoresis
分析电泳术 preparation electrophoresis
电渗 electroosmosis

第九章

光程 optical path
光程差 optical path difference
相干光 coherent light
相干光源 coherent source
光的干涉 interference of light
双缝干涉 double-slit interference
等倾干涉 equal inclination interference
等厚干涉 equal thickness interference
光的衍射 diffraction of light
菲涅耳衍射 Fresnel diffraction
夫琅和费衍射 Fraunhofer diffraction
单缝衍射 single-slit diffraction
衍射角 diffraction angle
中央亮纹 center fringe
光栅 grating
光栅常数 grating constant
光栅方程 grating equation
光栅光谱 grating spectrum
分辨本领 esolving power
光的偏振 polarization of light
偏振光 polarized light
振动面 plane of vibration
自然光 natural light
部分偏振光 partial polarization
椭圆偏振光 elliptic polarization light
圆偏振光 circular polarization light
偏振角 angle of polarization
布儒斯特角 Brewster angle
偏振片 polaroid
起偏器 polarizer
检偏器 analyzer
马吕斯定律 Malus law

旋光性 optical activity
旋光物质 optically active substance
左旋物质 levorotatory substance
右旋物质 dextrorotatory substance
旋光率 specific rotation
偏振计 polarimeter
吸收系数 absorption coefficient
吸收光谱 absorption spectrum
红外线 infrared ray
紫外线 ultraviolet ray

第十章

凹透镜 concave lens
波长 wavelength
德布罗意波 de Broglie wave
放大镜 magnifier
分辨本领 esolving power
高斯定理 Gauss theorem
焦度 degree focus
放大率 magnification
近点 near point
明视距离 visual distance
目镜 eyepiece
球面像差 spherical aberration
瑞利判据 Rayleigh criterion
色像差 chromatic aberration
数值孔径 numerical aperture
透镜 lens
透射电子显微镜 transmission electron microscope
凸透镜 convex lens
物镜 objective
物质波 matter wave
纤镜 fiber scope
像差 aberration
显微镜 microscope
远点 far point
扫描电子显微镜 scanning electron microscope
柱面透镜 cylindrical lens

第十一章

激光 light amplification by stimulated of radiation (laser)
光学谐振腔 optical resonant cavity
激发 excitation
激发态 excitation state
基态 ground state
能级 Energy level
受激辐射 stimulated radiation
受激吸收 stimulated absorption
自发辐射 spontaneous radiation
激光多普勒技术 laser Doppler technique
发散角 diverging angle
激光光谱分析技术 laser spectral analytical technique
激光手术 laser surgery
激光医学 laser medicine
粒子数反转 population inversion
激光刀 laser scalpe
拉曼散射 Raman scattering

第十二章

伦琴 W. C. Röntgen
布拉格方程 Bragg′s equation
劳厄方程 Laue′s equation
X 射线 X-rays
X 射线管 X-ray tube
阴极 cathode
阳极 anode
管电压 tube voltage
管电流 tube current
X 射线的强度 X-ray intensity
X 射线的硬度 X-ray hardness
X 射线衍射 X-ray diffraction
X 射线谱 X-ray spectrum
连续 X 射线 continuous X-rays
标识 X 射线 characteristic X-rays
轫致辐射 bremsstrahlung
线性吸收系数 linear absorption coefficient
质量吸收系数 mass absorption coefficient
质量厚度 mass thickness
半价层 half value layer

光电子 photo electric
光电效应 photo electric effect
康普顿效应 Compton′s effect
电子对效应 electron pairing effect
X 射线透视 X-ray fluoroscopy
X 射线摄影 X-ray photography
造影剂 contrast medium
体素 vowel
像素 pixel
X-射线刀 X-ray knife
数字减影血管造影 digital subtraction angiography, DSA
X 射线计算机体层摄影 X-rays computed tomography, LX-CT

第十三章

质子 proton
激发态 excitation state
中子 neutron
半衰期 half life
核子 nucleon
放射性 radioactive
核素 nuclide
照射量 exposure
核力 nuclear force
吸收剂量 absorbed dose
自旋 spin
电离比值 specific ionization
能级 energy level
质量亏损 mass defect
基态 ground state
衰变常数 decay contant
电离 ionization
电子俘获 electron capture
原子核 atomic neucleus
平均寿命 mean lifetime
同位素 isotope
质量厚度 mass thickness
质量数 mass number
示踪原子 tracer atom
结合能 binding energy
放射平衡 radioactive equilibrium
α 衰变 α decay
电离辐射 ionizing radiation
β 衰变 β decay
电子对生成 pair production
γ 衰变 γ decay
同质异能素 isomer
放射系 radioactive series
物半衰期 biological half-life
正电子 positron
放射性活度 radioactivety
衰变能 nuclear decay
原子质量单位 atomic mass unit
中微子 neutrino
电子对湮没 pair annihilation
内转换 internal conversion
同位素发生器 isotope generate

附录B 国际单位制

附表1 SI基本单位

物理量	单位	符号	物理量	单位	符号
长度	米	m	热力学温度	开[尔文]	K
质量	千克	kg	物质的量	摩[尔]	mol
时间	秒	s	发光强度	坎[德拉]	cd
电流	安[培]	A			

附表2 国际单位制的词头

因数	词头名称	符号	因数	词头名称	符号
10^{18}	艾[可萨]	E	10^{-1}	分	d
10^{15}	拍[它]	P	10^{-2}	厘	c
10^{12}	太[拉]	T	10^{-3}	毫	m
10^{9}	吉[咖]	G	10^{-6}	微	μ
10^{6}	兆	M	10^{-9}	纳[诺]	n
10^{3}	千	k	10^{-12}	皮[克]	p
10^{2}	百	h	10^{-15}	飞[母托]	f
10	十	da	10^{-18}	阿[托]	a

附录C 物理学常用常量(1998 年推荐)

量的名称	符号	数值	单位
光速	c	2.997 924 58	10^8 m · s
真空磁导率	μ_0	4π	10^{-7} N · A^{-2}
真空介电常数	ε_0	8.854 187 817	10^{-12} F · m^{-1}
万有引力常数	G	6.673	10^{-11} m^3 · kg^{-1} · s^{-2}
普朗克常数	h	6.626 068 76	10^{-34} J · s
约化普朗克常数	$\hbar$	1.054 570 596	10^{-34} J · s
元电荷	e	1.602 176 462	10^{-19} C
磁通量子	Φ_0	2.067 833 636	10^{-15} Wb
电导量子	G_0	7.748 091 696	10^{-5} s
电子静质量	m_e	9.109 381 88	10^{-31} kg
质子静质量	m_p	1.672 621 58	10^{-27} kg
质子-电子质量比	m_p/m_e	1 836.152 667 5	
精细结构常数	a	7.297 352 533	10^{-3}
里德伯常量	$\boldsymbol{R}_\infty$	1 097 373.568 549	m^{-1}
阿伏伽德罗常量	N_A	6.022 141 99	10^{23} mol^{-1}
法拉第常量	F	964 853 415	C · mol^{-1}
摩尔气体常量	R	8.314 472	J · mol · K^{-1}
玻耳兹曼常量	k_B	1.380 650 3	10^{-23} J · K^{-1}
斯忒藩-玻耳兹曼常量	σ	5.670 400	10^{-8} W · m^{-2} · K^{-4}

参考文献

[1] 楼渝英.物理[M]. 2版.北京:人民卫生出版社,2010.

[2] 甘平.医学物理学[M]. 3版. 北京:科学出版社,2009.

[3] 张丹海,洪小达.简明大学物理[M]. 2版. 北京:科学出版社,2011.

[4] 丁桂祥.药用物理[M]. 2版. 北京:科学出版社,2009.

[5] 吴百诗.大学物理基础[M]. 北京:科学出版社,2007.

[6] 潘志达.医学物理学[M]. 4版.北京:人民卫生出版社,2003.

[7] 申耀德.物理学[M]. 北京:人民卫生出版社,2004.

[8] 潘志达.医学物理学[M]. 5版。北京:人民卫生出版社,2009.

[9] 唐文春,赵新君.医用物理学[M]. 郑州:郑州大学出版社,2008.

[10] 胡逸民.肿瘤放射物理学[M].北京:原子能出版社,1999.